INVESTIGACION EN ODONTOLOGIA

DRA. GUADALUPE ROSALÍA CAPETILLO HERNÁNDEZ
DRA. LAURA ROESCH RAMOS

Número de Control de la Biblioteca del Congreso de EE. UU.:   2023909190
ISBN: Tapa Blanda   978-1-5065-5002-2
                 Libro Electrónico   978-1-5065-5003-9

"Este libro fue financiado con recurso institucional del fondo de Consolidación para Cuerpos Académicos 2023, de la Dirección General de Desarrollo Académico e Innovación Educativa de la Universidad Veracruzana"

Para realizar pedidos de este libro, contacte con:
Palibrio
1663 Liberty Drive
Suite 200
Bloomington, IN 47403
Gratis desde EE. UU. al 877.407.5847
Gratis desde México al 01.800.288.2243
Gratis desde España al 900.866.949
Desde otro país al +1.812.671.9757
Fax: 01.812.355.1576
ventas@palibrio.com
851758

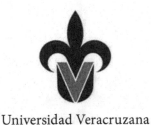

Universidad Veracruzana

INVESTIGACIÓN EN ODONTOLOGÍA

COORDINADORES:
Dra. Leticia Tiburcio Morteo
Dra. Rosa Elena Ochoa Martínez
Dra. Evelyn Guadalupe Torres Capetillo
Dra. Silvia Georgina Flores Aguilar
Dra. Flora Moreno Marín
Dr. Manuel Mantilla Ruíz
Dra. Aura Leonora Mora Sánchez
Dr. Antonio de Jesús Zapien Uscanga
Dra. Christian Starlight Franco Trejo
Dra. Rosa Alicia García Jau
Dr. Rosendo Gerardo Carrasco Gutiérrez
Dr. Juan Manuel Solís Soto
Dr. Eduardo Medrano Cortés
Dra. Aurora Lucero Reyes

Universidad Veracruzana

INVESTIGACIÓN EN ODONTOLOGÍA
Libro revisado por pares académicos

(Agradecimiento a pares académicos revisores)

Dra. Leticia Tiburcio Morteo
Dra. Rosa Elena Ochoa Martínez
Dra. Evelyn Guadalupe Torres Capetillo
Dra. Silvia Georgina Flores Aguilar
Dra. Flora Moreno Marín
Dr. Manuel Mantilla Ruíz
Dra. Aura Leonora Mora Sánchez
Dr. Antonio de Jesús Zapien Uscanga
Dra. Christian Starlight Franco Trejo
Dra. Rosa Alicia García Jau
Dr. Rosendo Gerardo Carrasco Gutiérrez
Dr. Juan Manuel Solís Soto
Dr. Eduardo Medrano Cortés
Dra. Aurora Lucero Reyes
Dra. Elvia Ortiz Ortiz
Dra. Guadalupe Rosalía Capetillo Hernández
Dra. Laura Roesch Ramos
Dra. Maria del Pilar Ledesma Velázquez
Dra. Efigenia Moreno Terrazas
Dra. Angeles Moyaho Bernal
Dra. Maria Argelia Akemi Nakagoshi Cepeda
Dra. Rosa Icela Sánchez Nájera
Dra. Nubia Maricela Chavez Lamas
Dra. Ana Karenn González Alvarez
Dr. Edmundo Denis Rodríguez
Dra. Patricia Beatríz Denis Rodríguez
Dra. María del Rocío Ojeda Callado
Dr. Gabriel Muñoz Quintana
Dra. Guadalupe Melo Santiesteban
Dr. Julio Benitez Pascual
Dra. Maricela Ramirez Álvarez
Dra. Luz Patricia Falcón Reyes
Dr. Federico Roesch Dietlen
Dra. Antonia Barranca Enríquez

ÍNDICE

Enterobacterias coliformes en cepillos dentales de pacientes atendidos en Clizac de la UAO/UAZ

Muñoz-Prado, Daniel1; Falcón-Reyes, Luz Patricia2; Franco-Trejo, Christian Starlight3; González-Álvarez, Ana Karenn4; Chavez-Lamas, Nubia Maricela5; Medrano-Rodríguez, Juan Carlos6

1Unidad Académica de Odontología, Universidad Autónoma de Zacatecas daniel_muñoz12@gmail.com 2UAZ-CA-36, Vigilancia Epidemiológica en el grupo social familia, Unidad Académica de Odontología, Universidad Autónoma de Zacatecas pattyfare@hotmail.com 3UAZ-CA-36, Vigilancia Epidemiológica en el grupo social familia, Unidad Académica de Odontología, Universidad Autónoma de Zacatecas fatc007964@uaz.edu.mx 4UAZ-CA-36, Vigilancia Epidemiológica en el grupo social familia, Unidad Académica de Odontología, Universidad Autónoma de Zacatecas dra.ana.karenn.gonzalez@uaz.edu.mx 5UAZ-CA-36, Vigilancia Epidemiológica en el grupo social familia, Unidad Académica de Odontología, Universidad Autónoma de Zacatecas nubiachavez@uaz.edu.mx 6UAZ-CA-36, Vigilancia Epidemiológica en el grupo social familia, Unidad Académica de Odontología, Universidad Autónoma de Zacatecas merodi12@hotmail.com

Autor de correspondencia: Franco-Trejo, Christian Starlight fatc007964@uaz.edu.mx

Abstract

Introduction: The bacteria that live in a bathroom contaminate toothbrushes due to the water in the toilet, the contamination depends on the care and handling of the toothbrush. Objective: To determine the presence of Coliform Enterobacteria and care of dental brushes of patients seen at CLIZAC, UAO / UAZ January-June 2018. Methodology: An observational-comparative study was performed on 40 brushes of patients who attended the clinic. questions about care were asked and 4 culture media were used: SS Agar, Bright Green Agar, McConkey Agar, EMB Agar. The data were processed in the statistical package SPSS version 22 for analysis and presentation, in addition to the chi-square test with p = 0.05. Results: Growth of Coliform Enterobacteria in S.S. it was 40.0% (16), V.B. 60.0% (24), McK 22.5% (9), EMB 42.5% with their brushes in the bathroom. Within the Coliform Enterobacteria were found: Salmonella Flexneri, Shigella Flexneri, Escherichia Coli, Enterococcus Faecalis, Enterobacter Cloacae, Klepsiella Pseudomoniae, Enterobacter Aerogens, Salmonella Typhimurium, Proteus Vulgaris, Proteus Mirabilis. Conclusions: The place and the way in which the toothbrush is cared for is a determining factor for oral contamination, facilitating the translocation of species in the same individual and / or transmission, which could contribute to the systemic dissemination of microorganisms.

Keywords: Toothbrushes, microorganisms, handling and disinfection of toothbrushes

1

GUADALUPE CAPETILLO & LAURA ROESCH

Resumen

Introducción:Las bacterias que habitan en un baño contaminan los cepillos dentales debido al agua del inodoro, la contaminación depende del cuidado y manejo del cepillo. Objetivo: Determinar la presencia de Enterobacterias Coliformes y cuidado de los cepillos dentales de pacientes atendidos en la CLIZAC, UAO/UAZ enero-junio 2018. Metodología: Se realizó un estudio observacional-comparativo en 40 cepillos de pacientes que acudieron a la clínica, se realizaron preguntas sobre el cuidado y se usaron 4 medios de cultivo: Agar S.S, Agar Verde Brillante, Agar McConkey, Agar EMB. Los datos fueron procesados en el paquete estadístico SPSS versión 22 para el análisis y presentación, además de la prueba chi-cuadrada con $p=0.05$. Resultados: El crecimiento de Enterobacterias Coliformes en S.S. fue 40.0%(16), V.B. 60.0% (24), McK 22.5% (9), EMB 42.5% con sus cepillos dentro del baño. Dentro de las Enterobacterias Coliformes se encontraron: Salmonella Flexneri, Shigella Flexneri, Escherichia Coli, Enterococcus Faecalis, Enterobacter Cloacae, Klepsiella Pseudomoniae, Enterobacter Aerogens, Salmonella Typhimurium, Proteus Vulgaris, Proteus Mirabilis. Conclusiones: El lugar y la manera en cómo se cuida el cepillo dental es determinante para la contaminación bucal, facilitando la translocación de especies en un mismo individuo y/o transmisión, lo que podría contribuir a la diseminación sistémica de microorganismos.

Palabras clave: cepillos dentales, microorganismos, manejo y desinfección de cepillos dentales

1. Introducción.

El cepillo dental es indispensable para la eliminación mecánica de la placa dento bacteriana, ya que varios estudios han demostrado que el cepillo se contamina con diferentes tipos de bacterias, virus u otros microorganismos después de su uso, por el contacto con la cavidad oral, principalmente por el biofilm, mucosa, saliva, contaminación, microorganismos y/o sangre. Estos microorganismos son capaces de alojarse en la superficie microtexturizadas de las cerdas, como el Streptococcus mutans, el cual permanece viable en las cerdas hasta por 6 horas. También se han encontrado coliformes fecales en los cepillos dentales, en particular, en aquellas familias que tienen como hábito dejarlos en el lavamanos o cerca del inodoro, facilitando su contaminación debido a que las constantes descargas del sanitario sin tapar producen aerosoles que contaminan dichos cepillos. (1)

1.1. Importancia Médica y / o Económica.

Se considera importante estudiar los microorganismos existentes en los cepillos dentales para promover el manejo adecuado de estos y evitar su contaminación, ya que científicos han descubierto más de 10 millones de bacterias en un mismo cepillo dental. Si no se realiza un correcto cuidado del cepillo dental, contaminamos más nuestra cavidad oral, produciendo la colonización de bacterias gram positivas y negativas en el, hongos y virus; posterior a ello se producirán enfermedades bucales y/o sistémicas. (2)

1.2. Antecedentes Históricos.

El ser humano desde tiempos antiguos comienza a crear objetos que le proporcionen limpieza a sus tejidos bucales. En el año 3000 a.C. Los egipcios usan pequeñas ramas con puntas desgastadas para limpiar sus dientes. El primer cepillo dental utilizado por los antiguos fue una ramita del tamaño de un lápiz, uno de cuyos extremos se trataba para lograr que fuera blando y fibroso al tacto. Estos palitos se frotaban inicialmente contra los dientes sin ningún abrasivo adicional (como pasta dentífrica); han sido hallados en tumbas egipcias que datan del año 3000 a.C. Los palitos masticables todavía se utilizan en ciertos lugares. Los árabes utilizaron las ramitas de una planta de palma llamada areca, y moldeaban los extremos para suavizarlas. Algunas tribus africanas y australianas siguen usando objetos similares para limpiar su dentadura. Varias tribus africanas lo hacían empleando las ramitas de un árbol, del Salvadoree pérsica o "árbol cepillo dental". (3)

Es así que en China en 1500 d.C fabrican el primer cepillo de dientes, con pelos de animales como cerdo, jabalí, caballo y tejón y eran cosidas a unos mangos de bambú o de hueso o madera. (4) En el año 1600 se introdujo el cepillo dental en Europa, reemplazando las cerdas del jabalí por otras más suaves, las cerdas de crines de caballo. Muchas personas preferían limpiarse después de las comidas con una pluma rígida de ave (como habían hecho los romanos) o bien utilizar mondadientes especialmente fabricados en bronce o plata. En muchos casos, los mondadientes metálicos eran menos peligrosos para la salud que los cepillos de pelo animal duro. (3)

Años más tarde en el siglo XIX Louis Pasteur demuestra que por la porosidad, el desgaste prematuro, constante humedad y la rápida contaminación con microorganismos, las cerdas animales no eran las adecuadas para higienizar la boca, por ello en 1935 Wallace Hume Carothers inventó el nylon para los laboratorios DuPont en E. U. revolucionando el campo de la salud bucal (4), (5), (6). El nailon era duro, rígido y flexible, resistía la deformación y la humedad no lo dañaba porque se secaba completamente con lo cual se impedía el desarrollo de Bacterias.

En 1938, este nuevo material se convirtió en el símbolo del modernismo y prosperidad a través de la comercialización de las medias de nailon y los cepillos milagrosos del doctor West. (3)

Dupont en 1950 mejoró sus cepillos proveyéndolos de nuevas cerdas de nailon más suaves. Las primeras cerdas de nailon eran tan rígidas que lastimaban las encías. El problema se resolvió cuando comenzó la fabricación de cepillos de dientes con racimos de diferentes grados de rigidez: los racimos que tenían contacto con las encías eran más suaves. Los cepillos eléctricos fueron creados inicialmente para pacientes que presentaban habilidades motoras limitadas, y para los que usaran aparatos de ortodoncia. Se ha afirmado que los cepillos eléctricos son más efectivos que los manuales pues dan menos posibilidad a que los pacientes se cepillen incorrectamente. Hoy día, abundan los modelos de cepillos dentales manuales y eléctricos en el mercado. Muestran gran variedad de diseños y presentaciones que combinan en un solo aditamento diferentes tipos, tamaños y grosores de cerdas que se disponen en distintas angulaciones. Para facilitar el cepillado dental, se han desarrollado tendencias de fabricar cepillos dentales de un sin número de marcas, tipos, formas, durezas y colores atendiendo a su creciente demanda. (7).

1.3. Contaminación de los cepillos dentales.

Es normal encontrar en los cepillos dentales microorganismos de la flora de la boca; sin embargo también existen estudios que demuestran la presencia de gérmenes no provenientes de la misma, que posiblemente pueden provenir del ambiente en donde los cepillos son almacenados y/o del agua potable con la que se enjuagan. (1)

Se ha mostrado que algunos microorganismos pueden crecer en los cepillos de dientes después de su uso. Los cepillos de dientes se contaminan con bacterias, sangre, saliva, desechos orales y crema dental. Aun después de enjuagarlos con agua del chorro, los cepillos de dientes limpios a simple vista, pueden permanecer contaminados con gérmenes potencialmente patógenos. Las personas con enfermedades bucales contaminan su cepillo, lo cual crea en el individuo un círculo vicioso de reinfección de sitios sanos y enfermos. Los cepillos contaminados pueden ser un depósito para la transmisión directa de gérmenes al igual que una fuente de introducción o reintroducción de gérmenes de tejidos infectados a tejidos no infectados. (7) (8)

El cepillo dental por permanecer generalmente en un lugar contaminado (baño), se encuentra expuesto a bacterias entre ellas las entéricas, que podrían pasar del inodoro al cepillo y terminar en la boca, esto ocurre cuando la persona no se lava las manos después de ir al baño y manipula irresponsablemente el cepillo dental. (8)

1.3.1. Flora normal de la boca

La flora de la nariz consta principalmente de corinebacterias, estafilococos (S. epidermidis, S. aureus) y estreptococos, los cuales tienen comunicación con la cavidad bucal. En las primeras 4 a 12 horas después del nacimiento, el estreptococo viridans se establece como el miembro principal de la flora normal y lo sigue siendo por toda la vida. Se agregan estafilococos aerobios y anaerobios, diplococos gram negativos (Neisseria, Moraxella catarrhalis), difteroides y algunos lactobacilos. Cuando emergen los dientes se establecen espiroquetas anaerobias, especies de Prevotella (en especial Prevotella melaninogenica), especies de Fusobacterium, especies de Rothia y de Capnocytophaga, además de algunos vibrios anaerobios y lactobacilos. Normalmente existen especies de Actinomyces en el tejido amigdalino y las encías de los adultos, que algunas veces se acompañan de diversos protozoarios. Tamién en la boca existen levaduras u hongos (especies de Candida), siendo microorganismos oportunistas que se hacen presentes cuando el sistema inmunologico se encuentra deficiente o con la presencia de antibioticos de amplio espectro que barren con la mayoría de flora bacteriana propiciando la enfermedad. (1)

1.3.2. Bacterias encontradas en cepillos dentales no propias de la cavidad bucal

Los cepillos pueden albergar una amplia variedad de microorganismos incluyendo bacterias, hongos y virus lo que facilita la translocación de especies en un mismo individuo y/o transmisión de especies entre individuos. Además los cepillos de pacientes con periodontitis agresiva o severa podrían contribuir a la diseminación sistémica de microorganismos ya que el cepillado en ellos ocasiona bacteremias transitorias.(2)

Dentro de algunas investigadiones se encontraron los siguientes patógenos:

Por un lado se demostró que el virus HSV-1 se mantiene viable e infectivo hasta por 72 horas, al igual que la bacteria A. Gregatibacter actinomycetemcomitans, siendo estos de menor resistencia a comparación con Enterobacter cloacae que se mantuvo viable por 16 días haciéndolo muy resistente a condiciones extremas siendo esta difícil de erradicar y controlar en las condiciones húmedas de los cepillos dentales. (1)

En la investigación realizada por Gonzalez (3) se revela la presencia de Staphylococcus aureus, Echerichia coli, Enterobacter cloacae, Klebsiella pneumoniae, Staphylococcus epidermidis, Klebsiella oxytoca, Proteus vulgaris, Klebsiella ozaenae, Proteus mirabilis, Streptococcus β- hemolítico grupo A, Citrobacter freundii, Enterobacter aerogenes y Citrobacter diversus y la probabilidad de la transmisión cruzada de enfermedades por causa de la contaminación del cepillo dental.

En otra investigación se detecto la presencia de: Proteus vulgaris, Escherichia coli, Enterobacter cloacae, Estreptococcus fecalis. (2)

También en el estudio realizado por Chicaiza Salazar (6), se encontraron los siguientes m.o.: S. Mutans; Bifidobacterium; Lactobacillus sp; S. Aureus; Pseudomonas; S. Pyogenes; S. Viridans; S. Salivarius; Candida Albicans; E.Coli; Enterococo Fecalis; Enterococus sp; Enterobacter; Klebsiella; S. Epidermidis; P. Aeruginosa; Herpes Simplex; Corynebacterium; Bacteroides Sp; Proteus Sp; Moraxella Catarrahalis; S. Saprophyticus.

En investigaciones bibliográficas de Jaimes (9) sobre m.o. presentes en los cepillos dentales, han demostrado que se encontraron: S. Mutans; Bifidobacterium; Lactobacillus sp; S. Aureus; Pseudomonas; S. Pyogenes; S. Viridans; S. Salivarius; Candida Albicans; E.Coli; Enterococo Fecalis; Enterococus sp; Enterobacter; Klebsiella; S. Epidermidis; P. Aeruginosa; Herpes Simplex; Corynebacterium; Bacteroides Sp; Proteus Sp; Moraxella Catarrahalis; y S. Saprophyticus, siendo la mayoría microorganismos anaerobios gramnegativos.

1.4. Manejo y cuidado del cepillo dental.

El cepillo dental es un reservorio de Microorganismos que podría ocasionar ciertas infecciones bucales tales como gingivitis, aftas, herpes simple, infecciones o inflamaciones en la cavidad oral, entre otras. La American Dental Association (ADA) recomienda que se cepille los dientes dos veces al día con una pasta dental fluorada y limpie entre los dientes con seda dental o un limpiador interdental diaria. (7)

Glass y cols, recomiendan que el cepillo dental debe ser desinfectado cada 2 semanas con hipoclorito de sodio al 1% o con gluconato de clorhexidina al 0.12% por 5 minutos, o si no, debe ser renovado, pues manifiesta que los cepillos dentales son contaminados después de un mes de uso por lo que deberían cambiarse cada dos semanas. Así mismo se recomienda que los cepillos dentales deberían guardarse afuera del baño, en un sitio seco, lejos del contacto de otros cepillos dentales y desinfectarlos al menos una vez a la semana con una solución germicida o con luz ultravioleta y cambiarlos cada mes. Sin embargo la ADA no está de acuerdo, pues ésta recomienda el reemplazo de cepillos dentales cada tres o cuatro meses o cuando las cerdas de los cepillos se encuentren desalineadas. (1)

La condición ideal para almacenar los cepillos debe ser fuera del baño, con tapa de protección, sin embargo, se observó que la humedad de la tapa influye en la multiplicación e incremento de la flora microbiana, además, que la tapa pudiera aportar flora microbiana al cepillo, lo cual explicaría las cuentas más altas de Enterobacterias en los cepillos fuera del baño con tapa de protección. Por lo anterior se sugiere que la tapa no debe entrar al sanitario (2), (3), (10)

La American Dental Association (ADA), No recomienda guardar el cepillo dental en un contenedor cerrado así lo menciona, pues un ambiente húmedo es ideal para el crecimiento de patógenos, por ello los especialistas sugieren mantener el cepillo en forma vertical y si es viable dejarlo secar individualmente para impedir la contaminación cruzada (6)

Como es inevitable la contaminación de las cerdas de este objeto de higiene oral, varios investigadores buscan un desinfectante efectivo, económico y de fácil acceso para la colectividad, como lo es el peróxido de hidrógeno o agua oxigenada. (6)

1.4.1. Peróxido de Hidrógeno

Actividad biocida: El H_2O_2 es el único germicida biodegradable que disminuye la carga microbiana en objetos inanimados causando la oxidación de los componentes de la célula bacteriana, actuando sobre enzimas con grupo S-H, ribosomas y grupos Tiol, sin dejar residuos no evaporables. (11) (12)

Concentración: el H_2O_2 al 6% (20vol) es bactericida y al 3% (10vol) es bacteriostática, cuya vida útil es mayor en una semana (12), (13)

Tiempo de contacto: La inactivación de microorganismos más comunes es decir bacterias, ocurre con un tiempo de contacto aproximado de 1min. El peróxido de hidrógeno actúa con mayor eficacia sobre anaerobios gramnegativos, los mismos que se encuentran en grandes cantidades en la flora oral del adulto y son los más patógenos (11)

En un estudio por Ortiz (14), comprobó que el enjuague con gluconato de clorhexidina al 0.12% presentó la mayor efectividad antibacteriana sobre los cepillos dentales inoculados con Streptococcus mutans, ya que disminuyó a 0 el número de microorganismos presentes en los cepillos dentales., en comparación con el Vinagre al 3% y cloruro de cetilpiridinio al 0.05%.

1.5. Justificación.

Los cepillos dentales al ser uno de los instrumentos más utilizados para la higiene oral, son susceptibles a contaminarse con microorganismos provenientes de la cavidad bucal y del medio ambiente, al remover la placa y la suciedad de los dientes, los cepillos dentales se contaminan con bacterias, saliva, detritos bucales, sangre y pasta dental. Algunas bacterias procedentes del medio oral producen enfermedades en la boca, la garganta, tracto digestivo y sistema cardiovascular. (12)

2. Objetivos.

Determinar la presencia de Enterobacterias Coliformes y cuidado de los cepillos dentales de pacientes atendidos en la CLIZAC, UAO/UAZ enero-junio 2018.

3. Metodología.

Se realizó un estudio observacional-comparativo, en pacientes que asistieron a la clínica de Zacatecas (CLIZAC) de la Unidad Académica de odontología de la Universidad Autónoma de Zacatecas (UAO/UAZ), en donde se eligieron 40 pacientes entre hombres y mujeres durante enero-junio 2018.

A las personas seleccionadas se les explicó la finalidad del estudio y se les entregó el consentimiento informado, posterior a ello se aplicó un cuestionario sobre las características, así como los cuidados y manejo del cepillo dental; se les notificó a los pacientes que se a recolectaría su cepillo dental actual en su domicilio y se realizaría un cambio de cepillo entregándoles uno nuevo. Dentro de las preguntas del cuestionario que se aplicaron a los pacientes fueron las siguientes:

¿Dónde guarda su cepillo dental?

Dentro del baño   (   )

Lavamanos   (   )

Porta cepillos   (   )

Ninguno   (   )

¿Coloca el cepillo dental fuera del baño?

¿Utiliza algún método desinfectante para el cepillo dental?

¿En qué forma deja su cepillo dental?

Sólo   (   )

Junto a otro   (   )

Posterior a la entrega del cepillo dental usado se procedió a realizar los cultivos y pruebas bacteriológicas.

La información recabada se vació en una cedula de registro que incluyeron los microorganismos encontrados en cada medio; los datos sobre el cuestionario y la cédula fueron procesados en el paquete estadístico SPSS versión 22 para el análisis y presentación, además de la prueba chi-cuadrada con $p=0.05$.

Se realizaron los medios de cultivo en el laboratorio de básicas de las UAO/UAZ, en donde se prepararon cuatro Agares diferentes que comprende: Agar S.S., Agar Verde Brillante, Agar MacConkey, Agar EMB. Una vez terminados los medios de cultivo, se dió inicioa la recolección de cepillos dentales, los cuales fueron depositados de manera inmediata en tubos de ensayo con cultivo líquido BHI y tapándolo (maniobra rápida) e introduciendolos a una hielera para su transporte para después meterse a incubar a la estufa a 37°C. por 48 horas, esto para que se desarrollaran las bacterias, posteriormente se realizó la resiembra de bacterias en los diferentes agares, una vez realizada esta actividad, nuevamente se introdujeron a la estufa en las cajas de Petri. Se realizó la observación del crecimiento de las bacterias a las 24, 48 y 72 horas; a las 72 horas se realiza la observación final en donde se realiza la identificación de bacterias en cada Agar.

3.1. Agar Salmonella Shigella. (15)

Es un medio selectivo y diferencial empleado en Bacteriología Médica y Sanitaria para el aislamiento de bacilosentéricos patógenos, en especial los pertenecientes al género Salmonella y Shigella a partir de heces, otro tipo de muestreas clínicas y alimentos diversos. Resultados de Crecimiento: E. Coli, Enterobacter/Klebsiella, Proteus vulgaris, Salmonella typhimurium, Shigella flexneri y Pseudomonas. Con ausencia de crecimiento de bacterias gram positivas. (Staphylococcus aureus)

3.2. Agar Verde Brillante. (15)

Es un medio de enriquecimiento altamente selectivo para el aislamiento de Salmonella spp., excepto Salmonella typhi y Salmonella paratyphi, a partir de muestras clínicas, alimentos y otros materiales de importancia sanitaria. Resultados de Crecimiento: Escherichia coli, Salmonella typhimurium y Proteus vulgaris.Con inhibición de crecimiento de Staphylococcus aureus y Shigella flexneri.

3.3. Agar de Mac Conkey. (15)

Es un medio selectivo para el aislamiento y la diferenciación de Enterobacterias como Salmonella, Shigella y microorganismos coliformes a partir de muestras clínicas, aguas negras y diversos alimentos. Resultados de Crecimiento: Escherichia coli, Salmonella typhimurium, Shigella flexneri, Proteus mirabilis, Salmonella Abony y con inhibición parcial a completa de: Enterococcus faecalis y Staphylococcus aureus.

3.4. Agar de EMB. (15)

Es un medio ligeramente selectivo para el aislamiento y la diferenciación de bacilos gram negativos entéricos (Enterobacteriacea y microorganismos coliformes) a partir de muestras clínicas. Resultados del crecimiento: Escherichia coli, Enterobacter/Klepsiella, Proteus, Salmonella Typhimurium, Shigella flexneri, y Pseudomonas. Y con inhibición parcial el Enterococcus faecalis y bacterias gram-positivas.

4. Resultados.

El lugar que muestra mayor porcentaje en donde guardan el cepillo dental es dentro del baño, encontrandose muy similar entre el sexo masculino con un 32.5% (13) y el sexo femenino con el 30.0% (12), siendo con menor porcentaje el portacepillos en ambos sexos con un 2.5% (1) en masculino y un 7.5%(3) en femenino. (ver tabla 1).

Tabla. 1 Lugar en que guarda el Cepillo Dental por Sexo.

	Sexo		Total
	Masculino	Femenino	
Dentro del baño	13	12	25
	32.5%	30.0%	62.5%
Lavamanos	6	5	11
	15.0%	12.5%	27.5%
Porta Cepillos	1	3	4
	2.5%	7.5%	10.0%
Total	20	20	40
	50.0%	50.0%	100.0%

Por otra parte de acuerdo al cuestionario realizado a los 40 pacientes, se determino que ninguno reportó la utilización de métodos para desinfectar sus cepillo dental.

También se observó que el 82.5% (33), dejaban su cepillo dental junto a otros, lo que pudiera propiciar a la contaminación cruzada.

El porcentaje más alto en donde se determinó que el cepillo dental no lo dejaban fuera del baño fue de 92.5% (37), por lo que es un factor muy importante a considerar, ya que propicia la contaminación de el cepillo dental de Enterobacterias coliformes, ya que en varios estudios han reportado que las particulas llegan a esparcirse hasta 2 metros de distancia de cada descarga del sanitario cuando no se baja la tapa del inodoro.(ver tabla 2).

Tabla. 2 Lugar en que guarda el Cepillo Dental por Sexo.

		¿Coloca su Cepillo Dental Fuera del Baño?	
		Si	No
Sexo	Masculino	0	20
		0.0%	50.0%
	Femenino	3	17
		7.5%	42.5%
Total		3	37
		7.5%	92.5%

Los cepillos que no presentaron crecimiento bacteriano en todos los agares fue del 5% (2).

En los medios de cultivo presentaron el mayor crecimiento de Enterobacterias Coliformes con un porcentaje de: Agar Salmonella Shigella con un 40.0%(16), Agar Verde Brillante un 60.0% (24), Agar Mac Conkey con un 22.5% (9) y Agar EMB de 42.5%, dentro del baño. Encontrando dicha relación con el tipo de bacterias presentes en los cepillos.

Dentro de las Enterobacterias Coliformes se encontraron: Salmonella Flexneri, Shigella Flexneri, Escherichia Coli, Enterococcus Faecalis, Enterobacter Cloacae, Klepsiella Pseudomoniae, Enterobacter Aerogens, Salmonella Typhimurium, Proteus Vulgaris, Proteus Mirabilis.

Según el lugar que presenta mayor crecimiento bacteriano con un 40.0%(16) es dentro del baño y la que tiene menor crecimiento con un 5.0% (2) es en el porta cepillos. (ver tabla 3). En este medio de cultivo se observaron las siguientes bacterias coliformes: Salmonella Flexneri, Shigella Flexneri, Escherichia Coli, Enterococcus Faecalis, Enterobacter Cloacae, Klepsiella Pseudomoniae, Enterobacter Aerogens.

Tabla. 3 Crecimiento de Enterobacterias Coliformes en el cultivo de Salmonella Shigella según el lugar en que guarda el Cepillo Dental.

	Salmonella Shigella		
	CRECIMIENTO	AUSENCIA	Total
Dentro del baño	16	9	25
	40.0%	22.5%	62.5%
Lavamanos	8	3	11
	20.0%	7.5%	27.5%
Porta Cepillos	2	2	4
	5.0%	5.0%	10.0%
Total	26	14	40
	65.0%	35.0%	100.0%

En el cultivo de Verde Brillante el mayor crecimiento de bacterias se presentó con un 60.0% (24) dentro del baño y el menor porcentaje con un 10.0% (4) en porta cepillos.(ver tabla 4) En este medio de cultivo se observaron las siguientes bacterias coliformes: Salmonella Typhimurium, Escherichia Coli, Proteus Vulgaris.

Tabla. 4 Crecimiento de Enterobacterias Coliformes en el cultivo de Verde Brillante según el lugar en que guarda el Cepillo Dental.

Tabla de contingencia ¿Donde Guarda Su Cepillo Dental? * VB1			
	Verde Brillante		
	CRECIMIENTO	AUSENCIA	Total
Dentro del baño	24	1	25
	60.0%	2.5%	62.5%
Lavamanos	10	1	11
	25.0%	2.5%	27.5%
Porta Cepillos	4	0	4
	10.0%	0.0%	10.0%
Total	38	2	40
	95.0%	5.0%	100.0%

Para el cultivo de Mc Conkey el mayor crecimiento de bacterias se presento con un 22.5% (9) dentro del baño y el menor porcentaje con un 5.0% (2) en porta cepillos.(ver tabla 5) En este medio de cultivo se observaron las siguientes bacterias coliformes: Salmonella o Shigella, Escherichia Coli, Enterococcus Faecalis, Enterobacter Cloacae, Enterobacter Aerogens, Proteus Mirabilis

Tabla. 5 Crecimiento de Enterobacterias Coliformes en el cultivo de Mc Conkey según el lugar en que guarda el Cepillo Dental.

	Mc Conkey		
	CRECIMIENTO	AUSENCIA	Total
Dentro del baño	9	16	25
	22.5%	40.0%	62.5%
Lavamanos	4	7	11
	10.0%	17.5%	27.5%
Porta Cepillos	2	2	4
	5.0%	5.0%	10.0%
Total	15	25	40
	37.5%	62.5%	100.0%

Y en el cultivo de EMB el mayor crecimiento de bacterias se presento con un 42.5% (17) dentro del baño y el menor porcentaje con un 5.0% (2) en porta cepillos.(ver tabla 6) En este medio de cultivo se observaron las siguientes bacterias coliformes: Salmonella o Shigella, Escherichia Coli, Enterobacter Aerogens, enterobacter Cloacae, Klepsiella Pseudomoniae

Tabla. 6 Crecimiento de Enterobacterias Coliformes en el cultivo de EMB según el lugar en que guarda el Cepillo Dental.

Tabla de contingencia ¿Donde Guarda Su Cepillo Dental? * EMB1			
	EMB		
	CRECIMIENTO	AUSENCIA	Total
Dentro del baño	17	8	25
	42.5%	20.0%	62.5%
Lavamanos	7	4	11
	17.5%	10.0%	27.5%
Porta Cepillos	2	2	4
	5.0%	5.0%	10.0%
Total	26	14	40
	65.0%	35.0%	100.0%

5. Discusión.

Los cepillos que no presentaron crecimiento bacteriano en todos los agares, puede deberse al igual que Soto (1) a la presencia de remanente de pasta dental en ellos, ya que la pasta dental contiene triclosán, cuyo efecto es considerado como un agente que actúa sobre la placa bacteriana, eliminando los microorganismos y no habia contaminación de microorganismos resistentes como las Enterobacterias coliformes.

Clavijo (2) reporta microorganismos muy similares a los que nosotros encontramos en este estudio: Staphylococcus aureus, Echerichia coli, Enterobacter cloacae, Klebsiella pneumoniae, Staphylococcus epidermidis, Klebsiella oxytoca, Proteus vulgaris, Klebsiella ozaenae, Proteus mirabilis, Enterobacter aerogenes, a excepción de: Streptococcus β- hemolítico grupo A, Citrobacter freundii, y Citrobacter diversus.

Sin embargo Salazar (6) y Jaimes (9) en sus investigaciones reportan casi los mismas bacteria en sus estudios. Encontraron: S. Mutans; Bifidobacterium; Lactobacillus sp; S. Aureus; Pseudomonas; S. Pyogenes; S. Viridans; S. Salivarius; Candida Albicans; E.Coli; Enterococo Fecalis; Enterococus sp; Enterobacter; Klebsiella; S. Epidermidis; P. Aeruginosa; Herpes Simplex;

Corynebacterium; Bacteroides Sp; Proteus Sp; Moraxella Catarrahalis; S. Saprophyticus.

Coincidiendo con nuestro estudio con los microorganismos anaerobios gram negativos.

6. Conclusiones.

El lugar y la manera en cómo se cuida el cepillo dental es determinante para la contaminación bucal, facilitando la translocación de especies en un mismo individuo y/o transmisión, lo que podría contribuir a la diseminación sistémica de microorganismos.

Según investigaciones citadas así como la presente, se concluye que es necesario que el cepillo dental siendo un utensilio de limpieza y de forma común se tiene dentro del baño, donde existen condiciones de humedad y contaminación, es recomendable desinfectar y tener la precaución de ubicarlos fuera del baño, en un lugar seco, con ventilación, en posición verticar para que éste se seque, sin capuchon y sólos (sin otros cepillos).

Es recomendable que el cepillo dental se cambie por los menos cada 3 meses, cuando las cerdas pierdan su apariencia normal o después de una enfermedad infecciosa a nivel bucal (amigdalitis, herpes simple, aftas, etc.). Se puede utilizar una solución desinfectante como la Clorhexidina al 0.12% o el peróxido de hidrogeno al 6%, según la revisión bibliográfica, puesto que presentaron resultados más significativos en dichas investigaciones.

Así mismo es necesario que se sigan realizando estudios comparativos con desinfectantes que sean más efectivos e inocuos para la cavidad bucal, para evitar la presencia de Enterobacterias Coliformes. Es fundamental difundir la información adecuada para el mantenimiento y cuidado del cepillo dental y evitar que éste se convierta en un instrumento contaminante.

7. Referencias.

1. Soto Vega Elena HOJALLBSREL. Identificación de microorganismos en cepillos dentales. Odont PediatrAct. 2016; 5(16-20).

2. Clavijo C,&JL. Colonización de los disttintos tipos de microorganismos que pueden presentarse en los cepillos dentales por el mal hábito de dejarlos en el baño en la ciudad de Guayaquil en el año 2015. Bachelor's thesis, Universidad de Guayaquil. Facultad de Piloto de Odontología. 2016.

3. González M,RE,&SSFA. Analisis del efecto Inhibitorio de Clorhexidina 0.12% y Peróxido de Hidrógeno 3% sobre las bacterias presentes en los cepillos dentales utilizados por Estudiantes de V Año de la Carrera de Odontología de la UNAN-Managua en el primer semestre del año 2017. Doctoral dissertation, Univesidad Nacional del Nicaragua, Managua. 2017.

4. Gaona M. Estudio comparativo entre el vinagre y el triclosán como sustancias alternativas para la desinfección de cepillos dentales. Tesis de Grado. Universidad de las Américas. 2014.

5. Arteagoitia I, Díez A. Cepillos y accesorios-Limpieza Bucal. Rev. Farmascia Prrofesional. 2002; 5.

6. Salaza SA. Presencia de Microorganismos en Cepillos dentales utilizados por los residentes de 20 a 50 años del seminario Teologico Nazareno Sudamericano y su desinfección con H2O2. UNIVERSIDAD CENTRAL DEL ECUADOR, FACULTAD DE ODONTOLOGÍA, 59. 2016; 2(155-167).

7. Napoles Gonzalez I,FCM,&JBP. Evolución histórica del cepillo dental. Revista cubana de estomatología. 2015;(52).

8. Donoso VC, SNDD. Grado de contaminaciòn microbiana en cepillo dentales que se utilizan con y sin proteccion de un estuche en pobleciòn economicamente activa que habita en el municipio de Sucre en el año 2011. Ciencia Tecnológica e Inovación. 2013;(474).

9. Jaimes Y, Andrés C. Contaminación bacteriana en los cepillos de dientes, uso, cuidado y descontaminación. Tesis de Grado. Universidad Industrial de Santander. 2014.

10. León- Enríquez MGGRFLNFV. [Online]. Disponible en: congresos.cio.mx/memorias_congreso_mujer/archivos/extensos/./S5-MCS34.doc.

11. Farmacopea de los Estados Unidos de América USP 35. 38th ed. Baltimore, Maryland: United Bok Press, Inc; 2012.

12. López D. Microorganismos presentes en los cepillos dentales después de su uso y la importancia de la desinfección de los mismos, mediante la aplicación de gluconato de clorhexidina al 0,2%, en familias del barrio terremoto perteneciente a la parroquia Picaihua de. Tesis de grado. UNIANDES. 2014.

13. Gaúr Rea. British Pharmacopoeia. 6th ed. London: Chromatographic; 2009.

14. Ortiz Uribe NC. Desinfección de cepillos dentales inoculados con Streptococcus mutans usando vinagre, clorhexidina y cloruro de cetilpiridinio. Bachelor's thesis, Quito: UCE. 2017.

15. Francisco SORIA MELGUIZO SA. DIFCO. [Online]; 2009. Disponible en: http://www.difco.es/medios-de-cultivo.html.

Inhibición de la adhesión de los serotipos C y K del streptococcus mutans con nanopartículas de plata en aparatología ortodóncica adherida a esmalte dental sano

Nafarrate-Valdez Rosa Amalia1; Cuevas-González Juan Carlos2*; Reyes López Simón Yobanny3*; Tovar-Carrillo Karla2*; Donohué-Cornejo Alejandro2*; Nava-Martínez Salvador David1; Ayala-Herrera José Luis4; Zaragoza-Contreras Armando5; Espinosa-Cristóbal León Francisco2*

1Especialidad en Ortodoncia, Departamento de Estomatología, Instituto de Ciencias Biomédicas, Universidad Autónoma de Ciudad Juárez, Cd. Juárez, Chihuahua, México; 2Maestría en Ciencias Odontológicas, Departamento de Estomatología, Instituto de Ciencias Biomédicas, Universidad Autónoma de Ciudad Juárez, Cd. Juárez, Chihuahua, México; 3Instituto de Ciencias Biomédicas, Universidad Autónoma de Ciudad Juárez, Cd. Juárez, Chihuahua, México; 4Facultad de Odontología, Universidad de la Salle Bajío, León, Guanajuato, México; 5Laboratorio de Polímeros, Centro de Investigación de Materiales Avanzados, Chihuahua, Chihuahua, México. *Cuerpo Académico CA-UACJ-110 Investigación Estomatológicas-Biomédica.

Autor de correspondencia: León Francisco Espinosa Cristóbal, Envolvente del PRONAF s/n, PRONAF, C.P. 32310, Chihuahua, Chihuahua, México. Correo electrónico leohamet@hotmail.com.

Abstract

The demineralization of the enamel that appears as white spots around the bracket, being one of the obvious problems in the orthodontic consultation. The brackets and abutments that are used generate a greater area of dentobacterial plaque retention, thus hindering patient hygiene. One of the main etiological microorganisms of enamel demineralization is Streptoccocus mutans (S. mutans). Currently, bacteria have shown greater resistance to certain antimicrobials and antibiotics, so we have seen the need to find an agent that has good antimicrobial properties. The objective of this work is to determine the inhibitory effect of silver nanoparticles in the adhesion of S. mutans and to evaluate how the serotypes of said bacteria behave (c y k) when orthodontic appliances exist, to improve the adhesion to the enamel and to avoid or retard the appearance of white spots. The study showed that silver nanoparticles showed a greater inhibitory effect on the adhesion of S. mutans; however, the inhibitory effect varies depending on the serotype.

Keywords: Silver nanoparticles, adhesion inhibition, serotypes of S. mutans.

Resumen

La desmineralización del esmalte que se presenta como manchas blancas alrededor del bracket, siendo uno de los problemas evidentes en la consulta ortodóncica. Los brackets y aditamentos que se utilizan generan mayor área de retención de placa dentobacteriana, dificultando así la higiene del paciente. Unos de los principales microorganismos etiológicos de la desmineralización del esmalte es el Streptoccocus mutans (S. mutans). En la actualidad, las bacterias han presentado mayor resistencia a ciertos antimicrobianos y antibióticos, por lo que se ha visto la necesidad de buscar un agente que tenga buenas propiedades antimicrobianas. El objetivo de este trabajo es determinar el efecto inhibitorio de las nanopartículas de plata en la adhesión del S. mutans y evaluar cómo se comportan los serotipos de dicha bacteria, (c y k) cuando existe aparatología ortodóncica, para mejorar la adhesión al esmalte y evitar o retardar la aparición de manchas blancas. El estudio presentó que las nanopartículas de plata demostraron tener mayor efecto de inhibición en la adhesión de S. mutans; sin embargo, el efecto inhibitorio varía dependiendo del serotipo.

Palabras clave: Nanopartículas de plata, inhibición de la adhesión, serotipos de S. mutans.

1. Introducción.

La caries dental se define como un proceso dinámico de desmineralización y remineralización, producto del metabolismo bacteriano sobre la superficie dentaria, que con el tiempo puede producir una pérdida neta de minerales y posiblemente, aunque no siempre, resultará en la presencia de una cavidad (1). La complejidad de la enfermedad que conocemos como caries se debe a los múltiples factores que están asociados con la evolución de una población bacteriana que pasa de una biopelícula saludable a otra patológica. Una biopelícula sana puede estar formada por más de 700 especies bacterianas, de las cuales menos del 1% son bacterias potencialmente patogénicas; una biopelícula saludable actúa como defensa de primera línea para ayudar a proteger la boca de infecciones por bacterias patogénicas u otros patógenos. Cambios en el medio dentro de la biopelícula hacen que se favorezca la proliferación de especies patogénicas acidúricas y acidogénicas y tomen posesión de la misma.(2). Es por esto el motivo de buscar un agente que no genere resistencia a la bacteria y presente un buen efecto bacteriostático una vez presente la aparatología ortodóncica en la cavidad oral.

1.1. Importancia Médica y / o Económica.

La caries dental es una enfermedad altamente infecciosa, en humanos el 95% de la población se encuentra afectada (3). En la actualidad se conoce que los agentes etiológicos primarios de la caries coronal y la caries radicular son los Estreptococos, particularmente Streptococcus mutans y Streptococcus sobrinus (4). En segundo lugar están implicadas las especies de Lactobacillus y quizás algunos estreptococos no mutans en la caries coronal, particularmente las cepas tolerantes a los ácidos: Streptococcus sanguis, Streptococcus gordonii y Streptococcus oralis (4).

1.2. Antecedentes generales.

La presencia de bacteria acidógena como el S. mutans y lactobacilo, la escasa excreción de saliva y dieta rica en carbohidratos son factores relacionados con la progresión de las caries. En la cavidad oral humana, que es un sistema de crecimiento abierto, las bacterias primeramente se adhieren a una superficie con el fin de ser capaz de colonizar (5). Es por esta razón que la cavidad oral es un sistema en el cual constantemente se introducen y producen bacterias, ofreciendo un hábitat donde las bacterias son capaces de sobrevivir y multiplicarse (5). Cabe mencionar el término "Biofilm" (biopelícula) el cual describe la comunidad microbiana relativamente indefinible asociada con una superficie del diente o cualquier otro material que lo genere, distribuidos al azar en una matriz. El proceso de formación de la biopelícula es complejo y lleva distintas fases, empezando por la absorción en la superficie dental y formando una película derivada de moléculas bacterianas. La bacteria adjunta es la que va a secretar una matriz extracelular, que resulta un biofilm de población mixta madura.

Durante la primera etapa se realiza el contacto y anclaje de las bacterias sobre la superficie. La fase inicial puede ser instantánea y reversible y/o irreversible y depende del tiempo en el que la bacteria empiece a depositar sus desechos. (6). En la segunda etapa se realiza la formación de microcolonias, las cuales son moléculas de bajo peso molecular con células del medio circundante. La comunicación que se forma entre moléculas y producción de la matriz extracelular nos da como resultado la formación de las microcolonias. En la tercera etapa se da la maduración de la biopelícula en el cual se desarrolla una estructura organizada.

La biopelícula se adapta en su proceso de maduración a los cambios en población y disponibilidad de nutrientes y oxígeno. En la cuarta y última etapa consta de la dispersión la biopelícula, donde se realiza desprendimiento de componentes de este y colonización de nuevas superficies (6). La biopelícula de la placa dentobacteriana se compone de diferentes complejos de microorganismos periodontales que se basan en la frecuencia con la cual los microorganismos se recuperan juntos, estos complejos se han representado en distintos niveles de códigos (6).

- Complejo morado: Veillonella, Actinomyces.

- Complejo Amarillo: Streptococcus mitis. Streptococcus oralis. Streptococcus sanguis.

- Complejo Verde: Eikenella corrodens. Capnocytophaga. Aggregatibacter actinomycetemcomitans.

- Complejo Naranja: Prevotella. Peptostreptococcus. Campylobacter. Fusobacteium. Eubacterium.

- Complejo Rojo: Porphyromonas gingivalis. Treponema denticola. Tannerella forsythia.

1.2.1. Etiología

Uno de los principales componentes de la biopelícula es el Streptococcus mutans (S. mutans), el cual está íntimamente relacionado con la superficie dental. En las últimas décadas se ha visto que este microorganismo es uno de los agentes patógenos principales de las enfermedades bucales tales como la caries dental y enfermedad periodontal. Streptococcus sanguis, mitis y oralis son iniciadores de la placa dentobacteriana, pero el principal es S. mutans. El S. mutans se clasifica en el grupo de las bacterias gram positivas, acidogénicas y periopatogénico, el cual la mayoría de las veces es más básica y Gram negativo. Es una bacteria Gram positiva, anaerobia facultativa. Es acidófilo porque vive en medio con pH bajo, acidogénico por metabolizar los azucares a ácidos y acidúrico por sintetizar ácidos a pesar de encontrarse en un medio de tales condiciones (6). S. mutans produce ácido láctico, ácido propiónico, ácido acético y ácido fórmico cuando metaboliza carbohidratos fermentables como la sacarosa, glucosa y fructosa. Los ácidos circulan a través de la placa dental hacia el esmalte poroso, disociándose y liberando hidrogeniones, los cuales disuelven rápidamente el mineral del esmalte, generando calcio y fosfato, los cuales, a su vez, difunden fuera del esmalte, este proceso se conoce como desmineralización (5). S. mutans es un coco Gram positivo, dispuesto en cadena, no móvil, catalasa negativa, productor rápido de ácido láctico con capacidad de cambiar un medio de pH 7 a pH 4.2 en, aproximadamente, 24 horas; es fermentador de glucosa, lactosa, rafinosa, manitol, insulina y salicina con la producción de ácido. Normalmente no desamina a la arginina para producir amoniaco. Usualmente no produce ni hemólisis ni decoloración en agar sangre, es principalmente alfa o gamma hemolítico en agar sangre de cordero, aunque se han reportado unas pocas cepas hemolíticas (7). S. mutans se ha subclasificado en varios tipos con base en las propiedades inmunológicas, biológicas y genéticas: los serotipos de S. mutans son c, e, f y k. Su hábitat natural es la cavidad oral, donde, las colonias se adhieren muy cerca de la superficie del diente e igualmente se puede recuperar en lesiones cariosas. Puede aislarse frecuentemente de heces en humanos y ratas (7).

1.2.2. Serotipos de S. mutans

El S. mutans se puede subclasificar en diversas subespecies o subvariaciones, las cuales se definen como serotipos. De manera general los serotipos del S. mutans se han clasificado en c, e, f y k. El serotipo c es el tipo más predominante en la cavidad oral humana más que las cepas e, f y k., se clasifica debido a la diversa composición química de los polisacáridos específicos de los serotipos, los cuales están compuestos por un esqueleto de ramnosa y cadenas laterales de glucosa (8). Los polisacáridos de la pared celular juegan un papel importante en la colonización de sus nichos ecológicos. Las diferencias en las afinidades para la unión de los antígenos de polisacáridos a los tejidos humanos pueden ser la causa de esta distribución (9). Con base en la composición y los enlaces de los polisacáridos de la pared celular, S. mutans se pueden clasificar en los siguientes serotipos: c, e, f y k (9), basado sobre la composición química de su superficie celular polímeros de ramnosa-glucosa (7,8).

S. mutans generalmente es conocido como patógeno dental e igualmente se considera que causa bacteremia y endocarditis infecciosa (10). Recientemente se designó una cepa de S. mutans con serotipo no c/e/f como serotipo k el cual se caracteriza por una drástica reducción en la cantidad de cadenas laterales de glucosa. Un rasgo biológico común del serotipo k es su bajo nivel de cariogenicidad debido a las alteraciones de varios de los mayores antígenos proteicos de superficie. En cuanto a la virulencia en sangre, estas cepas sobreviven en la sangre por mayor tiempo debido a su baja antigenicidad. Otros estudios revelan la participación de este serotipo en la patogénesis de enfermedades cardiovasculares, en la cuales se ha detectado su alta frecuencia (11). Se ha informado hipertrofia de los riñones relacionado con S. mutans. Si bien se sabe que la insuficiencia renal es una complicación de la endocarditis infecciosa, la relación entre S. mutans y la enfermedad renal sigue sin dilucidarse y deben realizarse más estudios. S. mutans podría ser un factor de riesgo potencial en la agravación de la colitis ulcerosa (12). Además, dentro de las patologías gastrointestinales también se observaron hemorragia y cistorragia.

Otro estudio revela que la cepa específica de S. mutans (k) podría inducir a agravar la enfermedad del hígado graso no alcohólico (13). S. mutans es una de las principales causas patógenas de la caries dental y también se cree que estar involucrados en endocarditis infecciosa (14).

La frecuencia de distribución para serotipos es la siguiente: Serotipo c es el tipo principal en aislamientos orales de sujetos sanos, con una distribución frecuencia de aproximadamente 70-75%, seguido de serotipo e (aproximadamente el 20%). Los f y k es inferior al 5%. (8) (15), (9), (16), (17).

1.3. Antecedentes particulares

S. mutans tiene la capacidad de adherirse a superficies, establecer uniones con otros estreptococos y con bacterias de otras especies. Muchas cepas de S. mutans se aglutinan (adherencia homóloga) por la adición de dextranos de alto peso molecular. Ciertas cepas de S.mutans forman agregados con Nocardia, Neisseria al igual que con Candida albicans (adherencia heteróloga). Los procesos son complejos e implican una variedad de componentes bacterianos y de factores externos como la dieta especialmente el consumo de sacarosa que puede influir también en la proporción de las distintas especies bacterianas que constituyen la película, la cual es fermentada por S.mutans y C. albicans, produciendo un entorno acidogénico favorable para ambos (18).

El primer mecanismo por el cual las bacterias se adhieren a la superficie dental tiene que ver con las "fuerzas electrostáticas". Las bacterias se encuentran cargadas negativamente por algunos componentes de la pared celular como polisacáridos, ácido lipoteicoico, glucosiltransferasas y proteínas de unión a carbohidratos (lectinas) (19) los cuales se unen a la superficie dental también cargada negativamente, a través de iones cargados positivamente como el calcio, el hidrógeno y el magnesio, lo cual puede estar influenciado por el pH y por fuerzas iónicas. Otro mecanismo que permite la adherencia son las interacciones hidrofóbicas, es decir, la proximidad estructural entre las moléculas de la pared celular bacteriana, debido aparentemente a los componentes lipídicos de la misma. (19). La coagregación bacteriana, luego de la adherencia temprana, se encuentra estrechamente relacionada con el metabolismo de la sacarosa, el cual es mediado por la acción del sistema enzimático glucosiltransferasas (GTFs) (20) y las proteínas fijadoras de glucano (Gpb), estas últimas son productos extracelulares que unen o asocian glucanos, en presencia de sacarosa, sirviendo de nexo entre las bacterias formando acumulaciones que quedan adheridas a los dientes (20). S.mutans produce tres glucosiltransferasas, estas enzimas se encuentran localizadas en la superficie bacteriana, libre en el medio ambiente o absorbida a la película adquirida, están codificadas por los genes gtfB, gtfC y gtfD, y son las encargadas de sintetizar polímeros de glucano a partir de sacarosa (20). Estos glucanos desempeñan un papel importante en la adherencia y acumulación de S. mutans en las superficies de los dientes y en la formación de polisacáridos extracelulares de la matriz que forma parte de la integridad estructural del biofilm dental (21). Otro sistema enzimático con que cuenta el S.mutans es el de las fructosiltransferasas (FTFs), las cuales son codificadas por un único gen y sintetizan polímeros de fructanos a partir de la sacarosa. Los fructanos actúan como compuestos extracelulares de almacenamiento de carbohidratos que pueden ser metabolizados por las bacterias durante períodos de falta de nutrientes.(22).

1.4. Antecedentes específicos.

Las bacterias como el S. mutans se conoce como los microorganismos principales de la caries. La exposición frecuente a carbohidratos provoca una acides mayor en la placa dentobacteriana. Este cambio va a favorecer la acidez en la microflora oral. Ludstrom et al., 1987 reportó que en pacientes con aparatología ortodóncica se presentó mayores cantidades de estas bacterias que en pacientes sin ortodoncia, por esta razón los factores que deben considerarse al decidir en tomar medidas preventivas o si es necesario un tratamiento restaurador en el paciente debido a la presencia de caries. Debemos de tomar en cuenta si hay experiencia pasada de proceso carioso, el índice de caries actual, las medidas de higiene oral como el uso de pasta dental con fluoruro y enjuague bucal, depósitos de cálculos, fosas y fisuras profundas, hábitos de merienda y flujo salival pueden ayudar a evaluar el riesgo de caries individual y así como su predicción y progresión.

1.4.1. Nanotecnología y nanopartículas de plata

El prefijo "nano" proviene del griego y significa "enano". Usualmente se emplea la palabra nanociencia para referirse al estudio de los fenómenos y el manejo de la materia a escala nanométrica (un nanómetro es la millonésima parte de un milímetro; un nano=0,000000001), mientras que la nanotecnología se encarga del estudio, creación, diseño, síntesis, identificación, manipulación y aplicación de materiales, aparatos y sistemas a través del control de la materia en dimensiones cercanas al intervalo de 1-100 nanómetros, así como de la exploración de fenómenos y propiedades de la materia a dicha escala (23). La nanotecnología molecular, genera materiales funcionales por medio de técnicas fisicoquímicas. (24). En este sentido, la nano-odontología es la aplicación odontológica de la nanotecnología, que permitirá el uso de instrumentos de investigación útiles, nuevas vías y mecanismos avanzados de liberación de moléculas y/o medicamentos, para la reparación de tejidos dañados (De Morais et al. 2012). A la nanoodontología se le puede establecer como propósito el control, rastreo, construcción, reparación, protección y mejoramiento del funcionamiento bucal. En este contexto, la nano-odontología hace uso de sistemas nanométricos adecuados para integrarse en microdispositivos o a un medio biológico, para realizar una función determinada (26). Las nanopartículas de plata (AgNPs) se han utilizado en el área médica debido a su efecto antimicrobiano. En el área de la odontología, la nanotecnología ha sido empleada en los últimos años en composites y en soluciones antisépticas (27). Han mostrado tener ventajas en su uso, presentan un efecto antimicrobiano ante amplia variedad de microorganismos y parásitos. En un estudio realizado por She and Zhang 2003, mostraron que las concentraciones de la plata para su efecto antimicrobiano contra el S. mutans eran bajas (28).

El efecto antimicrobiano de las nanopartículas de plata va a depender del tamaño de las partículas. Se ha mostrado que, a menor tamaño, mayor efecto antimicrobiano. Existen varios estudios que comprueban que efecto antimicrobiano se da porque éstas inhiben las enzimas del ciclo respiratorio de la célula y afecta la síntesis de ácido desoxirribonucleico (29). El mecanismo inhibitorio del efecto de los iones de plata sobre microorganismos aún se desconoce. Las AgNPs no solo funcionan como antimicrobianas sino también son antimicóticos y antivirales y su componente de acción es proporcional a la liberación de iones de plata y la posibilidad de interactuar con las membranas celulares de los microorganismos (30). Una de las características que lo hace más atractivo la aplicación de las AgNPs, es la baja probabilidad del desarrollo de resistencia por parte de los microorganismos en comparación a los antibióticos (31). Por tal motivo, se ha propuesto implementar el uso de las AgNPs sobre distintos dispositivos de uso médico. Una de las estrategias, es la modificación de superficies de los dispositivos para inhibir la formación del biofilm bacteriano. Las nanopartículas de plata inhiben el sistema de enzimas de la cadena respiratoria y alteran la síntesis de ADN en las bacterias.

1.4.2. Marco teórico de caries y nanopartículas de plata

La desmineralización se va a presentar por la aparición de bacterias acidogénicas como S. mutans y Lactobacili, un pH salival bajo y por el ácido láctico producido por la fermentación microbiana de los carbohidratos de la dieta. Las etapas iniciales de la desmineralización son reversibles con la capacidad de la remineralización (32). Debido a que la desmineralización causada por el S. mutans es un problema significativo en los tratamientos ortodóncicos, este es un efecto indeseado que se debe manejar cuidadosamente por el clínico y por el paciente, de manera que estas lesiones se pueden prevenir llevando a cabo un manejo correcto. (33). Al momento de cementar la aparatología ortodóncica, la flora bacteriana sufre un cambio donde va a presentar bacterias acidogénicas más altas, las más comunes son el S. mutans (34). La bacteria tiene la capacidad de alterar el pH y así formar con mayor facilidad las lesiones criogénicas (35).

En un estudio realizado por Orgaard reportó que no todos los individuos presentan los mismos riesgos ante la desmineralización, es un factor que varía en cada paciente. Las lesiones también se pueden presentar de diferente manera como lesiones iniciales en el esmalte dental sin alguna cavitación hasta una lesión con cavidad. La caries siendo una lesión multifactorial puede aparecer en un paciente con una higiene excelente y puede que no se presente en un paciente con una higiene pobre. (36)

Estudios han demostrado que las lesiones blancas pueden aparecer en etapas iniciales del tratamiento ortodóncico y su prevalencia es de 2% a 96% en pacientes con tratamiento ortodóncico (35). Es más común que la desmineralización se presente en los incisivos superiores y es más frecuente en pacientes masculinos. La prevalencia de lesiones blancas varía. Gorelick et al., en su estudio mediante la técnica de examen visual, informó que un 50% de los pacientes tuvo uno o más lesiones al final del tratamiento. La mayor incidencia se ha encontrado en la zona gingival de los incisivos laterales superiores, y la incidencia más baja en el segmento posterior del maxilar. Curiosamente, no hay manchas blancas en las superficies linguales de los caninos e incisivos mandibulares después de un uso prolongado de contención fija de canino a canino. Estos hallazgos sugieren una relación entre la resistencia a la formación de la mancha blanca y la tasa de flujo salival (37,38). Mediante fluoroscopía cuantitativa, en otro estudio (39) concluyó que 97% de los pacientes con ortodoncia, presentaron lesiones blancas.

Si bien los valores de prevalencia son variados, los datos son suficientes para considerar la desmineralización como un problema clínico importante que resulta en una presentación estética inaceptable que, en algunos casos, puede requerir tratamiento restaurador. El propósito de este trabajo de investigación es evaluar la inhibición de la adhesión del S. mutans con AgNPs y sus serotipos c y k para en un futuro implementar su mecanismo como medidas preventivas a la etiología, prevención y tratamiento de manchas blancas asociadas al tratamiento de ortodoncia con aparatología fija.

Los aparatos fijos de ortodoncia crean zonas de estancamiento y hacen la limpieza dental difícil debido a que las superficies irregulares de los brackets, bandas y alambres, limitan los mecanismos de auto limpieza de la musculatura oral y saliva, fomentando la acumulación de placa bacteriana y la colonización de bacterias acidúricas; con el tiempo, esto se traduce en lesiones de mancha blanca activas y, si no se trata, puede desarrollarse una lesión cavitada de caries (38). El tamaño, forma, material de la aparatología y aditamentos ortodóncicos crean áreas en donde los carbohidratos y la reducción del flujo de saliva favorece la colonización de microorganismos como los S. mutans (40).

La formación de lesiones blancas o desmineralización del esmalte se presenta con frecuencia durante o después del tratamiento ortodóncico que puede estar relacionado con una higiene deficiente del paciente (41), estas lesiones se pueden definir como la etapa inicial de la caries dental (42). El suceso es uno de los efectos indeseables de la aparatología ortodóncica y su prevención es uno de los mayores retos que enfrenta el clínico (43), siendo su causa multifactorial, una alteración al medio oral, como es la introducción de la aparatología ortodóncica, ya que puede acumular más alimentos y así aumentar el riesgo de desmineralización.

Los brackets ortodóncicos metálicos es una aparatología que va cementada a la superficie del esmalte, el cual va a facilitar el movimiento dental para lograr una alineación y nivelación de los dientes. Están compuestos de acero inoxidable y tienen varios compartimientos tal como las aletas, slot y malla donde puede existir mayor acúmulo de alimentos (35). Los módulos son elastómeros que va ayudar a sostener el arco en el slot del. bracket, sujetándose a las aletas del bracket (44). La aparatología ortodóncica y aditamentos utilizados en la práctica dificultan y complican la higiene adecuada del paciente llevando a cabo una retención prolongada de placa dentobacteriana (45).

Un estudio desarrolló y demostró que las AgNPs favorece la baja adhesión de S. mutans en superficies de aparatología de Ortodoncia utilizando diversos brackets, arcos y módulos elastoméricos, en el cual, las AgNPs demostraron tener buenas propiedades antimicrobianas y antiadherentes contra las bacterias S. mutans, lo que determina su alto potencial de uso para el control de lesiones de manchas blancas en tratamientos de ortodoncia (46).

La inhibición de adherencia del S. mutans usando nanopartículas de plata puede ser muy útil en el área odontológica, incluso en la especialidad de ortodoncia debido a que es el principal microorganismo presente en la placa dentobacteriana (Espinosa-Cristóbal et al., 2012). Es importante investigar más sobre el mecanismo de acción de las nanopartículas de plata debido a que no existen estudios de la inhibición de adhesión de S. mutans específicamente en serotipos c y k en aparatología de ortodoncia.

1.5. Justificación.

Hoy en día, existen varios estudios que demuestran la actividad antimicrobiana de los AgNPs; sin embargo, no hay suficientes estudios que hayan evaluado el efecto de los AgNPs sobre la adhesión de bacterias S. mutans y sus serotipos c y k en superficies de brackets, arcos y módulos utilizados para tratamientos de ortodoncia convencionales. Varios estudios han demostrado que una cobertura de AgNPs en la dentina humana puede prevenir la formación de biofilm en la superficie de la dentina, así como inhibir el crecimiento bacteriano a su alrededor (47,48). Con los aparatos ortodóncicos se presenta más áreas de retención de alimentos dificultando por ende la higiene del paciente y llevando a cabo efectos indeseados del tratamiento ortodóncico. Esto, aunado a la exposición frecuente de carbohidratos provoca una acides mayor en la placa dentobacteriana debido a los deshechos bacterianos lo cual da como resultado los siguientes factores: desmineralización en el esmalte, enfermedad periodontal y lesiones cariogénicas por descalcificación del S. mutans. que puede llevar a la pérdida parcial o total de los órganos dentarios. Aunque existen en el mercado diversas alternativas, éstas no siempre funcionan para controlar la adhesión de la placa dentobacteriana y por lo tanto no se ha logrado disminuir la aparición de estas patologías ya que con frecuencia se presentan en la consulta de Ortodoncia. Aunque existen estudios que han reportado que las AgNPs tienen la habilidad de inhibir el crecimiento y la adhesión del S. mutans, hasta el momento no existen reportes donde hayan determinado la habilidad de las AgNPs para inhibir la adhesión del S. mutans en dos de sus serotipos o subtipos (c y k) en aparatología ortodóncica como lo son brackets, arcos y módulos elastoméricos adheridos en superficie de esmalte dental sano.

En la actualidad, las bacterias han presentado mayor resistencia a ciertos antimicrobianos y antibióticos, por lo que se ha visto la necesidad de buscar un agente que presente resistencia y tenga buenas propiedades antimicrobianas. En estudios realizados, las AgNPs han mostrado tener un efecto de resistencia y bactericida ante amplia variedad de microorganismos en especial ante el S. mutans. El desarrollo de nuevas investigaciones que generen datos acerca de las AgNPs frente al efecto antiadherente en el S. mutans en arcos, módulos elastómeros y brackets mejorará las terapéuticas actuales y creará espacios científicos suficientes para la creación de nuevas y mejores terapéuticas en el campo de la ortodoncia, mejorando las características de higiene bucal de aquellos pacientes expuestos a tratamientos de ortodoncia convencionales y por lo tanto disminuir la aparición de lesiones blancas desde el inicio del tratamiento de ortodoncia. Es posible que resultados derivados de esta investigación promueva un mejoramiento en la calidad de la salud oral de nuestros pacientes, así como un pronóstico más favorable en la salud oral durante y posterior al tratamiento de ortodoncia. Además, los resultados de esta investigación incrementaran la información disponible sobre el uso seguro de las AgNPs en el área de la estomatología. Es necesario investigar la inhibición del S. mutans y evaluar cómo se comportan los serotipos de dichas bacterias, (c y k) cuando existe aparatología ortodóncica, para mejorar la adhesión al esmalte y evitar o retardar la aparición de manchas blancas.

2. Objetivos.

2.1. General.

Determinar el efecto inhibitorio de nanopartículas de plata en la adhesión del S.mutans (serotipos c y k) en superficies de brackets, arcos y módulos ortodóncicos sobre esmalte sano.

2.1.1. Objetivos específicos.

- Sintetizar y caracterizar AgNPs.

- Evaluar la inhibición de adhesión del S. mutans (serotipos c y k) con AgNPs en superficies de brackets, arcos de diferente tipo y módulos ortodóncicos.

- Analizar el efecto de AgNPs en la inhibición de la adhesión de acuerdo al serotipo c y k de S. mutans.

- Explorar la actividad de las AgNPs de acuerdo a cada tipo de arco.

3. Metodología.

3.1. Síntesis de AgNPs.

Se prepararon dos diferentes tamaños de nanopartículas de plata siguiendo un método previamente reportado por Espinosa-Cristóbal et al. 2009. La preparación se hizo con una solución de 0.01 M de AgNO3 en un vaso de precipitado de 250 mL. Bajo agitación magnética se le agrego a la solución 10 mL de agua deshionizada con ácido gálico. Lo que ajusta el tamaño de las nanopartículas de plata es el pH. Las nanopartículas de plata de mayor tamaño tuvieron un pH de 10 éste fue ajustado con hidróxido amonio químicamente puro. Se manejó una concentración de 128.4 µg/mL de plata para todas las pruebas. Las nanopartículas obtenidas se caracterizaron por medio de Dispersión Dinámica de Luz por el equipo Zetasizer Nano Zs. La forma se observó por medio de Microscopio Electrónico de Transmisión.

3.2. Ensayo de adhesión bacteriana.

Para las pruebas de adhesión, se utilizó una cepa de referencia S. mutans ATCC 25175, asociada a caries activa. La bacteria se sembró en caldo de BHI por 24 horas a 37°C. La bacteria se estandarizó por medio de espectrofotometría (Eppendorf BioPhotometer®) calibrando el equipo a una longitud de onda de 550nm y una densidad óptica de 0.126 basándonos en la escala de McFarland, la cual proporcionara una concentración de 1.3×108. Esta suspensión será diluida hasta alcanzar una concentración de $1.3 \times 10\ 6$ UFC/mL, la cual será usada para todas la pruebas. En un tubo eppendorf nuevo y estéril se colocó el bracket previamente esterilizado. Posteriormente se le agregó 1 mL de caldo BHI 825 µL de nanopartículas de plata de diferentes tamaños, dependiendo de la prueba y 100 µL de S mutans. Una vez incubado 24 hrs a 37°C, se toma la muestra y se coloca en 2 mL de Buffer de Fosfato de Sodio. Se sonicó la muestra por 5 minutos para el desprendimiento de las bacterias. Se toma 100 µL del tubo eppendorf y se hace una dilución de 1:1000 para después realizar extendido en placa petri en agar de BHI, se incubo 24 horas a 37°C para posteriormente realizar el conteo de Unidades Formadoras de Colonias por mililitro. Cada prueba se realizó al triplicado con el aislado clínico de serotipo c. En el aislado clínico de serotipo k se realizó la prueba por duplicado.

3.3 Estadística.

Los valores expresados se muestran en promedios y desviación estándar. Apoyándonos con el software Excel de Microsoft® Office 2001. También se utilizó el programa Origin61. Exe Lab para expresar los resultados obtenidos para comparar los resultados obtenidos se utilizó el programa de estadística comparativa IBM SPSS Statistics 24.

4. Resultados.

4.1. Caracterización de las nanopartículas de plata.

Las características físicas y químicas de AgNPs se muestran en el Cuadro 1. Se observaron consistentemente tamaños uniformes, formas esféricas y buenas distribuciones de partículas para ambas muestras de AgNPs. De acuerdo con los resultados del DLS, se encontraron muestras de AgNPs con un tamaño promedio de 20.1±10 nm, individuales, centradas y de base estrecha, mientras que el potencial zeta de esta muestra indican valores eléctricos negativos (−36.5 ± 5.7mV).

Cuadro 1. Caracterización de la muestra de AgNPs.

AgNP(nm)	Diámetro DLS (nm)	Forma	Concentración inicial (μg/mL)	Potencial Zeta ±ZD* (mV)
20.1	20.1±10	Esférica	1070	−36.5±5.7

DLS: Dispersión Dinámica de Luz, *Potencial Zeta es expresada en promedio y en desviación de zeta.

4.2. Ensayo de adhesión bacteriana.

El Cuadro 2 muestra la actividad antimicrobiana de la muestra de AgNPs (20.1 nm). Se observó que las AgNPs mostraron significativamente una actividad de inhibición de la adhesión en todas las muestras del S. mutans y en todos los arcos ortodóncicos comparado con el grupo control (p≤ 0.05). Además, se encontró ninguna diferencia estadísticamente significativa entre los distintos tipos de arcos ortodóncicos en la actividad antiadherente de las AgNPs; sin embargo, el grupo control, aunque mostro ninguna diferencia estadísticamente significativa, el arco que más adhesión demostró tener fue acero seguido de NiTi, muestra sin aparatología ortodóncica y finalmente el que tuvo la menor adhesión fue el CuNiTi. Lo anterior podría sugerir variabilidad de actividad de adhesión de acuerdo al tipo de superficie respecto al grupo control formación de UFC/mL con nanopartículas de 20.1 nm comparado con el grupo control. Por otro lado, se observa la actividad de la inhibición de la adhesión de las AgNPs funciona estadísticamente igual para ambos serotipos (c y k) y aunque el comportamiento estadístico es el mismo para el grupo control se puede observar una tendencia de una actividad aumentada en el serotipo k y una actividad de adhesión muy disminuida

en el serotipo c (Figura 4b). Lo anterior podría sugerir variabilidad de actividad de adhesión de acuerdo al comportamiento de cada serotipo y su nivel de virulencia.

Cuadro 2. Resultados del efecto antiadherente de las NPAg en arcos ortodóncicos.

Muestras	Sin arco	Acero	CuNiTi	NiTi	C	k
Control	164.5±17	289.1±396	6.5±9	202±36	87.5±88	243±238
20.1 nm*	0±0	8.5±12	0±0	0±0	0±0	4.2±8

*Indica diferencias estadísticas con grupo control (p<0.05). Letras similares indican diferencias entre arcos (p<0.05).

Cuadro 2. Resultados del efecto antiadherente de las NPAg en arcos ortodóncicos.

5. Discusión.

Hoy en día, hay varios estudios que demuestran la actividad antimicrobiana de los AgNPs; sin embargo, no hay suficientes estudios que hayan evaluado el efecto de las AgNPs sobre la adhesión de bacterias S. mutans y sus serotipos c y k en superficies de brackets, distintas variedades de arcos y módulos usados rutinariamente en tratamientos ortodóncicos convencionales. Varios estudios han demostrado que una cobertura de AgNPs en la dentina humana puede prevenir la formación de biofilm en la superficie de la dentina, así como inhibir el crecimiento bacteriano a su alrededor (47,48). De acuerdo con la caracterización de AgNPs, es bien sabido que las partículas con valores de potencial zeta entre +30 y -30mV se consideran una suspensión estable que limita la aglomeración (49,50). Se ha informado que la concentración de AgNO3 (0.01, 0.1 y 0.5M) puede afectar el tamaño de las nanopartículas de plata (20, 25 y 11nm) y los valores de potencial zeta (−26.37, −37.95, y −28.23, respectivamente); además, los valores de pH en la solución también podrían promover un alto riesgo de aglomeración cuando se usaron valores de pH <7, mientras que los valores de pH> 7 podrían tener mejores condiciones para las partículas no aglomeradas (50). Nuestros resultados de la caracterización indican que todas las muestras de AgNPs tuvieron en general una buena distribución y tamaños y formas uniformes, mientras que los resultados zeta potenciales sugieren que los AgNPs podrían tener menor riesgo de aglomeración debido a la baja carga eléctrica (−36.5 ± 5.7 mV), de acuerdo con otros estudios informados que encontraron resultados similares (50–52). Es posible que la concentración de AgNO3 y los diferentes valores de pH, también las concentraciones específicas de ácido gálico (agente estabilizador) para cada muestra de AgNPs pueden generar cargas eléctricas específicas que promueven mejores propiedades asociadas con la estabilidad de las partículas. En el presente estudio se encontró que el serotipo k tiene una mayor capacidad de adhesión bacteriana en ventaja con el serotipo c. Por lo anterior, es posible concluir que el serotipo k se adhiere más a la superficie de la aparatología de ortodoncia ya que se cree que tiene un alto factor de virulencia debido a su supervivencia en el torrente sanguíneo, esto es, debido a que se cree una posible unión del fibrinógeno a las plaquetas y su ADN bacteriano específico se detecta con frecuencia en muestras de válvulas cardíacas (12). Sin embargo, es necesario que se realicen estudios futuros con el aislado clínico del serotipo k. Con los resultados obtenidos podríamos sugerir un control efectivo en adhesión del S. mutans en la aparatología ortodóncica de forma in vitro.

6. Conclusiones.

El estudio demostró que las AgNPs utilizadas inhiben la adhesión bacteriana y la capacidad de crecimiento de las bacterias S. mutans en superficies de brackets, módulos y arcos ortodóncicos y en dos de los serotipos más importantes del S. mutans (c y k). La actividad de las AgNPs de 20.1 nm fue asociada con la capacidad antiadherente y el efecto antimicrobiano en todos los aparatos de ortodoncia. Se identificó que el serotipo k fue mucho más resistente a la actividad antiadherente de las AgNPs que el serotipo c. Aunque este estudio podría recomendar el uso de las AgNPs para el control de los serotipos c y k del S. mutans y sus diferentes enfermedades derivadas de su virulencia, son necesarios más estudios para determinar el uso seguro de las AgNPs en el área biomédica.

Texto de esta sección

7. Referencias.

1. Teng LJ, Hsueh PR, Tsai JC, Chen PW, Hsu JC, Lai HC, et al. groESL sequence determination, phylogenetic analysis, and species differentiation for viridans group streptococci. J Clin Microbiol. 2002;

2. Milicich G. Caries: Una perspectiva de la enfermedad oral que nos esforzamos por manejar. J Minim Interv Dent. 2008;

3. Oho T, Yamashita Y, Shimazaki Y, Kushiyama M, Koga T. Simple and rapid detection of Streptococcus mutans and Streptococcus sobrinus in human saliva by polymerase chain reaction. Oral Microbiol Immunol. 2000 Aug;15(4):258–62.

4. Takahashi N, Nyvad B. The role of bacteria in the caries process: Ecological perspectives. Journal of Dental Research. 2011.

5. Liljemark WF, Bloomquist C. Human oral microbial ecology and dental caries and periodontal diseases. Critical Reviews in Oral Biology and Medicine. 1996.

6. Banthia R, Chandki R, Banthia P. Biofilms: A microbial home. J Indian Soc Periodontol. 2011;

7. Ojeda-Garcés JC, Oviedo-García E, Salas LA. S. mutans. Rev CES Odont. 2013;26(1):44–56.

8. Nakano K, Nomura R, Nakagawa I, Hamada S, Ooshima T. Demonstration of Streptococcus mutans with a Cell Wall Polysaccharide Specific to a New Serotype, k, in the Human Oral Cavity. J Clin Microbiol. 2004;

9. Shibata Y, Ozaki K, Seki M, Kawato T, Tanaka H, Nakano Y, et al. Analysis of loci required for determination of serotype antigenicity in Streptococcus mutans and its clinical utilization. J Clin Microbiol. 2003;

10. Inaba H. Roles of Oral Bacteria in Cardiovascular Diseases - From Molecular Mechanisms to Clinical Cases: Implications of Periodontal Diseases in Development of Systemic Diseases. J Pharmacol Sci. 2011;

11. Nakano K, Inaba H, Nomura R, Nemoto H, Takeda M, Yoshioka H, et al. Detection of cariogenic Streptococcus mutans in extirpated heart valve and atheromatous plaque specimens. J Clin Microbiol. 2006;

12. Nomura R, Otsugu M, Naka S, Teramoto N, Kojima A, Muranaka Y, et al. Contribution of the interaction of Streptococcus mutans serotype k strains with fibrinogen to the pathogenicity of infective endocarditis. Camilli A, editor. Infect Immun. 2014 Dec;82(12):5223–34.

13. Naka S, Nomura R, Takashima Y, Okawa R, Ooshima T, Nakano K. A specific Streptococcus mutans strain aggravates non-alcoholic fatty liver disease. Oral Dis. 2014;

14. Nakano K, Ooshima T. Serotype classification of Streptococcus mutans and its detection outside the oral cavity. Future Microbiology. 2009.

15. Hirasawa M, Takada K. A new selective medium for Streptococcus mutans and the distribution of S. mutans and S. sobrinus and their serotypes in dental plaque. Caries Res. 2003;

16. Nakano K, Nomura R, Shimizu N, Nakagawa I, Hamada S, Ooshima T. Development of a PCR method for rapid identification of new Streptococcus mutans serotype k strains. J Clin Microbiol. 2004;

17. Lapirattanakul J, Nakano K, Nomura R, Nemoto H, Kojima A, Senawongse P, et al. Detection of serotype k Streptococcus mutans in Thai subjects. Oral Microbiol Immunol. 2009;

18. Berkowitz RJ. Mutans Streptococci: Acquisition and Transmission. Paediatr Dent. 2006;

19. Marcotte H, Lavoie MC. Oral microbial ecology and the role of salivary immunoglobulin A. Microbiol Mol Biol Rev. 1998;

20. Banas JA. Virulence properties of Streptococcus Mutans. Front Biosci. 2004;

21. Rozen R, Steinberg D, Bachrach G. Streptococcus mutans fructosyltransferase interactions with glucans. FEMS Microbiol Lett. 2004;

22. Rozen R, Bachrach G, Steinberg D. Effect of carbohydrates on fructosyltransferase expression and distribution in Streptococcus mutans GS-5 biofilms. Carbohydr Res. 2004;

23. Sahoo SK, Parveen S, Panda JJ. The present and future of nanotechnology in human health care. Nanomedicine Nanotechnology, Biol Med. 2007;

24. Jain KK. Nanotechnology in clinical laboratory diagnostics. Clinica Chimica Acta. 2005.

25. de Morais HHADDS, de Santana Santos TDDS, da Costa Araujo FADDS, de Freitas

Xavier RLDDS, Vajgel ADDS, de Holanda Vasconcellos RJDDS. Hemodynamic Changes Comparing 2% Lidocaine and 4% Articaine With Epinephrine 1: 100,000 in Lower Third Molar Surgery. J Craniofac Surg. 2012;

26. Schleyer TL. Nanodentistry. Fact or fiction? J Am Dent Assoc. 2000;

27. Phan TN, Buckner T, Sheng J, Baldeck JD, Marquis RE. Physiologic actions of zinc related to inhibition of acid and alkali production by oral streptococci in suspensions and biofilms. Oral Microbiol Immunol. 2004;

28. She W, Zhang F. [Comparison of the antibacterial activity on oral pathogens among six types of nano-silver base inorganic antibacterial agents]. Shanghai Kou Qiang Yi Xue. 2003;

29. Kim JS, Kuk E, Yu KN, Kim JH, Park SJ, Lee HJ, et al. Antimicrobial effects of silver nanoparticles. Nanomedicine Nanotechnology, Biol Med. 2007;

30. Pratsinis SE, Sotiriou G a, Pratsinis SE. Antibacterial activity of nanosilver ions and particles. Environ Sci Technol. 2010;

31. Hajipour MJ, Fromm KM, Akbar Ashkarran A, Jimenez de Aberasturi D, Larramendi IR de, Rojo T, et al. Antibacterial properties of nanoparticles (erratum). Trends Biotechnol. 2012;

32. Simón-Soro A, Mira A. Solving the etiology of dental caries. Trends in Microbiology. 2015.

33. Lara-Carrillo E, Montiel-Bastida NM, Sánchez-Pérez L, Alanís-Tavira J. Factors correlated with developing caries during orthodontic treatment: Changes in saliva and behavioral risks. J Dent Sci. 2012;

34. Srivastava K, Tikku T, Khanna R, Sachan K. Risk factors and management of white spot lesions in orthodontics. J Orthod Sci. 2013;

35. Heymann GC, Grauer D. A contemporary review of white spot lesions in orthodontics. J Esthet Restor Dent. 2013 Apr;25(2):85–95.

36. Øgaard B. White Spot Lesions During Orthodontic Treatment: Mechanisms and Fluoride Preventive Aspects. Semin Orthod. 2008;

37. Tufekci E, Dixon JS, Gunsolley JC, Lindauer SJ. Prevalence of white spot lesions during orthodontic treatment with fixed appliances. Angle Orthod. 2011;

38. Guzmán-Armstrong S, Chalmers J, Warren JJ. White spot lesions: Prevention and treatment. American Journal of Orthodontics and Dentofacial Orthopedics. 2010.

39. Boersma JG, Van Der Veen MH, Lagerweij MD, Bokhout B, Prahl-Andersen B. Caries prevalence measured with QLF after treatment with fixed orthodontic appliances: Influencing factors. Caries Res. 2005;

40. Kim S, Katchooi M, Bayiri B, Sarikaya M, Korpak AM, Huang GJ. Predicting improvement of postorthodontic white spot lesions. Am J Orthod Dentofac Orthop. 2016;

41. Hernández-Sierra JF, Ruiz F, Cruz Pena DC, Martínez-Gutiérrez F, Martínez AE, de Jesús Pozos Guillén A, et al. The antimicrobial sensitivity of Streptococcus mutans to nanoparticles of silver, zinc oxide, and gold. Nanomedicine Nanotechnology, Biol Med. 2008;

42. Selwitz RH, Ismail AI, Pitts NB, Pitts N, Featherstone J, Services UD of H and H, et al. Dental caries. Lancet (London, England). 2007;

43. Sonesson M, Bergstrand F, Gizani S, Twetman S. Management of post-orthodontic white spot lesions: an updated systematic review. European journal of orthodontics. 2017.

44. Neuhaus KW, Graf M, Lussi A, Katsaros C. Late infiltration of post-orthodontic white spot lesions. J Orofac Orthop. 2010;

45. Chen W. Caries outcomes after orthodontic treatment with fixed appliances: A longitudinal prospective study. Int J Clin Exp Med. 2015;

46. Espinosa-Cristóbal LF, López-Ruiz N, Cabada-Tarín D, Reyes-López SY, Zaragoza-Contreras A, Constandse-Cortéz D, et al. Antiadherence and Antimicrobial Properties of Silver Nanoparticles against Streptococcus mutans on Brackets and Wires Used for Orthodontic Treatments. J Nanomater. 2018 Jul 5;2018:1–11.

47. Besinis A, De Peralta T, Handy RD. Inhibition of biofilm formation and antibacterial properties of a silver nano-coating on human dentine. Nanotoxicology. 2014;

48. Besinis A, Hadi SD, Le HR, Tredwin C, Handy RD. Antibacterial activity and biofilm inhibition by surface modified titanium alloy medical implants following application of silver, titanium dioxide and hydroxyapatite nanocoatings. Nanotoxicology. 2017;

49. Tuan TQ, Son N Van, Dung HTK, Luong NH, Thuy BT, Anh NT Van, et al. Preparation and properties of silver nanoparticles loaded in activated carbon for biological and environmental applications. J Hazard Mater. 2011;

50. Vanitha G, Rajavel K, Boopathy G, Veeravazhuthi V, Neelamegam P. Physiochemical charge stabilization of silver nanoparticles and its antibacterial applications. Chem Phys Lett. 2017;

51. Espinosa-Cristóbal LF, Martinez-Castanon GA, Téllez-Déctor EJ, Niño-Martínez N, Zavala-Alonso N V., Loyola-Rodríguez JP. Adherence inhibition of Streptococcus mutans on dental enamel surface using silver nanoparticles. Mater Sci Eng C. 2013;

52. Espinosa-Cristóbal LF, Martínez-Castañón GA, Martínez-Martínez RE, Loyola-Rodríguez JP, Patiño-Marín N, Reyes-Macías JF, et al. Antimicrobial sensibility of Streptococcus mutans serotypes to silver nanoparticles. Mater Sci Eng C. 2012 May;32(4):896–901.

Plantas medicinales y fitomoléculas en odontología

Pazos-Guarneros, Diana del Carmen1; Jerezano-Domínguez, Alberto Vinicio2, Samano-Valencia, Carolina3, Flores-Tochihuitl, Julia4, Castillo-Silva, Brenda5, Juarez-Diaz, Ismael6.

1Laboratorio de Fisiología CIBP-6 (Estomatología social, FE-BUAP, Puebla, México) dianadelcpg@yahoo.com,2 Laboratorio Multidisciplinario, (Grupo de Investigación Biomedicina Aplicada a Regeneración, Inflamación y Dolor en Estomatología BARIDE, Departamento de Pediatría de Posgrado, Facultad de Estomatología, BUAP, Puebla, México) alberto.jerezano@correo.buap.mx,3 Laboratorio de Materiales (BARIDE, Departamento de Rehabilitación de Posgrado, FE-BUAP, Puebla, México), carolina.samano@correo.buap.mx,4 Laboratorio Multidisciplinario, BARIDE, FE-BUAP, Puebla, México, julia.flores@live.com.mx,5 Grupo de investigación BARIDE, Departamento de Endodoncia de Posgrado, FE- BUAP, Puebla, México) becs345@hotmail.com,6 Laboratorio de Fisiología (Departamento de Pediatría de Posgrado, Facultad de Estomatología, BUAP, Puebla, México) juarez74@yahoo.com.

Autor de correspondencia: Pazos-Guarneros, Diana del Carmen dianadelcpg@yahoo.com

Abstract

This paper describes the potential pharmacological properties of medicinal plants and phytomolecules, in terms of its effects on a variety of odontology practice -including the endodontic, orthodontic, rehabilitee, periodontics practice- and generated knowledge about MTH practice affects odontology process, as well as recent research into the cellular and molecular mechanisms of phytomolecules, which should aid in the rational development of commercial products and therapies based in the phytoodontherapy. Several classes of medicinal plants are effective in the symptomatic treatment of bucodental disorders. Medicinal plants are used to treat the symptoms and signs of inflammations activities, synthesis of prostaglandins and thromboxane, trough of inhibition of PLA2, LOX, COX, iNOS, cytokynes, with potential antipyretic, analgesic, anti-inflammatory, antiplatelet aggregation, osteodifferation activity and others. Medicinal plants are used in the odontology practice, existing and emerging phytopharmacotherapies for commercial product based in metabolites derived from medicinal plants.

Keywords: "Phyto molecules, Medicinal plants, metabolites, buccal, caries,".

Resumen

Este capítulo describe el uso común en la práctica odontológica, las propiedades farmacognósicas de las planta medicinales y el potencial de las fitomoléculas en padecimientos orales, así como la innovación de materiales dentales con fitomoléculas o extractos de plantas medicinales, incluidas en las prácticas de endodoncia, periodoncia y rehabilitación de la salud bucodental, a través de la búsqueda metodológica en base de datos como Science finder, Scopus, Pubmed, entre otros, con las palabras claves dental y metabolitos. La medicina tradicional herbolaria esta generando nuevas investigaciones en el área odontológica a través de la búsqueda de conocimiento científico acerca de los mecanismos celulares y moleculares de las fitomoléculas y el desarrollo de nuevas fitoodontoterapias. Varias clases de plantas medicinales son efectivas en el tratamiento sintomático de padecimientos bucodentals. Las plantas medicinales son usadas en tratamientos de estos síntomas y signos a través de actividades antiinflamatorias, en la síntesis de prostaglandinas y tromboxanos por medio de su actividad inhibitoria en enzimas claves como la COX, LOX, iNOS, PLA2, citocinas proinflamatorias, mostrando el potencial antipirético, analgésico, antinflamtorio y actividad osteodiferenciadora. Las plantas medicinales y sus componentes activos, fitomoléculas, merecen un enfoque especial, debido a que estan emergiendo en la práctica odontológica en forma de productos comerciales.

Palabras clave: "Fitomoléculas, plantas medicinales, periodoncia, caries, materiales dentales, rehabilitación".

1. Introducción.

La innovación en materiales y productos odontológicos toma relevancia en el éxito de la clínica y la salud bucal. Diferentes materiales y productos han sido desarrollados, modificados y empleados en diferentes enfermedades odontológicas, aunque el éxito de los tratamientos es limitado debido a las características de los materiales empleados, por lo que el uso de compuestos de origen orgánico, en particular las de origen vegetal, incorporadas a los materiales y productos dentales puede sobrellevar estas limitaciones en diferentes aplicaciones del área de la salud incluyendo la odontología.

La Medicina Tradicional Herbolaria (MTH) es una práctica ancestral del ser humano aún presente en nuestros días utilizada para el cuidado de la salud, debido a su fácil disponibilidad en mercados a costos bajos o de forma silvestre. Existen fitofarmacoterapias y una amplia gama de productos comerciales a base de derivados de metabolitos de plantas medicinales que va en aumento, con la finalidad de tratar diferentes desordenes, tales como, diabetes mellitus, obesidad, hipertensión, artritis reumatoide, heridas, etc. Bebidas, enjuagues, infusiones, aplicaciones tópicas, cataplasmas y muchas otras aplicaciones han demostrado una gran eficacia en padecimientos bucodentales por lo que, recientemente, investigadores en el área de la odontología están dirigiendo sus esfuerzos para aplicarla en la salud bucodental. Varias clases de plantas medicinales son efectivas en el conocimiento empírico para el tratamiento de desordenes bucodentales y el mantenimiento de la salud bucal. Los medicamentos son usados en el tratamiento de actividades inflamatorias, síntesis de prostaglandinas y tromboxanos, con potencial actividad antipirética, analgésica, antiinflamatoria, agregación plaquetaria y actividad osteodiferenciante, entre otras de interés odontológico.

Por siglos, el reino plantae ha sido fuente primordial de moléculas orgánicas para la medicina. Las plantas pueden ser tomadas en forma de té, tinturas, píldoras, cremas, etc., todas ellas con derivados extraídos de los componentes botánicos tales como, hojas, raíces, tallo o flores de las plantas. Entre algunos fármacos basados en productos naturales descubierto de las plantas medicinales a inicios del siglo XIX se encuentra agente analgésico e inductor de sueño opium, morphium (morfina), del cual siguieron muchos productos naturales bioactivos, de origen alcaloide principalmente como la quinina, cafeína, nicotina, codeína, atropina, colchicina, cocaína y capsaicina; compuestos fenólicos y derivados como antocianinas, cumarinas, flavonoides, lignanos, ácidos fenólicos, feniletanoides, fenilpropanoides, quinonas, quinolinas, fenoles simples, estilbenoides, taninos, santonas, entre otros, todos ellos derivados del metabolismo secundario de las plantas medicinales y que obedecen a estimulos del medio externo que rodean e inciden en la planta, tales como, cantidad luminica, agua, minerales en los tipos de suelos, microorganismos e insectos, por mencionar algunos. Entre los compuestos que se sintetizan en la planta medicinal para defensa se encuentran ácidos grasos, organosulfurados, esteroides, terpenoides y ácido salicílico, este último, el primer compuesto natural producido por síntesis química en 1853.

1.1. Importancia Médica y / o Económica.

Existe una gran diversidad de metabolitos secundarios de diferentes especies que muestran actividad terapéutica en el manejo de padecimientos bucodentales, desde la inflamación, sangrado, caries, así como la incorporación de compuestos orgánicos en dentífricos, enjuagues bucales y materiales dentales para la ortodoncia y rehabilitación oral, tales como geles, hidrogeles, implantes, membranas, resinas, ionómeros, etc.(Fig 1)

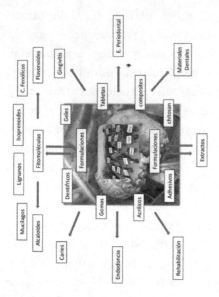

Fuente propia

Fig. 1. Plantas Medicinales, metabolitos secundarios, formulaciones en padecimientos bucodentales.

1.1.1. Plantas medicinales mexicanas en el cuidado de las salud bucodental.

En México la biodiversidad de las plantas medicinales es amplia y reconocida por el mundo. Las autoridades mexicanas recientemente muestran interés en la búsqueda y registro de las plantas medicinales en la Farmacopea Herbolaria de los Estados Unidos Mexicanos (FHEUM), en donde se muestran algunas familias de plantas, nombres científicos y comúnes, la parte usada de la planta, la forma de prepararlo y el síntoma que atienden, por ejemplo el Chilcuague (Heliosis longipes, familia Asteareacea), de la cual se prepara una infusión de la raiz para el dolor de dientes, (1a) algunos estudios se estan desarrollando en la obtención del conocimiento empírico, como la infusión de las hojas de Rumex obtusifolius (lengua de vaca), que se emplea como enjuague bucal para la movilidad dental.(1b) Aunque no existe un registro del empleo de las plantas medicinales y sus estudios farmacológicos, fitoquímicos y toxicológico (2) en el cuidado de la salud oral o en el tratamiento de enfermedades bucodentales, se pretende crear

conciencia y generar más conocimientos acerca de estos estudios en el quehacer del estomatólogo.

1.2. Antecedentes generales.

Los metabolitos secundarios son moléculas orgánicas de bajo peso molecular biosintetizadas de precursores comúnes a través de vías metabólicas para la protección de la planta (Fig 2). Una vez sintetizados estos compuestos orgánicos son transportados a diferentes lugares extracelulares e intracelulares de la planta, como en las raíces, tallo, hojas, frutos y flores. Muchas de estos metabolitos se encuentran en la pared celular y en el citoplasma, en asociación con proteínas celulares y en sistemas endomembranosos como cloroplastos, vacuolas y núcleo; en las partes aéreas como hojas y frutos los podemos encontrar en su forma aglicona o libre, es decir sin unión a proteínas o carbohidratos. Muchos compuestos regulan una variedad de funciones en las plantas, incluyendo protección o atracción de insectos, filtro de luz ultravioleta, neutralización de radicales o actividad moduladora enzimática.

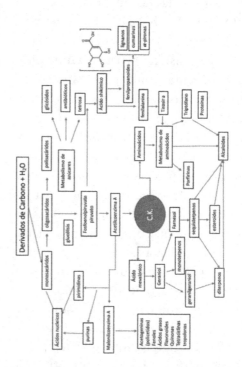

Fuente propia

Fig. 2. Metabolismo secundario de plantas.

Historia de los productos naturales. El registro del conocimiento empírico de las aplicaciones médicas de las plantas datan de 2600 - 2900 a.c. en Mesopotamia y Egipto, seguido por la medicina tradicional China y la India. Durante todo este tiempo las plantas medicinales solo eran aplicadas bajo principios empíricos básicos, sin el conocimiento de un mecanismo o de sus actividades famacéuticas o el conocimiento de las estrucuras quimicas de los principios activos.

Hasta el siglo XVIII Anton von Storck, investigó plantas medcinales como colchicina; Willian Withering, quien investigó las bases de las proporciones de las plantas medicinales en el tratamiento del edema. En el siguiente siglo se realizaron diferentes estudios sobre plantas inductoras del sueño y la relajación como el opio, (opium) donde se empezaron aislar sustancias como la morfina, uno de los primeros metabolitos secundarios de tipo alcaloideo (moléculas que contienen nitrógeno).

A partir de aquí en el siglo XIX, se publicaron la extracción y aislamiento, cristalización, caracterización y propiedades farmacológicas en diferentes estudios, de muchos productos naturales de origen vegetal o metabolitos secundarios sobre todo alcaloides, tales como la quinina, cafeína, nicotina, codeína, atropina, colchicina, cocaína, capsaicina, entre otros, sustancias que eran posibles aislar de sus fuentes naturales (plantas medicinales) bajo métodos sencillos de cristalización con rendimientos moderados.

Muchos de los compuestos aislados (fitomoléculas) empezaron a posicionarse como primera alternativa en el tratamiento de muchas enfermedades o en el control de síntomas como el dolor, de tal forma que fue necesario su síntesis química para bajar los costos de producción, tales como la morfina o el ácido salicílico, este último, el primer producto natural en producirse por síntesis química en 1853. (3) En la actualidad, el uso terapéutico de extractos y productos naturales parcialmente purificados de diferentes partes de la planta; hojas, frutos, raices, tallo y flores, ha tomado auge en el reemplazo de compuestos puros, gracias al concepto de la terapéutica combinatoria ante las resistencias microbianas principalmente, probablemente por sinergia de mecanismos de los múltiples componentes en los extractos de diferentes polaridades.

"Prevalencia en la práctica odontológica." Desde la declaración de Alma-Ata en 1978, la Organización Mundial de la Salud (WHO por sus siglas en ingles), ha expresado la necesida de apreciar el uso de las plantas medicinales en los sistemas públicos de salud; existen algunos estudios indicando que casi el 80% de la población mundial usa la plantas meidicinales como primera alternativa en el cuidado de la salud. (4)

En muchos países, los últimos años han incrementado la prevalencia del uso de la medicina alternativa y complementaria de las plantas medicinales. Esta práctica también se ha incorporado en el área de la odontología a diferentes niveles. Recientemente muchos grupos de investigacion estan dirigiendo sus esfuerzos a evaluar especies vegetales en la odontología, agentes naturales que son accesibles económicamente y que proveen una alternativa efectiva en el tratamiento de enfermedades orales.

Aunque muchos estudios han tratado de investigar el creciente interés en los productos herbolarios, los cuales se presentan en diferentes presentaciones de enjuagues bucales, dentífricos, geles, enjuagues, tabletas, gomas, adhesivos, etc., los mecanismos moleculares y celulares son desconocidos, así como la efectividad de estos tratamientos herbolarios en comparación con los tradicionales también son desconocidos, los que existen en el mercado, como enjuagues bucales a base de clorhexidina también presentan algunas dudas para los investigadores. (5)

1.3. Antecedentes específicos.

En la cavidad oral humana se encuentran cientos de especies diferentes de microorganismos, incluyendo bacterias, virus y hongos. Muchos de estos microorganismos estan presentes en la biopelícula oral como residentes inofensivos, pero con un potencial para causar daño en los tejidos duros y blandos de la cavidad oral humana, originando multiples padecimientos bucodentales. Casi e 80% de las infecciones bacterianas que suceden en el cuerpo humano son asociadas con la biopelícula, por lo que la actividad antimicrobiana de las fitomoléculas toma especial interes para la odontología. La resistencia bacteriana a fármacos comerciales tales como, macrólidos, cefalosporinas, clindamicina y penicilinas entre otros, a través del desarrollo de diferentes mecanismos para evadir las acciones bactericidas y bacteriostaticas de estos antimicrobianos lo realizan por inactivación enzimatica, modificación de los receptores, con acceso limitado al sitio de acción modificando la permeabilidad de la pared o la membrana, expulsión del fármaco, entre otros mecanismos. Los microrganismos en la cavidad oral estan desarrollando muchos de estos mecanismos para disminuir la eficacia clínica de fármacos de gold-standard, como la chlorhexidina. Sin embargo, el uso de las plantas medicinales o las fitomoléculas sigue siendo controversial.

Plantas Medicinales en odontología.- Una gran cantidad de plantas medicinales son empleadas por la población el el tratamientos de algunos padecimientos bucodentales más relevantes como caries, gingivitis, enfermedad periodontal, dolor orofacial, tratamientos endodonticos y materiales dentales. En la tabla 1 se muestran algunas familias de plantas medicinales más empleadas o socorridas en el tratamiento de padecimientos bucodentales, así como la forma de preparación más empleada.

Tabla 1. Algunas Familias de Plantas medicinales más usadas en padecimientos bucodentales

Padecimiento bucodental	Familias de plantas medicinales	Preparación
Caries	Mirtaceae, Vitaceae, Poligonaceae, Combretaceae,	Pastas dentales
Dolor orofacial	Equisetaceae, Fabaceae, Mirtaceae, Sapindaceae, Vitaceae	Ahesivo dental, geles de chitosan, poliestirenos
Endodoncia	Asteraceae, Lamiáceas, Lauraceae, Euphorbiaceae Fabaceae, Mirtaceae, Sapotaceae, Xanthorrhoeaceae	
Gingivitis	Asteraceae, Asphodelaceae, Lamiácea, Lythraceae Magnoliaceae, Meliaceae, Salvadoraceae, Theaceae, Verbenaceae, Zingiberaceae.	Dentífrico, enjuages bucales, Te, geles, polvo, gomas, grageas, pildoras, parches transmucosos
E. Periodontal	Anacardiaceae, Araliaceae, Berberidaceae Cactaceae, Compositae, Crassulaceae, Fagaceae, Ebenaceae, Gentianaceae Lamiaceae, Lauraceae, Lythraceae, Melaceae, Mirtaceae, Poaceae, Salvadoraceae, Solanaceae, Xanthorrhoeaceae, Zingiberaceae, Zygophyllaceae,	Capsulas, tabletas, pildoras, liquidos orales; bebidas y enjuagues bucales, polvo topico, granulos, pastas dentales, guardas

Debido a la amplia gama de plantas medicinales que se emplean en el tratamientos de enfermedades bucodentales, algunos extractos de plantas medicinales y fitomoléculas que han sido incorporados en los materiales dentales, para innovar las propiedades de estos e incidir en la salud del paciente, se presentan en la tabla 2.

Tabla 2. Materiales dentales que han sido modificados con derivados de Plantas medicinales

Materiales dentales	Familia	Fitomoléculas
Acrilico, adhesivos, cepillos dentales, poliestireno, composites, resinas, geles de chitosan, Acido poliláctico	Fabaceae, Mirtaceae, Vitaceae	Mentol Curcumina, Proantocianidinas

1.4. Justificación.

Debido a lo anterior, el potencial farmacológico de las plantas medicinales o fitomoléculas y el creciente interés en la incorporación a la práctica clínica, incluyendo endodoncia, ortodoncia, rehabilitación, periodoncia, debe considerarse en el repensar y adquirir del conocimiento del profesional de la salud bucodental, y crecer proporcionalmente al desarrollo de productos comerciales a base de productos herbolarios y la fitoodontoterapia.

2. Objetivos.

A través del análisis de la información presente en la literatura científica, mostrar un nuevo enfoque de la fitoodontoterapia y la importancia del conocimientos de los mecanismos de acción de las fitomoleculas presentes en las plantas medicinales empleadas en el tratamientos de padecimientos bucodentales.

3. Metodología.

Se llevó a cabo un análisis de la base de datos electrónicos, incluyendo PubMed, Scopus, ScienDirect y Cochrane library donde se buscaron tratamientos odontologicos con derivados o metabolitos de plantas medicinales. Se usaron las siguientes palabras claves: dental and metabolites (en el título), natural product/ phytomolecules/ caries/ periodontics/ endondontics/ dental materials/ extract en todos los campos. La búsqueda se centró en artículos, reviews en inglés y

español del 2000 al 2019 de acuerdo a la relevancia de los estudios en el area de la odontologia. Mas de 29068 articulos arrojo la busqueda filtrando a los años 2000 a la actualidad 15 895, eliminando duplicados a menos de 10139 artículos, tratando de retirar aquellos estudios que estén duplicados en el nivel preclínico en investigaciones 9464 y con el criterio de tratamiento enenfermedades orales se redujo a poco más de 970 artículos, la mayoria de revisión y libre acceso que fueron analizados con otros criterios como extractos, metabolito, preparación y forma farmacéutica reduciendo considerablemente el número de artículos a poco menos de 200.

4. Resultados y Discusión.

Fitomoléculas en odontología

Debido a las propiedades antiinflamatorias, antisépticas, antioxidantes, antimicrobianas, antifúngicas, antibacteriales, antivirales y analgésicas de las fitomoléculas presentes en las plantas medicinales, los investigadores están centrando cada vez mas sus esfuerzos en innovar los materiales dentales o incorporar las fitomoléculas en el tratamiento de diferentes desordenes bucodentales.

Fitomoléculas en el tratamiento de la caries

La caries dental, es el término empleado para la enfermedad crónica mas distribuida en todo el mundo y afecta a la mayor del tiempo de vida de las personas. Es una enfermedad infecciosa y de prevalencia crónica en la cavidad oral, y a pesar del avance de la ciencia y tecnología en la práctica dental, sigue progresando principalmente a diferentes factores secundarios que comprometen la integridad anatómica del esmalte dental.

Bacterias cariogénicas, como Streptococcus mutans (S. mutans), S. sobrinus y Lactobacillus acidophilus son los mas relacionados con la caries dental, debido a su capacidad de adherencia a la superficie del esmalte. Estas bacterias sintetizan una matriz polimerica insoluble que sirve para favorecer la colonización por bacterias sobre la superficie del diente. Entonces, la lesion carios se presenta, los productos organicos acido-basicos, contribuyen al proceso de desmineralización de la superficie del diente proporcionalmente a la colonización bacteriana y la actividad sostenida de estas, con una disminución significativa del pH.

Se han reportado estudios de enjuagues bucales a base de plantas medcinales con la inhibición del crecimiento bacteriano de S. mutans usando el extracto metanólico de Scutellariae radix. Este estudio clínico reporta que existe una clara difererencia significativa entre el 0.005% clorhexidina enjuague y el 10% con enjuague a base de Scutellarie radix. (7)

S. Akhalwaya y colaboradores, muestran un conteo detallado de 120 plantas medicinales del sur de Africa con propiedades antimicrobianas, usadas en el tratamiento de infecciones orales, en donde semillas de Englerophytum magalismonatanum muestran una notable actividad contra Streptococcus spp. (MIC 0.83 mg/mL con S. mutans y MIC 0.67 mg/mL contra S. sanguis). Hojas de Spirostachys africana tiene una gran propiedad antiadherente contra la formación de biopelícula por parte S. mutans a las 24 y 48 h, con una reducción de la biopelícula en un 97.56% y 86.58%, respectivamente. (8) Sin embargo, 13 plantas medicinales mostraron toxicidad considerable a concentraciones de 1 mg/mL.

Recientemente, Song y colaboradores, evaluaron la actividad in vitro de una fracción de la raíz de Polygonum cuspidatum sobre la viabilidad, en la suspensión y formación de la biopelícula de Streptococcus mutans KCTC 3298 y Streptococcus sobrinus KCTC 3288. Polygonum cuspidatum (Polygonaceae) tradicionalmente ha sido empleada en la medicina asiatica para el control de enfermedades orales. Antraquinonas, terpenoides, y compuestos fenolicos

posiblemente pueden afectar la viabilidad bacteriana en suspensiones y en biopelículas. (9) Interesantemente, exractos metanólicos de hojas de Cleistocalyx operculatus muestran actividad anticaries contra Streptococcus mutans en términos de inhibición de la producción de ácidos, por la actividad inhibitoria en dos enzimas claves responsables de la acidogenicidad de S. mutans, PTS y F-ATPase, sistema acoplado a fosfotransferasas en S. mutans GS-5 con una concentración inhibitoria IC50 de 98.0 y 51.0 μg/mL, respectivamente a cada enzima por parte del extracto metanólico de las hojas de C. operculatus.(10)

Algunas plantas que son usadas en la medicina tradicional sudanesa como detergentes o enjuagues bucales, fueron investigadas por Mohieldin y colaboradores, en donde realizaron extractos alcohólicos de 25 especies de plantas y las evaluaron. Los extractos metanólicos de diferentes componentes botánicos de Terminalia brownii (tallo), T. laxiflora (corteza), A. seyal (tallo), Persicaria glabra (hojas) and Tamarix nilotica (semillas) muestran buena actividad contra S. sobrinus y glucosiltransferasa (MIC ≤ 1 μg/ml, IC50 values <50 μg/ml). (11) Los compuestos de Dilactona del ácido flavogalónico, Tercebulina, ácido gálico y ácido elagico fueron fitomoléculas aisladas del extracto metanólico de la corteza de T. laxiflora.

Tercebulina.

Ácido elágico.   Ácido gálico.

Fitomoléculas en el tratamiento endodontico

El éxito de tratamiento del canal de la raíz depende de la eliminación de la microbiota, lodillo dentinario y sustancias irritantes del sistema del canal de la raíz. Las soluciones irrigantes son parte fundamental durante la preparación del canal de la raíz ya que deben limpiar, lubricar el conducto y tener un efecto antimicrobiano sin dañar a los tejidos periapicales. Por lo que la selección de un irrigante ideal depende principalmente de la acción sobre los microorganismos y los tejidos periapicales sin efectos no deseados. El hipoclorito de sodio es el irrigante mas popular, sin embargo, este casi no remueve el lodillo dentinario, además de sus efectos tóxicos sobre los tejidos periapicales y mal sabor, por lo que se busca nuevos irrigantes que cumplan con requisistos de menor irritación y toxicidad a tejido y que sean bacetericidas contra E. Faecalis, entre otros microorganismos.

nimbina   nimbidina

azadiractina   gedunin

Las hojas de Ocimum sanctum tienen varias fitomoleculas como nimbidina, nimbina, nimbolida, gedunina, azadiractina, mahmoodina, margolona y ciclictrisulfida, los cuales son responsables de la actividad antibacteriana de esta planta medicinal. Estos metabolitos causan una máxima reducción en la adherencia de E. faecalis a la dentina y puede ser usada como agente antibacterial en la destrucción de la biopelícula de este microorganismo.

La planta medicinal Cinnamomum zeylanicum pertenece a la familia Lauraceae; es muy accesible debido a que es cultivada en muchas regiones. Los compuestos activos de C. zeylanicum son el cinamaldehido (65–80%) y aceites volátiles (90%). Los terpenos y eugenol constituyen los principales aceites volátiles.

Gupta y colaboradores, evaluaron la eficación antimicrobiana de Cinnamomum zeylanicum contra Enterococcus faecalis en una suspension planctonica y formación de biopelícula, obteniendo una superior actividad antimicrobiana en comparación de O. sanctum. Se han propuesto varios mecanismos para describir la actividad antimicrobiana del p-cinamaldehido: destrucción de la superficie celular de bacteria, inhibición de la actividad de la enzima ácido descarboxilasa, y disminución de los niveles de glutation celular. Los terpenos actuan principalmente a traves de la disrupción de los componentes lipofilicos de las membranas celulares. (12)

Fitomoléculas en el tratamiento de gingivitis

Mentol es un monoterpeno el cual se encuentra en diferentes tipos de plantas de menta, también en varias plantas de la familia Lamiaceae. Este compuesto es ampliamente usado en la industria alimentaria como un agente saborizante natural, y como parte principal en varios productos del cuidad oral como los dentífricos, gomas de mascar y enjuagues bucales. Esta ultima forma muestra una leve efectividad en la reducción de índice de placa, índice gingival y en el índice de sangrado del surco.(6)

Mentol.

Curcuminoides (curcumina, metoxicurcumina y bisdimetoxicurcumina) son fitomoléculas que presentan gran actividad en el tratamiento de la gingivitis, reduciendo eficientemente algunos índices como placa y sangrado y los niveles de IL1-β y CCL28 en el fluido gingivocrevicular en una preparación de gel, y comparando con geles deciclohexidrina y combinaciones de ciclohexidrina y metronidazoles. (13)

Curcumina.

Diferentes enjuagues bucales a base de extractos del tallo de Magnolia officinales L, con magnolol y honokiol; Matricaria chamomilla L, con numerosas fitomoleculas constituyentes como apigenina, bisabolol y eteres ciclicos, umbeliferona y chamazuleno, han mostrado eficiente reducción en indices de placa y sangrado.

magnolol   honokiol

apigenina   bisabolol

umbeliferona   chamazuleno

La plantas medicinales de Ocimum spp, contiene en sus hojas aceites volatiles como el eugenol y el metileugenol, carvacrol y sesquiterpenos, cariofileno. En extractos de semillas se han encontrado compuestos fenólicos como cirsimaritina, cirsilineol, isotimusina, acido rosmarinico y apigenina, los cuales son antioxidantes muy activos, tambien reduciendo indices periodontales. (14)

eugenol   carvacrol   cariofileno

cirsilineol   ácido rosmarínico

Fitomoléculas en materiales dentales

Los metabolitos secundarios son moléculas de origen natural que tienen características como estabilidad, muy pocos efectos adversos, bajos costos y una gran variedad de aplicaciones. Debido a esto, la búsqueda y evaluación de nuevos agentes derivados de plantas se ha incrementado recientemente. Algunos de estos se usan ahora en los materiales dentales con el objetivo de mejorar sus propiedades y tratar de encontrar nuevas alternativas de incorporación de compuestos de origen natural, como los metabolitos secundarios de plantas medicinales en el desarrollo de materiales contra la resistencia microbiana.

Desde los extractos de plantas incorporadas a materiales dentales, por ejemplo, Alves da Silva y colaboradores han realizado estudios de actividad antiadherente de dentaduras de acrílico modificados con extractos de Equisetum giganteum contra Candida albicans con buenos resultados de reducción en un 44%. Algunas fitomoléculas como la proantocianidina presente en extractos de semilla de uva, ensayadas por Cecchin y colaboradores, han sido incorporadas en endopostes para el tratamiento de la raíz con buenos resultados a los doces meses en la preservación de la unión con la dentina. (15)

Estructura general de proantocianidina.

Los investigadores mencionan la capacidad de las proantocianidinas de inhibir la matriz recombinante de las metoloproteínas y actividad de la cisteína catepsina, estas enzimas relacionadas con el deterioro de hidrolítico de los componentes de las resinas. Otros autores mencionan que las protoantocianidinas pueden modificar la matriz orgánica de la dentina pos entrucruzamientos con colágeno resultando en el aumento de la fuerza de unión mecánica de la interfaz resina-dentina. (16)

Fitomoléculas en osteodiferenciación

Los fitoestrógenos como el resveratrol, genisteína y daidzeina, son metabolitos secundarios de plantas medicinales presentes en diferentes extractos, por ejemplo de la raiz del ginseng. Estas fitomoléculas son capaces de influir en la diferenciación de células madres mesenquimales. El resveratrol tiene estudios murinos de aumentar la diferenciación osteogénica a concentraciones de 50 micromolar, incrementando la expreşión de fosfatasa alcalina (ALPL) y disminuyendo marcadores adipogenicos (PPAR, FABP4) en comparación con células no diferenciadas. (17)

Kaempferol, es un flavonoide derivado del rizoma de la planta de gengibre que induce diferenciación osteogénica dosis dependiente (30–300 micromoles) en preosteoblastos murinos. Xantohumol, es un flavonoide que muestra actividad dosis dependiente (10 ng/ml–1 ng/ml) en la estimulación de la expresión del gen marcador osteogénico (Runx2, ALPL, BGLAP) así como tambien la actividad de ALPL en lineas celulares mesenquimales y preosteoblasticas. Cumestrol presente en varias leguminosas, también aumenta la proliferación y diferenciación osteogénica en modelos murinos, sin embargo, el tratamiento de MSCs con esta fitomolecula, aumenta la formación de OPG, lo cual incrementa la unión OPG/RANKL inhibiendo la diferenciación osteoclastica y ademas promueve la formación de hueso por parte de osteoclastos. (18)

Algunos mecanismos antiinflamatorios de fitomoléculas.

Varios mecanismos de acción han sido propuestos en la literatura para explicar la actividad de muchas fitomoléculas. Entre las más importantes encontramos la actividad antiinflamatoria que podemos clasificar por las siguientes categorias: inhibición de las lipooxigenasas (LOX), inhibición de la enzima de oxido nitrico inducible (iNOS), inhibición de la ciclooxigenasas (COX), inhibición de la fosfolipasa del Ácido Araquidónico (PLA2), inhibición de las citocinas pro-inflamatorias, modulación del gen de la expresión de la pro-inflamación, (19) por mencionar algunos, ya que estas moléculas están muy presentes en los desordenes de las padecimientos bucales.

Inhibición de la 15-lipooxigenasa (LOX)

El grupo de las enzimas lipooxigenasa (5, 8, 12 y 15 LOX) juegan un papel importante en varios pádecimientos bucodentales. La enzima isomérica 15-LOX es cleve en la síntesis de leucotrienos a partir del ácido araquidónico. (20) Los leucotrienos biológicamente activos son mediadores de muchas reacciones pro-inflamtorias y alergicas, por lo que la acitividad de la fitomoléculas en la inhibición de la síntesis de leucotrienos por 15-LOX se conoce como una de los posibles mecanismos en los que pueden actuar las plantas medicinales en condiciones de inflamación bucodental.

Inhibición de la iNOS

Algunas fitomoléculas como los flavonoides presentes en gran parte de las plantas medicinales que se emplean en el tratamiento de las enfermedades bucodentales con presencia de inflmación, han reportado actividad inhibitoria en la producción del óxido nítrico (NO), muy probablemente regulando inhibitoriamente la expresión de la enzima inducible en la síntesis de óxido nítrico (iNOS). (21) Las flavonas y aminoflavonas sustituidas son algunas de estas fitomoléculas que presentan actividad inhibitoria en la producción de NO.

Inhibición de la COX

Algunas fitomoléculas polifenólicas tienen la propiedad de inhibir la síntesis de prostaglandinas. Existen dos formas isoméricas conocidas comunmente de la ciclooxigenasa (COX-1 y COX-2).(22) La inhibición de estas enzimas ha sido reportadoa como el blanco de varios extractos y compuestos derivados de plantas medicinales en sus actividad antiinflamtoria.

Inhibición de la PLA2

El ácido araquidónico es el precursor eicosanoico anclado a los lípidos de membrana que es liberado por la fosfolipasa A2, seguido de la síntesis de prostaglandinas, tromboxanos y leucotrienos. La inhibición de la enzima de fosfolipasa por las fitomoléculas bloquea por lo tanto las vías de la COX y LOX en la cascada del ácido araquidónico en el tratamiento de muchas condiciones inflamatorias de la cavidad bucal. La primer fitomoléculas en inhibir a la fosfolipasa A2 fué la quercetina, dicho metabolito de muchas plantas, inhibe la actividad antiinflamatoria de los neutrófilos humanos (23,24). Algunas plantas medicinales que muestran esta actividad inhibitoria de la fosfolipasa A2 son Allium sativum, Curcuna longa, A. Cepa, Xylopia frutescens.

Inhibición de citocinas proinflamatorias

Se conocen muchos tipos deferentes de citocinas proinflamatorias que regulan directa o indirectamente las reacciones inflamatorias e inducir la síntesis celular de moléculas de adhesión u otras citocinas por parte de otro tipos de células presentes en la cavidad bucal. Algunas investigaciones reportan la actividad inhibitoria de extractos de plantas medicinales ricos en flavonoides en las producción de citocinas proinflamatorias. Extractos de Camellia sinensis han demostrado tener efecto en los niveles de IL-2 e IFN-.

Modulación de la expresión del gen proinflamatorio

Varias protein-cinasas participan en la señal de transducción, como la protein-cinasa C y la proteincinasa mitogeno activada que regulan la actividad celular. Los compuestos presentes en las plantas medicinales pueden actuar a traves de la inhibición de estas enzimas, en la capacidad de enlazamiento al ADN por parte de los factores de transcripción tales como el factor Kappa B nuclear o la regulación del activador proteína-1, de este modo pueden controlar la proporción de la expresión de genes.(25)

5. Conclusiones.

Las fitomoléculas son los compuestos metabólicos secundarios presentes en los componentes botánicos de las plantas medicinales empleadas tradicionalmente en el tratamiento de diferentes padecimientos bucodentales. El potencial farmacológico que demuestran en multiples estudios han redirigido nuestra atención para tratar de entender los mecanismos celulares y moleculares de estas sustancias puras, en extractos o en combinaciones, con la finalidad de entender la creciente fitoodontoterapia o innovar materiales dentales. De la medicina tradicional herbolaria se han obtenido una gran cantidad de sustancias que se han posicionado como fármacos de referencia en el tratamiento de multiples enfermedades. Existe un aumento en el uso odontológico de estas fitomoléculas en diferentes preparaciones; geles, enjuagues bucales, dentífricos, tabletas, gomas, adhesivos, selladores, etc., que están siendo estudiadas y han generando nuevo conocimiento, que podría beneficiar en la práctica profesional del odontólogo.

6. Referencias.

1. (a) Secretaria de Salud. Farmacopea Herbolaria de los Estados Unidos Mexicanos (FEHUM). México, D.F; 2013. (b) Jerezano, Alberto VD, Pazos Diana del C, Ríos Saúl A, Tepancal-Gomez E, Salas-Mendoza E, et al. Some traditional Medicinal Plants of North Region from Puebla, México: Uses and Potential Pharmacological Activity of Rumes spp. Nat Prod Chem Res. 2016; 4:223. DOI:10.4172/2329-6836.1000223.

2. Alonso-Castro, AJ, Domínguez, F, Maldonado-Miranda, JJ, Jesus, CPL, Carranza-Alvarez, C, Solano, E, Zapara-Morales, JR. Use of medicinal plants by health professionals in México. Journal of Ethopharmacology. 2017; 198, p. 81-86.

3. Atanasov, AG. Discovery and resupply of pharmacologically active plant-derived natural products: A review. Biotechnology Advances. 2015; 33, p. 1582-1614.

4. Rosa C, Câmara SG, Béria JU. Representations and use intention of phytotherapy in primary health care. Cienc Saude Col. 2011; 16: 311-8.

5. Paula Janice Simpson de, Resende Alexandre Marques de, Mialhe Fábio Luiz. Factors associated with the use of herbal medicines for oral problems by patients attending the clinics of the School of Dentistry, Federal University of Juiz de Fora, Brazil. Braz. J. Oral Sci. 2012; 11(4): p. 445-450. http://dx.doi.org/10.1590/S167732252012000400004.

6. Ali, N, Abbas, M, & Al-Bayaty, F. Evaluation of potential effect of menthol solution on oral hygiene satatur of dental students in a university in Iraq. Trop J Pharm Res. 2015; 14: p. 687-692.

7. K. Yu-Rin and N. Seoul-Hee, "Caries prevention effect of Scutellaria radix mouthwash," Biomed Res, vol. 28, no. 13, pp. 1090-1094, 2017.

8. S. Akhalwaya, S. van Vuuren, M. Patel. An in vitro investigation of indigenous South African medicinal plants used to treat oral infections. Journal of Ethnopharmacology. 2018; 210: p.359–371.

9. Song J-H, Yang T-C, Chang K-W, Han S-K, Yi HK, Jeon J-G. n vitro effects of a fraction separated from Polygonum cuspidatum root on the viability, in suspension and biofilms, and biofilm formation of mutans streptococci. Journal of Ethnopharmacology. 2007;112: p. 419–425.

10. (Phuong Thi Mai Nguyen, Nadin Schultze, Christin Boger, Zeyad Alresley, Albert Bolhuis, Ulrike Lindequist. Anticaries and antimicrobial activities of methanolic extract from leaves of Cleistocalyx operculatus L. Asian Pac J Trop Biomed. 2017; 7(1):p.43–48.

11. Ebtihal Abdalla M. Mohieldin, Ali M. Muddathir, Kosei Yamauchi, Tohru Mitsunaga. Anti-caries activity of selected Sudanese medicinal plants with emphasis on Terminalia laxiflora. Revista Brasileira de Farmacognosia. 2017;27: p. 611–618.

12. Gupta A, Duhan J, Tewari S, Sangwan P, Yadav A, Singh G, Juneja R, Saini H. Comparative evaluation of antimicrobial efficacy of Syzygium aromaticum, Ocimum sanctum and Cinnamomum zeylanicum plant extracts against Enterococcus faecalis: a preliminary study. International Endodontic Journal, 2013;46(8): p.775-783.

13. Waghmare PF, Chaudhari AU, Karhadkar VM, Jamkhande AS. Compartive evaluation of turmeric and chlorhexidine gluoconato mouthwash in prevention of plaque formation and gingivitis: a clinical and microbiological study. J Contemp Dent Pract. 2011; 12: p.221-224.

14. Do KK, Jeong IK, Tae IH, Bo RS, and Gilson K. Bioengineered Osteoinductive Broussonetia kazinoki/Silk Fibroin Composite Scaffolds for Bone Tissue Regeneration. ACS Applied Materials & Interfaces 2017;9(2): p.1384-1394

15. Cecchin D, Cazarotto Pin L, Farina AP, Souza M, Pimienta VCM, Dal Bello Yet al. Bond Stregth between Fiber Posts and Root Dentin Treated with Natural Cross-linkers. JOE. 2015;41: p.1667-16671.

16. Phansalkar RS, Nam JW, Chen SN, McAlpine JB, Napolitano JG, Leme A, Pauli GF. A galloylated dimeric proanthocyanidin from grape seed exhibits dentin biomodification potential. Fitoterapia, 2015;101: p.169-178.

17. C. Bessa Pereira, P. S. Gomes, J. Costa-Rodrigues, R. Almeida Palmas, L. Vieira, M. P. Ferraz, M. A. Lopes, M. H. Fernandes, Cell Proliferation. 2012;45: Issue 4, p.386–396.

18. Schilling T, Ebert R, Raaijmakers N, Schütze N, Jakob F. Effects of phytoestrogens and other plant-derived compounds on mesenchymal stem cells, bone maintenance and regeneration. J Steroid Biochem Mol Biol. 2014;139: p.252-61.

19. Oguntibeju, OO, Medicinal plants with anti-inflammatory activities from selected countries and regions of Africa, J of Inflammation Research 2018;11: p.307-317.

20. Chedea VS, Jisaka M. Inhibition of soybean lipooxygenases-structural and activity models for the lipooxygenase iso-enzymes family: recent trends for enhancing the diversity and quality of soybean products. InTech. 2005;6: p.100–130.

21. Krol W, Czuba ZP, Threadgill MD, Cunningham BD, Pietse G. Inhibition of nitric oxide (NO) production inmurine macrophages by flavones. Biochem Pharmacol. 1995;50: p.1031–1035. Nworu HS, Akah PA. Anti-inflammatory medicinal plants and the molecular mechanisms underlying their

activities. Afr J Tradit Comple- ment Altern Med. 2015;12: p.52–61.

22. Nworu HS, Akah PA. Anti-inflammatory medicinal plants and the molecular mechanisms underlying their activities. Afr J Tradit Complement Altern Med. 2015;12: p.52–61.

23. Lee TP, Matteliano ML, Middletone F. Effect of quercetin on human polymorphonuclear leukocyte lysosomal enzyme release and phospho- lipid metabolism. Life Sci. 1982;31(24): p.2765–2774.

24. Ammon HPT, Anazodo MI, Safayhi H, Dhawan BN, Srimal RC. Curcumin: a potent inhibitor of leukotrienes B4 formation in rat peri- toneal polymorphonuclear neutrophils (PMNL). Planta Med. 1992; 58(2): p.226.

25. Kim HP, Son KH, Chang HW, Kang SS. Anti-inflammatory plant flavonoids and cellular action mechanisms. J Pharmacol Sci. 2004;96(3): p.229–245.

Evaluación de la actividad bactericida y citotóxica del compósito poli-epsilon-caprolactona-ceria

Meléndez-Estrada Idahli Alejandra1, Muñoz-Escobar Antonio de Jesús1, Garibay-Alvarado Jesús Alberto1, Cuevas-González Juan Carlos2, Tovar-Carrillo Karla2, Donohué-Cornejo Alejandro2, Espinosa-Cristóbal León Francisco2, Reyes-López Simón Yobanny1

1 Instituto de Ciencias Biomédicas, Universidad Autónoma de Ciudad Juárez, Cd. Juárez, Chihuahua, México.

2 Maestría en Ciencias Odontológicas, Departamento de Estomatología, Instituto de Ciencias Biomédicas, Universidad Autónoma de Ciudad Juárez, Cd. Juárez, Chihuahua, México.

Autor de correspondencia: Espinosa-Cristóbal León Francisco leohamet@hotmail.com

Abstract

Currently, bacterial resistance is a problem worldwide. Bacteria have developed the ability to survive stress conditions with various mechanisms against drugs causing infections with higher morbidity, mortality and generating high costs for their treatment. The objective of this work is to elaborate a polymer-ceramic composite from poly-epsilon-caprolactone with ceria nanoparticles in the form of a membrane that maintains stable the release of ceria nanoparticles, propitiating a bactericidal character for the biomedical application in the coating of Cutaneous wounds and thus avoid infection caused by pathogenic bacteria.

Keywords: Nanoparticles, ceria, nanofibers, electrospinning, bacterial resistance.

Resumen

En la actualidad la resistencia bacteriana es un problema a nivel mundial. Las bacterias han desarrollado la capacidad de sobrevivir a condiciones de estrés con diversos mecanismos contra los fármacos causando infecciones con mayor morbilidad, mortalidad y generando altos costos para su tratamiento. El presente trabajo tiene como objetivo elaborar un compósito polímero-cerámico a partir de poli-épsilon-caprolactona con nanopartículas de ceria en forma de membrana que mantenga estable la liberación de las nanopartículas de ceria propiciando un carácter bactericida para la aplicación biomédica en el recubrimiento de heridas cutáneas y así evitar la infección causada por bacterias patógenas.

Palabras clave: Nanopartículas, ceria, nanofibras, electrohilado, resistencia bacteriana.

1. Introducción.

Aunque para cada nueva forma de resistencia se ha desarrollado un nuevo antibiótico, existe el problema que la reserva de antibióticos ya no es suficiente porque se presentan cepas multirresistentes (Oromí Durich, 1980). Las nanopartículas se han optado para la investigación como nuevo tratamiento pensando en la forma que ataque directamente a las bacterias y no haya daño adverso, pero se presenta una desventaja que en su forma coloidal se encuentran aglomeraciones (Lu & Chou, 2008) afectando su actividad contra las bacterias. Las nanopartículas son de interés por sus propiedades reactividad y comportamiento óptico, por ejemplo, el óxido de titanio y dióxido de zinc se vuelven transparentes cuando su escala es nanométrica y a su vez pueden absorber la luz UV que son utilizados como protector solar (Vegas, 2017).

Estudios sobre el óxido de cerio a una escala nanométrica han mostrado que la ceria libera iones atravesando la membrana de la bacteria generando poros en su estructura y ocasionando su muerte (Goh et al 2014), además la ceria ayuda a la regeneración de heridas dérmicas en el aumento de proliferación y migración de fibroblastos, queratinocitos (Chigurupati et al 2013). Entre las características del óxido de cerio destaca la capacidad de almacenamiento de oxígeno. Esta propiedad se debe que se presenta como un conjunto de fases no estequiométricas comprendidas entre CeO_2 y Ce_2O_3. El cerio se oxida a CeO_2 y almaceno oxígeno, mientras se encuentra una mezcla de gases se produce la reducción a Ce_2O_3 y se desprende el oxígeno (Ramos Castellanos et al., 2002). Un polímero que tiene características para ser el agente indicado de matriz de liberación es la poli-ε-caprolactona (PCL), que es un poliéster hidrofóbico, biocompatible, alta plasticidad, dúctil y con una velocidad de degradación lenta; que no presenta reacciones inflamatorias y ayuda a la cicatrización de manera normal (Gomes et al 2015). La PCL es un polímero biodegradable con un largo tiempo de degradación por el cual es usado in vivo e in vitro. Posee propiedades mecánicas superiores a comparación de otro polímero biodegradable por su alta resistencia y elasticidad dependiendo de su peso molecular. Por el cual es adecuado para su uso en suturas, tendones, cartílago, hueso y en otras aplicaciones biomédicas donde se requiere resistencia mecánica. Sus aplicaciones biomédicas son: injertos vasculares, como materia prima para fabricar andamios de vasos sanguíneos de diámetro pequeño mediante electrohilado "electrospinning".

2. Objetivos.

Elaborar un compósito polímero-cerámico a partir de poli-épsilon-caprolactona con nanopartículas de ceria en forma de membrana con propiedades bactericidas.

3. Metodología.

Fabricación de fibras de PCL y PCL/CeO2; En una balanza analítica se pesaron 2 g del polímero poli-é-caprolactona (PCL)(Sigma-Aldrich®), la masa de PCL se adicionó a un tubo Falcón® de 40 mL que se mantuvo en agitación hasta la disolución del polímero en 20 ml de acetona pura (Salmek®), se agregó 0.5 y 1 g de nanopolvos de óxido de cerio (SkySpringNanomaterials, Inc) obteniendo concentraciones al 2.5% y 5%, respectivamente. En una jeringa de vidrio de un volumen de 10 mL se colocó 2 mL de la solución de PCL/CeO2, con una aguja de acero inoxidable de 0.80 mm de diámetro, la jeringa cargada se acomodó en la bomba inyectora ScientificLegato100®, la cual se programó con un flujo en un rango de 8-10 µL/min. En un colector rotatorio se colocó una hoja de aluminio, la distancia entre el colector y la punta de la aguja será de 15 cm. Finalmente, de una fuente de poder se colocó el polo positivo en la aguja y el polo negativo en el colector rotatorio, se administró un voltaje en un rango de 10-12 Kv.

Caracterización de la fibra PCL y PCL/CeO2; Las fibras de PCL y PCL/CeO2 obtenidas por la técnica de Electrohilado se caracterizaron mediante microscopía óptica, microscopía electrónica de barrido (MEB) y espectrofotometría infrarroja (IR) con transformadas de Fourier.

Evaluación de la actividad antimicrobiana

a) Difusión en agar; Se preparo 1L de agar Mueller-Hinton (Bioxon®), pesando en una balanza granataria 38 g de agar, se colocarón en un matraz (Pyrex®) de 1L y se agregó un volumen de 1L de agua destilada, se agitó el matraz manualmente hasta la disolución completa del agar. Una vez disuelto el agar, se colocó dentro de un microondas se calentó por 1 minuto para la clarificación del medio, finalmente se esterilizo en una autoclave, se seleccionó el ciclo de esterilización para líquidos durante 90 minutos. Terminado el tiempo de esterilización, en 20 cajas Petri (Plastik®) se vertieron 15 mL de agar Mueller-Hinton, las 20 cajas son esterilizadas bajo una lámpara de luz Ultravioleta durante 15 minutos. Con un asa bacteriológica calibrada, se tomó un inóculo de cada bacteria y se sembró por estría cruzada en cajas Petri con agar Mueller-Hinton, 2 cajas por cada bacteria. Con una perforadora se cortaron sensidiscos de PCL/CeO2 con concentraciones de 2.5% y 5%, se colocaron en cada caja Petri para obtener duplicados de cada bacteria y de cada concentración de PCL/CeO2 obteniendo así 20 cajas Petri, las cajas se incubarán a 37° C durante 24 horas. Finalmente, transcurrido el tiempo, con un vernier se medirá el halo generado por el sensidisco.

b) Método Espectrofotométrico; Para el ensayo por turbidimetría se preparó 1L de caldo nutritivo (Bioxon®), se pesó en una balanza granataria 8 g del caldo nutritivo en polvo, la masa pesada se colocó en un matraz de 1L y se agregó un volumen de 1L de agua destilada, se agitó el matraz manualmente hasta la disolución completa del polvo. En 18 tubos de ensayo de

10 x 10 mm se vertió un volumen de 3 mL por cada tubo, se taparon los tubos y se metieron a esterilizar en una autoclave, se seleccionó el ciclo de esterilización para líquidos durante 90 minutos. Terminado el tiempo de esterilización, con una micropipeta, se inoculó 100 µL de Staphylococcus aureus, Streptococcus mutans, Bacillus subtilis, Pseudomonas aeruginosa, Escherichia coli y Klebsiella oxytoca. Con una perforadora se cortaron 4 sensidiscos de PCL/CeO2 de concentraciones de 0.05 g, 0.01 g, 0.02 g y 0.03 g, se colocó en cada tubo, se incubaron a 37° C durante 24 horas. Transcurrido el tiempo, con espectrofotómetro a una longitud de onda de 560 nm se medirá la absorbancia de los tubos.

c) Metodo Milles-Misra; Para el ensayo de Milles-Misra se preparó 500 mL de caldo nutritivo (Bioxon®) y 1 L de agar nutritivo (Bioxon®), se pesó en la balanza granataria 4 g de caldo nutritivo en polvo y 38 g de agar nutritivo, la masa pesada se colocó en un matraz (Pyrex®) de 500 mL y se agregó el volumen de 500 mL de agua destilada, se agitó el matraz manualmente hasta la disolución del polvo, se llevó a esterilizar el matraz en autoclave (Lindberg Blue M) en el ciclo de esterilización para líquidos durante 90 minutos. En 500 microtubos de 1 mL se vertió 900µL de caldo nutritivo a cada uno. Previamente estandarizado las bacterias a una densidad óptica del 0.01 en el primer microtubo se agregó 100 µL de la bacteria y se realizó diluciones hasta 1 millón, se desechó 100 µL de este último. En una caja Petri dividida en 3 secciones previamente marcadas con las diluciones diez mil, cien mil y un millón. Se agregó 100 µL de cada dilución en la caja Petri una vez que la muestra se absorbió en el agar, se llevaron a incubar a 37 °C durante 24 horas. Al pasar el tiempo se realizó conteo de colonias en las 3 diluciones de cada caja Petri.

d) Análisis de datos; los datos obtenidos en el método espectrofotométrico y Miles-Misra se analizarán por medio de un ANOVA de Tukey con un criterio de significancia del 0.5. Se utilizará el programa SPSS versión 20 (SPSS, Chicago, USA).

4. Resultados.

Caracterización de partículas de ceria (CeO2) y de las fibras de poli-é-caprolactona-ceria (PCL-CeO2).

La nanopartícula de ceria fue caracterizado por medio de espectroscopia infrarroja se observaron los grupos funcionales de la partícula en la figura 1-a se observan bandas en 3417, 1632 y 1381 cm-1 están relacionadas con las vibraciones de las moléculas de agua absorbidas, el pico 533 cm-1 que representa vibraciones de estiramiento del grupo cerio (Ce-O). Se caracterizo la partícula de ceria mediante difracción de rayos x en la figura 1-b se observaron picos de difracción característicos de la estructura cubica tipo fluorita del óxido de cerio, de acuerdo con su número de tarjeta JCPDS: 34-394 (Joint Committee on Powder Difraction Standar).

En la figura 2-a se encuentra el espectro infrarrojo de la PCL, se observa la banda 1727 cm-1 que corresponde las vibraciones de estiramiento del grupo carbonilo (C=O), la banda 1240 cm-1 vibraciones de estiramiento asimétricos del grupo éter (C-O-C); la banda 1190 cm-1 vibraciones de estiramiento del enlace éter (O-C-O), las bandas 1949 cm-1 y 5865 cm-1 corresponden a vibraciones de estiramiento asimétricas y simétricas del grupo metileno (CH2), por último la banda 1293 cm-1 corresponde a vibraciones de estiramiento de los grupos carbonilo (C-O) y alcano (C-C). En la figura 2-b se observan los grupos funcionales de la fibra PCL-CeO2 donde se observan las bandas características relacionadas con las vibraciones de los grupos pertenecientes de la PCL y como de CeO2.

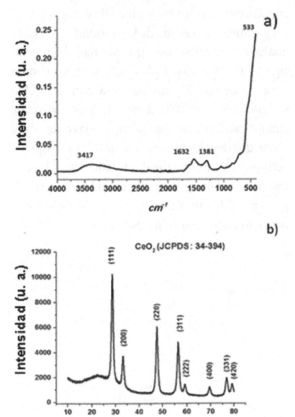

Figura 1. a) Espectroscopía infrarroja y b) difractograma de la nanopartícula de ceria (CeO2).

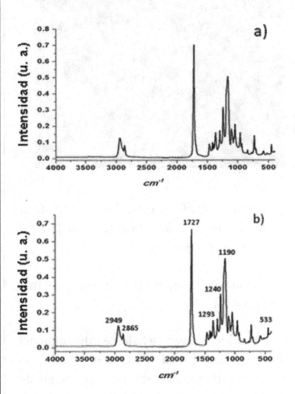

Figura 2. Espectro infrarrojo de las fibras PCL y PCL-CeO2.

Se analizó la microestructura de la fibra de poli-épsilon-caprolactona-ceria (PCL-CeO2) a una concentración de 2.5 y 5.0 % por microscopia electrónica de barrido a 5,000 X. En la figura 3 se observa que tanto la distribución y forma de las fibras. La dispersión de la partícula CeO2 no es homogénea.

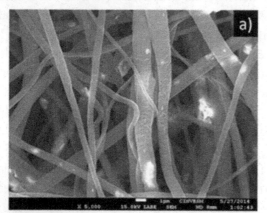

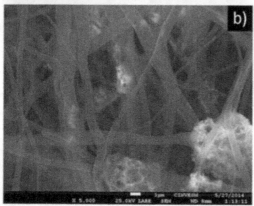

Figura 3. Micrografías de MEB a 5,000 X de la microestructura de la fibra PCL-CeO2 al 2.5 y 5.0 % (a y b respectivamente).

Evaluación de la actividad antimicrobiana: Gram positivas.

Al realizar los ensayos de halo de inhibición del polvo de ceria y fibras de PCL, PCL-CeO2 no se encontró ninguna inhibición como se puede apreciar en la figura 4, debido a la poca difusión de la partícula en un medio sólido.

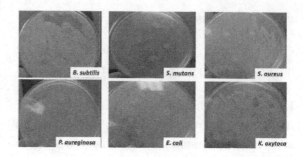

Figura 4. Halo de inhibición del nanopolvo de ceria, de fibras de PCL y PCL-CeO2.

a) Escherichia coli

El ensayo de inhibicion microbiana de las nanoparticulas de ceria por el método de turbidimetría de la figura 5-a demostró la sensibilidad en la bacteria E. coli a diferentes concentraciones, tomando como control el medio sin presencia de la nanopartícula. Se presento la concentración mínima inhibitoria desde 0.005 g/ml y aumenta a medida de la cantidad de ceria. El análisis estadístico muestra que hay diferencias significativas entre todas las concentraciones a partir de 0.005 g/ml de ceria con un efecto significativo de p 0.05. El método Miles-Misra de cuantificación de las colonias inhibidas en la figura 5-b a diferentes concentraciones del nanopolvo ceria presenta inhibición desde 0.005 g/ml de ceria y aumenta al incrementar la cantidad de ceria. El porcentaje de inhibición llega a un 96 % para una concentración de 0.30 M (Figura 5-c)

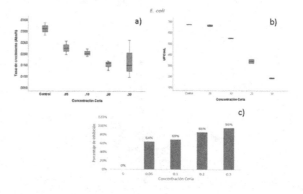

Figura 5. Inhibición de la bacteria Escherichia coli en presencia del nanopolvo ceria por el

método de Turbidimetria (a), método de Miles-Misra (b) y porcentaje de inhibición (c).

b) Klebsiella oxytoca

La inhibición con ceria en la bacteria Klebsiella oxytoca por turbidimetría en la figura 6-a mostró poca inhibición. El metodo de Miles-Misra mostró también poca inhibición significativa manteniéndose constante en todas las concentraciones empleadas en la figura 6-b. El porcentaje de inhibición llega a 39 % para una concentración de 0.30 M (Figura 6-c). En el análisis estadístico se comprobó que no hay diferencias significativas entre los tratamientos.

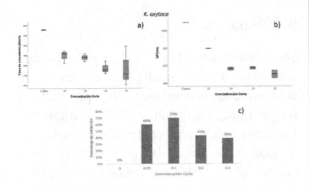

Figura 6. Inhibición de la bacteria Klebsiella oxytoca en presencia del nanopolvo ceria por el método de Turbidimetria (a), método de Miles-Misra (b) y porcentaje de inhibición (c).

c) Pseudomonas aeruginosa

Las nanopartículas de ceria en la bacteria Pseudomonas aeruginosa en el método de turbidimetría y Miles-Misra demostró en la figura 7 presento poca inhibición y esta se incrementa al aumentar la concentración de ceria. En el análisis estadístico demuestra que no hay diferencias significativas entre las concentraciones. El porcentaje de inhibición va desde un 47 a 79 %.

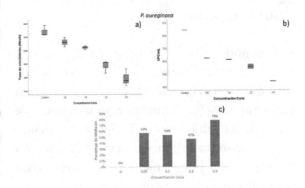

Figura 7. Inhibición de la bacteria Pseudomonas aeruginosa en presencia del nanopolvo ceria por el método de Turbidimetria (a), método de Miles-Misra (b) y porcentaje de inhibición (c).

Evaluación de la actividad antimicrobiana: Gram negativas.

d) Streptococcus mutans

Las nanopartículas de ceria en la bacteria Streptococcus mutans por los métodos de turbidimetría y Miles-Misra en la figura 8 presenta poca inhibición a las concentraciones de ceria empleadas. En el análisis estadístico no encuentra diferencias significativas entre las concentraciones indicando que no hay sensibilidad hacia la bacteria. El porcentaje de inhibición va desde un 46 a 59 %.

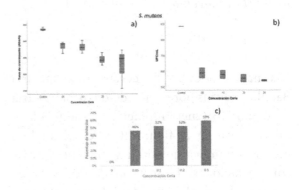

Figura 8. Inhibición de la bacteria Streptococcus mutans en presencia del nanopolvo ceria por el método de Turbidimetria (a), método de Miles-Misra (b) y porcentaje de inhibición (c).

e) Staphylococcus aereus

Las nanopartículas de ceria en la bacteria Staphylococcus aereus por el metodo de turbidimetría demostró que en la concentración 0.10 g/ml hasta 0.30 g/ml hay el mismo efecto de sensibilidad inhibitoria en la figura 9-a, siendo mayor a la más alta concentración. El fenómeno es respaldado por el método de Miles-Misra donde la sensibilidad se mantiene constante con el incremento de la concentración de acuerdo con la figura 9-b. En el análisis estadístico en caso de turbidimetría si muestra diferencias entre los tratamientos desde 0.005 g/ml. El porcentaje de inhibición llega a un 83 % para una concentración de 0.30 M (Figura 9-c).

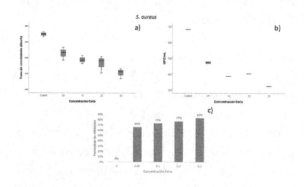

Figura 9. Inhibición de la bacteria Staphylococcus aereus en presencia del nanopolvo ceria por el método de Turbidimetria (a), método de Miles-Misra (b) y porcentaje de inhibición (c).

f) Bacillus subtilis

Las nanopartículas de ceria en la bacteria Bacillus subtilis por el método de turbidimetría de demostró tener inhibición desde 0.005 g/ml de ceria en la figura 10-a, en el análisis estadístico indica que no hay diferencia en las concentraciones. El método de Miles-Misra demostró tener inhibición desde la concentración 0.005 g/ml siendo constante hasta 0.03 g/ml en la figura 10-b, en el análisis estadístico Anova-tukey indica que no hay diferencias significativas desde el primer tratamiento.

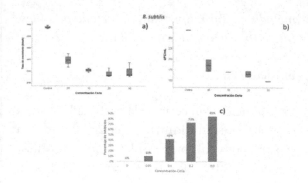

Figura 10. Inhibición de la bacteria Bacillus subtilis en presencia del nanopolvo ceria por el método de Turbidimetria (a), método de Miles-Misra (b) y porcentaje de inhibición (c).

5. Discusión.

Se obtuvieron fibras de poli-épsilon-caprolactona-ceria mediante la técnica de electrohilado controlando los parámetros: temperatura, humedad, voltaje y distancia. Las áreas con mayor contraste corresponden a aglomeraciones de las partículas de ceria en las fibras. Además, pueden distinguirse estructuras conocidas como cuentas ("beads" en inglés), las cuales consisten en aglomeraciones ocasionadas por dificultades al momento de realizar el electrohilado de la solución. Entre estas dificultades se encuentran la alta tensión superficial del polímero, baja viscosidad o baja repulsión entre las cargas de la superficie del polímero.

6. Conclusiones.

Se logró elaborar el material compuesto de poli-épsilon-caprolactona-ceria. Las fibras resultantes de fueron de un diámetro de aproximadamente 660 ± 220 nm. Las técnicas de espectroscopia infrarroja y electrónica compruebas la existencia de las partículas de ceria dentro de las fibras de PCL. La técnica de difusión en agar no presento inhibición debido a la poca interacción de la ceria en el medio de cultivo. La técnica de Miles-Misra se obtuvo una concentración minina inhibitoria en todas las bacterias Gram positivas desde la concentración 0.05 g/mL, al igual en las bacterias Gram negativas excepción de E. coli la cual la concentración fue de 0.1 g/mL

7. Referencias.

1. Chigurupati, S., Mughal, M. R., Okun, E., Das, S., Kumar, A., McCaffery, M., … Mattson, M. P. (2013). Effects of cerium oxide nanoparticles on the growth of keratinocytes, fibroblasts and vascular endothelial cells in cutaneous wound healing. Biomaterials, 34(9), 2194–2201.

2. Goh, Y.-F., Alshemary, A. Z., Akram, M., Abdul Kadir, M. R., & Hussain, R. (2014). In-vitro characterization of antibacterial bioactive glass containing ceria. Ceramics International, 40(1), 729–737.

3. Gomes, S. R., Rodrigues, G., Martins, G. G., Roberto, M. A., Mafra, M., Henriques, C. M. R., & Silva, J. C. (2015). In vitro and in vivo evaluation of electrospun nanofibers of PCL, chitosan and gelatin: A comparative study. Materials Science and Engineering: C, 46, 348–358.

4. Lu, Y.-C., & Chou, K.-S. (2008). A simple and effective route for the synthesis of nano-silver colloidal dispersions. Journal of the Chinese Institute of Chemical Engineers, 39(6), 673–678.

5 Oromí Durich, J. (1980). Medicina integral: medicina preventiva y asistencial en el medio rural. Medicina Integral. IDEPSA. Retrieved from http://www.elsevier.es/es-revista-medicina-integral-63-articulo-resistencia-bacteriana-los-antibioticos-10022180

6 Ramos Castellanos, P., Alvarez Oquina, C., & Ramos Criado, P. A. (2002). Medio ambiente: calidad ambiental. Universidad de Salamanca.

7 Vegas, J. (2017). Percepción del riesgo en investigadores por exposición a nanoparticulas. Ediciones Universidad de Salamanca

Valoración mediante la prueba de Snyder en la actividad de caries en un binomio materno-infantil

Reyes-de la Riva, Scarleth Montcerrat1; Tavizón García, Jesús Andrés2;
Martínez-Ortiz, Rosa Maria3, Rodríguez- Elizondo, Ma. Guadalupe4,
García-Tovar, Alexis Armando1 Hernández-Ruedas, Ana Lilia.1

1Universidad Autónoma de Zacatecas. Cuerpo Académico No. 226 "Educación en Odontopediatria". Docente investigador de licenciatura de la Universidad Autónoma de Zacatecas. México. Docente investigado: Teoría Clínica infantil 1 y 2. Posgrado de Odontopediatria de la Universidad Autónoma de Zacatecas e-mail: profetavizon@hotmail.com

2 Universidad Autónoma de Zacatecas, Cuerpo Académico No. 226 Educación en Odontopediatria, Docente investigador de licenciatura de la Unidad Académica de Odontología. Universidad Autónoma de Zacatecas. México. Docente Investigador: Clínica infantil 1 y 2. e-mail: rortizavila@yahoo.com. mx3 Universidad Autónoma de Zacatecas. Docente Laboratorio de Básicas. Unidad Académica de Odontología.1 Alumnos de la Licenciatura de la Unidad Académica de Odontología. Universiad Autónoma de Zacatecas.

Autor de correspondencia: Martinez Ortiz Rosa María e-mail: rortizavila@yahoo.com.mx

Abstract

Introduction: Tooth decay is a multifactorial lesion originated by the colonization of microorganisms pathogens in the oral cavity, being different trigger factors, one of them and the cause of much controversy is the transmission of Guest to guest in which the mother who plays the role of "caretaker" is involved. Objetivo: Valorar mediante prueba de Snyder la actividad de caries en el binomio materno-infantil de muestras obtenidas en el jardín de niños Guadalupe Vega de Lueváno en el ciclo escolar 2017-2018. Methodology: Basic, transversal, experimental and observational study of the evaluation of caries activity by means of Snyder test. Taking 46 saliva samples by means of stimulation of a kindergarten (23 binomials), considering some factors of study: PH, salivary flow and level of damage in dental caries. In order to evaluate the resulting caries activity between mothers and children and to be able to check the vertical transmission between this binomial. Results: A direct relationship between the assessment of the child and the mother is demonstrated, with a 70% vulnerability to tooth decay. Conclusion: In consequence to the result thrown, there is a bionic and direct relationship of the vertical transmission.

Keywords: Test of Snyder, maternal-infantile binomial.

Resumen

Introducción: La caries dental es una lesión de origen multifactorial originada por la colonización de microrganismos patógenos en la cavidad oral, siendo diferentes los factores desencadenantes, uno de ellos y el causante de mucha controversia es la trasmisión de huésped a huésped en la cual está involucrada la madre que desempeña el rol de "cuidadora". Objetivo: Valorar mediante prueba de Snyder la actividad de caries en el binomio materno-infantil de muestras obtenidas en el jardín de niños Guadalupe Vega de Lueváno en el ciclo escolar 2017-2018. Metodología: Estudio básico, transversal, experimental y observacional de la valoración de actividad de caries por medio de prueba de Snyder. Tomando 46 muestras salivales por medio de estimulación de un jardín de niños (23 binomios), considerando algunos factores de estudio: pH, flujo salival y nivel de daño en caries dental. Para así evaluar la actividad de caries resultante entre madres e hijos y poder comprobar la trasmisión vertical entre este binomio. Resultados: Se demuestra una relación directa entre la valoración del niño y la madre, con un 70% de vulnerabilidad a caries dental. Conclusión: En consecuencia al resultado arrojado, existe una relación biónica y directa de la trasmisión vertical.

Palabras clave: Prueba de Snyder, binomio materno-infantil.

1. Introducción.

La caries dental, una patología que afecta a la mayoría de la población, tanto en niños como adultos, a nivel mundial. Además, tiende a concentrarse en determinados grupos de la población a lo que llamamos "grupos de riesgo". Esta constituye un problema de salud pública, por ser una de las enfermedades crónicas más frecuentes con un alto nivel de morbilidad y una elevada prevalencia a nivel mundial, afectando el 95 por ciento de la población, siendo mayor en países no industrializados. (1) Distintos estudios epidemiológicos demuestran el aumento de lesiones cariosas en edades tempranas, del 1-12 por ciento en países industrializados y el 70 por ciento en países en desarrollo. (2) En México la caries afecta un rango del 66 por ciento al 68.8 por ciento para los niños de 2-5 -años de edad. (3) Para el 2001 la Encuesta Nacional de Caries Dental arroja la prevalencia del 49.34 por ciento para el Estado de Zacatecas, de acuerdo con los estudios más recientes del Perfil Epidemiológico de Salud Bucal en México (2015) En base a un estudio realizado en el 2012 se encuentra la prevalencia en caries del 74.8 por ciento en jardines de niños pertenecientes a la zona metropolitana Zacatecas-Guadalupe. (4)

La Organización Mundial de la Salud (OMS), menciona que la caries es una enfermedad infecciosa multifactorial, pudiendo iniciar con la erupción dentaria. Este proceso surge por acumulación de microorganismos en la placa dental bacteriana produciendo ácidos mediante la capacidad metabólica de bacterias, siendo del grupo Streptococcus Mutans (SM). El progreso de esta lesión requiere además de un órgano susceptible y un tiempo de exposición prolongado para la desmineralización del tejido duro del diente y posterior reblandecimiento hasta la formación de una cavidad. (5,6) Durante la sexta semana de vida intrauterina, comienzan a formarse los dientes en el ser humano; piezas dentales que desde el momento de su erupción están en riesgo de contraer caries dental, siendo más susceptibles cuando la dieta e higiene oral son defectuosas, por lo tanto los períodos más vulnerables para la producción de caries dental son de los 4 a 8 años en primera dentición y de 12 a 18 años en dentadura permanente. Actualmente existen varias clasificaciones de caries dental, en la que encontramos la Caries de la Infancia Temprana (CIT).

"La boca es la puerta de entrada del cuerpo humano al ambiente externo y representa uno de los mayores complejos biológicos." (7) El primer contacto de estos ecosistemas primarios con bacterias se realiza al cabo de 8 horas posteriores al nacimiento. Otros estudios mencionan que el proceso de exposición se realiza justo en el momento del parto, siendo de menos o mayor proporción en la cesárea y el parto natural. Y al cabo de 24 a 36 horas posteriores al nacimiento, el recién nacido presentará en su saliva niveles de bacterias similares a las de un adulto. Si bien esto es sólo una invasión de microorganismos, donde el bebé se encontrará expuesto a contraer la patología en un futuro. Pero la primera colonización se lleva a cabo cuando las bacterias entran en contacto con superficies lisas (dientes), que es donde el infante desarrolla la conocida "ventada de infectividad"; no toda la población de bacterias adquiridas desde el nacimiento es reconocida en ese momento, sino hasta después, pues el crecimiento y desarrollo de la biota normal del niño sigue tiempos de sucesión ecológica bacteriana, por lo cual la microbiota bucal del infante varía en diferentes edades, según el medio apto donde estos microorganismos puedan realizar su conquista. (7-10)

En la concepción de caries se ha mencionado que es una patología tanto infecciosa como trasmisible, siendo cruciales sus vías de trasmisión para pasar de un huésped a otro. Teniendo vulnerabilidad al traspaso cualquier individuo, resultando más susceptible la población infantil ya que en esta etapa se presenta el período conocido como "ventana de infectabilidad" y por consecuencia el origen de caries de la infancia temprana. (8,9) Los microorganismos involucrados en el desarrollo de caries son colonizadores de la cavidad oral de los niños por medio de la transferencia salival de personas que mantienen un entorno íntimo con el niño. Este traspaso bacteriano vía saliva puede ser directo (por un beso) o indirecto (traspaso por medio de utensilios) dando como resultado dos vías de trasmisión (7,8): a) Trasmisión vertical. Traspaso de microrganismos de la madre hacia el hijo, esta trasmisión directa dependerá de diversas acciones como lo son los besos, compartir alimentos, bebidas, utensilios, cepillos de dientes y otros artículos que pudieran llegar a asociar. Se cree que este tipo de trasmisión surge al momento del parto en la que el recién nacido sufre una colonización de microorganismos. b) Trasmisión horizontal. Esta trasmisión se da también por el contacto vía salival directo e indirecto (besos o interacción de varios utensilios) de las demás personas que conforman el núcleo familiar (padre, hermanos) e incluso cuidadores. Atreviéndonos a decir que esta sería una trasmisión de tipo secundaria, difiriendo de la trasmisión vertical por el contacto transplacentario y la alimentación de leche materna del binomio madre-hijo. (1, 2,8,9,10,11)

Pruebas de actividad de caries.

Las pruebas para medir la susceptibilidad a la caries o también llamadas pruebas de diagnóstico etiológico, permiten evaluar el riesgo de desarrollar la enfermedad, en un momento dado para un individuo, pero no implica necesariamente el desarrollo de lesiones. (11)

Prueba de Snyder.

Snyder introdujo una prueba colorimétrica relativamente simple para establecer las cantidades relativas de lactobacilos en saliva, dicha prueba está destinada a dar una determinación cuantitativa de gérmenes acidógenos de la saliva. Esta prueba ha sido utilizada como medio de diagnóstico y como vigilancia de las indicaciones sobre higiene y dieta, como toda medida preventiva destinada a reducir la experiencia de caries. La prueba de Snyder consiste en incubar una muestra de saliva, estimulada con parafina, mezclada con verde de bromocresol y agar dextrosa, con pH de 5.0 a 37° C por tres días. Un cambio del indicador hacia el color amarillo (el color verde ya no predomina, el pH es de 4.2 o menor) en 24 horas indica una actividad de caries elevada, si no hay cambio a las 72 la actividad cariogénica es baja.

Justificación.

En la actualidad el aumento de lesiones cariosas en edades muy tempranas ha despertado interés en la educación del núcleo familiar siendo esta fundamental como promotora de la salud, pero en especial la madre que desempeña el rol de "cuidadora" a quien se le atribuye mayor responsabilidad por la salud de los niños. Varios estudios indican la existencia de una trasmisión de S. mutans que se produce madre a hijo por contacto directo en los primeros años de vida (trasmisión vertical), pudiendo ser ésta modificada por otros factores externos como lo son una dieta alta en azúcares, mala higiene dental y otras prácticas de cuidado posnatal.

2. Objetivos.

Objetivo general.

Valorar mediante prueba de Snyder la actividad de caries en el binomio materno-infantil de muestras obtenidas en el jardín de niños Guadalupe Vega de Lueváno en el ciclo escolar 2017-2018.

Objetivos específicos.

1. Medir la actividad de caries del binomio madres/hijos seleccionadas como grupo de estudio a través de la realización de la prueba de Snyder.

2. Medir en el binomio materno infantil factores predisponentes a la caries (pH y flujo salival).

3. Medir nivel de daño en caries del binomio madre/hijo.

4. Comprobar trasmisión de manera vertical que ejerce la madre al hijo de la enfermedad caries.

3. Metodología.

En la presente investigación se reporta la realización de un estudio básico, transversal, experimental y observacional, sobre la valoración de la susceptibilidad de caries por medio de la prueba de Snyder, tomando en cuenta también algunos factores predisponentes y nivel del daño de dicha patología; realizados en una muestra del binomio materno-infantil en un sector de la población del Jardín de niños Guadalupe Vega de Luevano en el ciclo escolar 2017-2018, en la región de Guadalupe, Zacatecas (con dicho consentimiento de la institución y padres de familia). Tomando 46 muestras salivales por medio de estimulación (23 binomios) de las cuales se consideraron algunos factores de estudio: pH, flujo salival y código de daño en caries para poder evaluar que tan susceptibles resultan madres y niños, así mismo poder comprobar la trasmisión vertical ejercida entre este binomio como parte esencial de la enfermedad caries de la primera infancia.

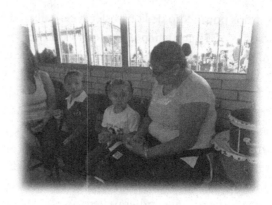

Fig. 2 Recolección de muestra, binomio.

Valoración del nivel de daño en caries dental.

En base a la clasificación del nivel de daño en caries dental (primer, segundo y tercer grado) se realizó una revisión intraoral a cada uno de los integrantes de la población en estudio, registrándola.

Medición de factores predisponentes a caries (pH y flujo salival).

Con la muestra salival obtenida se midió el pH de cada una de las muestras de ambos binomios con ayuda de tiras reactivas de papel hidronio marca Merk (su valor fue registrado), posteriormente se midió el volumen total de cada muestra recolectada con ayuda de pipetas serológicas y jeringas de 10ml, con este dato se realizaron cálculos correspondientes para determinar flujo salival.

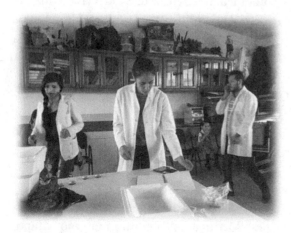

Fig. 1 Recolección de las muestras

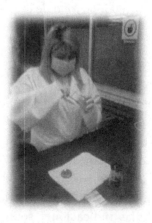

Fig. 3 Calculo de flujo salival.

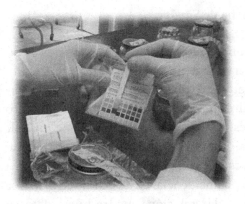

Fig. 4 Medición de pH

Prueba de Snyder.

Previo a la recolección de las muestras, se preparó el medio de cultivo de Snyder, en tubos especiales a los cuales se les adiciono 5 ml del medio Snyder a cada uno (el procedimiento para tal efecto es, calcular la cantidad necesaria, pesar, disolver, rehidratar, esterilizar), se refrigeraron a 4 °C. Ya teniendo las muestras de saliva y antes de depositarlas se licuaron ligeramente los tubos con el medio de cultivo para poder mezclarlos con la saliva; para la siembra en el medio de cultivo, se adiciono 0.1 ml de saliva a cada tubo con una jeringa para insulina estéril. Se incubaron a 37° C en la estufa microbiológica durante 3 días, haciendo observaciones cada 24 horas y registrando cambio de coloración de acuerdo al estándar colorimétrico de Snyder (negativo, ligero, moderado y marcado) hasta cumplidas las 72 horas, obteniendo resultados.

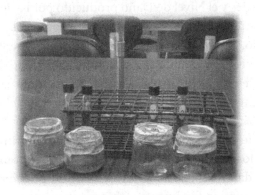

Fig. 5 Procesamiento de prueba de Snyder.

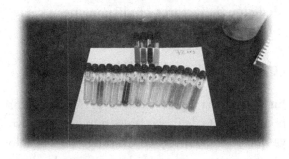

Fig. 6 Observación y determinación prueba de Snyder.

4. Resultados.

Valoración del nivel de daño en caries dental.

Los niveles de daño producido por caries en un comparativo del binomio, nos indican que el daño es superficial solo esmalte y coinciden madre-hijo, en el nivel 2, nos indican que el daño es a nivel de dentina igualmente coinciden, en el nivel 3 el daño es más severo y alcanza hasta la pulpa dental. Sin embargo los primeros cuatro casos en el niño el nivel de daño es 0 lo que indica que no hay lesiones producidas por caries a diferencia de la madre, que en los casos 5, 6 10,11, 12,19 y 21 el niño supera en un grado el daño al de la madre y finalmente en los casos 8 y 9 la mamá supera en un grado al niño y el caso único 16 el niño supera en dos grados a la madre.

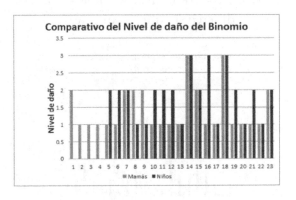

Fig. 8 Nivel de daño.

Medición de factores predisponentes a caries (pH y flujo salival).

pH de la Muestra Salival de los Binomios.

En la mayoría de los casos el pH como factor predisponente de caries no es muy significativo ya que se encuentran en un rango de 7-8; solo 14 casos tienen un pH de 6 lo que los hace susceptibles y solamente un niño tiene un pH de cinco lo que aumentaría teóricamente su riesgo a caries.

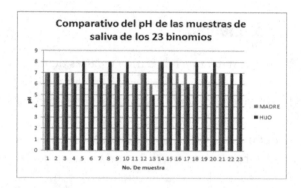

Fig. 9 pH

Flujo Salival de los Binomios.

Como se observa en ésta gráfica se muestra que la saliva secretada por las madres e hijos varía en cantidad por las condiciones fisiológicas propias de cada grupo, así mismo las condiciones de hidratación entre la madre e hijo del mismo binomio difieren significativamente.

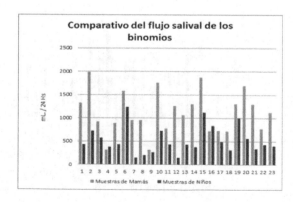

Fig. 10 Flujo salival.

Prueba de Snyder.

Con base a los resultados ya descritos se puede observar que no existen madres con resultados negativos, en ligero, existe un aumento en las madres, en moderado aumenta el número de muestras de niños y se mantiene en valores iguales los resultados de la prueba en rango marcado. Comparando resultados existe una gran coincidencia en el parámetro marcado, según la relación madre-hijo, dato muy importante en referencia a lo consultado en la literatura con relación a la línea de trasmisión vertical.

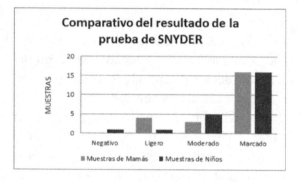

Fig. 11 Snyder

Snyder y el Nivel de Daño producido por caries.

Al comparar los resultados obtenidos entre las lecturas (SM=Snyder de Madres, NDM=Nivel de daño en Madres, SN=Snyder Niños, NDN=Nivel de daño en niños) de la prueba de Snyder y el Nivel de Daño producido por caries; la gráfica nos muestra claramente como sólo el caso 14, el daño se correlaciona directamente con la actividad de caries, tanto la actividad de caries como el daño en la madre e hijo guardan la misma relación, aunque un poco más del el 50 %, 12 casos (6,7,8,11,13,15,16,19,20 21,22 y 23) tanto el niño como la madre muestran similitud en los resultados de Snyder (marcado), el grado de daño registrado es ligero; esto lo podemos interpretar fácilmente debido a que la prueba de Snyder sugiere susceptibilidad a la caries no es una prueba confirmativa de la enfermedad. Los niños de los binomios (1,2,3,4,5,9,10 y 17) no muestran daño, pero si una alta susceptibilidad lo que permitiría analizar cuáles de los factores exógenos podrían estar influyendo en ese desajuste, si observamos las gráficas anteriores de pH y flujo salival podemos ver la relación, finalmente el caso No. 18 muestra una mayor variabilidad en sus resultados.

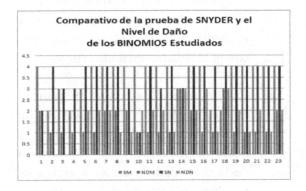

Fig. 12

5. Discusión.

En base a las pruebas realizadas (pH, flujo salival, daño producido por la enfermedad caries y prueba de susceptibilidad a la caries de Snyder), se hace un análisis de los resultados arrojados de cada una de ellas, los cuales fueron registrados en las tablas correspondientes.

Por ser la caries dental una patología multifactorial, y los niños en edad preescolar, los sujetos de más alto riesgo y menor daño, que son, quienes están al cuidado de sus respectivas madres, es de suma importancia realizar una evaluación de la presencia de esta enfermedad en el binomio para así establecer el riesgo de la trasmisión vertical.

1. La prueba de Snyder es un instrumento sencillo de llevarse a cabo ya que consiste en establecer las cantidades relativas de lactobacilos en saliva, dicha prueba está destinada a dar una determinación cuantitativa de microorganismos acidógenos de la saliva. En este caso fue utilizada como diagnóstico y vigilancia aplicada a los 23 binomios, con lo cual se pudo valorar su respectiva actividad a caries, los resultados obtenidos arrojan que el 70% de las madres son susceptibles de adquirir dicha patología, ya que el resultado fue marcado; de igual manera resulta marcado el 70% de los niños correspondientes a su binomio. Pudiendo considerar la existencia de ciertos factores que llegan a influir en su aparición inherente al hospedero y otros correspondiente a la dieta. Es decir, el 70% de los binomios estudiados son vulnerables a la caries dental.

2. Dos de los factores exógenos predisponentes a la caries son el pH y flujo salival. La presencia de los microorganismos (acidógenos, acidúricos y acidófilos) en saliva pueden contribuir a una disminución de pH causando la desmineralización del diente, haciéndolo más susceptible a la acción de bacterias cariogénicas. En la mayoría de los casos estudiados se obtuvo un pH alcalino, lo cual no tiene significancia por que se encuentra arriba del punto neutro en la escala de medición, sin embargo, tiene una relación directa la medición de este factor con la dieta, y esta con la actividad de caries obtenida en los resultados. De acuerdo a Layna Ganzo, López Cortez, Rio Cruz, Rojas Catro y Soleto Cornejo, obtuvieron solo el 15% de su estudio un pH alcalino.

3. Por otro lado, las propiedades biológicas de la saliva con mayor relevancia en el establecimiento de la enfermedad caries son la limpieza, hidratación, balance iónico y autoclisis estas

propiedades permiten que la cavidad bucal se mantenga en condiciones óptimas lo que permite entre otras cosas neutralizar los ácidos producidos por el metabolismo bacteriano, por lo anterior, es importante tomar en cuenta el flujo salival, que en nuestro estudio arrojó que las madres en su mayoría tienen un flujo salival normal, según sus condiciones fisiológicas por lo contrario en los hijos reportamos niveles bajos lo cual da un alto riesgo de caries.

4. La observación clínica de cada uno de los binomios arrojó información con respecto al nivel de daño causado por la enfermedad en cuestión este daño fue medido y codificado en cuatro rubros sin daño, con daño en esmalte, con daño en dentina, y con daño a nivel pulpar; el conocimiento de este rubro analizado permite correlacionar el grado de daño causado por la enfermedad entre las madres e hijos del binomio, entre el daño y la actividad de caries reportada como negativa, ligera, moderada y marcada. Los resultados de este comparativo muestran que solo en un caso el daño se correlaciona directamente proporcional con la actividad de caries; no así en más del 50 % donde el binomio muestra una prueba de Snyder marcada y el grado de daño registrado es ligero. Lo anterior lo podemos interpretar de la siguiente manera:

    4.1 La prueba de Snyder no es una prueba confirmativa de daño, es decir el hecho de que esté positiva no implica que se tenga la enfermedad, sino que hay un alto riesgo a caries sea por genética, o por otros factores exógenos aquí no determinados.

    4.2 En tanto que los resultados observados de daño presente

por caries son muy significativos para establecer con base a ello programas de prevención y control de caries en los binomios.

5. La caries dental es un problema de salud pública ya que afecta a la mayoría de la población. La correlación existente entre los binomios estudiados (madre-hijo) es positiva en la mayoría de los casos ya que el daño producido por esta se encuentra entre el grado 1 y 2 pudiendo comprobar la trasmisión vertical.

6. Por lo tanto, la muestra tomada en el reporte de investigación básica, transversal, experimental y observacional sobre la "Valoración de la actividad de caries a través de pruebas de susceptibilidad y algunos factores exógenos realizadas en una muestra de binomio materno infantil de los preescolares del Jardín de niños Guadalupe Vega de Luévano 2017", se encuentran resultados compatibles frente a la presencia de caries y su susceptibilidad en ella. En la prueba de Snyder los niveles en los binomios son altos, así como el nivel de daño en caries, los flujos de nivel salival salen bajos en los infantes lo que le inclina a un alto riesgo y el pH se encuentra en niveles neutro en su mayoría teniendo menos impacto en la susceptibilidad.

La caries es una enfermedad infecto contagiosa, producida por la acidez que generan distintos microorganismos al interactuar con carbohidratos que aceleran la acidez de los mismos. La caries afecta el esmalte, dentina y cavidad pulpar. Producida por distintos factores como la alimentación, la higiene bucal, aparatos dentales, factores ambientales, entre otros. Las pruebas de actividad de caries, son de gran apoyo para determinar qué tan susceptible es que se produzcan caries realizando las pruebas correspondientes.

6. Conclusiones.

Hoy en día la caries en la infancia es una problemática que afecta a la sociedad debido a los múltiples cambios por los que la población está pasando que involucran al núcleo familiar y por consecuencia a la salud bucal ya que es sabido que unos buenos hábitos de salud comienzan por la educación en la familia, muchos de estos inculcados de los padres hacia los hijos son por vivencias propias o creencias que han sido trasmitidas de generación en generación. Los resultados obtenidos reflejan la presencia de agentes cariogénicos, que afectan a la población en su mayoría, presentando caries y susceptibilidad a la misma; por lo que se propone estudios que establezcan programas de prevención: Educando a la población en su forma de alimentación, técnicas adecuadas de cepillado y colutorios, así como inculcar la visita a su dentista mínimo cada seis meses, mostrarle la importancia de la salud bucal, como parte de su higiene personal, previniendo enfermedades en general.

Al tomar en cuenta el test de Snyder como apoyo, mostró un 70% de la muestra estudiada tienen un alto riesgo a caries, de lo cual deben ser abordadas para un programa de prevención dental o rehabilitación dental según sea el caso, ya que la instauración de una actuación precoz se basa en evitar una necesidad futura, porque el enfoque de este tipo de odontología es educativo (preventivo promocional), preventivo (protección específica) y no curativo. Lo significativo en este estudio, es que los padres juegan un papel importante en la salud bucal de sus hijos, ya que ellos son sujetos que trasmiten microrganismo a la cavidad bucal de los infantes provocando una colonización y cambio en su flora bacteriana normal. Por lo tanto es importante mencionar que la principal problemática reflejada en esta investigación es la trasmisión horizontal y vertical (enfatizando en ella, ya que las madres son las primeras cuidadoras); proponiendo implementación de la educación a la salud bucal con el objetivo de modificar cambios conductuales relacionados con la trasmisión.

7. Referencias.

1. Lujan, E. & Lujan, M. Factores de riesgo de caries dental en niños. MEDISUR, 5, 2007,: 16-21. Acceso: 24 enero 2019. Disponible en: http://www.redalyc.org/articulo.oa?id=180020191004

2. Ciccalé, A. & Barrios, C. La clinica del bebé: Una Alternativa de salud buco dental en la atención primaria. Rev. MedULA, 20, 2011: 88-95. Acceso: 4 enero 2019Disponible en: http://www.saber.ula.ve/bitstream/12345678/34310/3/articulos_15.pdf

3. SIVEPAB. Resultados de Patologías Bucales Epidemiológica de Patología Bucal (SIVEPAB) 2015. México. SIVEPAB. Acceso: Noviembre 2018. Disponible en: https://gob.mx/cms/uploads/attachment/file/212323/SIVEPAB-2015pdf

4. Alonso, M., & Karakowsky L. Caries de la Infancia Temprana. Perinatología y reproducción humana, 2009. 23(2): 90-97. Acceso: 18 Julio 2018. Disponible en: www.medigraphic.or.mx

5. Fuentes, J. Modelos del cambio conductual orientado a la promoción de estilos de vida saludable en la organización (Memoria para optar el título de psicología). 2009. Universidad de Chile, Facultad de Ciencias Sociales, Carrara Psicología, Santiago de Chile. Acceso 14 de enero 2019. Disponible en: http://repositorio.uchile.cl/tesis/uchile/2009/cs-fuentes_j/pdfAmont/cs-fuentes_j.pdf

6. Pérez LAG, Susceptibilidad de Caries Dental: nuevos paradigmas. Od. Ped. 2006; 5(7) 645-51

7. Plazas, L. Recuento e identificación de Streptococcus mutans de saliva en niños con caries dental: seguimiento a 3 y 6 meses después de un proceso educativo. (Trabajo de grado presentado como requisito para optar al título de BACTERIOLOGO). Pontificia Universidad Javeriana, Facultad de ciencias básicas. 2015: 15-20.

8. Alonso, M., & Karakowsky Luis. Caries de la Infancia Temprana. Perinatología y reproducción human. 2009. 23(2), 90-97. Acceso: 24 de enero 2019. Disponible en: www.medigraphic.or.mx

9. Jaramillo, N. Evolución de conocimientos de higiene bucal a madres de niños de 1 a 2 años y su relación con la presencia de Streptococcus mutans. (Obtención título de odontólogo). Universidad Central de Ecuador. Facultad de Odontología. 2016: 12-31

10. Martínez. MC. & Rodríguez A. Estudio de las cepas de estreptococos del grupo mutans presente en binomios madre-hijo.Odontol Univ. Antioq, 2009. 21 (2), pp. 177-185. Acceso: 12 de septiembre 2018. Disponible en: https://aprendeenlinea.udea.edu.co/revistas/index.php/odont/article/view/2181

11. Rojas, S. &Echeverria, S., (2014, abril, 29). Caries Temprana de Infancia: Enfermedad Infecciosa. Medicina Clínica Condesa, 2014 (25): 581-587. Acceso: 10 de octubre 2018. Acceso 10 de agosto 2017. Disponible en: http://www.sciencedirect.com/science/article/pii/S0716864014700732

12. Núñez Matos M. J, C.D Chuc G. Pruebas complementarias y plan de tratamiento. Odontología infantil. 27 de enero 2015.

Morfología de las espinas dendríticas del Tálamo ventroposterolateral de ratas diabéticas con y sin enfermedad periodontal

Márquez-Villegas Beatriz1; Flores-Tochihuitl Julia2 Andraca-Hernández Cristian Jesús3, Sámano-Valencia Carolina4 y Casillas-Santana Miguel Angel5.

1 Laboratorio multidisciplinario, Facultad de Estomatología, BUAP, México. betimarquezv@hotmail.com. 2 Grupo de investigación Biomedicina aplicada a regeneración, inflamación y dolor en Estomatología, Laboratorio multidisciplinario, Facultad de Estomatología, BUAP, México. julia.flores@correo.buap.mx.3 Laboratorio multidisciplinario, Facultad de Estomatología, BUAP, México. cristian.andraca@icloud.com. 4 Grupo de investigación Biomedicina aplicada a regeneración, inflamación y dolor en Estomatología, Laboratorio de materiales y Biomateriales dentales, Facultad de Estomatología, BUAP, México. carolina.samano@correo.buap.mx. 5Grupo de investigación Biomedicina aplicada a regeneración, inflamación y dolor en Estomatología, Laboratorio multidisciplinario, Facultad de Estomatología, BUAP, México. miguel.casillas@correo.buap.mx

Autor de correspondencia: betimarquezv@hotmail.com

Abstract

Introduction: It is unknown how the proinflammatory factors common to Type 2 diabetes mellitus (DM-2), obesity and periodontal disease (PD) influence the type of dendritic spine present in the ventroposterolateral thalamus (TVPL) neurons. Objectives: To identify the most frequent type of dendritic spine in VPL nucleus neurons in a murine model of diabetes - obesity with and without PD. Methods: Zucker rats strain were used: 5 diabetic females (DH), 5 diabetic females / periodontitis (DPH), 5 diabetic males (DM) and 5 diabetic males / periodontitis (DPM). The DPH and DPM groups were anesthetized to place a metal ligature around the right lower first molar to generate a periodontal pocket. Euthanasia was performed 14 days later. Cox-Golgi staining was performed on the brains. Ten neurons of the TVPL were chosen per rat and 1 distal dendritic segment of 30 μm in length was drawn (1000 × magnification), for each 10 μm the type of spine present was counted. Results: The most frequent spines are the mushroom (pedunculated), considered as mature and functionally apt to be able to establish synapses. Conclusions: Mushroom spines predominate in the TVPL neurons of female and male diabetic rats with and without EP.

Keywords: dendritic spines, ventroposterolateral thalamus, diabetes, periodontal disease, Zucker rats

GUADALUPE CAPETILLO & LAURA ROESCH

Resumen

Introducción: Se desconoce cómo los factores proinflamatorios comunes a la Diabetes mellitus tipo 2 (DM-2), obesidad y enfermedad periodontal (EP) influyen sobre el tipo de espina dendrítica presente en las neuronas del tálamo ventroposterolateral (TVPL). Objetivos: Identificar el tipo de espina dendrítica más frecuente en las neuronas del núcleo VPL en un modelo murino de diabetes - obesidad con y sin EP. Metodología: Se utilizaron ratas de la cepa Zucker: 5 hembras diabéticas (DH), 5 hembras diabéticas/ periodontitis (DPH), 5 machos diabéticas (DM) y 5 machos diabéticas/periodontitis (DPM). Los grupos DPH y DPM se anestesiaron para colocar una ligadura metálica alrededor del primer molar inferior derecho para generar una bolsa periodontal. 14 días después se realizó la eutanasia. La tinción de Cox-Golgi se realizó en los cerebros. Se eligieron 10 neuronas del TVPL por rata y se dibujó 1segmento dendrítico distal de 30 um de longitud de (1000x de magnificación), por cada 10 micras se contabilizó el tipo de espina presente. Resultados: Las espinas más frecuentes son las fungiformes (pedunculadas), consideradas como maduras y funcionalmente aptas para poder establecer sinapsis. Conclusiones: Las espinas fungiformes predominan en las neuronas del TVPL de ratas hembras y macho diabéticas con y sin EP.

Palabras clave: espinas dendríticas, tálamo ventroposterolateral, diabetes, enfermedad periodontal, ratas Zucker.

1. Introducción.

La asociación entre Diabetes mellitus (DM) y la enfermedad periodontal (EP) ha sido motivo de estudio durante mucho tiempo. Se ha atribuido una relación bidireccional entre la DM y la incidencia y severidad de la EP.

El examen estomatológico es un aliado pocas veces utilizado de manera correcta. La adecuada inspección de la mucosa bucal, los dientes y sus tejidos de soporte permiten identificar numerosos padecimientos de carácter local y enfermedades sistémicas a menudo en etapa temprana y con anterioridad a la expresión de su cuadro clínico característico.

Al respecto, durante las últimas 2 décadas se han estudiado los diversos tipos de interrelación que pueden existir entre la EP preestablecida y la DM, y se ha llegado a la conclusión de que, más que una posible asociación causal, existe asociación sinérgica y desarrollo en paralelo entre ambos procesos patológicos, por lo que se ha considerado que ambas entidades podrían tener un componente hereditario común, aunque no ha sido posible relacionarlas con algún trastorno o mutación genética específica.

La EP es una entidad inflamatoria crónica multifactorial, inducida por la formación de una biopelícula (microbiota periodontopatógena) que ocasiona en un huésped susceptible y bajo la influencia de factores ambientales conocidos la destrucción de tejidos de soporte de los dientes o periodonto (encía, ligamento periodontal, cemento radicular y hueso alveolar). Si esta condición se añade a la fisiopatología preexistente de DM y obesidad se cree que puede contribuir al deterioro del cerebro, manifestándose como estrés oxidativo, disfunción mitocondrial e inflamación. La disfunción mitocondrial y el estrés oxidativo han sido reportados como presentes en la diabetes y obesidad tanto en humanos como en modelos animales. La disfunción mitocondrial provoca la disminución de ATP, decremento de la biogénesis, alteración de la beta-oxidación e incremento de las especies reactivas de oxígeno, pero se desconoce el daño adicional que se pueda provocar cuando se asocia además la EP, sobre todo el impacto en la comunicación neuronal y los mecanismos de plasticidad neuronal de núcleos cerebrales como el Tálamo ventroposterolateral (TVPL), importante por filtrar la información mecanorreceptiva que capta la vía trigeminal rumbo hacia la corteza somatosensorial.

Especial interés se tiene en conocer los mecanismos de plasticidad neuronal expresados cómo posibles cambios en la morfología de las neuronas presentes en el TVPL como respuesta a la agresión causada por la DM, obesidad y EP. También se tiene interés en conocer si existen modificaciones en las pequeñas estructuras de contacto que son membranosas y ricas en actina, que sobresalen de la dendrita, llamadas espinas dendríticas (ED), su morfología es un poderoso y cuantificable índice de los circuitos cerebrales, ya que las ED, al ser sitios de sinapsis glutamatérgicas, pueden regular la cantidad de sinapsis excitatorias en una determinada región del cerebro (1).

1.1. Importancia Médica y / o Económica.

En el año 2000, el 2,8% de la población mundial, más o menos 171 millones de personas, padeció de alguna forma de diabetes. En el año 2008 esta cifra casi se duplicó, aproximadamente de 246 millones de personas en todo el mundo del 5% al 8% son diabéticas. Se proyecta que esta cantidad continuará en aumento, calculando que para el 2025, 333 millones de personas tendrán esta enfermedad, y en el 2030 incrementará a 366 millones (2). En el caso de América Latina hay alrededor de 19 millones de pacientes diabéticos, y se prevé que esta prevalencia aumentará en 250% en los próximos 20 años.

1.2. Antecedentes generales.

La DM es la séptima causa de muerte en la mayoría de los países de ingresos medianos a bajos, la OMS proyecta que para el 2030 será la séptima causa de mortalidad a nivel mundial (OMS, 2016), siendo necesario el avance en el diagnóstico, prevención y tratamiento de esta enfermedad.

La Diabetes Mellitus (DM) es un grupo heterogéneo de desórdenes metabólicos de los carbohidratos, lípidos y proteínas en donde la principal característica es la hiperglucemia crónica. Esta hiperglucemia tiene un amplio efecto molecular y celular resultando en un estrés oxidativo. (3)

La DM-2 y la enfermedad periodontal son dos desórdenes inflamatorios crónicos que afectan la salud de millones de personas en el mundo, existen evidencias epidemiológicas en humanos y basadas en modelos animales que explican la fisiopatología de la periodontitis como una complicación de la diabetes y a su vez la diabetes como una de las complicaciones de la periodontitis, proponiéndose una relación bidireccional entre EP y DM, Siendo entonces la diabetes un desorden de importancia en el área estomatológica (4).

1.2.1 Relación Enfermedad Periodontal y Diabetes.

La Organización Mundial de la Salud (OMS) establece que el 80% de los pacientes con DM se encuentran en los países en desarrollo como es el caso de México. (5) Villegas y cols. reportan que en el 2012 existían 19 millones de individuos con DM en América Latina con un incremento del 250% a 20 años. (6)

La DM) es la enfermedad endocrina más frecuente e incluye un grupo de trastornos metabólicos caracterizados por la elevación de los niveles de glucosa en sangre acompañados de complicaciones a largo plazo. Puede ser clasificada en dos categorías principales:

Diabetes mellitus insulino-dependiente o tipo 1. Diabetes mellitus no-insulino dependiente o tipo 2.

La diabetes mellitus tipo 1 (DM-1) se debe a la destrucción probablemente de etiología autoinmune, de las células beta de los islotes del páncreas dando como resultado niveles plasmáticos de insulina bajos o indetectables. El inicio es normalmente antes de los 40 años de edad, puede ser agudo, con sed, poliuria, polifagia y pérdida de peso. La enfermedad se controla mediante inyecciones diarias de insulina y es característicamente inestable en episodios de cetoacidosis.

La diabetes mellitus tipo 2 (DM-2) es de inicio insidioso, apareciendo en individuos de edad media como resultado de una utilización defectuosa de la insulina, siendo los niveles plasmáticos de insulina en valores absolutos, normales o altos. Estos pacientes no presentan episodios de cetoacidosis y controlan la hiperglucemia mediante dieta y/o hipoglucemiantes orales. Un elevado porcentaje de estos pacientes presenta problemas de obesidad. (7). La diabetes mellitus tipo 2 (DM-2), es considerada el tipo más común, dado que, hasta un 95% de la población la padece (8)

La EP es una respuesta inflamatoria de los tejidos de soporte inducida por microorganismos específicos dando como resultado la destrucción progresiva del ligamento periodontal y hueso alveolar, resulta en la formación de bolsas periodontales o surcos profundizados patológicamente entre la encía y la raíz del diente, al mismo tiempo genera una respuesta inflamatoria, caracterizada por una reacción desmedida de los mediadores proinflamatorios de huésped y descomposición del tejido (9)

La enfermedad periodontal abarca una condición inflamatoria superficial reversible (gingivitis) y un proceso profundo (periodontits). El diagnóstico de periodontitis se establece cuando existe destrucción del tejido conjuntivo y se produce migración apical del tejido de soporte (bolsa periodontal), con la eventual movilidad o pérdida del diente, causada por el desprendimiento de la inserción epitelial de la superficie dura del diente en el fondo del surco gingival, lo que favorece la colonización bacteriana. Esta bolsa puede diagnosticarse mediante sondeo periodontal, en conjunto con exámenes radiográficos, para determinar su existencia y profundidad y estudios microbiológicos específicos para identificar a los agentes infecciosos presentes en dicha lesión.

La periodontitis y la Diabetes mellitus tipo 2 (DMT2) son enfermedades crónicas interrelacionadas. Existe una relación bidireccional y de sinergia entre la enfermedad periodontal y la DM. La enfermedad periodontal es la afección oral más común de la población humana y afecta los tejidos de soporte de los órganos dentarios. (10) Las estadísticas de prevalencia e incidencia de la enfermedad periodontal varían debido al sesgo en la clasificación errónea de los casos.9 Sin embargo, de acuerdo a la OMS, las naciones en vías de desarrollo tienen una mayor prevalencia de cálculo y sangrado entre los adolescentes. La proporción de adolescentes con depósitos de cálculo varió del 35% al 70% en los países en desarrollo, mientras que varió del 4% al 34% en los países desarrollados. De manera similar, el 14-47% de la población adulta en los países desarrollados tenía depósitos de cálculo en comparación con el 36-63% de los adultos en los países en desarrollo. Siendo los Individuos mayores (65-74 años) los más afectados al exhibir bolsas periodontales de 6 mm o más en comparación con los adultos jóvenes, tanto en países desarrollados como en países en desarrollo. En general, la enfermedad periodontal afecta a alrededor del 20-50% de la población en todo el mundo. (11)

De acuerdo al grupo de Saremi y cols. quienes realizaron un estudio prospectivo de cohorte de 628 sujetos con edades superiores a los 35 años y un seguimiento de 11 años, se identificó que las personas diabéticas tipo 2 con enfermedad periodontal grave tenían 3.2 veces mayor riesgo de mortalidad por cardiopatía isquémica en comparación con los individuos sin enfermedad periodontal o leve. (10) Además, en un metanálisis realizado por Teeuw y cols. se concluyó que la terapia periodontal mejora el control glucémico durante al menos 3 meses en sujetos diabéticos tipo 2. (12)

La periodontitis es más prevalente en pacientes con DMT2 que en sujetos sanos, investigaciones previas indican que la periodontitis afecta el control metabólico de los pacientes con DMT2 (13). La periodontitis a menudo coexiste con la diabetes, y se considera que es la sexta complicación de la enfermedad, ya que los pacientes diabéticos tipo 1 y tipo 2 tienen cuatro veces mayor riesgo de periodontitis. (14)

La hiperglucemia en la DMT2 conduce a la formación de productos finales de glucosilación avanzada (AGE). La unión de los AGE al receptor de AGE (RAGE) provoca una mayor respuesta inflamatoria que puede ser un modulador clave que vincula las dos enfermedades (15).

Los productos finales de la glucosilación avanzada (AGE) se forman como resultado de la glicación no enzimática reversible de proteínas y lípidos. Los AGE se acumulan en los tejidos como un proceso normal de envejecimiento, pero se encuentran niveles incrementados en individuos con diabetes como resultado de una hiperglucemia prolongada/crónica. Los AGE participan en dos vías distintas, ya sea mediante el reconocimiento del antígeno receptor o mediante el impacto de AGE en la formación de enlaces cruzados. (16)

La formación del enlace AGE es irreversible, el grado de modificación se correlaciona con la vida útil de la proteína modificada, son biológicamente activos y pueden iniciar un rango de respuestas celulares, incluida la estimulación de la quimiotaxis de los monocitos, la resorción ósea inducida por osteoclastos, la proliferación de células musculares lisas vasculares, la agregación de plaquetas y la secreción de citoquinas inflamatorias, colagenasa y varios factores de crecimiento, etc.

El efecto biológico de AGE está mediado, al menos en parte, por el receptor de AGE /RAGE. Como una proteína de membrana integral, RAGE forma una parte central del sitio de unión de la superficie celular para AGE. RAGE es un receptor de transducción de señales y se expresa en una variedad de tipos de células, que incluyen células endoteliales, células de músculo liso, linfocitos, monocitos y neuronas (17).

La unión de ligandos como AGE y TNF-a a RAGE estimula la expresión de RAGE, genera estrés oxidativo y síntesis y secreción de citocinas proinflamatorias y quimiotaxis. Por lo tanto, la activación de RAGE propicia un estado de enfermedad inflamatoria crónica, que podría favorecer la generación de más AGE (13).

1.2.2 Tálamo

El tálamo es la región más grande del diencéfalo, ubicado bilateralmente dentro de la zona media del cerebro, entre los dos hemisferios cerebrales. Es un centro de integración de gran importancia que recibe las señales sensoriales y donde las señales motoras de salida pasan hacia y desde la corteza cerebral. En él terminan todas las vías sensitivas importantes como lo es la vía trigeminal y con su mediación se produce la respuesta emocional a las sensaciones (18).

También interviene en el despertar, la conciencia, en la conducta afectiva y la memoria. Recibe y procesa toda la información nociceptiva y mecanorreceptiva destinada a la corteza somatosensorial, participa en la percepción del dolor y la fisiopatología del dolor central y otros tipos de dolor crónico. (19)

La información nociceptiva trigeminal llega al tálamo a través de los fascículos espinotalámicos (lateral, anterior) y las vías trigeminotalámicas. Las regiones del tálamo que reciben esta información incluye a los núcleos: ventroposterolateral (TVPL), ventroposteromedial (TVPM), centrolateral (TCL), parafascicular (TPF) y dorsomedial (TDM). Casi todos los núcleos talámicos que reciben aferencias nociceptivas tienen proyecciones a áreas corticales relacionadas con el dolor. Los núcleos TVPL y TVPM se proyectan a la corteza somatosensorial secundaria (SI), el núcleo ventral posteroinferior lo hace a la corteza somatonsensorial (SII) y el núcleo dorsomedial a la corteza anterior del cíngulo. Casi todas las neuronas en VPL y VPM relevan información táctil. (18)

1.2.3 Espinas dendríticas

Un determinante clave de la capacidad de almacenamiento de información de las redes neuronales es la cantidad de neuronas diferentes que pueden conectarse de forma sináptica. (20)

El potencial de conectividad se establece principalmente por los patrones de arborización dendrítica y axonal, y secundariamente por la formación de especializaciones sinápticas.

Las espinas dendríticas (ED) son estructuras pequeñas y bulbosas que sobresalen de las dendritas de la mayoría de las neuronas que reciben una entrada sináptica excitadora rápida en el cerebro. Estas estructuras documentadas por primera vez por Ramón y Cajal hace más de 100 años, compartimentan la maquinaria postsináptica y las moléculas de señalización bioquímica necesarias para responder a las señales de terminales presinápticas. Se cree que la naturaleza plástica de las sinapsis individuales subyace en la capacidad del cerebro para codificar y almacenar información. La disfunción de la plasticidad sináptica es una característica de los trastornos afectivos, la enfermedad neurodegenerativa y el deterioro cognitivo asociado con el envejecimiento normal (21)

Las ED aumentan el número potencial de conexiones sinápticas al extender el alcance de las dendritas a un grupo mayor de axones, mientras que aumentan el volumen cerebral solo ligeramente (20)

En un inicio, Santiago Ramón y Cajal, quien dió nombre a estas estructuras y las describió como "protuberancias postisinápticas" (22), realizó sus descripciones basado en el método de impregnación argéntica de Golgi, técnica que aún es de gran utilidad para el estudio del sistema nervioso, ya que ha ayudado a identificar alteraciones morfológicas asociadas a varios desórdenes del sistema nervioso. Con este método se logran distinguir fácilmente las ED con microscopía de campo claro, como protuberancias que surgen de las dendritas. Posteriormente, con el poder de resolución del microscopio electrónico, se confirmó que las espinas dendríticas son estructuras postsinápticas que establecen el contacto sináptico con las terminales del axón y que forman parte de la porción postsináptica de la mayoría de las sinapsis excitatorias, cuya principal función es la compartimentalización e integración de las señales locales. (14)

Las neuronas de acuerdo a su densidad de espinas simples en sus dendritas se clasifican en espinosas, escasamente espinosas y no pulposas (o lisas) (17). Las dendritas nominales no espinosas a menudo muestran algunas espinas simples. Las espinas simples son frecuentes en las dendritas de muchos tipos de neuronas, incluidas las células piramidales cerebrales, las neuronas estriatales, las células granulares de la circunvolución dentada, las células del giro dentado del núcleo coclear dorsal y las células cerebelosas de Purkinje. La mayoría de las interneuronas tienen pocas espinas dendríticas, si es que las hay.

De esta, forma al conocer ampliamente la función dendrítica, el estudio de su ultraestructura, densidad y plasticidad nos permite establecer una correlación entre su morfología y funciones cognitivas como el aprendizaje y la memoria que se ha documentado como funciones principalmente afectadas cuando hay diabetes y obesidad.

1.2.3.1 Estructura de las especializaciones sinápticas de las dendritas.

La estructura de las espinas dendríticas clásicas consiste en una cabeza conectada con el eje dendrítico por un cuello estrecho; en la cabeza se identifica la densidad postsináptica (PSD) la cual tiene receptores, canales y sistemas de señalización involucrados en la transmisión sináptica así como proteínas involucradas en la plasticidad sináptica (23). Algunas espinas presentan retículo endoplásmico liso (aparato espinoso) el cual participa en la modulación de la concentración de calcio intracelular (24).

La forma de las espinas dendríticas (ED) es relevante para su función como compartimiento eléctrico o bioquímico de la sinapsis. La composición intracelular de las especializaciones sinápticas, depende de la forma a la que esta pertenezca y el tamaño de una especialización sináptica parece ser un factor en esta composición. Los filopodios y las espinas simples rara vez contienen mitocondrias; son demasiado pequeños. Una excepción son las gemules de células granulares de bulbo olfatorio que a menudo tienen mitocondrias en la cabeza. Dado que estas espinas forman sinapsis recíprocas en las dendritas de las células mitrales, se ha sugerido que la presencia de mitocondrias puede estar relacionada con la función presináptica (25)

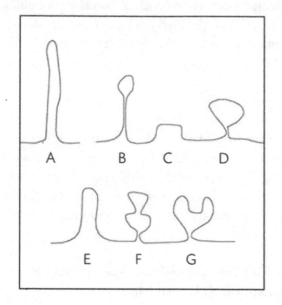

FIGURA 1.- Ilustra los diferentes tipos de espinas descritas en la literatura. A: espina primordial o filopodio; B: espina delgada; C: espina gorda; D: espina fungiforme o pedunculada; E: espina ancha; F: espina doble; G: espina ramificada o perforada. (González-Burgos, 2008)

En condiciones de reposo, solo alrededor del 12% de las espinas dendríticas simples contienen polirribosomas (Steward et al., 1996; Ostroff et al., 2002). Sin embargo, con una activación intensa, los polirribosomas se incrementan espectacularmente en las espinas (26)

La neuroplasticidad es un proceso que representa la capacidad del sistema nervioso central de cambiar su reactividad como resultado de activaciones sucesivas (7). Tal reactividad permite que el tejido nervioso pueda experimentar cambios adaptativos o reorganizacionales en un estado fisiológico con o sin alteración. Algunos de los cambios en las redes neuronales son la respuesta al entrenamiento, la injuria, rehabilitación, farmacoterapia, estimulación

eléctrica o magnética y a terapias génicas y de células madres, etc (16).

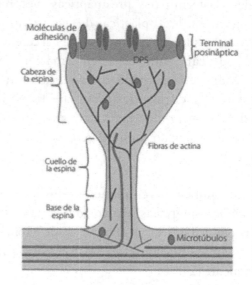

Figura 2.- Representación esquemática de la estructura de una espina dendrítica típica (Modificada de Nathalie L, et al. 2012).

La plasticidad del sistema nervioso central incluye la neurogénesis, la apoptosis, los brotes dendríticos y axónicos, la potenciación a largo término de la transmisión sináptica, la depresión a largo plazo de la transmisión sináptica, el reclutamiento de la corteza adyacente y el reclutamiento del hemisferio contralateral.

1.3 Antecedentes específicos.

En animales y en modelos celulares in vitro, se ha encontrado que el TNF-a inhibe la acción de la insulina y en humanos los niveles elevados circulantes de TNF-a se asocian con resistencia a la y la DM-2. insulina (27)

Además se ha relacionado con el descontrol de la glucemia. Recientemente, Bretz y colaboradores, (28) mostraron que niveles circulantes de TNF-a se asociaron con mayor severidad de la periodontitis en pacientes geriátricos. Sujetos con periodontitis parecen tener niveles de TNFa elevados en respuesta al lipopolisacárido (LPS) en comparación con los controles que no tienen la periodontitis.

Teles (29) comparó los niveles medios de IL-1ß, en el fluido gingival crevicular (FGC) de sujetos periodontalmente sanos y sujetos con periodontitis crónica, reportan que la IL-18 muestra mayor asociación a los signos clínicos de la periodontitis. En cuanto a la relación con la obesidad se han encontrado estudios previos donde sugieren que la adiponectina tiene propiedades antinflamatorias, las cuales funcionan como moduladores endógenos de las enfermedades relacionadas con la obesidad (30).

Debido a que la baja regulación de la expresión de genes de adiponectina en el tejido adiposo afecta directa o indirectamente los niveles de proteina C reactiva (PCR), la elevación del gen de expresión de la adiponectina podría ser necesaria para explicar la relación precisa entre obesidad y enfermedad periodontal (31)

1.4 Justificación.

Existe un sustento objetivo en la relación entre periodontitis y resistencia a la insulina, de acuerdo a la literatura científica, la enfermedad periodontal exacerba esta condición crónica implicada en la patogénesis de la DM 2. Además, se ha sugerido que la intervención oportuna de la enfermedad periodontal puede reducir la resistencia a la insulina en pacientes diabéticos. Por otro lado, se ha demostrado que la obesidad aumenta el estrés oxidativo en los tejidos periodontales y causa su destrucción, desafortunadamente, la prevalencia de obesidad, factor de riesgo para el desarrollo de diabetes, se ha incrementado drásticamente alrededor del mundo. (11)

Las espinas dendríticas constituyen modificaciones de la membrana celular de las dendritas, ricas en actina, cuya morfología se modifica y puede sugerir la presencia de alteraciones en la comunicación neuronal. Diversos estudios asocian cambios en la forma y densidad de las espinas con ciertas patologías como la diabetes. La hiperglucemia crónica y la obesidad afecta gradualmente al cerebro, los eventos moleculares hacen que las funciones cognitivas declinen, provocando estrés oxidativo, disfunción mitocondrial e inflamación que pueden modificar las respuestas de plasticidad neuronal como lo son por ejemplo los cambios en la arborización y morfología dendrítica.

Es importante visualizar que la reducción de la incidencia y la prevalencia de la enfermedad periodontal puede reducir las enfermedades sistémicas asociadas y minimizar su impacto financiero en los sistemas de atención de salud. Para ello se necesita que los profesionales de la salud estén familiarizados con los riesgos asociados al vínculo entre la EP y la DM. (10). Por lo tanto, es importante seguir incentivando la investigación para conocer como la asociación de la EP a una condición preexistente de diabetes y obesidad genera cambios celulares que impactan a la función cerebral, específicamente a estructuras relacionadas con la vía trigeminal especializada en conducir información sensitiva de interés en Estomatología. Conocer además como la mayor producción de sustancias proinflamatorias características de la diabetes, obesidad y EP a nivel periférico modifican la actividad neuronal y las respuestas de plasticidad neuronal propias de las espinas dendríticas.

2. Objetivos.

Describir la morfología de las espinas dendríticas de las neuronas multipolares del núcleo ventral posterolateral del tálamo (VPL) en un modelo de rata diabetes - obesidad con y sin enfermedad periodontal.

2.1.1. Objetivos específicos.

Identificar el tipo de espina dendrítica más frecuente en las neuronas multipolares del núcleo VPL en un modelo murino de diabetes - obesidad con y sin enfermedad periodontal.

3. Metodología.

Estudio cuasiexperimental, transversal y analítico. Se utilizaron 20 ratas de la cepa Zucker: 5 hembras diabéticas (DH), 5 hembras diabéticas / periodontitis (DPH), 5 machos diabéticas (DM) y 5 machos diabéticas / periodontitis (DPM). Todos los grupos fueron anestesiados con la mezcla de ketamina más xilacina. A los grupos DPH y DPM se les colocó una ligadura metálica alrededor del primer molar inferior derecho para generar una bolsa periodontal. 14 días después se realizó la eutanasia de todos los grupos, los cerebros junto con el tallo encefálico fueron extraídos y procesados siguiendo el procedimiento de tinción de Golgi, para la identificación de las neuronas multipolares de núcleo fusiforme, se utilizó el atlas de Paxinos y Watson. Se localizaron 10 neuronas por rata, se dibujó 1 segmento dendrítico distal por cada neurona de 30 um de longitud a 1000x de magnificación, por cada 10 micras de longitud se contabilizó el tipo de espina presente: filopodias, simples, fungiformes (pedunculadas) y ramificadas.

4. Resultados.

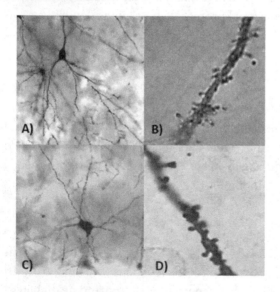

FIGURA 3. Tinción de Cox-Golgi del TVPL de ratas hembras: A)neuronas del grupo diabetes

400x B) espinas dendríticas del grupo diabetes 1000x C) neuronas del grupo diabetes con periodontitis 400x D)espinas dendríticas del grupo diabetes con periodontitis 1000x.

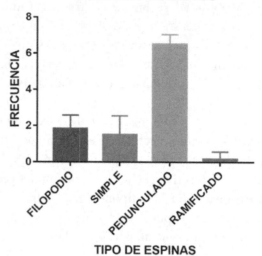

FIGURA 4. Tipos de espinas dendríticas observadas en neuronas del tálamo VPL de Ratas Hembras diabéticas.

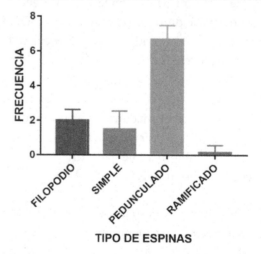

FIGURA 5. Tipos de espinas dendríticas observadas en neuronas del tálamo VPL de Ratas Hembras diabéticas con periodontitis.

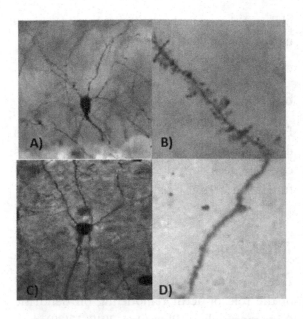

FIGURA 6. Tinción de Cox-Golgi del TVPL de ratas machos: A) neuronas del grupo diabetes 400x B)espinas dendríticas del grupo diabetes 1000x C) neuronas del grupo diabetes con periodontitis 400x D) espinas dendríticas del grupo diabetes con periodontitis 1000x.

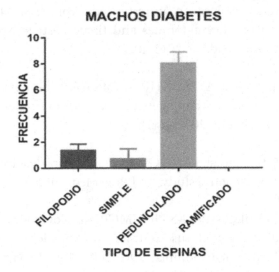

FIGURA 7. Tipos de espinas dendríticas observadas en neuronas del tálamo VPL de Ratas Machos diabéticas.

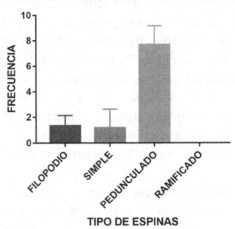

FIGURA 8. Tipos de espinas dendríticas observadas en neuronas del tálamo VPL de Ratas Machos diabéticas con periodontitis.

5. Discusión.

El tálamo es el principal núcleo de entrada de la información ascendente periférica que viaja rumbo hacia la corteza somatosensorial. Las neuronas del tálamo tienen un soma redondo y una arborización dendrítica que se extiende hasta 200 a 250 um del cuerpo celular. La finalidad del presente estudio es conocer como la condición de diabetes-obesidad en un modelo genético como lo es la rata Zucker, más EP experimental modifica la morfología de las espinas dendríticas de las neuronas del TLVP, se sugiere en congruencia con otros autores que la hiperglucemia podría, de forma indirecta, exacerbar la destrucción del tejido periodontal partiendo de la base que este estado va a inducir la glicosilación progresiva de diversas proteínas del organismos dando lugar a los llamados productos finales de glicosilación avanzados (AGEs) que actúan sobre los fagocitos corno factores quimiotácticos y activan a RAGE, de tal manera que se propicia la liberación de radicales de oxígeno y niveles exagerados de citoquinas proinflamatorias corno la IL-l, IL-2 Y TNF-a que van a exacerbar la respuesta inflamatoria y por tanto contribuirán a una mayor destrucción tisular a nivel periodontal, también generar más factores de inflamación periférica que puedan atravesar la barrera hematoencefálica y causar daño neuronal. El hallazgo que hicimos es que el tipo de ED que más abunda en las neuronas de los grupos estudiados es el tipo fungiforme también conocido como pedunculado y al parecer bajo las condiciones de nuestro estudio no se modifica cuando hay diabetes con y sin EP.

La estructura de éstas espinas consiste en una cabeza conectada con el eje dendrítico por un cuello estrecho; en la cabeza se identifica la densidad postsináptica (PSD) la cual tiene receptores, canales y sistemas de señalización involucrados en la transmisión sináptica así como proteínas involucradas en la plasticidad (23). La forma de las espinas es relevante para su función como compartimiento eléctrico o bioquímico de la sinapsis (24, 28, 29, 30, 31). Las espinas grandes y en forma de hongo son más estables y forman sinapsis más fuertes, ya que su densidad postináptica proporciona mayor superficie de contacto. Se ha descrito la participación de las espinas dendríticas en diversas funciones, como: incrementar el área receptiva optimizando la interconectividad neuronal mediante el contacto sináptico que se establece con la porción presináptica, también mantienen la potenciación a largo plazo y regulan la dinámica del calcio (32). Se han reportado cambios en la densidad y morfología dendrítica de neuronas del hipocampo, hipotálamo y corteza cerebral de gatos y ratas con diabetes y su posible implicación en la enfermedad de Altzheimer pero no hay evidencia de las consecuencias neuronales de la asociación de diabetes y EP. Por lo que el presente hallazgo nos motiva a seguir investigando como se modifica la morfología y función neuronal de núcleos participantes de la vía trigeminal como lo son los núcleos sensitivos trigeminales; incluso la corteza somatosensorial, importante por recibir información sensitiva por ejemplo del órgano dentinario y cómo se manifiesta la plasticidad neuronal en todos estos núcleos ante una condición de diabetes y EP.

6. Conclusiones.

El tipo de espina predominante en las neuronas del TVPL de ratas hembras y macho diabéticas con y sin periodontitis es el tipo pedunculado o fungiforme.

7. Referencias.

1. Miermans CA KRHCSC. Biophysical model of the role of actin remodeling on dendritic spine morphology. PLos One. 2017; 12(29).

2. Wild SH RGGASRKH. Global prevalence of diabetes: estimates for the year 2000 and projections for 2030. Diabetes Care. 2004; 27(10).

3. Claudino M GGCTSC. Spontaneous periodontitis Development in Diabetic rats Involves an unrestricted expression of inflamatory cytokines and tissue destructive factors. Hidawi. 2012; 10.

4. Pontes A FABKHP. Relationship between periodontitis and diabetes lessons from studies. J Periodont. 2007; 78(7).

5. Bharateesh J AMKG. Diabetes and oral health: a case-control study. Int J Prev Med. 2012; 3(11).

6. Villegas PA ASFSHNMCPLea. Controlling diabetes mellitus and its complications in Medellín, Colombia, 2001-2003. Rev Panam Salud Publica. 2006; 20(6).

7. Nishimura F TKKMTSMY. Periodontal disease as a complication of diabetes mellitus. Ann Periodontol. 1998; 3(1).

8. Stopford R WKIK. Social support and glycemic control in type 2 diabetes: A systematic

review of observational studies. Patient Educ Couns. 2013; 93(3).

9. Saremi A NRTRMHRSMTGea. Periodontal disease and mortality in Type 2 diabetes. Diabetes Care. 2005; 28.

10. Raitapuro-Murray T MTHF. The prevalence of periodontal disease in a Romano-British population. J of periodontal. 2014; 66(3).

11. MA. N. Prevalence of periodontal disease, its association with systemic diseases and prevention. Int J Health Sci (Qassim). 2017; 11(2).

12. Teeuw WJ GVLB. Effect of periodontal treatment on glycemic control of diabetic patients: A systematic review and meta-analysis. Diabetes Care. 2010; 33(42).

13. LalIa E L, MHLSA. A murine model of accelerated periodontal disease in diabetes. J Periodont Res. 1998; 33.

14. Raida K VLCT. Diabetes y enfermedad periodontal. Revista de la facultad de medicina UNAM. 2017; 61(13).

15. Grauballe MB ØJSSFAHP. Blockade of RAGE in Zucker obese rats with experimental periodontitis. J Periodontal Res. 2017; 52(7).

16. ML. D. the evolving field of neurorehabilitation. Continuum lifelong learning. Neuron. 2011; 3(43).

17. A. FMaP. The forms of non-pyramidal neurons in the visual cortex of the rat. Journal of comparative Neurology. 1978; 179(61).

18. Afifi A, Bergman R. NEUROANATOMÏA FUNCIONAL. 2nd ed. México: McGrawHill.; 2006.

19. Guyton A. C. HJE. Tratado de Fisiología Médica III. 3rd ed. Nueva York: McGraw-Hill; 1998.

20. DB. C. Synaptic connectivity and neuronal morphology: two sides of the same coin. Nneuron. 2007; 43(7).

21. Kasai H FMWSHTANJ. Structural dynamics of dendritic spines in memory and cognition. Trends Neurosci. 2010; 33.

22. Nathalie L. Rochefort AK. Dendritic spines: from structure to in vivo function. EMBO. 2012; 8(7).

23. MB. K. Signal-processing machines at the postsynaptic density. Science. 2000; 290(54).

24. Nimchinsky EA ea. Estructura y función de las espinas dendríticas. Annu Rev Physiol. 2002; 64(53).

25. Cameron MG, Cremin JDJ, Fahey GCJ, Clark JH, Berger LMNR. Chemically treated oat hulls in diets for dairy heifers and wethers: effects on neurons. Dairy Sci. 2002; 190(20).

26. Ostroff LE, ea. Neurons are translationally smart. Neuron. 2002; 35.

27. Mishima Y KA. Relationship between serum tumor necrosis factor alpha and insulin resistence in obese men with type 2 DM. Diabetes res clin pract. 2001; 52(2).

28. Bretz W WRCP. systemic inflamatory markers peridontal dissease and periodontal infections in an elderly population. J Am Geriatr. 2005; 53.

29. Teles R SD. Relationship among gingival crevicular fluid biomarkers, clinical parameters of periodontal disease. 2010; 81(1).

30. Karthika RMVK&MN. Role of receptors of advanced glycation end-products (RAGE) in type 2 diabetic and non-diabetic individuals with chronic periodontal disease. Journal of periodont. 2006; 12.

31. Stuart G SNHM. Dendrites. 2nd ed.: Oxford Univ Pr; 2007.

32. Fiala JC SJHKDspcocondBRR2V3I1p25SCSM. Dendritic spines: The locus of structural and functional plasticity. 2012; 23.

33. Patrias K, Wendling D. Citing Medicine: The NLM Style Guide for Authors, Editors, and Publishers. 2nd ed. Wendling D, editor. N.Y.: National Library of Medicine, National Institutes of Health; 2007.

34. Cissé B, Yacoubi SE, A T. Impact of neighborhood structure on epidemic spreading by means of Cellular Automata Approach. Procedia computer science. 2013; 18: p. 2603-2606.

35. B. PBM. Periodontal disses. Lancet. 2005; 19(366).

36. 2000 KMSpmatpdS, 290:750-54.

37. Frackowiak RS FKFCDRMJ. The cerebral basis of functional recovery. In: Human Brain Function. San Diego, Calif: Academic Press. 1997; 275.

38. Wakisaka S AYYSMT. Morphological and cytochemical characteristics of periodontal ruffini endings under normal and regeneration process. Arch Histol. 2000; 69.

39. Akerman S HPGP. Diencephalic and brainstem mechanisms in migraine. Nature. 2011; 12(570).

40. Karmi A1 IPVAHJFBVKOVKJVTGLHSMN KSONP. Increased brain fatty acid uptake in metabolic syndrome. Epub. 2010 sep; 59(9).

41. West R MELI. Dietary advanced glycation end products are associated with decline in memory in young elderly. elsevier. 2014 sep; 140.

42. Villegas PA ASFSHNMCPLeaCdmaici MC22.2, 393-402. 2(. Rev Panam Salud Publica. 2006; 20(6).

Desarrollo de membrana polimerica PVA/PEO/HAp/NPsAg con propiedades bactericidas por la técnica de electrohilado

Lang-Salas Michelle Gerardo2, Garibay-Alvarado Jesús Alberto1, Muñoz-Escobar Antonio de Jesús1, Cuevas-González Juan Carlos2, Tovar-Carrillo Karla2, Donohué-Cornejo Alejandro2, Espinosa-Cristóbal León Francisco2, Reyes-López Simón Yobanny1

1 Instituto de Ciencias Biomédicas, Universidad Autónoma de Ciudad Juárez, Cd. Juárez, Chihuahua, México.2 Maestría en Ciencias Odontológicas, Departamento de Estomatología, Instituto de Ciencias Biomédicas, Universidad Autónoma de Ciudad Juárez, Cd. Juárez, Chihuahua, México.

Autor de correspondencia: Espinosa Cristóbal León Francisco leohamet@hotmail.com

Abstract

Antibiotics are used to prevent and treat bacterial infections. Antibiotic resistance occurs when bacteria mutate in response to the use of these drugs. It is bacteria, and not human beings or animals, that become resistant to antibiotics. These drug-resistant bacteria can cause infections in humans and animals and these infections are more difficult to treat than non-resistant ones. Antibiotic resistance increases medical costs, prolongs hospital stays and increases mortality. The objective of this work is to elaborate a polymer-ceramic composite from poly-epsilon-caprolactone with hydroxyapatite and silver nanoparticles in the form of a membrane that maintains stable the release of silver nanoparticles propitiating a bactericidal character for biomedical application and thus Avoid infection caused by pathogenic bacteria.

Keywords: Nanoparticles, ceria, nanofibers, electrospinning, bacterial resistance.

Resumen

Los antibióticos son utilizados para prevenir y tratar las infecciones bacterianas. La resistencia a los antibióticos se produce cuando las bacterias mutan en respuesta al uso de estos fármacos. Son las bacterias, y no los seres humanos ni los animales, las que se vuelven resistentes a los antibióticos. Las bacterias farmacorresistentes pueden causar infecciones en el ser humano y en los animales y estas infecciones son más difíciles de tratar que las no resistentes. La resistencia a los antibióticos hace que se incrementen los costos médicos, que se prolonguen las estancias hospitalarias y que aumente la mortalidad. El presente trabajo tiene como objetivo elaborar un compósito polímero-cerámico a partir de poli-épsilon-caprolactona con nanopartículas de hidroxiapatita y plata en forma de membrana que mantenga estable la liberación de las nanopartículas de plata propiciando un carácter bactericida para la aplicación biomédica y así evitar la infección causada por bacterias patógenas.

Palabras clave: Nanopartículas, ceria, nanofibras, electrohilado, resistencia bacteriana.

1. Introducción.

Entre las diferentes clases de biocerámicas, la hidroxiapatita (Hap) es ampliamente utilizada en diversas aplicaciones biomédica, principalmente en ortopedia y odontología. Posee una excepcional biocompatibilidad y una bioactividad única.1,2 La aplicación principal HAp es como relleno de hueso, ya que este material no soporta altas cargas mecánicas. La idea es crear vínculos fisicoquímicos entre la cerámica y el tejido óseo, promoviendo su integración y el crecimiento de nuevo tejido.2 Otro factor para considerar es el fenómeno llamado osteoconductividad, que se produce en materiales con alta afinidad con el tejido óseo, que promueven la formación de nuevo tejido, pero también son capaces de dirigir su crecimiento, dependiendo de la estructura que tienen.3,4

La nanotecnología ha cambiado la perspectiva funcional de los materiales empleados en la medicina, ofreciendo éstos una mejor funcionalidad debido principalmente a su tamaño nanométrico.5 Un ejemplo son las nanopartículas de plata que exhiben diferentes propiedades una vez aplicadas a los sistemas biológicos, en comparación con los sistemas tradicionales de tratamiento. El tamaño nanométrico les confiere la habilidad para penetrar distintas membranas biológicas como la pared bacteriana, incrementando su efecto bactericida. El uso de la plata por sus propiedades antibacterianas está muy extendido en productos médicos y de consumo dada su versatilidad y su menor toxicidad en comparación con otros bactericidas.5,6 Cada vez más productos utilizan plata en forma de nanopartículas porque, al ser mayor su actividad bactericida, se requieren menores cantidades.7

En odontología el paciente que presenta alteraciones en la hemostasia puede representar un serio riesgo médico a la hora de realizar un tratamiento dental de carácter quirúrgico. Para el control adecuado de la hemorragia es necesario que los vasos sanguíneos sean normales, que exista un número suficiente de plaquetas funcionales y que los mecanismos de la coagulación estén correctamente; además el coágulo debe destruirse una vez cumplida su función por el sistema fibrinolítico.8 Las esponjas están especialmente indicadas para el tratamiento de alvéolos y la estabilización de la coagulación en cirugías dentales.8,9

La técnica de electrohilado es una técnica para la producción de membranas fibrilares. Su proceso emplea fuerzas electrostáticas para romper la tensión superficial de una solución polimérica (nylon, poliamida, poliestireno, polivinil alcohol (PVA), etc), permitiendo así la obtención de fibras con diámetros nanométricos o micrométricos. Ésta técnica es sencilla y muy versátil se utiliza para crear nanofibras a partir de un fluido viscoso.10 Ha sido aplicado existosamente para producir nanofibras, con diametros de hasta 10 nm, de una gran variedad de materiales, incluyendo polímeros, cerámicos, moléculas pequeñas y sus combinaciones entre ellas. Las fibras obtenidas por este método tienen diversas aplicaciones como lo es en filtros de agua, sensores, como biomateriales en la ingeniería de tejidos, recubrimientos para heridas capacitores, y refuerzo de otros materiales compuestos. 10,11 En la actualidad se busca el desarrollo de esponjas con carácter bactericida. Las esponjas están compuestas principalmente por una espuma porosa de gelatina y polvo de plata finamente disperso (coloidal). La plata produce un efecto antibacteriano debido a la liberación, en pequeñas cantidades, de iones de plata en un medio acuoso. De esta forma no se producen resistencias y se previenen las infecciones en la herida. Se ha comprobado la eficacia de estas esponjas en gérmenes resistentes a los antibióticos. 12

2. Objetivos.

Desarrollar una esponja en forma de membrana polimérica adicionada con nanopartículas de plata que tenga propiedades bactericidas.

3. Metodología.

Se prepara una solución madre disolviendo polivinil alcohol (PVA, P.m. 400,000, Sigma-Aldrich©) al 7 %p/v, óxido de polietileno (PEO, P.m. 77,000, J.T. Baker©) al 1 %p/v y 1 %p/v de HA en etanol anhidro (99%, Hycel®) a 50 °C por 2 h bajo agitación magnética moderada. Se toman tres alícuotas de dicha solución y a dos de ellas se les agrega nitrato de plata (AgNO3, 99 %, Marca) en concentraciones de 1 %p/v y 0.5 %p/v respectivamente. Las soluciones son cargadas en jeringas de 3 mL (Becton-Dickinson©) con agujas de punta roma de 1 mm de diámetro y se electrohan utilizando una configuración con 15 cm de distancia entre el colector y la aguja, y un voltaje de 15 kV. Las membranas obtenidas son secadas a 50 °C por 24 h y pesadas para su posterior caracterización. La morfología de las fibras se observó por microscopia electrónica de barrido (MEB) (Hitachi©, FE-SEM, SU5000). El diámetro promedio de las fibras se determinó analizando las imágenes de MEB con el software de análisis de imágenes Fiji (Schindelin et al., 2012). Las muestras de los distintos tipos de fibras se analizaron con espectroscopia infrarroja con un espectrómetro (Brucker Optics®, ALPHA™) en el intervalo de número de onda 400–4000 cm-1.

Evaluación de Actividad antibacteriana

Método Kirby-Bauer, Se realiza el método de difusión en disco a los nanocompuestos PVA-PEO/HA-AgNO3 para medir su actividad antibacteriana. Las especies microbianas, E. coli, S. mutans, K. oxytoca, S. aureus, P. aeruginosa y B. subtilis, se cultivarán en caldo de Müller-Hinton durante 20 horas a 37 °C antes del ensayo. Según la escala de McFarland (1.3 × 106 CFU/mL), se colocarán 100 µL de suspensiones estandarizadas de cada bacteria en placas de agar Müller-Hinton. Se cortarán muestras de PVA-PEO/HA-AgNO3 (1×1 cm2) en discos circulares y se someterán a las pruebas de la zona de inhibición. Los discos esterilizados se colocarán entonces en las seis placas de cultivo de diferentes especies microbianas, se incubarán durante 24 horas a 37 °C. El efecto antibacteriano se determinará mediante la medición de zonas claras resultantes de la inhibición que se forma alrededor de los discos. Todas las pruebas para cada microorganismo se realizan por triplicado.

4. Resultados.

En la figura 1-a se observa que las fibras de PVA/PEO/HAp presentan un diámetro promedio de 1.10 1.5 m y también dispersión sin ningún patrón a seguir, no forman una red uniforme, con superficie homogénea, con la presencia de partículas de Hidroxiapatita y fusión en algunas fibras. Después de la adición del 0.5% de Ag (fig.1-b) presentaron un diámetro promedio de 1.13 2.0 m presentaron una mayor dispersión sin ningún patrón a seguir, no forman una red uniforme, con superficie homogénea, con la presencia de partículas de Hidroxiapatita y fusión en algunas fibras. En la figura 1-c se observa que las fibras con una concentración del 1% de AgNO3 presentaron una mayor dispersión sin ningún patrón a seguir, no forman una red uniforme, además de presencia de cuentas y la formación de aglomerados.

Para examinar si el nanocompuesto de PVA/PEO/HAp con AgNPs generado in situ posee actividad antibacteriana, se realizó el método de difusión en disco. Se midió la zona máxima de inhibición de microorganismos patógenos, dos bacterias Gram-positivas y dos Gram-negativas, mostrando los mejores resultados de inhibición de los andamios de nanofibras PVA/PEO/Hap/AgNPs contra las bacterias Gram-negativas mostrando efectividad desde la concentración más pequeña de AgNPs (ver Figura 2), continuando su efecto a lo largo de las concentraciones al 1%.

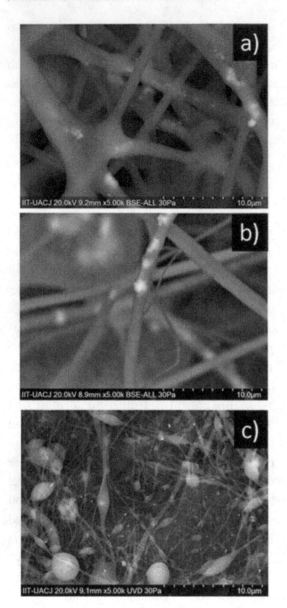

Figura 1. a) Imagen SEM de PVA/PEO/HAp, b) Imagen SEM de PVA/PEO/Hap/AgNO3 (0.5%) y c) Imagen SEM de PVA/PEO/Hap/AgNO3 (1%).

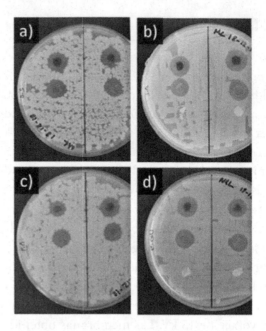

Figura 2. Halo de inhibición de crecimiento en (a) B. subitilis (b) S. aureus, (c) P. aeruginosa y (d) E. coli, de la fibra PVA/PEO/HAp/AgNPs a diferentes concentraciones de plata (0.5% y 1%).

En la figura 3 se puede observar que la inhibición bacteriana fue dependiente de la concentración del metal en las bacterias E. coli y S. aureus. Se ha demostrado que la respuesta antibacteriana de compuestos que contienen elementos metálicos, como la plata, depende de la concentración de iones metálicos, así como de la disolución de los metales liberados en medios de crecimiento para bacterias Gram-positivas y Gram-negativas.

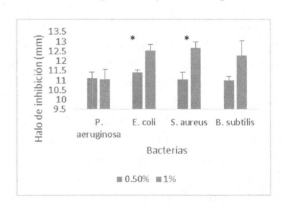

Figura 3. Prueba de actividad antibacteriana de la fibra PVA/PEO/HAp/AgNPs a diferentes concentraciones de plata (0.5% y 1%).

5. Discusión.

Todas las membranas obtenidas presentan aglomeraciones de partículas de hidroxiapatita en la superficie debido a la inestabilidad del chorro durante el electrohilado, causando la expulsión de gotas (Tian et al. 2015; Zhao et al. 2008).

La adición de la plata a las fibras, ocasiona un incremento en la conductividad del polímero ocasionando que el chorro se dispare con más fuerza hacia el rodillo recolector y evitando así que las fibras se sequen en el trayecto, ocasionando que se fusionen algunas de ellas. (An, J., Zhang, H., Zhang, J. et al.).

El incremento a 1% de plata aumenta en 15% la inhibición para las bacterias P. aureginosa y S. aureus, mostrando mayor sensibilidad.

6. Conclusiones.

Se obtuvieron fibras de PVA/PEO/Hap/AgNps con diámetros que van de 1.0 – 1.1 m mediante la técnica de electrohilado. La orientación, la morfología y el diámetro fueron influenciados por el incremento en la concentración de AgNPs. El crecimiento bacteriano no se vio afectado por las fibras puras de PVA/PEO/HAp; sin embargo, la presencia y la concentración de AgNPs determinaron gradualmente la actividad antimicrobiana en bacterias. Las bacterias E. coli y S. aureus demostraron ser más sensibles a los compuestos de PVA/PEO/Hap/AgNPs siendo dependientes de la dosis. Los compuestos de PVA/PEO/Hap/AgNPs obtenidos mediante la técnica de electrohilado demostraron tener un alto potencial para aplicaciones odontológicas.

7. Referencias.

1. Lyman, D. J., & Rowland, S. M. (2007). Biomedical materials. Encyclopedia Of Polymer Science and Technology

2. Muratore Moreno, G., Ojeda Castellano, J. S., Erdocia Eguía, P., Carrasco Martínez, L., Chirino Cabrera, A., & Rodríguez Álvarez, J. P. (2003). Biomateriales cerámico.

3. Nayak, A. K. (2010). Hydroxyapatite synthesis methodologies: an overview. International Journal of ChemTech Research, 2(2), 903-907.

4. Castaldini, A., & Cavallini, A. (1985). Setting properties of bone cement with added synthetic hydroxyapatite. Biomaterials, 6(1), 55-60.

5. De la Fuente J., Álvarez Pérez M., Sifuentes Valenzuela M. Uso de nuevas tecnologías en odontología Rev. Odont. Mex vol.15 no.3 México jul./sep. 2011

6. Freitas R. Nanotechnology, nanomedicine and nanosurgery. International Journal Surgery 2005; 3: 243-246.

7. Patil M, Mehta DS, Guvva S. Future impact of nanotechnology on medicine and dentistry. Journal Indian Society of Periodontology 2008; 12 (2): 34-40.

8. Francisco J. Silvestre, Juan Requeni, Juan M. Simó "Materiales hemostáticos en cirugía oral" DENTUM 2006;6(1):20-24

9. Liang D, Hsiao BS, Chu B.; "Functional electrospun nanofibrous scaffolds for biomedical applications". Adv Drug Deliv Rev (2007); 59:1392:412.

10. Duque L.M.; "Electrospinning: la era de las nanofibras". Revista Iberoamericana de Polímeros, vol. 14 (2013); 12, 14

11. Tian M, Gao Y, Liu Y, Liao Y, Xu R, Hedin NE, Fong H. Bis-GMA/TEGDMA dental composites reinforced with electrospun nylon 6 nanocomposite nanofibers containing highly aligned fibrillar silicate single crystals. Polymer 2007; 48:2720-2728.

12. Zhao Y, Wang H, Lu X, Li X, Yang Y, Wang C. Fabrication of refining mesoporous silica nanofibers via electrospinning. Mater Lett 2008; 62:143-146.

13. An, J., Zhang, H., Zhang, J. et al. Colloid Polym Sci (2009) 287: 1425.

Transposición de órganos dentarios mediante ortodoncia con fines protésicos

Carrillo-Arellano, Janete; Popoca-Hernández, Elena Aurora; Carrasco Gutierrez Rosendo; María de los Angeles Moyaho Bernal; Muñoz Quintana Gabriel

1Docente Facultad de Estomatología BUAP dr_jante_carrillo@hotmail.com, 2Docente Facultad de Estomatología BUAP elenaap@hotmail.com; moyaho3@gmail.com; rosendo_carrasco@hotmail.com; gabriel.munoz@correo.buap.mx;

Autor de correspondencia: Carrillo-Arellano, Janete dr_jante_carrillo@hotmail.com

Resumen

Introducción. La odontología actual busca realizar procedimientos mínimamente invasivos para no comprometer la estructura dentaria, existen casos en los que ya no es posible realizarla y se necesitan tratamientos convencionales e invasivos. Sin embargo, en la actualidad existen diversos métodos que ayudan en la rehabilitación integral del paciente, favoreciendo el pronóstico tanto en función como en estética. Presentación del caso clínico 1: Paciente femenino de 45 años, que acude a la FEBUAP por fractura coronaria del OD 11 y ausencia de los OD 21 y 22, así como gingivitis generalizada. Por lo que se indica tratamiento periodontal, y tratamiento de ortodoncia con fines protésicos con el objetivo de corregir la armonía del arco dental y al mismo tiempo conseguir la disminución del tamaño de la brecha para evitar una prótesis mayor en el momento de la rehabilitación final. Caso clínico 2: Paciente masculino de 60 años, que acude a la FEBUAP por ausencia de los OD 11 y 12, así como Clínicamente se observa edema. Por lo que se indica tratamiento periodontal, y tratamiento de ortodoncia con fines protésicos con el objetivo de corregir la armonía del arco dental y al mismo tiempo conseguir la disminución del tamaño de la brecha para evitar una prótesis mayor en el momento de la rehabilitación final. Conclusiones: Es necesario llevar a cabo un cuidadoso diagnóstico en cada paciente para seleccionar el mejor tratamiento y material que devuelva tanto la estética como la función que se ha perdido, evitando la pérdida total o parcial de los órganos dentarios o de su estructura, logrando una total armonía en la posición de estos, permitiendo una rehabilitación integral.

Palabras clave: Transposición dentaria, oclusión, ortodoncia parcial, odontología multidisciplinaria, ortodoncia adultos.

1. Introducción.

En la actualidad la estética está teniendo un fuerte impacto en la sociedad, ya que el individuo busca sobresalir consiguiendo una mejor apariencia para sentirse incluidos en su entorno, consiguiendo al mismo tiempo un estado óptimo de salud.

El adulto, a diferencia del niño y adolescente, presenta una serie de características que implica una mayor complejidad en las decisiones a tomar para su adecuado tratamiento, partiendo por la existencia de un espectro más amplio de grupo etario. En este capítulo se revisará los diferentes aspectos a considerar antes de comenzar a tratar a pacientes de estas características.

El tratamiento ortodóntico de pacientes con compromiso dentario o esquelético-dentario severo no solo tiene como objetivo mejorar la estética, sino el de restablecer la función de todo el sistema estomatognático. La pérdida de diversos órganos dentarios, ya sea por caries, enfermedad periodontal, o alguna otra causa hace que nos enfrentemos a un gran número de pacientes que aún jóvenes se encuentran con dentaduras mutiladas.

No en todos los casos se puede lograr el tratamiento ideal en un paciente adulto de estas características; en muchos casos, el objetivo terapéutico es realizar un tratamiento en conjunto con las diferentes especialidades odontológicas que nos permita regresar la estética y la función del paciente.

La edad por sí misma no es una contraindicación para el tratamiento ortodóncico. Sin embargo, es importante tener en consideración que en los pacientes adultos mayores, la respuesta tisular a las fuerzas ortodóncicas es mucho más lenta. Esto se debe a una actividad celular disminuida y a que los tejidos se vuelven más ricos en colágeno.

1.1. Importancia Médica

Está demostrado que la pérdida de uno o más órganos dentarios trae como consecuencia diversas repercusiones como la migración de los dientes adyacentes o de los antagonistas. Estas migraciones crean espacios que favorecen la acumulación de placa bacteriana, que de acuerdo con la respuesta del huésped lleva a la gingivitis y posteriormente a periodontitis en la zona, con las consecuencias que esto conlleva.

Otro de los problemas en pacientes parcialmente desdentados es la extrusión de órganos dentarios por falta de antagonista, es una situación muy común que requiere un trabajo interdisciplinario y multidisciplinario.

1.2. Antecedentes generales.

La complejidad de los problemas que presentan estos pacientes en muchas ocasiones determinan la necesidad de realizar tratamientos ortodónticos parciales para dejar la oclusión en condiciones para los procedimientos de rehabilitación protésica.

Al realizar el plan de tratamiento para rehabilitar a cada paciente, se debe considerar los problemas específicos y el riesgo-beneficio que conlleva. El agravamiento que se produce en las zonas que retienen placa bacteriana y la necesidad de normalizar el plano oclusal, sobre todo en pacientes que presentan problemas disfuncionales, son dos claros ejemplos de la importancia del tratamiento ortodóntico como parte del plan integral para la solución en cada caso clínico.

1.3. Antecedentes particulares.

Antes de comenzar cualquier tratamiento de movilización ortodóntica se debe controlar cuidadosamente la ausencia de sitios activos de enfermedad periodontal, pues en caso contrario se produce un aumento en la velocidad de destrucción ósea en la zona.

La colocación de las prótesis y las restauraciones definitivas se recomienda hacerlas una vez que se terminó el tratamiento de ortodoncia, para lograr optimas relaciones oclusales con los antagonistas.

1.4. Antecedentes específicos.

El tratamiento de ortodoncia parcial, tiene objetivos muy limitados, dentro de los que se puede destacar la normalización de la posición y de la inclinación de los dientes remanentes para conseguir restauraciones más estéticas, el mantenimiento o mejoría de la salud periodontal.

Para lograr estos objetivos limitados no siempre se debe utilizar una aparatología total, pero debe realizarse un diagnóstico y un plan de tratamiento cuidadoso, ya que algunos problemas como los de anclaje no siempre son de fácil solución y se debe recurrir a una biomecánica muy específica para cada tipo de paciente.

El diseño de la aparatología dependerá de la cantidad de periodonto de inserción de los dientes de anclaje y de los que necesitarán de movilización. El control de las fuerzas que se utilicen es la base del éxito en nuestros tratamientos. Para lograr este objetivo, el uso de la aparatología fija nos da un mayor control de cada órgano dentario en sentido anteroposterior como vertical y transversal.

Dentro del plan de tratamiento, se debe realizar un control oclusal tanto en céntrica como en los movimientos de protrusión y lateralidad antes del retiro de la aparatología para poder determinar la presencia de grandes contactos prematuros, los cuales se den solucionar en esta etapa y después a los 3 y 6 meses durante la etapa de contención.

Es importante que el paciente esté informado de que los beneficios del tratamiento ortodóntico se mantendrán siempre y cuando él controle la placa dentobacteriana y se realice la rehabilitación adecuada, pues en caso contrario la recidiva es inevitable.

A continuación se presentarán dos casos clínicos en los que además de haber conseguido una mejoría estética, el tratamiento de ortodoncia logró los objetivos propuestos tanto en el ámbito protésico como en lo periodontal.

En cada uno de ellos se realizó el plan de tratamiento teniendo en cuenta la mejor relación riesgo-costo-beneficio, tanto desde el punto de vista estético como funcional, para lo cual se determinaron objetivos terapéuticos específicos y realistas para cada paciente en particular.

Es de gran importancia la mejoría estética en relación con el aumento de la autoestima, tanto en niños como adultos, ya que tiene una relación directa con el mejoramiento de la calidad de vida, ya que es el objetivo principal de nuestros tratamientos.

2. Presentación del caso 1

Paciente femenino de 45 años, que acude a la FEBUAP por fractura coronaria(resto radicular) del OD 11 y ausencia de los OD 21 y 22, así como gingivitis generalizada. Refiere accidente hace 3 años que le provocó la fractura del OD, éste se presenta degollado observándose el tercio apical de la raíz, el conducto radicular expuesto y el margen gingival inflamado. Clínicamente se observa apiñamiento en los órganos dentarios presentando una brecha amplia con edema y eritematosa. Por lo que se indica tratamiento periodontal, y tratamiento de ortodoncia con fines protésicos con el objetivo de corregir la armonía del arco dental y al mismo tiempo conseguir la disminución del tamaño de la brecha para evitar una prótesis mayor en el momento de la rehabilitación final.

Objetivos del tratamiento

- La salud periodontal
- Alinear y nivelar arcadas dentaria
- Reposicionar órganos dentarios
- Conseguir entrecruzamiento y sobremordida
- Conseguir clase l canina
- Rehabilitación integral
- Mantener salud periodontal
- Estabilidad de los resultados

Plan de tratamiento

Dada la situación económica y falta de tiempo de la paciente se adecuo el tratamiento, trabajando paulatinamente en nivel de prioridad; se iniciara con tratamiento periodontal y rehabilitación urgente (extracciones, endodoncia, caries extensas), se colocara aparatología fija maxilar superior, colocando en la brecha desdentada los órganos dentarios sobrepuestos faltantes acrilados en grupo, dejando espacio suficiente entre los órganos dentarios presentes para dar amplitud de movimiento, una vez lograda la fase l de alineación y nivelación se colocara aparatología en la arcada inferior, trabajando prioritariamente en la arcada superior, colocando retroligaduras, alternado con open-coil en el sector posterior para disminuir la brecha desdentada, continuar con la rehabilitación remodelando la anatomía de los órganos dentarios reposicionados de acuerdo a su nuevo lugar de posicional, alineado y nivelado el maxilar inferior se traccionará para lograr sobremordida anterior con ayuda de retroligadura y stripping, rehabilitación, estabilización y mantenimiento.

Presentación del caso 2

Paciente masculino de 60 años, que acude a la FEBUAP por ausencia de los OD 11 y 12, así como endoposte en los órganos dentarios

21 y 22, extracción del órgano dentario 47, preparación para corona del órgano dentario 22, preparación de coronas para recibir prótesis parcial fija del órgano dentario 21 y 13, preparación para coronas de los órganos dentarios 38,35,44 y 48, colocación de resina en los órganos dentarios 17,15,14,23,24,25 y 3. Clínicamente se observa edema. Por lo que se indica tratamiento periodontal, y tratamiento de ortodoncia con fines protésicos con el objetivo de corregir la armonía del arco dental y al mismo tiempo conseguir la disminución del tamaño de la brecha para evitar una prótesis mayor en el momento de la rehabilitación final.

Objetivo de tratamiento

Diagnosticar estado dental

Periodoncia

Rehabilitación inicial

Colocación de aparatología fija superior e inferior parcial

Alineación y nivelación de ambas arcadas dentarias

Cierre de espacios

Mantenimiento periodontal

Rehabilitación final de órganos dentarios remanentes

Estabilidad de resultados

Plan de tratamiento

Se inició la rehabilitación del paciente y se diagnosticó en base a tratamientos previos realizados en la clínica anterior: con tratamientos de rutina: historia clínica, sondeo, radiografía, control de biofilm y profilaxis, seguido de tratamiento periodontal, continuando con la rehabilitación inicial en nivel prioritario; endoposte en los órganos dentarios 21 y 22, extracción del órgano dentario 47, preparación para corona del órgano dentario 22, preparación de coronas para recibir prótesis parcial fija del órgano dentario 21 y 13, preparación para coronas de los órganos dentarios 38,35,44 y 48, colocación de resina en los órganos dentarios 17,15,14,23,24,25 y 34, se continua tratamiento con la colocación de aparatología fija ortodontica en ambas arcadas por un periodo de tres meses en el que se quería conseguir; cierre de espacios inferior, mejorar sobremordida, retroclinar órganos dentarios superiores, al conseguir estos objetivos se continuo con control periodontal, retirar aparatología parciamente del sector superior, colocación de provisionales, rehabilitación final: Re preparación de los órganos dentarios 22,38,35,44 y 48, colocación de protesis fija utilizando como pila los órganos dentarios 21 y 13, se retira aparatología inferior y se continua con, estabilización y mantenimiento.

3. Resultados.

Caso 1

Ante la ausencia de tres órganos dentarios, y una brecha mayor por el apiñamiento posterior del lado derecho se recolocaron los órganos dentarios mesializando y cambiando lugar posicional el 12 quedó en lugar del 11, el 13 en lugar del 12 y el 14 en lugar del 13, el 23 en lugar del 22 y el 24 en lugar del 23 quedando únicamente el espacio del órgano dentario 21.

La paciente aún está con provisionales ya que se espera la cicatrización por el alargamiento de corona, así como el control total de placa dentobacteriana de la paciente.

Caso 2

En 3 meses se consiguió mejorar la sobremordida horizontal, consiguiendo el espacio para retroclinar los superiores y poder colocar la protesis sin que se traumatizara consiguiendo mejor función y estética, terminando la rehabilitación y se espera colocar la prótesis removible para terminar el tratamiento.

4. Discusión

Los adultos mayores son en la actualidad 8.2 millones y representan 7.7% de la población total, pero la tasa de incremento anual indica que para el año 2050 serán 36.2 millones, es decir, uno de cada cuatro mexicanos. Se puede esperar que la aceleración demográfica presentada por este sector de la población se vea reflejada en el número de pacientes adultos mayores que soliciten atención ortodóncica. También puede esperarse que a medida que la expectativa de vida aumenta y los servicios de salud mejoran, la población mayor de 60 años participará más activamente en la sociedad y revela el deseo de conservar su dentición funcional y estéticamente a largo plazo.

Actualmente, se enfrenta el reto de un incremento de la población adulta mayor en un periodo corto de tiempo. El ortodoncista, y todo profesional de salud, deben estar capacitados para responder estas demandas de la sociedad.

5. Conclusiones.

El diagnóstico correcto y un plan de tratamiento apropiado en estos pacientes son un verdadero desafío, es importante saber a dónde queremos llegar para determinar cuáles son los objetivos reales para nuestro paciente y elegir el camino más eficaz para llegar a los resultados deseados

A pesar de que aún no se han concluido los casos, los excelentes resultados que se obtuvieron nos confirman que la planeación y la interconsulta con las diferentes especialidades fue fundamental en la secuencia del trabajo.

En los casos presentados, podemos observar una gran mejora tanto en lo estético como en lo funcional, ya que con el tratamiento se pudo colocar una rehabilitación óptima permitiendo una total funcionalidad y a nivel psicológico también observamos que ambos pacientes presentan una mayor seguridad y confianza con el nuevo aspecto que tienen.

Por lo que podemos concluir que la ortodoncia con fines protésicos es una excelente alternativa en los pacientes adultos, sobre todo cuando hay pérdida de órganos dentarios, ya que se les puede devolver armonía y al mismo tiempo disminuir los espacios edéntulos y así rehabilitar una menor brecha.

6. Referencias.

1. F. de Harfin J. Tratamiento Ortodóntico en el Adulto. Editorial médica panamericana. 2000

2. Graber L, Vanarsdall R. Ortodoncia Principios y técnicas actuales. Edit. Elsevier quinta edición 2013.

3. Hidalgo E, Vargas M. Ortodoncia en adultos. [REV. MED. CLIN. CONDES - 2013; 24(6) 1044-1051]

4. Hernández F, Tavira S. Ortodoncia en un paciente adulto mayor. Revista Mexicana de Ortodoncia, Vol. 2, Núm. 3 Julio-Septiembre 2014 pp 196-203.

Caso 1

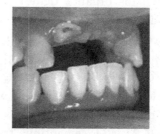

Fig. 1

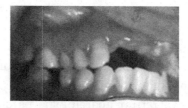

Fig. 2

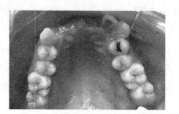

Fig.3

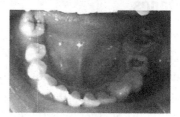

Fig. 4

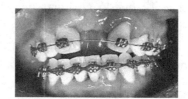

Fig. 5

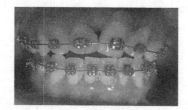

Fig. 6

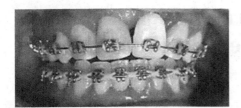

Fig. 7

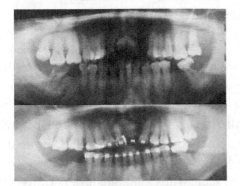

Fig. 8

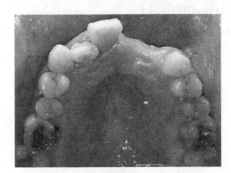

Fig.9

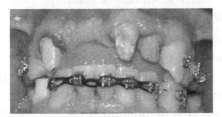

Fig. 10

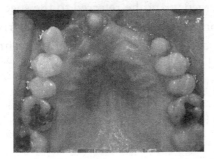

Fig. 11

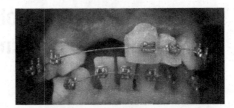

Fig. 12

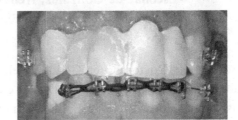

Fig. 13

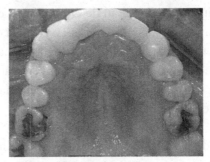

Fig. 14

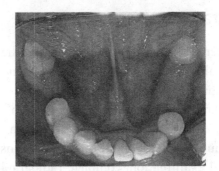

Fig. 15

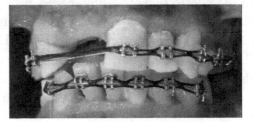

Fig. 16

Iatrogenia en Odontología, un evento ignorado por la Comunidad Científica. Reporte de un caso

Turcios-Bonilla Jenniffer Elizabeth1; Aguirre-Escobar, Guillermo Alfonso2; Escobar-de-González, Wendy Yesenia3; Archila-Gallegos, Manuel4; Carranza-Mendoza Iván5; Arbizú-Trigueros, Regina Guadalupe6

1Estudiante de Doctorado en Cirugía Dental - Facultad de Odontología de la Universidad de El Salvador, jenntu93@gmail.com, - 2Doctor en Cirugía dental, Especialista en Odontología Preventiva y Máster en Salud Pública y Epidemiología. Profesor e Investigador - Facultad de Odontología de la Universidad de la Universidad de El Salvador, guillermo.aguirre@ues.edu.sv, - 3Doctora en Cirugía Dental. Máster en Metodología de la Investigación en Ciencias de la Salud. Profesora e Investigadora - Facultad de Odontología de la Universidad de la Universidad de El Salvador, wendy.escobar@ues.edu.sv, – 4Doctor en Cirugía dental, Profesor - Facultad de Odontología de la Universidad de la Universidad de El Salvador, manuel.archila@ues.edu.sv, - 5Doctor en Cirugía dental, Profesor - Facultad de Odontología de la Universidad de la Universidad de El Salvador, ivan.carranza@ues.edu.sv, - 6Estudiante de Doctorado en Cirugía Dental - Facultad de Odontología de la Universidad de El Salvador, regina.arbizu@ues.edu.sv.

Autor de correspondencia: Turcios-Bonilla Jenniffer Elizabeth jenntu93@gmail.com

Abstract

Iatrogenic is any harmful alteration in the health status of the patient, produced by professionals in the health area related to the impairment of the quality of life. The success of limiting the damage and rehabilitation in these cases depends on the clinician's ability to identify and diagnose them early. Iatrogenic injuries are very frequent in oral medicine. Objective: To describe a clinical case of iatrogenic after-treatment odontological alterations in a 22-year-old male patient. Methodology: During a community intervention, the patient consulted for localized pain at thermal changes; Anamnesis, clinical examination, complete radiography and interconsultation with specialist were performed. Results: Aesthetic and functional disharmony was determined after orthodontic treatment, negligent wear or imperfection of healthy enamel, primary and secondary caries and also psychological impact. Preliminary treatments were performed to resolve the emergency and he referred to the specialist. Conclusions The adequate diagnosis allowed detecting the origin of the patient's pain and referring it to its ideal treatment; reaffirming that professional dental practice involves both scientific, technical, and ethical knowledge, to establish a correct diagnosis, and referring the specialist when necessary to avoid or minimize complications and/or injuries.

Keywords: Dental Caries, Iatrogenic Disease, Orthodontics (MeSH).

Resumen

Iatrogenia es toda alteración nociva en el estado de salud del paciente, producida por los profesionales del área de la salud relacionada con el menoscabo de la calidad de vida. El éxito de la limitación del daño y rehabilitación en estos casos, depende, de la capacidad del clínico de identificarlos y diagnosticarlos precozmente. Las lesiones iatrogénicas, son muy frecuentes en la medicina bucal. Objetivo: Describir un caso clínico de alteraciones iatrogénicas postratamiento odontológico en paciente masculino de 22 años. Metodología: Durante una intervención comunitaria, el paciente consultó por dolor localizado a cambios térmicos; se realizó anamnesis, examen clínico y radiográfico completo e interconsulta con especialista. Resultados: Se determinó desarmonía estética y funcional postratamiento ortodóntico, desgaste negligente o por impericia de esmalte sano, caries primaria y secundaria y además impacto psicológico. Se realizaron tratamientos preliminares para solventar la urgencia y se refirió al especialista. Conclusión: El adecuado diagnóstico permitió detectar el origen del dolor del paciente y referirlo a su tratamiento idóneo, reafirmando que, la práctica profesional odontológica involucra tanto el conocimiento científico, técnico y ético, para establecer un correcto diagnóstico y referir al especialista cuando sea necesario para evitar o minimizar complicaciones y/o injurias.

Palabras clave: Caries Dental, Enfermedad Iatrogénica, Ortodoncia (DeCS).

1. Introducción.

La palabra iatrogenia deriva del griego Iatos (médico) y Genia (origen)(1). Según el diccionario de la Real Academia Española (2): "Dícese de toda alteración del estado del paciente, producida por el médico". En odontología, las lesiones por iatrogenia pueden definirse como cualquier alteración inducida por el profesional durante el procedimiento odontológico, pudiendo afectarse tanto tejidos duros como mucosas (3–5).

Los daños iatrogénicos pueden ser de tres tipos: predecibles o calculados, aleatorios o accidentales y por negligencia o ineptitud (6). No obstante, cualquiera que sea su etiología, estas lesiones son capaces de comprometer la calidad de vida del paciente; además del impacto que representan los costos de su retratamiento para la economía familiar y para la salud pública (7). En países desarrollados, las implicaciones financieras se estiman en alrededor de $29 mil millones anuales, considerándose por ello un problema de naturaleza epidémica8. En un país como El Salvador, donde los recursos destinados a la salud pública son limitados, sin duda alguna constituye un problema que podría tener importantes repercusiones.

El éxito de la limitación de los daños por iatrogenia y su rehabilitación, depende en gran medida, de la capacidad del clínico de identificarlos y diagnosticarlos precozmente (4,8). Sin embargo, aunque las lesiones iatrogénicas son muy frecuentes en la medicina bucal, no se suelen diagnosticar y mucho menos publicar, lo cual podría inducir a una falsa percepción de baja prevalencia (5). Demuestra pericia profesional determinar si la complejidad del caso clínico supera las habilidades y destrezas del clínico, dando apertura a la interconsulta y la referencia oportunas para el manejo holístico de cada caso paticular.

2. Objetivo.

Es objetivo de este reporte describir un caso clínico de alteraciones iatrogénicas postratamiento odontológico.

3. Metodología.

3.1. Presentación del caso.

Paciente masculino de 22 años de edad, predicador de oficio, con motivo de consulta: "Quiero una revisión porque tengo sensibilidad en un diente de enfrente". Durante la anamnesis expresó condición sistémica no contributorio, haber recibido tratamientos de operatoria dental y ortodoncia durante 3 años finalizando dicho tratamiento en diciembre de 2017 y mantuvo retenedores de ortodoncia por 4 meses post-tratamiento ortodóntico; así mismo manifiesta que nunca recibió técnicas de higiene oral.

Al examen clínico extraoral se detectó: sensibilidad a la palpación condilar principalmente en el lado izquierdo, perfil del tercio inferior recto, eversión del labio inferior, surco mentolabial marcado e hipotonía de la musculatura perioral (Ver figuras 1, 2 y 3).

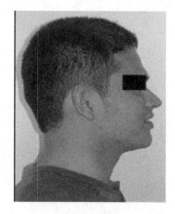

Fig. 1 Perfil lateral

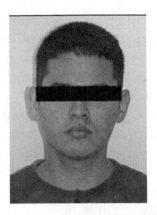

Fig. 2 Perfil frontal

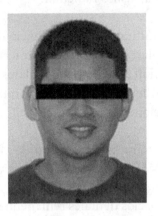

Fig. 3 Sonrisa

Al examen clínico intraoral se observó: frenillo del labio superior implantación alta, frenillo del labio inferior implantación baja, frenillo lingual implantación media, relación molar clase I bilateral, relación canina clase II bilateral, sobremordida horizontal de 5.5 mm, sobremordida vertical de 6 mm, líneas medias dentales no coinciden con la línea media facial (LM Mx desviada a la derecha 2 mm/LM Md desviada a la izquierda 2 mm); diastema entre dientes 2-3 y 2-5, curva de Spee acentuada, arquitectura gingival anterior no armónica debido a la inadecuada situación de cénits, manchas generalizadas, restos de resina en las superficies linguales de incisivos inferiores, sensibilidad dental relacionada a restauraciones anteriores y esmalte dental erosionado generalizado en superficie bucal. (Ver figuras 4 a 10).

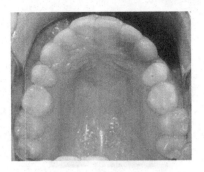

Fig. 4 Arco superior

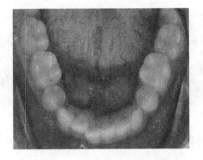

Fig. 5 Arco inferior

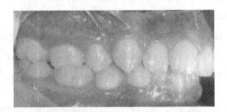

Fig. 6 Lateral derecha

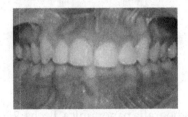

Fig. 7 Frontal

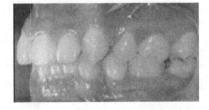

Fig 8 Lateral izquierda

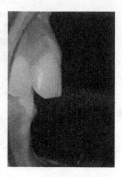

Fig. 9 Sobremordida horizontal y vertical

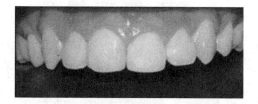

Fig. 10 Arquitectura gingival anterior no armónica

Radiográficamente se observa la ausencia de paralelismo radicular, terceros molares presentes, impactación de dientes 3-8 y 4-8 con saco coronal hiperplásico asociado a 3-8, cóndilos mandibulares asimétricos, achatamiento radicular apical. (Ver figura 11).

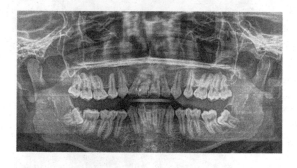

Fig. 11 Radiografía panorámica. Fecha: 25/10/2018

Posterior a la realización de todos los exámenes se determinan las siguientes condiciones diagnósticas:

3.1.1. Condición 1. Desarmonía estética y funcional postratamiento ortodóntico

Para evaluar la existencia de iatrogenia en el presente caso, se requirió la interconsulta con un Ortodoncista y Ortopeda Maxilofacial. El especialista requirió los registros diagnósticos iniciales del paciente para compararlos con los registros actuales, pero dichos registros iniciales no se encuentran disponibles, ante dicha inexistencia, el ortodoncista se limitó a dar su punto de vista con respecto al estado clínico actual del paciente, considerando aquellos aspectos o signos que determinan el éxito de un tratamiento de ortodoncia; dentro de estos se mencionan:

- Paralelismo radicular.

- Planificación de exodoncia de terceros molares superiores e inferiores para incluir a las segundas molares superiores e inferiores dentro del tratamiento y mejorar su relación oclusal.

- Mejorar sobre mordida horizontal (SMH) y sobremordida vertical (SMV).

- Espacios dentales remanentes.

- Establecimiento de un protocolo adecuado de retención incluyendo el manejo higiénico del mismo.

3.1.2. Condición 2. Desgaste de esmalte sano por negligencia o por impericia

El paciente refiere hipersensibilidad en diente 1-1. Al examen clínico, se observa desgaste irregular del tejido adamantino localizado en superficies vestibulares en sector anterosuperior no característico de lesiones patológicas cariosas y no cariosas (erosiones, abfracciones y abrasiones). Al interrogatorio, el paciente expresa que fue a consecuencia de la remoción de brackets y de corrección de posición de piezas anterosuperiores (Ver figura 12).

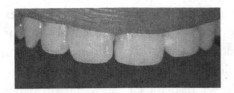

Fig. 12 Desgaste de esmalte dental en superficie vestibular

3.1.3. Condición 3. Caries primaria y secundaria

Se detectaron múltiples lesiones cariosas códigos 1, 2, 3 y 4 de ICDAS (Sistema Internacional para la Detección y Evaluación de Caries) en el sector posterior y en sector anterosuperior. Se observan lesiones cariosas asociadas a inadecuado sellado marginal.

El paciente expresa que previo al tratamiento de ortodoncia se le realizaron obturaciones de resina exclusivamente en el sector anterior, nunca fue notificado de presencia de caries en dientes posteriores; no fue orientado en técnicas adecuadas de higiene oral ni en la necesidad de controles periódicos luego de la remoción de la aparatología fija (Ver figuras 13, 14 y 15).

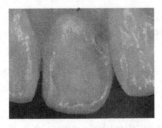

Fig. 13 Lesión de caries que involucra dentina en palatino

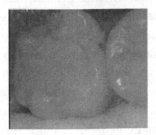

Fig. 14 Lesión cariosa en mesial de pieza 4-6

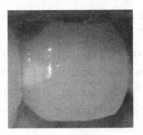

Fig. 15 Lesión incipiente de caries en mesiovestibular de pieza 2-2

3.1.4. Condición 4. Impacto psicológico

Al identificar los distintos tipos de iatrogenia se decidió realizar una evaluación psicológica por medio del cuestionario sobre el Impacto Psicosocial de la Estética Dental (PIDAQ por sus siglas en inglés), instrumento psicométrico de múltiples ítems que se utilizó para evaluar la perspectiva del paciente sobre el impacto relacionado específicamente con la ortodoncia.

El test reveló que el paciente limita mostrar sus dientes al sonreír, se ve afectado por la opinión de terceros sobre la apariencia de sus dientes, desearía tener sus dientes como los de otras personas y gustaría tener dientes más bonitos (9,10).

Se puede aseverar que el paciente ha desarrollado cierta inhibición relacionada al tamaño, alineación y apariencia de sus dientes generándole incomodidad al sonreír, lo que se traduce en impacto psicológico y por ende alteración en su calidad de vida.

Se determina entonces que el paciente presentó desarmonía estética y funcional postratamiento ortodóntico, desgaste negligente de esmalte sano, caries primaria y secundaria e impacto psicológico producto de las múltiples alteraciones estéticas y funcionales.

3.2. Tipo de Intervención.

El abordaje clínico del paciente fue de carácter integral desde la remoción de los factores retentivos de placa dentobacteriana (remanentes de resina del retenedor fijo en lingual de dientes anteroinferiores), remoción de irritante local, tratamientos de operatoria, rehabilitación estética y funcional de incisivos centrales superiores y la interconsulta con un profesional de Ortodoncia.

4. Resultados.

La promoción de la salud fue aplicada en el tratamiento integral del paciente con la que se le instruyó sobre técnicas de higiene oral adecuadas, aditamentos de higiene, las visitas periódicas al odontólogo y la aplicación periódica de flúor. Al ser evaluado por el profesional en Ortodoncia se hizo ver al paciente de la necesidad del retratamiento ortodóntico para lograr los objetivos del tratamiento que no se lograron con el tratamiento previo. Al final de la intervención, el paciente se mostró positivo a los resultados de la misma, además mostró mayor facilidad para sonreír, elemento que previo a la intervención, se había visto alterado.

5. Discusión.

El resultado de todo diagnóstico y tratamiento dental dependerá de la manera en que se aborde cada caso clínico; siendo de suma importancia que se evalúen todos los posibles factores que pueden desencadenar en una iatrogenia odontológica como: diagnóstico incorrecto o deficiente, la indicación inadecuada de un procedimiento clínico, plan de tratamiento incorrecto y su ejecución, negligencia en la reevaluación y modificación del plan de tratamiento, supervisión y comunicación ineficiente durante el tratamiento con el paciente, así como la poca colaboración de este (3).

En muchas ocasiones, no depende únicamente del profesional sino de las condiciones en las que se esté realizando el procedimiento clínico,

aclarando que el entorno comunitario no exime a los profesionales de la salud de realizar un diagnóstico y plan de tratamiento oportunos; aquellos casos clínicos cuya complejidad no pueda ser resuelta en este contexto deben de referirse al especialista capacitado y certificado.

Dommar et al. (11) enlistan relaciones caninas clase I, coincidencia de la línea media superior con la línea media facial y paralelismo de raíces como elementos importantes posterior al tratamiento ortodóncico, elementos que el paciente presentó alterados, por ello se determinó en base a la evaluación clínica y radiográfica que el tratamiento ortodóntico no fue exitoso o que en su defecto no cumplió con elementos básicos que dictan que sí lo fuere, dado que el paciente del caso clínico cuenta con la presencia de terceros molares superiores erupcionados, inadecuadas sobremordida horizontal y vertical (5.5 mm y 6 mm respectivamente), presencia de diastemas e inexistencia de contactos interproximales óptimos; y a nivel radiográfico se aprecia la presencia de terceros molares inferiores mesioangulados e impactados, ausencia de paralelismo radicular, presencia de saco hiperplásico asociado a pieza 3-8.

El paciente presenta desgaste irregular en superficies vestibulares de múltiples dientes, siendo más marcadas en piezas anterosuperiores, dichos desgastes—evidentemente— fueron realizados por instrumental rotatorio inadecuado pudiéndose asociar a la remoción de brackets y para nivelar la posición de ambos incisivos centrales superiores que podrían vincularse fuertemente a la hipersensibilidad manifestada; debido a que se desconoce el método que se utilizó para remover dicha aparatología sería comprometido aseverar un origen iatrogénico; la literatura científica reporta que fresas de Arkansas como las de tungsteno a alta velocidad son las que mayor daño al esmalte generan, catalogando también a las fresas multilaminadas y fresas de tungsteno a baja velocidad como las más indicadas para tal fin (12–14).

La caries recurrente o caries de recidiva constituye una de las razones más frecuentes de necesidad de retratamiento, producto de filtración bacteriana en la interfase restauración-diente o por persistencia de tejido infectado previo a la colocación del material obturador; la presencia de toda lesión adyacente a la restauración debe ser registrada. Por esto es crucial diagnosticar lesiones recurrentes tempranas para prevenir la destrucción severa del tejido duro y mejorar el pronóstico para un resultado de tratamiento exitoso (6,7). Carrillo (15) y Figueroa (16) expresan que el manejo de los materiales dentales, las preparaciones realizadas por el operador y el control de placa dentobacteriana por parte del paciente son los factores más importantes a considerar en el fracaso de las restauraciones. En el paciente del caso clínico es evidente que se había realizado tratamientos de operatoria en dientes anteriores previo a la instauración de los brackets, mas no en dientes posteriores, además de no haber recibido orientación en técnicas de higiene oral específicas para portadores de aparatología fija. Se puede presumir que el desarrollo de lesiones cariosas, primarias en sector posterior y secundarias en sector anterior, tiene origen en la nula orientación que recibió el paciente en cuanto a higiene oral, ya que no solo es importante devolver la estructura funcional, si no que el control de nuevas lesiones implica evaluar el riesgo cariogénico, aplicar flúor periódicamente y controlar la placa dentobacteriana terminado el tratamiento ortodóntico (16).

La literatura científica reconoce que la condición bucal del individuo afecta de manera diversa a su calidad de vida (17); para establecer dicha condición, el paciente se abordó mediante el Cuestionario del Impacto Psicosocial de la Estética Dental (PIDAQ) con el que se estableció que estaba disconforme con la condición actual de sus dientes y la disposición de los mismos (incomodidad al sonreír que se genera debido al tamaño, alineación y apariencia de sus dientes). González et al. (18) concluyen que los pacientes, en especial los adultos, buscan el tratamiento integral donde se incluyen: educación y motivación al paciente, técnicas de higiene oral, tratamientos preventivos y/o restaurativos y tratamiento de ortodoncia para solventar problemas estéticos; por ello se logra determinar que el paciente requiere la atención de manera integral que incluya los tratamientos clínicos antes mencionados además del retratamiento de ortodoncia, esto con el objetivo de lograr armonía estética y funcional, mejorando las condiciones bucales y proporcionando mejoría en la calidad de vida.

6. Conclusiones.

- El fomento de una práctica odontológica segura, afirma la calidad de la actividad asistencial y evita problemas clínicos y legales, así como costos elevados y daños a la salud integral del paciente. Es de vital importancia ejercer la profesión odontológica con el objetivo de mejorar la calidad de vida del paciente, desde el momento en el que se establece un correcto diagnóstico, en el cual se apliquen todos los sistemas e índices necesarios para la detección de las afecciones de la cavidad oral, de esta forma dar un tratamiento efectivo y así evitar complicaciones y/o injurias al paciente durante el tratamiento.

- Para poder diagnosticar iatrogenia ortodóncica se debe contar con todos los registros diagnósticos iniciales y finales (fotografías extraorales, intraorales, radiografías laterales de cráneo, panorámica y periapicales adecuadas, modelos de estudio y ficha clínica) que permitan evidenciar aquellos elementos que no fueron bien abordados en el tratamiento de ortodoncia.

- El caso presenta omisiones diagnósticas y terapéuticas que pudieron mejorar el posoperatorio ortodóncico, instauración de una adecuada relación canina y proveer adecuados contactos interproximales.

- Los pacientes deben ser referidos a los especialistas acreditados y competentes para solventar los casos de manera oportuna.

7. Referencias.

1. Arimany-Manso J. La responsabilidad profesional en cardiología. Rev Española Cardiol [Internet]. septiembre de 2012 [citado el 19 de octubre de 2018];65(9):788–90. Disponible en: http://linkinghub.elsevier.com/retrieve/pii/S030089321200303X

2. Real Academia Española (RAE). Iatrogenia | Definición de Iatrogenia - Diccionario de la real academia española - Edición del Tricentenario [Internet]. RAE. 2017 [citado el 21 de octubre de 2018]. Disponible en: http://dle.rae.es/?id=c9xJNxL

3. Obadan EM, Ramoni RB, Kalenderian E. Lessons learned from dental patient safety case reports. J Am Dent Assoc [Internet]. 2015 [citado el 19 de octubre de 2018];146(5):318–326.e2. Disponible en: https://linkinghub.elsevier.com/retrieve/pii/S0002817715002135

4. Prasad RV, Chincholi S, V D, Sirajuddin S, Biswas S, Prabhu SS, et al. Iatrogenic Factors Affecting the Periodontium: An Overview. Open Dent J [Internet]. el 26 de junio de 2015 [citado el 19 de octubre de 2018];9(Suppl 1: M8):208–9. Disponible en: http://benthamopen.com/ABSTRACT/TODENTJ-9-208

5. Rodriguez MD. Lesiones iatrogénicas en el ámbito de la medicina oral. DENTUM. 2012;12(1):XXXX.

6. Mario C-A, Lucero V-L, María Patricia G-G. Iatrogenias en odontopediatría: presentación de un caso clínico. Rev Tamé [Internet]. 2014 [citado el 19 de octubre de 2018];3(8):275–8. Disponible en: http://www.uan.edu.mx/d/a/publicaciones/revista_tame/numero_8/Tam148-6.pdf

7. Segura A. Prevención, iatrogenia y salud pública. Gac Sanit [Internet]. 2014 [citado el 19 de octubre de 2018];28(3):181–2. Disponible en: https://doi.org/10.1016/j.gaceta.2014.02.002

8. Ozcelik O, Haytac MC, Akkaya M. Iatrogenic trauma to oral tissues. J Periodontol [Internet]. 2005 [citado el 19 de octubre de 2018];76(10):1793–7. Disponible en: http://doi.wiley.com/10.1902/jop.2005.76.10.1793

9. Deng X, Wang Y ji, Deng F, Liu P li, Wu Y. Psychological well-being, dental esthetics, and psychosocial impacts in adolescent orthodontic patients: A prospective longitudinal study. Am J Orthod Dentofac Orthop [Internet]. 2018;153(1):87–96.e2. Disponible en: http://dx.doi.org/10.1016/j.ajodo.2017.05.028

10. Santos PM, Gonçalves AR, Marega T. Validity of the Psychosocial Impact of Dental Aesthetics Questionnaire for use on Brazilian adolescents. Dental Press J Orthod [Internet]. 2016 [citado el 17 de octubre de 2018];21(3):67–72. Disponible en: http://dx.doi.org/10.1590/2177-6709.21.3.067-072.oar

11. Belkis DP, de Hoffmann Corina L, Glenda F. Criterios de finalización de tratamientos en ortodoncia. Odous Cient [Internet]. 2014 [citado el 27 de octubre de 2018];15(1):36–44. Disponible en: http://servicio.bc.uc.edu.ve/odontologia/revista/vol15-n1/art04.pdf

12. Contero Rosero MP. Estado del esmalte dental después de retirar brackets y pulir el

adhesivo residual a través de tres mecanismos, en premolares extraídos, mediante el estereomicroscópio [Internet] [Tesis]. Quito: Universidad Central del Ecuador; 2015. Disponible en: http://www.dspace.uce.edu.ec/handle/25000/5388

13. Turpo F. Retiro de Brackets [Internet] [Tesis]. Tacna: Universidad Privada de Tacna; 2016. Disponible en: http://repositorio.upt.edu.pe/bitstream/UPT/120/1/Turpo-Centeno-Fanny.pdf

14. Arboleda Ariza N, Wasserman Milhem I, Reina Velosa DK, Quintero Quinche I. Evaluación de la superficie del esmalte luego de la descementación de brackets metálicos. Revisión sistemática. Univ Odontol [Internet]. enero de 2017 [citado el 27 de octubre de 2018];36(77). Disponible en: http://revistas.javeriana.edu.co/index.php/revUnivOdontologica/article/view/20817

15. Carrillo C. La caries secundaria y su adecuado diagnóstico. Rev ADM [Internet]. 2012 [citado el 27 de octubre de 2018];69(6):258–65. Disponible en: http://www.medigraphic.com/pdfs/adm/od-2012/od126c.pdf

16. Figueroa-Gordon M. Caries secundaria. Acta Odontol Venez [Internet]. 2009 [citado el 27 de octubre de 2018];47. Disponible en: https://www.actaodontologica.com/ediciones/2009/2/art-24/

17. Diaz-Reissner CV, Casas-García I, Roldán-Merino J. Calidad de Vida Relacionada con Salud Oral: Impacto de Diversas Situaciones Clínicas Odontológicas y Factores Socio-Demográficos. Revisión de la Literatura [Internet]. Vol. 11, International Journal of Odontostomatology. 2017 [citado el 27 de octubre de 2018]. Disponible en: https://scielo.conicyt.cl/pdf/ijodontos/v11n1/art05.pdf

18. González Murillo JA, Rabchinsky Jaet D, Ondarza Rovira R, Justus Doczi R, García López S. Evaluación de la confianza personal, impacto psicosocial y calidad de atención recibida de pacientes jóvenes y adultos posterior al tratamiento de Ortodoncia. Rev Mex Ortod [Internet]. 2018 [citado el 28 de octubre de 2018];6(1):8–15. Disponible en: http://www.medigraphic.com/ortodonciawww.medigraphic.org.mx

Técnica de impresión a boca cerrada en prostodoncia total

López-Martínez, Jairo 1; Rodríguez-Pérez Luis Renán 2, Gómez-Ríos Norma Inés 3, Orozco-Orozco, Norma Idalia 4, Ortiz-Cruz, Fabiola 5, Simg-Alor, Ana Alicia 6.

1Pasante en servicio social – Facultad de Odontología, Campus Minatitlán (Investigación e intervención odontológica, Facultad de Odontología, Universidad Veracruzana, México) jairolopez889@gmail.com, 2Catedratico de tiempo completo – Facultad de Odontología, Campus Minatitlán (Investigación e intervención odontológica, Facultad de Odontología, Universidad Veracruzana, México) luisrodriguez@uv.mx, 3Catedratico de tiempo completo – Facultad de Odontología, Campus Minatitlán (Investigación e intervención odontológica, Facultad de Odontología, Universidad Veracruzana, México) ngomez@uv.mx, – 4Catedratico de tiempo completo - Facultad de Odontología, Campus Minatitlán (Investigación e intervención odontológica, Facultad de Odontología, Universidad Veracruzana, México) norozco@uv.mx, – 5Catedratico de tiempo completo - Facultad de Odontología, Campus Minatitlán (Investigación e intervención odontológica, Facultad de Odontología, Universidad Veracruzana, México) faortiz@uv.com.mx, – 6Catedrático de tiempo completo - Facultad de Odontología, Campus Minatitlán (Investigación e intervención odontológica, Facultad de Odontología, Universidad Veracruzana, México) asimg@uv.mx

Autor de correspondencia Ortiz-Cruz, Fabiola faortiz@uv.com.mx

Abstract

Introduction: There are patients with complete mandibular prostheses with complains of eviction, however, the problem related to the movement of the complete mandibular prostheses could be solved clinically, improving the mechanism of peripheral sealing of the mandibular prostheses. Objectives: This work was made with the purpose of knowing another way of rehabilitating an edentulous patient using the "closed mouth impression technique". Methodology: A 63-year-old female patient came to the Universidad Veracruzana with the desire to receive a new prosthetic treatment. This patient had a total prosthesis, whose excessive mobility was her dissatisfaction, for which it was decided to take a static anatomical impression and a closed mouth physiological impression following the movements of Dr. Jiro Abe. Results: In the clinical tests of retention and stability, there was increased retention when pulling the prosthesis vertically, the major effects were in the stability, which didn't present lateral movements when talking and eating. Conclusions: A solution to patients who present mobility of the mandibular prosthesis is the "closed mouth impression technique" which allows a satisfactory prosthetic treatment, due to it provides a stability and adequate retention.

Keywords: anatomy impression, closed mouth impression, peripheal sealing

Resumen

Introducción: Existen pacientes portadores de prótesis completas mandibulares con quejas de desalojo, sin embargo, el problema relacionado con el movimiento de la prótesis mandibular completa podría resolverse clínicamente, mejorando el mecanismo de sellado periférico de la prótesis mandibular. Objetivos: Este trabajo se realizó con la finalidad de dar a conocer otra manera de rehabilitar a un paciente edentulo empleando la "técnica de impresión a boca cerrada". Metodología: Paciente femenino de 63 años de edad acudió a la Universidad Veracruzana con el deseo de recibir un nuevo tratamiento protésico. Este paciente era portador de prótesis total, cuya excesiva movilidad era su insatisfacción, para lo cual se decidió tomar una impresión anatómica estática y una impresión fisiológica a boca cerrada siguiendo los movimientos del Dr. Jiro Abe. Resultados: A las pruebas clínicas de retención y estabilidad, hubo aumento de retención al traccionar en sentido vertical la prótesis, los efectos mayores se dieron en la estabilidad, al no presentar movimientos laterales al hablar y comer. Conclusiones: Una solución a los pacientes que presentan movilidad de la prótesis mandibular es la "técnica de impresión a boca cerrada" la cual permite un tratamiento protésico satisfactorio debido a que proporciona una estabilidad y retención adecuada.

Palabras clave: impresión estática, impresión a boca cerrada, sellado periférico.

1. Introducción.

Este trabajo aborda el problema que se presenta en los pacientes con pérdida total de las piezas dentarias, que pueden ser por causas patológicas o traumáticas, los factores más comunes son los problemas periodontales, caries dental y problemas sistémicos. Las consecuencias de que un paciente haya perdido sus piezas dentales va a causar deformaciones, reabsorciones óseas de los rebordes alveolares como sería la altura, la anchura de los maxilares, perdida de la dimensión vertical y de la altura facial, esto ocasiona trastornos de la articulación temporomandibular (ATM). Existen pacientes portadores de prótesis completa mandibular con quejas de desalojo en la apertura de la boca, con problemas del habla y la masticación. Estas quejas y problemas son frecuentes en la práctica diaria. La prótesis dental abarca un amplio campo en el proceso de la rehabilitación oral que tiene como fin reponer la salud bucodental con diversos tipos de prótesis en pacientes edéntulos totales o parciales, la perdida de una o más piezas dentarias causaría un déficit en la funcionalidad del aparato estomatognático.1 La salud oral no puede separarse de la salud general, teniendo la rehabilitación de los dientes un profundo impacto en la calidad de vida, ya que influye en la salud física, en la capacidad de comer, hablar; en la salud mental mejorando los contactos sociales y la vida activa.2 La prótesis dental es mucho más que una reposicionadora de los elementos dentales, es una integradora social, mantiene la salud general y eleva la expectativa de vida, por proporcionar condiciones al geriátrico de formar el bolo alimenticio de forma adecuada, impidiendo que disminuya la consistencia alimenticia y esto lleve a un déficit proteico.3 Además una dentadura completa es un recurso capaz de integrar el equilibrio orgánico del sistema masticatorio, restableciendo las deficiencias mecánicas, estéticas y funcionales; evita en la medida de lo posible la paulatina e inapreciable resorción por falta de estímulos

de los rebordes residuales.2 Sin embargo, el problema relacionado con la flotación o movimiento de la prótesis mandibular completa podría resolverse científicamente, mejorando el mecanismo de sellado periférico de la prótesis mandibular completa. Un innovador de este mecanismo de succión el Dr. Abe, asevera que la succión completa de la prótesis necesitará un sello periférico efectivo en la base de la prótesis.4 En 1999, el Dr. Jiro Abe afirmó que la succión de la base de la dentadura mandibular completa tendría la misma retención y estabilidad de la prótesis maxilar, cuando el borde de la base de la prótesis podría estar totalmente sellado con los tejidos blandos móviles.

Esta técnica clínica ha sido introducida a través de varios medios de información, desde entonces y ha ido popularizándose.5 Otro informe menciona que la mayor fuerza de succión debe estar bajo la condición de abundante volumen de tejidos similares a esponjas que están presentes en el pliegue sublingual en la región anterior de la mandíbula, la información sobre la extensión de la base de la prótesis sugiere que es posible en esta zona.4

Existen diversas técnicas básicas para la toma de impresión en la construcción de una prótesis total:

1. **La técnica de presión baja**

La técnica de presión baja también se conoce como técnica mucoestatica, e intenta registrar los tejidos bucales "en descanso"; requiere que se aplique una presión mínima en los tejidos bucales durante el asentamiento del porta impresiones y gelicacion del material de impresión y requiere una alta fluidez.

2. **La técnica funcional**

La técnica de impresión funcional utiliza una dentadura completa que se le eliminan a alivian toda sus superficies internas y se rellena con un material para impresión de endurecimiento lento. El paciente utiliza la prótesis por varios días, permitiendo que los tejidos se registren "en función".

3. La técnica de presión seleccionada

La técnica de presión seleccionada utiliza portaimpresiones individualizadas, construidos con menos alivio en las áreas de soporte de tensión básicas de la dentadura y mayor alivio en las áreas que no soportaran presión.6

Este trabajo se realizó con la finalidad de conocer otra manera de rehabilitar a un paciente edentulo con un alto grado de reabsorción del proceso residual del maxilar inferior empleando la técnica de succión efectiva.

Actualmente los implantes son una alternativa confiable para los pacientes que presentan una alta reabsorción del proceso residual, el inconveniente de este tratamiento son los altos costos económicos y algunas contraindicaciones médicas, la técnica de impresión a boca cerrada sugerida por el Dr. Jiro Abe es una alternativa para este tipo de pacientes.

Katsushi Sato (2008) Se dejó que la misma materia edéntulo de llevar ambas dentaduras mandibulares completas con y sin succión para comparar las diferencias en los movimientos de masticación que se midieron con el Gnatho-Hexagraph II, un dispositivo para medir el movimiento mandibular. Las siguientes mejoras se muestran en todos los patrones de masticación de goma de lateral derecha e izquierda lateral y de mascar sin mientras que lleva la prótesis mandibular completa con succión en comparación con el uso de prótesis dentales sin aspiración. 1) Reducción de la boca el tiempo de apertura-cierre 2) Aumento de la gama de apertura de la boca 3) Mejora de la tasa de mascar 4) Mejora de la estabilidad del ritmo de mascar Los valores medidos fueron cercanos a los de los movimientos masticatorios en personas sanas dentados. Por lo tanto, los movimientos masticatorios mientras usa la prótesis mandibular completa con aspiración parecían ser fisiológicamente y eficientemente ejecutado.

Masato Ichikawa la (2012) Establecer el esquema de base de la dentadura completa es un factor de vital importancia determinar retención de la prótesis y la estabilidad. Especialmente en prótesis completa mandibular, la situación actual es que el establecimiento de las líneas difiere entre los profesionales. Por lo tanto, un experimento de medición fue diseñado para utilizar un dispositivo de retracción para el propósito de determinar la influencia en la fuerza de retención de establecer el esquema de base de prótesis completa mandibular. Como el primer informe de un estudio de serie, se discutirá una variedad de fuerza de retención en función de la diferencia de cobertura con una base de la prótesis. (Método) Un experimento de medición de desalojo base de la prótesis y la fuerza de retracción era llevado a cabo mediante la retracción de una prótesis provisional experimental sentado en la boca con un dinamómetro digital en el proceso de reducción del área de cobertura del borde posterior de una prótesis provisional experimental en las etapas de reducir el margen posterior de la almohadilla retromolar, la zona 2/3, la parte media y el margen anterior de la cúpula extremo distal de la almohadilla retromolar. Y el estudio comparativo de los resultados obtenidos se realizó sobre las influencias de establecer el esquema base del borde posterior de la retención. Simultáneamente, la medición dimensional se realizó en las regiones de placa retromolares, y la digitalización se intentó con respecto a los contornos base de la prótesis definida. (Resultados) Como los contornos de bases del borde posterior se colocaron en consecuencia de la cúpula extremo distal de la almohadilla retromolar a la dirección más anterior, los valores de medición se encontraron disminuyeron. El valor de medición fue más alta en el domo de extremo distal de la almohadilla retromolar, y fue una diferencia 2 estadísticamente significativa a p <0,01 en comparación con el valor en el margen anterior de la almohadilla retromolar.

(Conclusión) Con el fin de asegurar el sello frontera en buena estabilidad a la almohadilla retromolar, se sugirió que la frontera dentadura posterior debe definirse al menos más posterior que en la zona 2/3 de cobertura de la almohadilla retromolar (situado posteriormente aproximadamente 7 mm desde el borde anterior de la almohadilla retromolar) y debe extenderse tan como sea posible a la cúpula extremo distal de la almohadilla retromolar (situado posteriormente unos 15 mm desde el borde anterior de la almohadilla retromolar).

Matsuda KI (2015) El rápido suministro de prótesis dentales completas de alta calidad es una necesidad clínica insatisfecha en algunas poblaciones. Procedimientos novedosos pueden simplificar este servicio, sino que requieren validación frente a los métodos existentes. Objetivos: El objetivo de este ensayo fue evaluar la aceptabilidad clínica de dentaduras completas fabricado usando el sistema protésico biofuncional (BPS) en comparación con los métodos convencionales. Materiales y métodos: Este estudio se diseñó como un ensayo cruzado. Los pacientes usaron ya sea una dentadura completa, que se hizo usando el sistema protésico biofuncional sistema protésico biofuncional dentadura completa (BPSCD) o una dentadura completa hecha con procedimientos convencionales dentadura completa convencional (CCD) durante 3 meses antes de cambiar a las otras prótesis dentales. Se pidió a los pacientes que informen sobre sus niveles de satisfacción en una versión abreviada de la calidad relacionada con la salud oral del cuestionario vida, diseñados específicamente para los pacientes desdentados (Perfil impacto

en salud oral para los sujetos desdentados [OHIP-edent]). Además, se observó el número de ajustes requeridos para cada técnica para entregar apropiado libre de dolor. Por último, se pidió a los pacientes a expresar lo que les daba dentadura oclusal tacto superior, la comodidad, la estética y la retención y la dentadura, que deseaban mantener en el largo plazo. Resultados: Aunque la puntuación de satisfacción y las puntuaciones OHIP-edent no mostraron diferencias significativas, la mayoría de los pacientes prefiere el BPSCD sobre el CCD en términos de oclusal se sienten, la comodidad, la estética y la retención. Nueve de cada 10 pacientes optaron por mantener el BPSCD en lugar de la CCD, con un paciente de elegir el CCD por razones puramente estéticas. Conclusiones: Dentro de la limitación de este estudio, el BPS produjo dentaduras completas de alta calidad con resultados satisfactorios y fue igual de eficiente que los procedimientos convencionales.

Hiroki Ii (2016) Una prótesis completa mandibular succión efectiva, que genera presión negativa en la superficie interior mediante la creación de un sello efectivo alrededor de todo el borde de la base de la prótesis con la mucosa oral, es resistente a la elevación durante apertura de la boca, y por lo tanto proporciona excelentes resultados clínicos en mandibular completa de fabricación de prótesis para los pacientes completamente desdentados. Sin embargo, la aspiración de la dentadura no se puede lograr en todos los casos. Una encuesta se llevó a cabo para identificar y examinar posibles factores de riesgo para la aspiración de la dentadura. Resultados: El grado de resorción de puente alveolar, la cantidad de tejido esponjoso en la región de pliegue sublingual, espacio fosa retromilohioidea disponible para la extensión de base de la prótesis, la forma de la almohadilla retromolar, retracción de la lengua, y la estabilidad oclusal fueron identificado como factores de riesgo. La tasa de éxito de la succión de la dentadura era significativamente disminuida cuando estos factores fueron menos favorables. No hubo diferencia significativa en la tasa de éxito con o sin toros mandibular. La tasa de éxito global de la mandíbula de succión dentadura completa fue 86,9%. Conclusión: Estos hallazgos sugieren que es importante prestar atención a los factores de riesgo durante 6 exámenes y diagnóstico del paciente con el fin de lograr una alta tasa de éxito de la mandíbula de succión dentadura completa.

2. Objetivos.

Determinar si la técnica de impresión a boca cerrada aumenta la retención y estabilidad en la prótesis total inferior

3. Metodología.

Paciente femenina de 63 años de edad acudió a la Universidad Veracruzana con el deseo de recibir un nuevo tratamiento protésico. Este paciente de edad avanzada llevaba en el maxilar superior y en el maxilar inferior respectivamente un tratamiento de prótesis soportadas sobre la mucosa, cuya fuerte movilidad aunada a las deficiencias estéticas eran el motivo de su insatisfacción. La deficiente sujeción de las prótesis dentales tenía consecuencias considerables en su vida cotidiana: El comer y el hablar se habían convertido en serios problemas. En la anamnesis se indagaron las necesidades del paciente y se discutieron las posibilidades de realización. El paciente deseaba recibir un tratamiento funcional-estético que se pudiera realizar por una vía simple. La decisión recayó en una prótesis dental total para el maxilar superior e inferior por técnica a boca cerrada.

3.1. Diagnostico

El diagnóstico intraoral y radiografico mostró crestas maxilares fuertemente atrofiadas; en particular las zonas posteriores del maxilar inferior estaban afectadas por la resorción del tejido óseo (Fig.1 y 2) La observación extraoral de boca cerrada mostró una posición de mordida vertical baja. Asimismo se podía ver una línea media facial ligeramente desplazada, así como una línea bipupilar no paralelo. El paciente no tenía problemas funcionales ni tampoco se quejaba de trastornos en las articulaciones maxilares ni de dolores en la musculatura masticatoria.

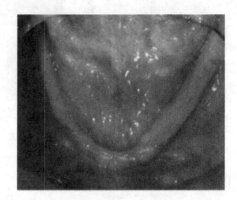

Figura 1

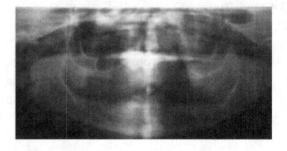

Figura 2

3.2. Procedimiento

Una impresión preliminar ha sido conocida por registrar un número suficiente de puntos de referencia anatómicos y el tamaño de esta impresión tiende a ser más grande que el espacio de la dentadura que originalmente requiere. Esta impresión preliminar en el pasado tuvo problemas en los que un operador tomaría diferentes registros de impresión del mismo paciente.7

El Dr. Jiro Abe desarrolló la cucharilla llamada "Cut Back" para una técnica de impresión estática. La cucharilla se recortó desde el área del primer molar hacia la zona retromolar para evitar la compresión de los tejidos y tomar una impresión estática. (Fig.3)

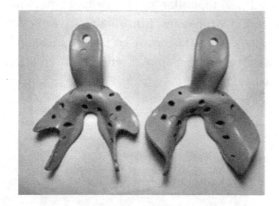

Figura 3

3.3. Toma de impresión preliminar

Se utilizaron 2 tipos de alginatos de diferentes consistencias: Jeltrate Dustless y Tropicalgin Cromatico.

1. Con la ayuda de una jeringa, se inyecto Tropicalgin Cromatico, en las siguientes áreas: triángulo retromolar, área lingual, triangulo retromolar, pliegue bucal de la mucosa. (Fig. 4)

2. Se cargó la cucharilla con Jeltrate Dustless y se colocó en boca.

3. Se le pidió al paciente que colocara la lengua sobre la cucharilla y que cierre lentamente la boca y se le pide que sostenga el mango hasta que el material haya gelificado. (Fig. 5)

4. Durante la fase de ajuste, las mejillas del paciente son masajeados suavemente desde abajo. Este movimiento impide la acumulación de material de impresión en las mejillas. (Fig. 6 y 7)

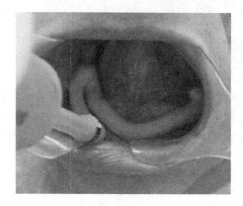

Figura 4

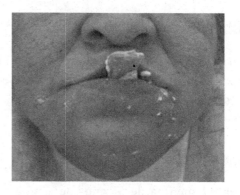

Figura 5

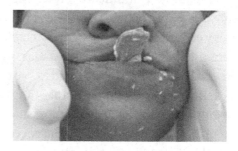

Figura 6

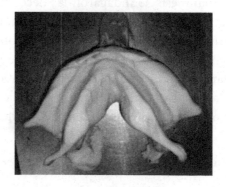

Figura 7

3.4. Diseño de la cucharilla individual

Para lograr un efecto de succión en la mandíbula inferior, el contorno de la cucharilla es personalizado para encerrar el área de succión efectiva. El objetivo es que los bordes de la prótesis estén completamente "sellados" por la mucosa oral móvil. Por lo cual la cucharilla realizada tiene las características de una placa base, la cual nos permitirá tomar la dimensión vertical, la toma de arco facial, la impresión fisiológica y relación céntrica.8

3.4.1. Las áreas anatómicas tomadas en cuenta para diseñar la cucharilla

1. Los triángulos retromolares.

2. Evitar la inserción del musculo masetero.

3. Dibuje la línea en el punto más bajo de la repisa bucal o dentro de la línea oblicua externa.

4. La línea atraviesa la fosa retromilohioidea 2-3 mm por encima del músculo milohioideo.

5. Evitar el frenillo bucal

6. Eliminar el abordaje del músculo mentoniano.

7. Evitar el frenillo labial inferior.

8. Dibuja una línea en la bóveda. (Fig.8)

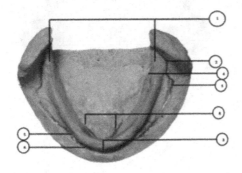

Figura 8

3.4.1. Seis puntos a considerar en la preparación de la cucharilla individual:

1. Cubra el área del triángulo retromolar con una capa delgada de acrilico.

2. Evitar la inserción del musculo masetero

3. Hacer que la superficie pulida sea cóncava, especialmente desde el segundo molar hasta el triángulo retromolar

4. El rodete de cera se coloca en el medio de la cresta alveolar o en la dirección bucolingual en la zona neutral.

5. Forme la superficie lingual pulida para que haya suficiente espacio para la lengua

6. Hacer la superficie anterior pulida cóncava entre los incisivos laterales. (Fig. 9)

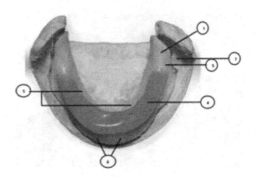

Figura 9

3.5. Toma de impresión funcional a boca cerrada

Se utilizó Polivinilsiloxano 3M Imprint II de consistencia pesada y regular.

3.5.1. Rectificación de bordes (impresión fisiológica)

1. Se coloca Polivinilsiloxano 3M Imprint II de consistencia pesada en el borde de la cucharilla previa colocación de adhesivo.

2. Se le pidió al paciente proyectar los labios hacia enfrente para moldear y registrar los movimientos de los labios y la mucosa bucal. (Fig. 10)

3. Se le pide al paciente que diga "iiiii" para moldear y registrar los movimientos de los labios y la mucosa bucal. (Fig. 11)

4. Se le indica al paciente mover la lengua de lado a lado para moldear los movimientos de la lengua. (Fig. 12)

5. Con la boca cerrada, debe presionar la cucharilla individual hacia adelante con la lengua, para moldear el piso de la boca.

6. Se le pide deglutir 2-3 veces para activar el músculo milohioideo en el estado activado, así como i la imagen del movimiento completo de la cavidad bucal. (Fig. 13)

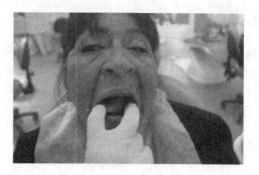

Figura 12

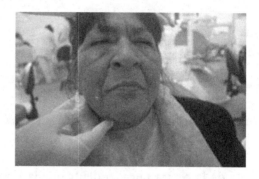

Figura 13

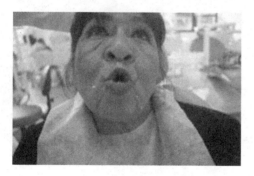

Figura 10

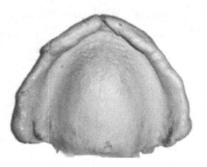

Figura 14 impresión obtenida a boca cerrada

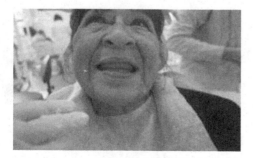

Figura 11

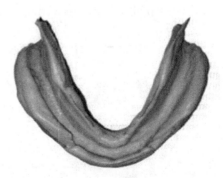

Figura 15 impresión obtenida a boca cerrada

3.6. Montaje del registro en cera

Se realizaron placas bases en ambos modelos de trabajo y se colocaron rodillos de cera.

3.6.1. Plano de oclusión

Se tomó como referencia una línea de la base del conducto auditivo externo a la base de la nariz (ala de la nariz). Se colocó la cucharilla (placa base) superior en boca y con un instrumento diseñado por el Dr. Frank Fox "Platina de Fox" se igualo la inclinación del rodillo con la línea que se tomó como referencia (ala-tragus). De igual forma se busca un paralelismo tanto de lado como de frente comparándolo con la línea bipulilar. (Fig. 16)

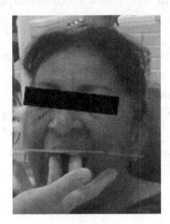

Figura 16

3.6.2. Dimensión vertical

La dimensión vertical DV en Prostodoncia Total es tomada de la medida existente entre un punto determinado en la línea media del maxilar y otro colocado en la línea media de la mandíbula (Podría ser en la punta de la nariz en superior y en la borla del mentón en inferior) o sea uno en un lugar fijo y otro en la parte móvil. 12 Se optó por cansancio muscular, pedimos al paciente que haga apertura máxima repetida veces, hasta cansarlo y relajarlo, pintamos un punto en el septum nasal o en la punta de la nariz y otro en el mentón y posteriormente al cansancio le pedimos que habrá en apertura máxima y cierre lentamente hasta que haga el primer contacto de manera ligera y sin apretar sus labios. (Fig.17) Por medio de un vernier o regla milimetrada tomamos las medidas entre los puntos que se produzcan en ese momento del contacto de los labios, repetimos el método 3 veces, y se promedian las medidas para sacar una definitiva dimensión vertical de descanso, a esta medida le restamos 3mm para obtener la medida de contacto de rodillo o de oclusión. (Fig. 18) Posteriormente se colocan ambas placas bases y se pide al paciente que cierre y se vuelve a medir, si la medida esta excedida o disminuida, se debe eliminar o compensar en el rodillo inferior.

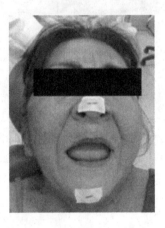

Figura 17

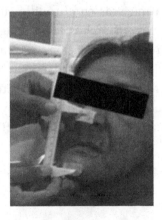

Figura 18

3.7. Montaje en el articulador

Se hicieron muescas en el rodillo superior en forma de "V", en ambos lados. Se prepara el tenedor cubriéndolo de cera rosa y reblandeciéndola con el mechero de alcohol. Posteriormente centramos la placa base con el rodillo (previamente envaselinado en la superficie oclusal) guiándonos por la línea media lo hundimos en la cera y en ésta se marcarán la muescas.

Colocamos el arco facial en los conductos auditivos y ajustamos todas sus partes. Inmediatamente ajustamos el aditamento Nassion y automáticamente el arco facial se mantiene fijo en la cara del paciente, en ese momento se ajusta el tenedor en la horquilla. (Fig. 19)

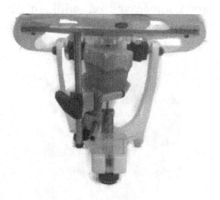

Figura 19

3.7.1. Relación céntrica

Se hicieron muescas en el rodillo superior en forma de "V", en ambos lados. (Fig. 20)Y se procedió a registrar la relación céntrica haciendo una reducción de aproximadamente 2mm en el rodillo inferior en la zona posterior, se reblandece cera, se coloca en el espacio realizado y se lleva la mandíbula a relación céntrica. (Fig. 21)

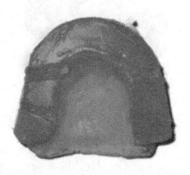

Figura 20

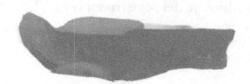

Figura 21

3.7.2. Evaluación de la base protésica y de los bordes

Se evalúa individualmente la base protésica para comprobar la buena adaptación a los tejidos y ver si hay zonas de presión excesivas de la base sobre los tejidos. La presión excesiva genera irritación de los tejidos y dolor y dolor y se la debe eliminar.

Para identificar las zonas de presión se pinta la superficie interna de la prótesis (que contacta con los tejidos) con una película fina de pasta reveladora de presión mediante pinceladas uniformes. Al retirarla, la pasta reveladora de presión y las pinceladas quedaran intactas en las zonas donde el contacto de la base protésica con el tejido es adecuada y desaparece en las zonas de presión excesiva9. (Fig. 22)

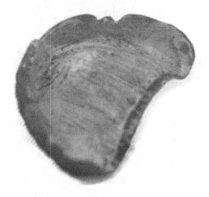

Figura 22

Una vez identificadas las zonas de presión excesiva causadas por la entrada y la salida del acrílico de las zonas retentivas, se les elimina cuidadosamente aliviándolas con una fresa para acrílico. (Fig. 23)

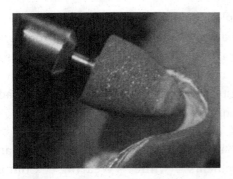

Figura 23

La evaluación de los bordes determinara si las extensiones y contornos son compatibles con los espacios disponibles en los vestíbulos, si los bordes están bien aliviados como para alojar las inserciones de los frenillos, y si el repliegue de los tejidos en las zonas del surco hamular y las prótesis son estables durante el habla y la deglución. Estas son detectadas utilizando cera reveladora en los bordes de las prótesis.

3.7.3. Corrección de la oclusión

El último paso de los procedimientos es de instalación es el de la corrección oclusal. Si las prótesis completas han de ser cómodas, funcionar con eficiencia y preservar las estructuras de soporte y la capacidad de los tejidos de desplazarse en grado variable tienden a disimular los contactos oclusales prematuros.

4. Resultados.

A las pruebas clínicas de retención, estabilidad y a la prueba de retención dinámica, hubo aumento de retención al traccionar en sentido vertical la prótesis, los efectos mayores se dieron en la estabilidad al no presentar movimientos laterales al hablar y comer.

5. Discusión.

De acuerdo al resultado obtenido se comprobó que la técnica de impresión a boca cerrada se logra una adecuada retención y estabilidad en la prótesis inferior, tal como menciona Jiro abe 2004, El propósito de la prótesis convencional es agrandar la zona de apoyo de la dentadura en base a los puntos de referencia de las inserciones musculares. Como resultado de ello hace que la prótesis sea estabilizada y retentiva. Por otro lado, el propósito de la prótesis de succión en la mandíbula es sellar toda la frontera de la prótesis con los tejidos blandos orales como una mucosa bucal, sublingual tejido y la pared lateral lengua. En consecuencia, se logra la succión. Es decir, dos conceptos diferentes hacen un cambio de las técnicas de prótesis. Katsushi Sato 2008, El movimiento masticatorio cuando se usa la prótesis mandibular completa con succión se logra en el rendimiento fisiológico y en nuestra sociedad, la adquisición de la técnica de succión para la dentadura mandibular completa debería ser esencial para los dentistas. Hiroki Ii 2016, Una prótesis completa mandibular succión efectiva, que genera presión negativa en la superficie interior mediante la creación de un sello efectivo alrededor de todo el borde de la base de la prótesis con la mucosa oral, es resistente a la elevación durante apertura de la boca, y por lo tanto proporciona excelentes resultados clínicos en mandibular completa de fabricación de prótesis para los pacientes completamente desdentados. Esta es una técnica eficiente utilizada en otros países como único método. Es un tratamiento efectivo y conservador.

6. Conclusiones.

A pesar de todas las formas que existen para preservar los dientes, el número de portadores de prótesis totales es elevado, pero es posible que se pueda pensar que las prótesis totales convencionales están perdiendo importancia. Además hay situaciones clínicas en que las prótesis totales tienen poca retención y estabilidad utilizando las técnicas convencionales, los tratamientos protésicos soportados por implantes son una alternativa. Sin embargo, existen factores económicos que limitan su uso. Nosotros concluimos que la técnica de impresión a boca cerrada permite un tratamiento protésico satisfactorio debido a que proporciona una estabilidad y retención adecuada, además que ser un método eficiente y económico.

7. Referencias.

1. Blacio Chavez, Maria Luzmilla. Tipos de prótesis para pacientes edentulos parciales y totales. Universidad de Guayaquil; 2013.

2. Ozawa Deguchi J. Prostodoncia total. México: Facultad de Odontología, Universidad Nacional Autónoma de México; 1984.

3. Hernández-Mejía R, Calderón-García R, Fernández-López J, Cueto-Espinar A. Escala para medir la calidad de vida en desdentados totales rehabilitados con prótesis completa mucosoportada. RCOE. 2006;11(2).

4. Masato Ichikaw. Informe sobre el establecimiento del esquema de base de prótesis completa mandibular obtenido a partir de medidas de desalojo base de la prótesis y la fuerza de retracción (1er informe): Debate sobre la fuerza de retención de la diferencia con una cobertura base de la prótesis sobre la almohadilla retromolar. 2012.

5. Sato K. Comparisons of Masticatory Movements while Wearing Complete Mandibular Dentures with and without Suction in a Totally Edentulous Subject. The Journal of Clinical Dentistry. 2008;28 (4):166-173.

6. Clínicas odontológicas de Norteamérica. México D.F.: Interamericana-McGraw Hill; 1996.

7. Abe, Jiro. THE SUCTION MECHANISM OF THE LOWER COMPLETE DENTURE. 2007

8. Abe Jiro, Kokubo Kyoko. fabricación eficiente dentaduras absorbentes. Ivoclar Vivadent. 2014

9. Rahn A, Ivanhoe J, Plummer K. Protesis dental completa. 6th ed. Editorial Médica Panamericana Sa de; 2011.

Aplicación de fluoruro diamino de plata en la rehabilitación de paciente pediátrico con caries temprana de la infancia

Dominguez-Torres, Kimberley1; Hachity-Ortega, José Alberto2, Vázquez de Lara-Saavedra Lucero3, Peral-García Alejandra 4, Sánchez-Ortiz Mónica5

1Alumna del posgrado de odontopediatría-Puebla, grupo de investigación de la maestría en estomatología pediátrica de la BUAP, México, email: vivi14_94@hotmail.com, -2Docente del posgrado de odontopediatría-Puebla, grupo de investigación de la maestría en estomatología pediátrica de la BUAP, México, email:betohachity@hotmail.com, 3Docente del posgrado de odontopediatría-Puebla, grupo de investigación de la maestría en estomatología pediátrica de la BUAP, México, email: luce_vazquez@hotmail.com – 4Docente del posgrado de odontopediatría-Puebla, grupo de investigación de la maestría en estomatología pediátrica de la BUAP, México, email: adriana.dizp@hotmail.com, – 5Docente del posgrado de odontopediatría-Puebla, grupo de investigación de la maestría en estomatología pediátrica de la BUAP, México, email: mony_sanchez@hotmail.com

Autor de correspondencia: Dominguez Torres Kimberly vivi14_94@hotmail.com

Abstract

Introduction: The American Academy of Pediatric Dentistry defines early childhood caries as the presence of one or more decayed, missing or restored primary teeth in children aged 71 months (5 years) or less. The use of Diamine Silver Fluoride (SDF) is accepted as an atraumatic treatment, exerting a caries arrest effect by hardening the enamel or dentin. Objectives: To analyze the effects and benefits of the use of diamino silver fluoride. Methodology: a 3-year-old female participates in the pediatric stomatology clinic of the FEBUAP. Diagnosis: Early Childhood Caries type III, considering the parameters of the Council of the American Academy of Pediatric Dentistry on Clinical Issues Policy on Early Childhood Caries and classification, the treatment consisted of three phases: Preventive, restorative and aesthetic, emphasizing the use of SDF. Results: The patient remained cooperative and there was a slowing down in the carious lesions, the esthetic restorations, contributed to a better self-esteem. Conclusion: The SDF can revolutionize pediatric and community dentistry being an innovative dental agent due to its safety, efficiency, feasibility to prevent and stop tooth decay.

Keywords: Caries, diamino silver fluoride, prevention, children's stomatology, aesthetic restorations

Resumen

Introducción: La Academia Americana de Odontología Pediátrica, define caries de la primera infancia como la presencia de uno o más dientes primarios cariados, faltantes o restaurados en niños de 71 meses (5 años) o menos. El uso del Fluoruro Diamino de Plata (SDF) es aceptado como un tratamiento atraumático, ejerciendo en la caries un efecto de detención por endurecimiento del esmalte o dentina.

Objetivos: Analizar los efectos y beneficios del uso del fluoruro diamino de plata. Metodología: femenino de 3 años se presenta a la clínica de maestría de estomatología pediátrica de la FEBUAP. Diagnóstico: Caries Temprana de la Infancia tipo lll, considerando los parámetros del Consejo de la Academia Americana de Odontología Pediátrica sobre Política de Asuntos Clínicos sobre Caries en la Primera Infancia y la clasificación, El tratamiento consistió en tres fases: Preventiva, restaurativa y estética, enfatizando el uso de SDF. Resultados: La paciente se mantuvo cooperadora y se observó una ralentización en las lesiones cariosas, las restauraciones estéticas, contribuyeron a una mejor autoestima. Conclusión: El SDF puede revolucionar la odontología pediátrica y comunitaria siendo un agente dental innovador debido a su seguridad, eficiencia, viabilidad para prevenir y detener la caries dentinaria.

Palabras clave: Caries, fluoruro diamino de plata, prevención, estomatología infantil, restauraciones estéticas

1. Introducción.

La caries dental es actualmente considerada como una disbiosis debido a que las bacterias que la producen residen en nuestro organismo y potencialmente pueden causar enfermedades, pero bajo condiciones balanceadas el sistema inmune no genera una respuesta defensiva contra ellas (Simon-Soro). La Academia Americana de Odontología Pediátrica (AAPD) reconoce que la caries dental continúa siendo una enfermedad frecuente y grave en niños.

La AAPD define caries de la primera infancia (ECC) como la presencia de uno o más dientes primarios cariados, faltantes o restaurados en niños de 71 meses (5 años) o menos. La prevalencia difiere según el grupo examinado, y se ha informado una prevalencia de hasta el 85% para los grupos desfavorecidos. Los principales factores de riesgo en el desarrollo de ECC pueden clasificarse como factores de riesgo microbiológicos, dietéticos y ambientales[1,2]

En consecuencia, la caries no tratada avanza hacia la pulpa dental, causando dolor e infección, puede propagarse sistémicamente, afectando el crecimiento, desarrollo y salud general de un niño. Los tratamientos fundamentalmente se basan en el enfoque restaurativo convencional, sin embargo, estudios han demostrado que el tratamiento restaurativo atraumático tiene una tasa de éxito considerable en lesiones de caries dentinaria en niños. [3]

Actualmente es ampliamente aceptado el uso del Fluoruro Diamino de Plata (SDF) como un tratamiento atraumático, ejerciendo en la caries un efecto de detención por endurecimiento del esmalte o dentina. Las altas concentraciones de flúor y plata forman fosfatos de plata en la superficie del diente deteniendo la progresión de la lesión.

El agente antimicrobiano nitrato de plata (AgNO $_3$) se usó industrialmente durante más de 100 años para hacer que el agua fuera potable, también se usa en gotas para los ojos para prevenir infecciones en recién nacidos y en estomatología a menudo en tratamientos para úlceras en la boca.

En 1969, se sintetizó una solución de fluoruro de diamina de plata [F (NH 3) 2 Ag] (SDF) para tratamientos dentales, desde entonces, se ha utilizado en Japón como solución Saforide® (J Morita Company, Japón) con una concentración del 38%.[4,5] El efecto de SDF sobre la progresión de la caries dental se basa en el hecho de que combina los beneficios del flúor y la plata; el flúor promueve la remineralización y la plata tiene una acción antimicrobiana, es decir precipita los túbulos de dentina cariados, lo que reduce su solubilidad y proporciona una detención instantánea de caries, facilita la remineralización del esmalte y dentina y la formación de dentina terciaria. La desventaja del uso de SDF es que tiñe los dientes tratados de negro.

En agosto de 2014, la Administración de Alimentos y Medicamentos (FDA) aprobó el primer producto de fluoruro de diamina de plata para el mercado y a partir de abril de 2015, el producto está disponible.[6]

1.1 Importancia Médica.

La Organización Mundial de la Salud (OMS) menciona una prevalencia, entre el 60% y el 90% de los niños en edad escolar y cerca del 100% de los adultos tienen caries dental, a menudo acompañada de dolor o sensación de molestia, estos datos son referentes en términos mundiales. En México, la caries dental es una de las enfermedades de mayor prevalencia, está presente entre 85 y 95% de la población infantil; esta misma genera importantes consecuencias a la salud de los niños. Debido a lo anterior, se han aplicado medidas de prevención, educación, buenos hábitos y la cultura del autocuidado de la salud bucal a nivel escolar. SDF tiene el potencial de ser un producto innovador en el mundo de la gestión de caries. Es una opción indolora, rápida y relativamente económica para romper el proceso de descomposición como parte de un plan de tratamiento integral. SDF es fácil de aplicar en un individuo mínimamente cooperativo. Cuando se aplica SDF a una lesión cariosa, el producto convierte las partes descalcificadas y cariadas de la lesión en negro. SDF tiene éxito en el 76% de las lesiones a las que se aplica, pero requiere una reevaluación y reaplicación en intervalos establecidos en dientes que no se restauran. SDF está contraindicado para su uso en dientes que tienen abscesos, que contienen exposiciones a la pulpa o que tienen un pronóstico desfavorable

El fluoruro de diamino de plata ofrece una gran promesa no solo para odontopediatría, sino también para odontología en general, es una herramienta adicional que permite a los dentistas detener el proceso de deterioro en una etapa temprana y brindar a los pacientes diferentes opciones para futuros tratamiento. Sin embargo, debemos conocer su correcto uso y medidas preventivas para obtener resultados exitosos y beneficiando tanto para el paciente y para el estomatólogo.20

1.2. Antecedentes generales.

1.2.1. Caries Temprana de la infancia

La caries temprana de la infancia, antes conocida como caries de biberón, es una forma particularmente virulenta de caries que inicia poco después de la erupción dental y se desarrolla en las superficies dentales lisas con un rápido progreso. Suele mostrar un patrón característico: caries en los incisivos superiores, los molares de ambas arcadas, pero no en los incisivos inferiores; este patrón se relaciona con la secuencia de erupción y la posición de la lengua durante la alimentación.21

Como anteriormente se mencionó actualmente la Academia Americana de Odontología Pediátrica (AAPD) define la caries de la infancia temprana como la presencia de uno o más órganos dentarios con caries, perdidos u obturados, en niños de 71 meses de edad o menores. Cuando esta condición no es tratada puede llegar a afectar a todos los dientes presentes en la cavidad bucal, lo que se denomina caries rampante.22

Varios grupos de investigación han intentado desarrollar una clasificación siendo las siguientes las más importantes:

1.- Clasificación basada en la severidad de la caries temprana de la infancia y etiología23:

Tipo I (leve a moderada): "Lesión (es) cariosa aislada" que involucra incisivos y / o molares.

Tipo II (moderado a grave): Afectan Incisivos maxilares, con o sin caries molares, los incisivos mandibulares no son afectados. La causa suele ser el uso inadecuado de un biberón o amamantamiento a voluntad o una combinación de ambos, con o sin mala higiene bucal.

La ECC tipo III (grave): Se describió como lesiones cariosas que afectan casi todos los dientes incluyendo los incisivos mandibulares.

2.- Clasificación basada en el patrón de presentación de la caries temprana de la infancia24:

Lesiones tipo 1 asociadas con defectos de desarrollo (defectos de fosas y fisuras e hipoplasia)

Tipo 2 Lesiones de superficie lisa (lesiones labial-linguales, lesiones molares aproximadas)

Caries rampantes tipo 3: Presentan lesiones cariosas en 14 de los 20 dientes primarios, que incluyen al menos un incisivo mandibular

1.2.2. Flúor Diamino de plata, una alternativa de tratamiento

SDF es un medicamento no invasivo y de bajo costo que se aplica tópicamente. Recibió la aprobación de la Administración de Alimentos y Medicamentos en 2014 como un dispositivo para tratar la hipersensibilidad dental. Al igual que su barniz de fluoruro predecesor. Hasta la fecha, no se han reportado eventos adversos tóxicos.6

Los siguientes escenarios pueden ser adecuados para el uso de SDF:

- Pacientes con alto riesgo de caries con actividad cariogénica en los órganos dentarios anteriores o posteriores.
- Lesiones por caries cavitadas en individuos con problemas de manejo conductual o médico.
- Pacientes con lesiones múltiples de caries cavitadas que pueden no ser tratados en una sola visita.
- Lesiones de caries dentales cavitadas difíciles de tratar.
- Pacientes sin acceso o con dificultad para acceder a servicios dentales.
- Lesiones activas de caries cavitadas sin signos clínicos de pulpa

Tiempo de aplicación: Aplicación de un minuto, secado con un flujo suave de aire comprimido. Estudios clínicos informan que los tiempos de aplicación van desde 10 segundos hasta tres minutos.

Dependiendo el nivel de riesgo puede aplicarse después de 3, 4 o 6 meses.1

La aplicación temprana de sistemas de SDF puede controlar eficazmente las caries múltiples y descontroladas

- Control rápido y eficaz de infecciones
- No invasivo
- Facilidad de uso (aplicación)

- Ideal para cuidados de emergencia
- Prevención de las caries
- Intervención de escaso coste

1.3. Antecedentes específicos.

Llodra et al en el 2005, evaluó la efectividad de la aplicación del SDF al 38% en la prevención y detención de caries en dientes primarios y permanentes, comparando los resultados con un grupo control durante 6 meses. Demostrando que SDF fue más eficaz para la reducción de caries en dientes primarios (80%) y primeros molares (65%) que en un grupo de control.25

Braga et al en el 2009, comparo la efectividad del SDF para detener las caries oclusales en los primeros molares permanentes en erupción con la efectividad de otros enfoques no invasivos utilizando pruebas de Kruskal-Wallis. Después de 3 y 6 meses, el 10% de SDF mostró una capacidad significativamente mayor que otros agentes no invasivos para arrestar la caries. Se observó una reducción general en las lesiones activas en todos los grupos (P <0.05).26

Duangthip et al, en el 2016 demostró la efectividad de 3 protocolos de aplicación de SDF cada 3semanal, SDF anual y NaF; en la detección de caries de dentina en la prueba de Chi cuadrada de la dentición primaria. Concluyendo que, a los 6 y 12 meses, los grupos que recibieron una aplicación intensiva de SDF tuvieron tasas de detención de caries más altas que otros grupos de tratamiento (SDF anual y aplicaciones semanales de barniz NaF).27

1.4. Justificación.

La caries dental es un desafío internacional de salud pública, especialmente entre los niños pequeños. La caries temprana de la infancia es un grave problema de salud pública tanto en los países en desarrollo como en los industrializados. Sus consecuencias pueden afectar la calidad de vida inmediata y a largo plazo de la familia del niño y tener consecuencias sociales

La prevención del progreso de la enfermedad puede ser logrado con la ayuda de restauraciones, asesoramiento dietético, educación a padres, alimentación, buena higiene bucal, y el uso de agentes preventivos.

Las opciones preventivas incluyen fluoración del agua, pasta dental con fluoruro, barniz de fluoruro, selladores y / o restauraciones terapéuticas provisionales (ITR) y fluoruro de diamina de plata (SDF), cada uno de los cuales se ha demostrado que tienen diferentes niveles de eficacia en ensayos clínicos

2. Objetivos.

El propósito de este estudio es analizar y conocer los efectos del uso del fluoruro Diamino de Plata en paciente con diagnóstico de caries temprana de la Infancia (ECC) que se presenta en la clínica de la Maestría en Pediatría de la Facultad de Estomatología de la Benemérita Universidad Autónoma de Puebla. Se realizaron tratamientos preventivos y restaurativos en la paciente utilizando fluoruro diamino de plata al 38% combinado con fluoruro de sodio al 5%, con la finalidad de usarla como una técnica de desensibilización para el paciente y ser lo menos agresivos a nivel de los tratamientos posteriores a las aplicaciones de fluoruros.

3. Metodología.

El tratamiento fue basado en un manejo preventivo incluyendo la desensibilización de la paciente, utilizando el uso de Fluoruro Diamino de plata. Posterior a un lapso de tiempo se decidió iniciar con el tratamiento restaurativo estético-funcional para mejorar la autoestima y calidad de vida de la paciente.

3.1. Caso Clínico

Paciente femenino de 3 años se presenta a la clínica de maestría de estomatología pediátrica de la FEBUAP. Con motivo de consulta "que los dientes de enfrente se están desmoronando". A la exploración intraoral se observa: Dentición temporal, tejidos blandos normales, múltiples lesiones cariosas en la mayoría de los órganos dentarios temporales presentes con un alto riesgo de caries.

Diagnóstico: Caries Temprana de la Infancia tipo lll por el grado de severidad que presenta la paciente, considerando los parámetros del Consejo de la Academia Americana de Odontología Pediátrica sobre Política de Asuntos Clínicos sobre Caries en la Primera Infancia y la clasificación 9

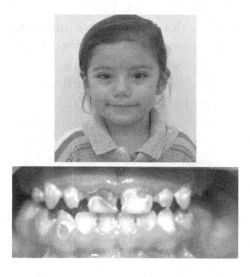

Figura 1 y 2.- Fotografía extraoral e intraoral frontal, de paciente femenina con diagnostico caries temprana de la infancia

Plan de Tratamiento: Se realizó historia clínica completa, la madre menciona que la paciente no es alérgica a ningún medicamento o alimento y se encuentra sin ningún dato patológico relevante que interfiera con el tratamiento estomatológico.

El tratamiento consistió en tres fases: Preventiva, restaurativa y estética.

3.1.1. Fase Preventiva

La fase preventiva consistió en cambiar los hábitos de higiene bucal y alimentación disminuyendo el consumo de azúcar combinado con un tratamiento de profilaxis dental con aplicaciones de fluoruros con el objetivo de obtener una desorganización del biofilm y disminuir el riesgo a caries.

Primera Cita: Se instruye la técnica de cepillado dental seleccionando la técnica de Fones para mayor facilidad de la madre y de la paciente, indicando la técnica después de los alimentos y complementándola con el uso de hilo dental. Posteriormente se realizó profilaxis y aplicación de SDF al 38% únicamente en las lesiones dentinarias profundas (Saforide®).

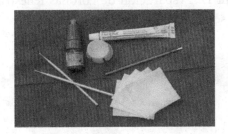

Fig.3: Materiales Utilizados en cada cita, Fluoruro Diamino de Plata 38% y Fluoruro de sodio al 5%

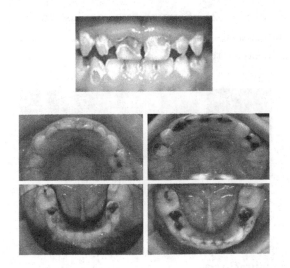

Figura 4,5,6,7,8 y 9 intraorales preoperatorias y postoperatorias a la aplicación de fluoruro Diamino DE Plata al 38%

Segunda cita: A los 8 días, aplicación de barniz de fluoruro de sodio al 5% (Duraphat®), reforzando la técnica de cepillado.

Tercera cita: 30 días después, segunda aplicación de SDF al 38%, se toman fotografías clínicas de avance y se establece revisiones periódicas cada mes.

Cuarta Cita: Tres meses de la última aplicación de fluoruro, se indica la tercera aplicación del Fluoruro Diamino de Plata.

3.1.2. Fase Restaurativa

Después de 11 meses del tratamiento preventivo se llevó a cabo la fase de rehabilitación.

Dientes Anteriores Superiores

Se inició con los dientes anteriores superiores por motivos de que el órgano dentario 61 presentaba un absceso alveolar crónico, previamente se toman radiografías antes del inicio del tratamiento. Considerando las manifestaciones clínicas y radiográficas los órganos dentarios 51,61 y 62 el tratamiento de elección fue pulpectomía y 52 pulpotomía. Finalizando con la colocación de coronas de acero cromo en los 4 dientes.

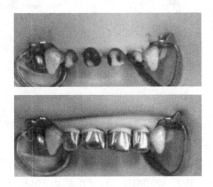

Figura 10 y 11. Colocación de coronas de acero cromo posterior a tratamiento pulpar.

Se toma radiografía periapical de los órganos dentarios 74 y 75, observándose lesiones dentinarias profundas clínica y radiográficamente.

Se anestesia con lidocaína y epinefrina al 2% con técnica directa seguido de un aislamiento absoluto con grapa y dique para la rehabilitación de los molares. Las lesiones cariosas y dentina reblandecida se retiraron con cucharilla para dentina numero de la cucharilla y marca, al estar cerca de la pulpa dental se obtura con Biodentine siguiendo las instrucciones del fabricante. Posteriormente se colocó corona de acero cromo en él o.d 74 y ionómero de vidrio (Equia®) en el o.d 75 seguido de una radiografía final.

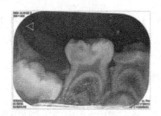

Figura 12. Previa radiografía de los órganos dentarios 74 y 75

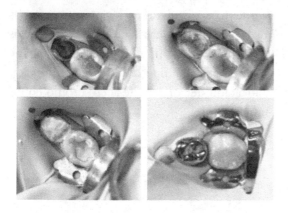

Figura 13-16. Tratamiento restaurativo de los órganos dentarios 74 y 75

En los organos dentarios 54, 85 Y 84 el tratamiento consisitio en terapia pulpar realizandole pulpotomia y en el o.d 64 pulpectomia, posteriormente la colocacion de coronas de acero cromo. En el 55, 65 se retiran las lesiones y se obtura con resina compuesta (3M®).

Al termino de la rehabilitacion de los organos dentarios posteriores, se inicia la fase estética de los dientes anteriores tanto inferiores como superiores ya previamentes tratados con terapia pulpar.

3.1.3. Fase Estética

El tratamiento estético consistió en la realización de coronas Fenestradas en los órganos dentarios

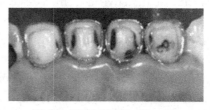

51,52,61,62,71,72,81 y 82.

Figura 17. Preparación de coronas fenestradas en el sector inferior

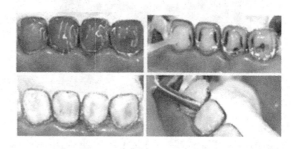

Figura 18-21. Seguimiento de las coronas fenestrasa, colocación de ácido grabador, adhesivo y resina A2

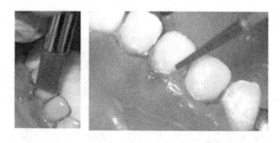

Figura 22 y 23. Alisado y pulido de las restauraciones

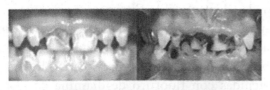

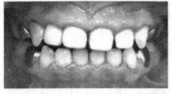

Figura 22-25. Comparación de fotografía final intraoral con la inicial

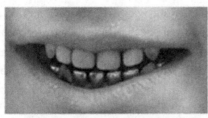

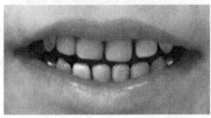

Figura 26 y27. Fotografías extraorales, mostrando las 8 coronas fenestradas

4. Resultados.

La fase de prevención que consistió en colocación de fluoruro Diamino de Plata al 38% combinado con fluoruro de sodio en barniz al 5%, se observó que las lesiones fueron pigmentándose de un color amarillo marrón a negro, sin embargo, la consistencia al momento de pasar la cucharilla no era completamente dura y firme. La paciente no mostró sintomatología a los 11 meses de la primera aplicación de fluoruro, pero al momento de realizar la exploración clínica se observó un aumento de volumen a nivel del órgano dentario 61, determinando que no se

obtuvo un arresto completo de la lesión cariosa, pero si una resiliencia en ellas por el tiempo y el tipo de grado de caries de la primera infancia que presentaba la paciente. Se debe mencionar que la higiene nunca estuvo en un nivel óptimo por lo tanto era deficiente.

En la fase restaurativa los órganos dentarios 74 y 75, fueron obturados con Biodentine, evitando la terapia pulpar, mostrándonos la formación de dentina terciaria radiográficamente, observándose una zona radiolúcida a nivel de la periferia de los cuernos pulpares, clínicamente al momento de retirar la dentina reblandecida se muestra una consistencia dura. La terapia fluorada de Diamino de Plata con Fluoruro de sodio en barniz al 5% permitió que la progresión de las lesiones que se encontraban activas tuviera un tiempo para la formación de dentina terciaria. Actualmente la paciente no muestra ninguna sintomatología después de la completa restauración de la cavidad bucal.

5. Discusión.

Las enfermedades orales sugieren fuertemente que no pueden ser consideradas de naturaleza infecciosa y que los microbios, agentes causales se describen mejor como patobiontes. Estos organismos son por lo tanto bacterias residentes, con el potencial de causar enfermedades y bajo un balance condicional el sistema inmunológico no tiene una respuesta activa contra ellos6

Zhan y cols, mencionan que la caries dental es una enfermedad que resulta de la disbiosis microbiana con la participación de múltiples especies cariogénicas, incluyendo Streptococos mutans (MS), lactobacilos y varias especies de Actinomyces que tienen los rasgos cariogénicos de la producción de ácidos y la tolerancia de ellos. El consumo de azúcar también desempeña un papel importante al interactuar con la disbiosis microbioma, determinando el destino del desarrollo de la caries.7,8

Los datos recientes basados en ARN identifican bacterias que participan activamente en los procesos de traducción, reduciendo la lista de organismos relacionados con la caries a 40-160 por muestra, que son presumiblemente los activos en cavidades individuales. Se ha asumido durante años que las bacterias involucradas en la enfermedad también deberían estar presentes en la saliva, que ha sido la muestra oral preferida recolectada en estudios etiológicos y epidemiológicos de caries dentales debido a su naturaleza no invasiva,8,11

Una revisión sistemática concluyó que SDF es un agente dental bactericida que inhibe el crecimiento de bacterias cariogénicas, inhibiendo la desmineralización, promueve la remineralización del esmalte y dentina, así como obstaculiza la degradación del colágeno de la dentina. 16

Al aplicar fluoruro de diamino de plata en una superficie descompuesta, se forma la capa escamosa de conjugados de plata-proteína, aumentando la resistencia a la disolución ácida y la digestión enzimática. La hidroxiapatita y la fluoroapatita se forman en la matriz orgánica expuesta, junto con la presencia de cloruro de plata y plata metálica. La lesión tratada aumenta en densidad mineral y dureza, mientras que la profundidad de la lesión disminuye, por lo tanto, el SDF inhibe específicamente las proteínas que descomponen la matriz orgánica de la dentina expuesta siendo las metaloproteinasas de la matriz, catepsinas y colagenasas bacterianas. 17

Los iones de plata actúan directamente contra las bacterias en las lesiones al romper las membranas, desnaturalizar las proteínas e inhibir la replicación del ADN, eliminando las bacterias cariogénicas en los túbulos dentinales.

Los iones de plata y fluoruro penetran ~ 25 micras en el esmalte, y 50-200 micras en la dentina. El fluoruro promueve la remineralización, y la plata está disponible para la acción antimicrobiana cuando se libera mediante la reacidificación. Las lesiones detenidas con fluoruro de diamina de plata tienen un espesor de 150 micrones. 6

Tras el tratamiento con 38% de SDF en dientes primarios, se informó un porcentaje de tasa de detención de caries del 81% (IC 95%: 68–89%).

El SDF se considera un agente preventivo y terapéutico eficaz para el tratamiento de la caries en niños en edad preescolar debido a que es un tratamiento seguro, simple, económico y efectivo. El uso de SDF para el tratamiento de las lesiones cariosas cavitadas está de acuerdo con la recomendación clínica de la reunión del International Caries Consensus Collaboration que indica que los profesionales dentales deben controlar la caries mediante la extracción de la placa, preservar los tejidos dentales y retener los dientes naturales, evitando el ciclo restaurativo tanto como sea posible.

Los principales eventos adversos asociados con las aplicaciones de SDF son: irritación de la pulpa, tinción dental e irritación de los tejidos blandos orales.

La mayoría de los estudios han resaltado las manchas dentales negras que aparecen después de la aplicación de SDF como una de sus desventajas. Un estudio in vitro demostró que la decoloración de los dientes podría reducirse mediante la incorporación de yoduro de potasio a SDF durante la aplicación. En los estudios seleccionados que utilizaron 30% y 38% de SDF, se informaron eventos adversos como manchas negras y lesiones orales. Este hallazgo sugiere que concentraciones más bajas de SDF podrían reducir la aparición de eventos adversos; sin embargo, estos niveles son menos efectivos para detener las caries. 14,15

6. Conclusiones.

La caries dental no tratada en la dentición primaria es un fenómeno común y global. La prevalencia de caries y la severidad en los dientes primarios de los niños son altas El costoso tratamiento restaurador y el suministro insuficiente o la distribución sesgada de la fuerza laboral de salud dental hacen que no sea posible controlar la caries dental en los niños, especialmente en las comunidades desfavorecidas. El SDF ofrece una actividad antimicrobiana contra la biopelícula cariogénica y reduce la desmineralización de la dentina controlando la caries para satisfacer las necesidades de los pacientes pediátricos.

El SDF puede revolucionar la odontología pediátrica y comunitaria y puede ser un agente dental innovador en este siglo debido a su seguridad, eficiencia, viabilidad y eficacia para prevenir y detener la caries dentinaria. Aunque la tinción con negro es un efecto secundario conocido de SDF, los beneficios para la salud de no tener dolor y una infección dental pueden ser muy superiores a esto, especialmente cuando el acceso a la atención dental es un desafío. Independientemente de los diversos enfoques atraumáticos, el buen control de la placa sigue siendo primordial para el éxito del control de la caries en niños pequeños.

7. Referencias.

1.- American Academy of Pediatric Dentistry. Policy on use of fluoride. Pediatr Dent 2018;40(6):49-50

2.- Sukumaran A. Pradeep S. Early Childhood Caries: Prevalence, Risk Factors, and Prevention, Front Pediatr. 2017; 5: 157.

3.- Duangporn D. et al. Managing Early Childhood Caries with Atraumatic Restorative Treatment and Topical Silver and Fluoride Agents. Int J Environ Res Public Health. 2017 Oct; 14(10): 1204.

4.- Kaung Myat Thwin et al. Effectiveness of Silver Diamine Fluoride in Arresting Early Childhood Caries in Myanmar Preschool Children. Global Journal of Oral Science, 2017, 3, 18-26

5.- Rossi G. et al; Effect of silver diamine fluoride (SDF) on the dentin-pulp complex. Ex vivo histological analysis on human primary teeth and rat molars.Acta Odontol Latinoam. 2017 Apr;30(1):5-12.

6.- A. Horst.A, Ellenikiotis H, M. Milgrom. UCSF Protocol for Caries Arrest Using Silver Diamine Fluoride: Rationale, Indications, and Consent. J Calif Dent Assoc. 2016 Jan; 44(1): 16–28.

7.- Zhan L. Rebalancing the Caries Microbiome Dysbiosis: Targeted Treatment and Sugar Alcohols. Adv Dent Res. 2018 Feb;29(1):110-116.

8.- Castellanos JE, Marín LM, Úsuga MV, Castiblanco GA, Martingnon S. La remineralización del esmalte bajo el entendimiento actual de la caries dental. Univ Odontol 2013; 32(69): 49-59.

9.- Simón-Soro A, Mira A. Solving the etiology of dental caries. Trends Microbiol. 2015 Feb;23(2):76-82

10.- Consejo de la Academia Americana de Odontología Pediátrica sobre Política de Asuntos Clínicos sobre Caries en la Primera Infancia (ECC): desafíos únicos y opciones de tratamiento. Pediatr. Abolladura. 2016;38: 55–56.

11.- American Academy of Pediatric Dentistry. Chairside guide: Silver diamine fluoride in the management of dental caries lesions. Pediatr Dent 2017;39(6):478-9.

12.- Marsh P D. Are dental diseases examples of ecological catastrophes? Microbiology 2003; 149: 279–294.

13.- Kilian M et al. The oral microbiome - an update for oral healthcare professionals. Br Dent J. 2016 Nov 18;221(10):657-666.

14.- Schwendicke F., Frencken JE, Bjorndal L., Maltz M., Manton DJ, Ricketts D., Van Landuyt K., Banerjee A., Campus G., Domejean S., et al. Manejo de lesiones cariadas: recomendaciones de consenso sobre la extracción de tejido cariados. Adv. Abolladura. Res. 2016; 28: 58–67.

15.- Contreras V., Toro MJ, Elias-Boneta AR, Encarnación-Burgos A. Efectividad del fluoruro de diamina de plata en la prevención y detención de caries: una revisión sistemática de la literatura. Gen. Dent. 2017;65: 22–29.

16.-Mei ML, Ito L, Cao Y, Lo EC, Li QL, Chu CH. An ex vivo study of arrested primary teeth caries with silver diamine fluoride therapy. J Dent 2014; 42:395¬402.

17.- Zhao IS, Gao SS, Hiraishi N., Burrow MF, Duangthip D., Mei ML, Lo EC, Chu CH Mecanismos de fluoruro de diamina de plata en la detección de caries: una revisión de la literatura. En t. Abolladura. J.2017: 21. doi: 10.1111 / idj.12320

18.- Mei ML, Ito L, Cao Y, Li QL, Lo ECM, Chu CH. Inhibitory effect of silver diamine fluoride on dentine demineralisation and collagen degradation. Journal of Dentistry. 2013; 41(9):809– 817.

19.- Morales V. J, et al. Frecuencia de caries dental en escolares de la primaria Rufino Tamayo de la Delegación Iztapalapa del ciclo escolar 2013-2014. VERTIENTES Rev. Esp Cien Sal,2014; 17(1):17-21.

20.- Crystal YO, Marghalani AA, Ureles SD, et al. Use of silver diamine fluoride for dental caries management in children and adolescents, including those with special health care needs. Pediatr Dent. 2017;39(5):135-145.

21.- Alonso-Noriega MJ, Karakowsky L. Caries de la infancia temprana. Perinatología y Reproducción Humana 2009;23(2):90-7.

22.- Seminario A, Ivancaková R. Early childhood caries. Acta Médica (Hradec Králové) 2003;46(3):91-4.

23.- Wyne A. Prevalence and risk factors of nursing caries in Adelaide, South Australia. Pediatr Dent (1999) 9:31–6.

24.- Johnston T, Messer LB. Nursing caries: literature review and report of a case managed under local anaesthesia. Aust Dent J (1994) 39(6):373–81.

25.- Llodra JC, Rodriguez A, Ferrer B, Menardia V, Ramos T, Morato M. Efficacy of silver diamine fluoride for caries reduction in primary teeth and first permanent molars of schoolchildren: 36- month clinical trial. J Dent Res. 2005; 84(8):721-724.

26.- Braga MM, Mendes FM, De Benedetto MS, Imparato JC. Effect of silver diammine fluoride on incipient caries lesions in erupting permanent first molars: a pilot study. J Dent Child (Chic). 2009; 76(1):28–33.

27.- Duangthip D, Chu CH, Lo EC. A randomized clinical trial on arresting dentine caries in preschool children by topical fluorides—18 month results. J Dent. 2016; 44:57–63

Tumor odontogéncio adenomatoide

Juan Carlos Cuevas González, 1 Alma Graciela García Calderón,1
Graciela Zambrano-Galván2, León Francisco Espinosa Cristóbal 1, Ixchel
Araceli Maya-García3. María Verónica Cuevas-González4

Profesor-investigador, adscrito al Departamento de Estomatología, del Instituto de Ciencias Biomédicas de la Universidad Autónoma de Ciudad Juárez, Profesora-investigadora, Facultad de Odontología, Universidad Juárez del Estado de Durango, Profesora-Investigadora, Facultad de odontología Universidad Autónoma de Campeche, Alumna del PMDCMOS, Facultad de Odontología, Universidad Nacional Autónoma de México.

Autor de correspondencia: León Francisco Espinosa Cristóbal leohamet@hotmail.com

Abstract

Introduction: The adenomatoid odontogenic tumor (TOA) is a benign neoplasm that has a predilection for young people, clinically has 3 variants (peripheral, follicular and extrafollicular), the site that is frequently affected is the maxilla in the anterior region, it has been reported more frequently in women than in men, due to the behavior of the neoplasm the treatment is surgical enucleation with low possibility of recurrence. Objective: In presenting this review, we seek to identify the main clinical characteristics of the tumor so that, when presented in a patient, it can be considered among the main differential diagnoses. Conclusion: The radiographic study was fundamental for the decision making as far as the clinical route is concerned. The clinical-radiographic-Histopathological correlation is important.

Keywords: adenomatoid odontogenic tumor; clinical characteristics; clinical route

Resumen

Introducción: El tumor odontogénico adenomatoide (TOA) es una neoplasia benigna que tiene predilección por gente joven, clínicamente presenta 3 variantes (periférico, folicular y extrafollicular), el sitio que frecuentemente es más afectado es el maxilar en la región anterior, se ha reportado que en las mujeres se presenta mayor número de veces con respecto a los hombres, debido al comportamiento de la neoplasia el tratamiento es enucleación quirúrgica con baja posibilidad de recidiva. Objetivo: Al presentar esta revisión se busca identificar las principales características clínicas del tumor para que al presentarse en algún paciente pueda ser considerado entre los principales diagnósticos diferenciales. Conclusión: El estudio radiográfico fue fundamental para la toma de decisiones en cuanto a la ruta clínica se refiere. Es importante la correlación clínica-radiográfica-Histopatológica.

PalabrasClave. Tumor odontogénico adenomatoide; características clinicas; diagnóstico oportuno.

1. Introducción.

El tumor odontogénico adenomatoide (TOA) fue descrito por primera vez en 1905 por Steensland quien lo describía como una variante del ameloblastoma, Philipsen y Birn en 1969 introdujeron por primera vez el término tumor odontogénico adenomatoide y en 1971 fue aceptado por la Organización Mundial de la Salud; hoy en día es considerado como una neoplasia epitelial benigna de origen odontogénico, hamartomatosa, 1, 2

Aunque hay evidencia de que este tumor se origina en el epitelio del esmalte dental también se ha sugerido que tiene un origen de los remanentes de la lámina dental. 1

Representa entre el 3 y 7% de todos los tumores odontogénicos, afectando principalmente a pacientes jóvenes, dos de cada tres casos diagnosticados se realizan en sujetos de entre 10 a 19 años de edad. 1 En un estudio publicado Nalabolu GRK y col en el 2017 en el que realizo un estudio retrospectivo de los principales tumores odontogénicos en la región sur de la India del 2002 al 2014 reportaron a esta patología con una prevalencia del 5.5% (n=9) presentando mayor afectación el sexo femenino en una relación 2:1 con un pico de edad de los 11 a 20 años. 3

Por otra parte, Chrcanovic BR y col llevaron a cabo una revisión acerca del total de TOA reportados en la literatura, lograron identificar un total de 1,558 lesiones donde la media de edad fue de 19 años, el sexo femenino fue el más afectado con el 65.2% de los casos, el maxilar fue la localización más común en el 61.8 de las lesiones 4

2 Características clínicas y radiográficas

Clínicamente se caracteriza por ser una lesión de crecimiento lento, asintomática, el aumento de volumen se localiza en regiones edéntulas las cuales se asocian a dientes no erupcionados. 1 Dependiendo de la localización y del órgano dentario afectado esta lesión se puede clasificar en folicular, extra-folicular y periférico siendo el más común el folicular en un 70%, y así lo confirmo Chrcanovic BR y col al mencionar que el subtipo folicular es el más común seguido del extrafolicular y por ultima el periférico. 4 El desarrollo de esta patología se asocia con la presencia de un diente retenido o supernumerario, radiográficamente se observa como una área radiolúcida bien circunscrita, unilocular. 5

Histológicamente se distingue epitelio odontogénico con estructuras parecidas a ductos, el tumor podría presentarse parcialmente quístico y el algunos casos la lesión sólida puede estar presente únicamente como masas en la pared del quiste, de igual forma se pueden identificar "gotas tumorales" formadas por materia eosinófila, no calcificadas y amorfas 6

La histogénesis de esta lesión aún sigue siendo controversial debido a que algunos autores consideran que esta es una verdadera neoplasia benigna no agresiva y no invasiva, sin embargo, otros investigadores la conceptualizan como un crecimiento odontogénico hamartomatoso del desarrollo.2

Al realizar tinciones de inmunohistoquímica se caracteriza por identificarse un perfil de citoqueratina similar a quistes foliculares y epitelio gingival con tinción positiva con CK5, CK17 y CK19 y expresión negativa de CK4, CK10, CK13 y CK18 7,8

En cuanto al tratamiento del TOA se establece como quirúrgico conservador, incluyendo la erradicación del diente impactado con curetaje y esto se justifica debido a que la lesión no es invasiva, se encuentra bien encapsulada y los datos de recurrencia es de un .02%.8

3 Conclusión

El identificar las principales características clínicas y radiográficas del Tumor Odontogénico Adenomatoide, facilitará al clínico el diagnóstico oportuno de este tumor, así como la implementación de la terapéutica adecuada.

4 Referencias

1. Díaz Castillejos Risk, Nieto Munguía Ana María, Castillo Ham Guillermina. Tumor odontogénico adenomatoide. Reporte de un caso y revisión de la literatura. Rev. Odont. Mex. 2015: 19(3): p 187-191.

2. Saluja, R., Kaur, G., & Singh, P. Aggressive adenomatoid odontogenic tumor of mandible showing root resorption: A histological case report. Dental research journal. 2013:10 (2), p 279-82

3. Nalabolu GRK, Mohiddin A, Hiremath SKS, Manyam R, Bharath TS y col. Epidemiological study of odontogenic tumours: An institutional experience. J Infect Public Health. 2017;10 (3):3 p 24-330.

4. Chrcanovic BR, Gomez RS. Adenomatoid odontogenic tumor: An updated analysis of the cases reported in the literature. J Oral Pathol Med. 2019; 48 (1): p 10-16.

5. Najwa Karam Genno, Nicole Aoun, and Sami El Toum, "Adenomatoid Odontogenic Tumor Associated with an Impacted Maxillary Lateral Incisor: A Case Report with Five-Year Follow-Up," Case Reports in Dentistry, 2017, 1709492.

6. Handschel, J. G., Depprich, R. A., Zimmermann, A. C., Braunstein, S., & Kübler, N. R. Adenomatoid odontogenic tumor of the mandible: review of the literature and report of a rare case. Head & face medicine. 2005: 1, 3. doi:10.1186/1746-160X-1-3

7. Yadav S, Tyagi S, Kumar P, Puri N. Surgical management of maxillary adenomatoid odontogenic tumor in paediatric patient: A clinical report. J Sci Soc 2013; 40: p 52-6.

8. Marín Botero ML, Sáenz Rivera E de J, Marín Cardona MN, Sánchez Muñoz LB, Castañeda-Peláez DA. Tumor odontogénico adenomatoide. Reporte de un caso y revisión de la literatura. Av Odontoestomatol 2017; 33(4): p 161-170

Incidencia de Periodontitis Crónica asociada a Diabetes Mellitus tipo 2 en el Centro de Alta Especialidad Dr. Rafael Lucio

Alarcón-Moreno, Jose Carlos1; García-Rivera, Miguel Eric2; Blázquez-Morales, María Sobeida Leticia3; Nachón-García, Francisco4; Tellez-Velazquez, Carlos5; Neme-Kuri, Juan Gerardo6; Nachón-Garcia, Maria Gabriela7.

1Estudiante de la Maestría en Ciencias de la Salud – Instituto de Ciencias de la Salud, Universidad Veracruzana, México, jcmoal.05@gmail.com. 2Dr. En Ciencias de la Salud – UV-CA-441 CA Estudios Estomatológicos Facultad de Odontología Xalapa, Universidad Veracruzana, México, miguegarcia@uv.mx. 3Dra. En Ciencias de la Educación – Instituto de Ciencias de la Salud. Departamento de Sistemas de Salud, Universidad Veracruzana, México, sblazquez@uv.mx, 4Dr en Ciencias Biomedicas, Instituto de Ciencias de la Salud, Departamento de Investigación Clínica y Medicina Traslacional, Universidad Veracruzana, México, fnachon@uv.mx, 5Especialista en Periodoncia, Centro de Alta Especialidad Dr. Rafael Lucio, México, periotellez@hotmail.com, 6M en Administración de Sistemas de Salud, Centro de Alta Especialidad Dr. Rafael Lucio, México, nemekuri@gmail.com, – 7Dra en Ciencias de la Salud. Instituto de Ciencias de la Salud Departamento de Investigación Clínica y Medicina Traslacional, UV-CA-441 CA Estudios Estomatológicos Facultad de Odontología-Xalapa, Universidad Veracruzana, México, gnachon@uv.mx.

Autor de correspondencia: Alarcón-Moreno, Jose Carlos jcmoal.05@gmail.com.

Abstract

Type 2 Diabetes mellitus (T2DM) is an endocrine- metabolic disorder characterized by increased blood glucose levels. Immunosuppression generates susceptibility for infections such as periodontitis affecting systemic health. This bidirectional relationship difficult glycemic control, promotes inflammation and potentiates metabolic disorder in T2DM- PC patients. The European Federation of Periodontology says Periodontitis as the 6th T2DM complication; The Secretaria de Salud de Veracruz reported that periodontal disease (PD) and T2DM occupied 5th and 11th places in Consulta Médica Institucional in 2017. Aims: The purpose of this study was identified incidence of chronic periodontitis associated T2DM in patients of Centro de Alta Especialidad Dr. Rafael Lucio. Methods: this was a cross-sectional, retrospective study. We evaluated 52 clinical records of patients of stomatology services CAE. We identified periodontal diseases considering a new classification scheme for periodontal and peri-implant diseases and conditions. Results: fives conditions were reported and associated with and without DM (Fig 1). We established incidence of chronic periodontitis, T2DM, T1DM (table 2) and PC-T2DM (table 3). Conclusion: Exist stronger evidence about relationship DM2 and PC. We demonstrated high incidence in this binomial in patients of CAE.

Keywords: Type 2 Diabetes mellitus, Periodontitis, Chronic Periodontitis, Incidence, Periodontal Diseases.

Resumen

La diabetes mellitus (DM2) es un trastorno endocrino-metabólico que se caracteriza por hiperglicemia. La inmunosupresión genera susceptibilidad a infecciones como la Periodontitis. Esté binomio dificulta el control glicémico, propicia inflamación y potencializa trastornos metabólicos. La Federación Europea de Periodoncia la describe como la 6ta complicación de la DM2; La Secretaria de Salud del Estado de Veracruz reportó que la enfermedad periodontal (EP) y la DM2 ocuparon el 5 y 11 lugar en consulta médica institucional en 2017.Objetivo. Identificar la incidencia de periodontitis asociada a DM2 en pacientes que acudieron al servicio de Periodoncia del Centro de Alta Especialidad (CAE) en el periodo octubre–diciembre 2018. Metodología. Estudio Retrospectivo y transversal. Se realizó la evaluación de 52 expedientes de pacientes que acudieron al servicio de periodoncia del CAE. Se identificó las patologías periodontales considerando la nueva clasificación, condiciones periodontales y peri-implantarías establecida por Caton. Resultados. 5 patologías periodontales afectaron a la población de dicho nosocomio; se asociaron a la ausencia o presencia y tipo de DM. La incidencia fue 0.75 pacientes con periodontitis crónica, 0.34 pacientes con DM2, 0.003 pacientes con DM1 y de 0.38 pacientes con PC-DM2. Conclusión. Existe incidencia elevada del binomio PC-DM2 en los pacientes del CAE.

Palabras clave: Diabetes Mellitus tipo 2, Periodontitis, Periodontitis Crónica, Incidencia, Enfermedad Periodontal.

1. Introducción.

La diabetes mellitus tipo 2 (DM2) es un trastorno endocrino-metabólico que se caracteriza por hiperglicemia1. Mauri et. al., reportan que las personas que viven con diabetes mellitus presentan diferentes manifestaciones bucales como la periodontitis crónica (PC)2. La periodontitis se caracteriza por la acumulación de microflora sobre los tejidos periodontales provocando una respuesta inmunológica orquestada por citocinas y quimiocinas las cuales propician inflamación, una perdida progresiva del hueso alveolar, movilidad dental y subsecuentemente la exfoliación de los órganos dentarios 3, 4. La Federación Europea de Periodoncia relaciona a la periodontitis como la sexta repercusión de la DM2; este binomio dificulta el control glicémico, propicia procesos inflamatorios y potencializa los trastornos metabólicos elevando los niveles de lípidos en los pacientes que la padecen 5. La Secretaria de Salud del Estado de Veracruz ha reportado alta prevalencia de DM2, en el año 2017 refirió que la enfermedad periodontal y la DM2 ocuparon el quinto y el décimo primer lugar en consultas médicas institucionales 6.

1.1. Importancia Médica y / o Económica.

En México la DM2 presenta incidencia elevada en la población, por su parte, el Estado de Veracruz muestra el primer lugar en reportes de esta patología y en su asociación a periodontitis crónica. Dentro del programa de acción específica de prevención, detección y control de los problemas de salud bucodental 2013-2018 desarrollado por la Secretaria de Salud, se incluye la asistencia con capacidad resolutiva de los problemas de salud bucodental en grupos vulnerables. El cuarto indicador, es el único que establece relación con la enfermedad periodontal, la atención prioritaria es exclusivamente para el control de placa dentobacteriana y empleo de técnicas de cepillado, dejando desprovista la atención a estas afecciones bucales clínicamente establecidas en la población veracruzana6.

El Centro de Alta Especialidad Dr. Rafael Lucio (CAE), es un hospital de tercer nivel que ofrece servicio a la población veracruzana de diversas especialidades, dentro de estas se encuentran el servicio de medicina interna encargada de la atención de pacientes con DM, y el departamento de estomatología el cual proporciona atención odontológica la población. El CAE es responsable de Asesorar, Capacitar y llevar a cabo programas institucionales dentro del marco de "SICALIDAD". La cual ha implementado varías Líneas de acción de continuidad y arranque para consolidar el Sistema Integral de Calidad, lo que incluye proyectos en los tres componentes de la calidad: Calidad percibida, Calidad técnica y Calidad en la gestión de los servicios de salud. En este marco el departamento de estomatología, se ha dado a la tarea de implementar programas internacionales y nacionales en la atención multidisciplibnaria de los pacientes, efectuando proyectos que permitan la generación de información necesaria para fortalecer el Sistema Internacional de Calidad. Uno de estos proyectos es precisamente establecer la incidencia del binomio DM y PC.

1.1.1. Generalidades de la Diabetes Mellitus.

La diabetes mellitus (DM) es una enfermedad crónica no transmisible donde interactúan múltiples factores (genéticos, sociodemográficos y ambientales) que generan un evidente desarrollo patológico de enfermedades sistémicas y orales1, 7, 8 Se caracteriza por presentar hiperglicemia debida a defectos en la secreción o acción de la insulina. Existen múltiples procesos fisiopatogénicos involucrados en su aparición que varían desde la destrucción autoinmunitaria de las células β del páncreas hasta alteraciones que conducen a la resistencia a la acción de la insulina7. La Federación

Internacional de Diabetes (IDF) estima que 415 millones de personas adultas están afectadas por esta enfermedad, de las cuales 193 millones están sin diagnosticar 8, 9.

La DM se clasifica en cuatro categorías clínicas: 1). DM tipo 1 (DM1), que a su vez se divide en autoinmune e Idiopática; 2). DM tipo 2 (DM2); 3). Otros tipos de DM se incluyen aquí, entre otras, las debidas a enfermedades del páncreas, genéticas o por exposición a fármacos; y 4). DM gestacional. Se inicia o se reconoce durante el embarazo7.

La DM2 supone el 85-95% de los casos de DM, y se caracteriza por una resistencia a la insulina combinada con un déficit progresivo de producción de esta7, y se asocia con múltiples enfermedades orales, reportadas en diferentes estudios. La evidencia sugiere que los problemas de salud oral pueden repercutir en el funcionamiento físico de una persona, su posición ante la sociedad y bienestar integral 2, 9.

1.1.2. Generalidades de Enfermedad periodontal

La enfermedad periodontal (EP) hace referencia a una serie de procesos que afectan a la unidad de soporte del diente, periodonto. Consiste en un proceso inflamatorio crónico que afecta al órgano de soporte de los dientes. Se distinguen dos grandes entidades: gingivitis y periodontitis.3,4 La primera es la inflamación que afecta a los tejidos blandos que rodean el diente (la encía), sin extenderse a otras estructuras periodontales. La segunda es la afectación de todos los tejidos periodontales con un efecto destructivo progresivo del ligamento periodontal y hueso alveolar, lo que ocasiona un incremento de la profundidad del surco gingival, es decir, aparecen las bolsas periodontales junto a movilidad dentaria 2, 3, 10.

Se estima que la prevalencia de la periodontitis es de 45-50 % en adultos en su forma mas leve,

y llega a un 60 % en personas mayores a 65 años. Se calcula que la periodontitis severa afecta al 11.2 % de la población global y que es una causa que impacta sobre el estado nutricional, el habla y una calidad de vida deficiente en quien la padece 11, 12.

La etiología de la EP sustenta la presencia de bacterias gram negativas subgingivales las cuales fomentan una respuesta inmunoinflamatoria, que trae consigo la destrucción progresiva de las estructuras periodontales.10, 11 La EP provoca un proceso de desequilibrio homeostático sobre el huésped; mecanismos que están destinados a proteger en contra de los factores exógenos se descarrilan hacia procesos catabólicos incontrolados, que afectarán a los tejidos de soporte de los dientes10.

1.2. Antecedentes particulares

La periodontitis crónica (PC) es considerada una enfermedad cuya instauración puede dar sospecha de diabetes mellitus 5, 11, 13. Los mecanismos biologicos que explican las causas de la correlación de la DM2 y PC, derivan en el aumento de productos terminales de la glicosilación avanzada en los tejidos del periodonto (AGE- Receptores RAGE), produciendo una cascada de reacciones proinflamatorias donde participan mediadores químicos como la interlucina 1, 6, el factor de necrosis tumoral, el receptor del activador nuclear Factor -Kappa B y estrés oxidativo, que aumentan el daño tisular derivado de la respuesta agresiva de los microorganismos provocando procesos inflamatorios sistémicos 14, 15 metabolismo anormal del colágeno y la activación de factores osteogénicos (desacoplamiento, destrucción y reparación ósea).15 Se considera que la PC es un proceso infeccioso crónico, que genera una masiva actividad de mediadores inflamatorios provocando un bloqueo periférico constante de los receptores de insulina que impiden la acción hipoglucemiante de la hormona (resistencia a la insulina), además provoca un déficit y modificaciones metabólicas relacionadas con problemas cardiovasculares y renales 15.

1.3. Antecedentes específicos.

Exiten diversos estudios que describen la relacion entre la DM2 y la PC donde se explican los mecanismos biológicos implicados 5, 16-18. De igual forma existen estudios epidemiologicos donde se detalla la prevalencia global y los factores de riesgo para el padecimiento del binomio DM2- PC 12, 19. La Secretaria de Salud ha reportado las 20 principales causas de enfermedad identificando a la DM2 y a la gingivitis- periodontitis dentro de su listado. En el Estado de Veracruz no existen investigaciones que permitan conocer y establecer el comportamiento de este binomio DM2- PC en los pacientes atendidos en el Centro de Alta Especialidad Dr. Rafael Lucio (CAE) y como afecta su estado de salud general y en su calidad de vida.

1.4. Justificación.

Dado los continuos esfuerzos de investigación global sobre el paradigma DM2- Periodontitis, instancias internacionales como la Federación Europea de Periodoncia (EFP) y la Federación Internacional de Diabetes (IDF) han conjuntado esfuerzos para la atención de las patologías bucales asociadas a diabetes mellitus creando un grupo denominado "Salud Bucal y Diabetes" cuyo objetivo es concientizar como las complicaciones bucales están asociadas bidireccionalmente con la DM con la finalidad de proporcionar recomendaciones para un equipo multidisciplinario global que atienda a las personas con diabetes mellitus y periodontitis. En el país, especialmente en el estado de Veracruz, no se han conjuntado estas estrategias propuestas por instancias internacionales debido a que no se tienen datos clínicos y epidemiologicos (incidencia, prevalencia, factores de riesgo) que permitan establecer la relacion de ambas enfermedades en la población veracruzana.

2. Objetivos.

Evaluar la incidencia de periodontitis crónica asociada a Diabetes Mellitus tipo 2, en pacientes que acudieron al servicio de periodoncia en el Centro de Alta Especialidad Dr. Rafael Lucio en el periodo Octubre – Noviembre 2018.

3. Metodología.

Estudio retrospectivo y transversal. Se realizó la evaluación de 52 expedietes clínicos de los pacientes que acudieron al servicio de periodoncia del CAE. Se contemplo un periodo de 2 meses atrás para identificar a las patologias periodontales considerando la nueva clasificación de condiciones periodontales y peri- implantarías establecidas por Caton20 (2018) y establecer la incidencia del Binomio DM2 - PC.

4. Resultados.

Se identificaron 5 patologías periodontales padecidas en la población asistente de dicho nosocomio (Gráfica1). Estas patologías se asociaron a la ausencia o presencia y tipo de DM estableciendo las incidencias: 0.75 pacientes con periodontitis crónica, 0.34 pacientes con DM2, 0.003 pacientes con DM1 y de 0.38 pacientes con PC-DM2. (Tabla 1)

Gráfica. 1 Tipo de Enf. Periodontal asociada a la Presencia o ausencia de DM

Tabla 1. Incidencia de Periodontitis Crónica.

5. Discusión.

En el presente estudio se identifico la incidencia del binomio DM2- PC en el Centro de Alta Especialidad Dr. Rafael Lucio de la cuidad de Xalapa Veracruz. Estudios de investigación refieren una fuerte asociacion entre ambas enfermedades donde se explica que: padecer diabetes mellitus tipo 2 es un factor de riesgo para padecer periodontitis y que la severidad de la periodontitis esta relacionada con el pobre control metabolico de los pacientes que viven con la enfermedad. Kumar et. al., refiere que la diabetes mellitus esta intimamente relacionada con la enfermedad periodontal pues comparten mecanismos biologicos18. Kinane et. al., hace referencia a estudios que demuestran la asociacion de la periodontitis, el pobre control metabolico y el padecimiento de más complicaciones sistemicas relacionadas a la DM y la necesidad de estudios que permitan confirmar el beneficio del tratamiento periodontal en el control de la diabetes mellitus17. Por su parte Ottomo-Corgel et. al., sugiere una disminución en los niveles de Hba1c en un 0.40% en pacientes con DM2- PC que recibieron tratamiento periodontal comparado con aquellos que no lo recibieron, lo cual estima una reduccion del 35% en las complicacuiones y un 10% en la reducción de la mortalidad16. Los resultado arrojados en esta investigación son de importancia clínica y permitirán establecer nuevos estudios de investigación que relacionen la asociacion del binomio DM2- PC con otras complicaciones sistemicas y los beneficios del tratamiento periodontal sobre la poblacion veracruzana que padece DM.

6. Conclusiones.

Se presenta incidencia elevada del binomio PC-DM2 en los pacientes que acudieron al servicio de periodoncia del CAE. Este resultado concuerda con lo establecido por instancias internacionales que describen el aumento en el binomio EP-DM. Se requieren de más estudios que permitan entender el comportamiento de ambas enfermedades en la población Veracruzana y demostrar los beneficios de la terapia periodontal sobre las patologias periodontales su apoyo en el control metabolico y la reducción en otras complicaciones sistemicas de los pacientes que padecen ambas enfermedades.

7. Referencias.

1 American Diabetes Association. Promoting health and reducing disparities in populations. Sec. 1. In Standards of Medical Care in Diabetes. 2017; 40(Suppl. 1):S6–S10.

2 Mauri E, Estrugo A, Jané E. Oral manifestations of Diabetes Mellitus. A systematic review. Med Oral Patol Oral Cir Bucal; 2017; 22 (5):586-94.

3 Mizuni H, Ekuni D, Maruyama T, Kataoka K, Yoneda T, Fukuhara D, Tomofuji T, Wada J, Morira M. The effect of non-surgical periodontal treatment on glycemic control, oxidative stress balance and quality of life in patients with type 2 diabetes: a Randomized clinical trial. PLos ONE.2017;12(11): 1-17.

4 Joshipura KJ, Muñoz-Torres FJ, Dye BA, Leroux BG, Ramírez-Vick M, Perez CM. Longitudinal association between Periodontitis and development of diabetes. Diabetes research and clinical practice; 2018;141:284-293.

5 Lalla E. Papapanou PN. Diabetes Mellitus and periodontitis: a tale of two common interrelated diseases. Nat Rev Endocrinol. 2011;7(12):738-48.

6 Gob.mx(Internet) SUIVE/DGE/Secretaria de Salud/ Estados Unidos Mexicanos 2017. Consultado:22/enero/2019.11:24pm.www.epidemiologia.salud.gob.mx/anuario/2017/principales/nacional/institucion.pdf.

7 Alonso-Fernández M, Santiago-Nocito AM, Moreno-Moreno A, Carramiñana-Barrera FC,

López Simarro F, Miravet-Jiménez S, y cols. Guías Clínicas Semergen. Diabetes mellitus. Editorial EUROMEDICE, Ediciones Médicas, S.L. 2015 Barcelona España.

8 Ogurtsova K, da Rocha-Fernandes JD, Huang Y, Linnenkamp U, Guariguata L, Cho NH, Cavan D. Makaroff LE. et al. IDF Diabetes Atlas: Global estimates for the prevalence of diabetes for 2015 and 2040 Diabetes Research and Clinical Practice, 2017;128:40–50.

9 ¿Qué es la diabetes? En: Cavan D. Rocha-Fernandes JD, Makaroff LE, Ogurtsova K, Webber S. Atlas de la diabetes de la FDI. 8ta ed. Federación Internacional de Diabetes 2017:21-28.

10 Ortiz-Domínguez M, Garrido-Latorre F, Orozco R, Pineda-Pérez D, Rodríguez-Salgado M. Sistema de protección social en salud y calidad de la atención de hipertensión arterial y diabetes mellitus en centros de salud. Salud pública de Méx. 2011;53(4):436-44.

11 Botero JD, Bedoya E. Determinantes del diagnóstico periodontal. Rev. Clin. Periodoncia Implantol. Rehabil. Oral. 2010;3(2):94-9.

12 Sanz M, Ceriello A, Buysschaert M, Chapple I, Demmer R, Graziani F, Herrera D, Jepsen S, Madianos P, Mathur M, Lior S, Tonetti M, Vegh D. Scientific evidence on the links between periodontal diseases and diabetes: Consensus report and guidelines of the joint workshop on periodontal diseases and diabetes by the International Diabetes Federation (IDF) and the European Federation of Periodontology (EFP). Jornl of Clinic. Periodonntology. 2017;45 (2):138-149.

13 González M, Toledo B, Nazco C. Enfermedad periodontal y factores locales y sistémicos asociados. Rev. Cubana Estomatol. 2002;39(3):374- 395.

14 Díaz-Romero RM, Villegas-Álvarez F. Diabetes e infección periodontal. Rev Nal Odontol 2012;(7): Disponible en http://www.intramed.net/contenidover.asp?contenidoID=72517

15 Rossamma J, Amol V, Manaloor G, Kotha P, Jaishid A, Radhakrishnan C. Low level of serum vitamina D in Chronic periodontitis patients with type 2 diabetes mellitus: a hospital based croos sectional clinical study. J of Indian Soc. Of Periodontology. 2015; 19(5):501-506.

16 Otomo-Corgel J, Pucher J, Rethman M, Reynold M. State of the science: chronic periodontitis and systemic healt. J Evid Base Dent Pract; 2012;1:20-28.

17 Kinane D, Bouchard P. Periodontal diseases and health: Consensus Report of the Sixth European Workshop on Periodontology. J Clin Periodontol 35 (Suppl. 8): 2018:333–337. doi: 10.1111/j.1600-051X.2008.01278.x.

18 Kumar M., Mishra L., Mohanty R., Nayak R., Diabetesand gum disease: the diabolic duo, Diabetes & metabolic síndrome: Clinical research & reviews. Elsevier 2014; 8: 255- 258. Doi: http://dx.doi.org/10.1016/j.dsx.2014.09.022

19 Miguel-Infante A, Martínez-Huedo MA, Mora-Zamorano E, Hernandez-Barrera V, Jiménez-Trujillo I, Burgos-Lunar C et al. Periodontal disease in adults with diabetes, prevalence and risk factors. Results of an observational study. Int J Clin Pract. 2018; DOI:10.1111/ijcp.13294

20 Caton JG, Armitage G, Berglundh T, Chapple-Iain LC, Jepsen S, Kornman KS, et al., A new classification scheme for periodontal and peri-implant diseases and conditions – Introduction and key changes from the 1999 classification. 2018; https://doi.org/10.1111/jcpe.12935

Relación entre el nivel de ansiedad y las características clínicas bucales en pacientes bruxistas

Palacios-Flores, Luis Octavio1, Rodríguez-Alba, Juan Carlos2, García-García, Fabio Alfredo3, Jiménez Correa Ulises4, García-Rivera, Miguel Eric5, Nachón-García, María Gabriela6

1C.D.E.O. Xalapa. Alumno de la Maestría en Ciencias de la Salud del Instituto de Ciencias de la Salud, Universidad Veracruzana, México, palacios.octavio@gmail.com, 2Dr. en C. Xalapa. Departamento de Biomedicina del Instituto de Ciencias de la Salud, Universidad Veracruzana, México, carlorodriguez@uv.mx, 3Dr. en C. Departamento de Biomedicina del Instituto de Ciencias de la Salud, Universidad Veracruzana, México, fgarcia@uv.mx, 4Dr. en C. Ciudad de México. Clínica de Trastornos de Sueño de la Universidad Nacional Autónoma de México, México, ulisesjc@yahoo.com, 5Dr. en C. Xalapa. UV – CA 441 – Estudios Estomatológicos de la Facultad de Odontología, UV, México, miguegarcia@uv.mx, 6Dra. en C. Xalapa. UV – CA 441 – Estudios Estomatológicos de la Facultad de Odontología, UV, Departamento de Investigación Clínica y Medicina Traslacional del Instituto de Ciencias de la Salud, Universidad Veracruzana, México, gnachon@.mx.

Autor de Correspondencia: Palacios-Flores, Luis Octavio palacios.octavio@gmail.com

Abstract

Introduction: The sleep bruxism (BS) is an oral parafunction, characterized by the grinding and / or clenching of the teeth, clicking, dental wear and temporomandibular joint disorder (TMJ) limiting the mouth opening. It´s diagnosed by clinical examination and polysomnography (PSG). Stress and anxiety are considered as the main etiological factors of BS. Objective: To establish the relationship between anxiety and oral clinical characteristics in BS and non-BS patients. Methodology: Comparative survey. We included patients between 18 and 50 years old who were diagnosed by means of the ATM assessment, dental grinding, and PSG, establishing two groups: BS and non-BS to whom the Beck Anxiety Inventory (IAB) was applied. The variables were analyzed: sex, age, BS, anxiety, click, mouth opening, orthodontic treatment. Results: Buccal opening in BS is lower than in non-BS (p = 0.003068); the click occurs more frequently in BS and is related to the level of anxiety. Moderate anxiety occurs more frequently in BS than in non-BS (p = 0.000010). Conclusion: The level of anxiety directly affects the clinical characteristics in BS.

Keywords: Bruxism of Sleep, snap, anxiety, stress, mouth opening, orthodontic treatment.

Resumen

Introducción: El bruxismo del sueño (BS) es una parafunción oral, caracterizada por el rechinamiento y/o apretamiento de los dientes, chasquido, desgaste dental y trastorno de la articulación temporomandibular (ATM) limitando la apertura bucal. Se diagnostica con la exploración clínica y la polisomnografía (PSG). El estrés y la ansiedad se consideran como los principales factores etiológicos del BS. Objetivo: Establecer la relación entre la ansiedad y las características clínicas bucales en pacientes BS y no BS. Metodología: Encuesta comparativa. Se incluyeron pacientes entre 18 a 50 años que fueron diagnosticados mediante la valoración de ATM, rechinido dental, y PSG estableciendo dos grupos: BS y no-BS a quienes se les aplicó el Inventario de Ansiedad de Beck (IAB). Se analizaron las variables: sexo, edad, BS, ansiedad, chasquido, apertura bucal, tratamiento de ortodoncia. Resultados: La apertura bucal en BS es menor que en los no BS (p=0.003068); el chasquido se presenta con mayor frecuencia en BS y está relacionada con el nivel de ansiedad. La ansiedad moderada se presenta con mayor frecuencia en BS que en los no-BS (p=0.000010). Conclusión: El nivel de ansiedad repercute directamente en las características clínicas en BS.

Palabras clave: Bruxismo del Sueño, chasquido, ansiedad, estrés, apertura bucal, tratamiento ortodóntico.

1. Introducción.

El bruxismo del sueño (BS) es una activación rítmica estereotipada de los músculos masticatorios, caracterizada por el rechinamiento y / o apretamiento de los dientes durante el sueño1. Clínicamente existe dolor facial muscular crónico con cefaleas tensionales causado por una contracción muscular intensa, rigidez y dolor en la articulación de la mandíbula que provoca una apertura restringida y dificultad para masticar, superficies desgastadas de los dientes con microfracturas del esmalte que pueden revelar la capa de dentina con presencia de sensibilidad y dolor de oído2.

Se ha reportado una prevalencia de 6 a 95%, considerando que la amplitud del parámetro e inconcluyente se debe a la falta de consenso y uniformidad en los criterios y métodos de evaluación3. Al respecto Manfredini establece una prevalencia del 5 al 8% en la población en general4. La prevalencia más alta se ha reportado en asiáticos, intermedia en euro-americanos e hispanos y la más baja en afroamericanos4.

El BS es una parafunción de origen multifactorial, uno de los factores que adquiere mayor relevancia es el estrés, la literatura indica que sujetos que presentan incapacidad para el manejo del estrés pueden desencadenar ataques de ansiedad y a su vez presencia de episodios de BS5.

El propósito de este estudio fue establecer la relación entre el nivel de ansiedad y las características clínicas bucales en pacientes BS y no BS.

1.1. Importancia Médica y / o Económica.

En México son escasos los datos sobre el BS, sin embargo, el Sistema de Vigilancia Epidemiológica de Patologías Bucales informó que 482 de 10,536 usuarios de servicios públicos de salud presentaron bruxismo en el 2009, sin incluir datos de clínicas particulares6 Sin embargo, el BS es considerado como un problema de salud que daña considerablemente las estructuras del sistema estomatognático, cuya rehabilitación representa un costo elevado para quienes lo padecen, así como para los centros de salud, además, la ansiedad es un factor etiológico que va en aumento en la población mexicana.

Aunado a esto, no existe un protocolo eficiente y categórico para el diagnóstico y tratamiento que puedan ser aplicados a la práctica dental7.

1.2. Antecedentes generales.

De acuerdo con la Clasificación Internacional de los Trastornos del Sueño el SB es un trastorno del movimiento relacionado con el sueño (AASM., 2014)8. El sueño es un estado fisiológico reversible que es regulado por el cerebro, que de manera conductual, en los humanos, se observa como un estado de reposo y de desconexión con el ambiente, movilidad reducida, baja respuesta a estímulos sensoriales y párpados cerrados, que se alterna con la vigila cada 24 horas y se acopla al ritmo circadiano9. En él se distinguen dos etapas: el sueño sin movimientos oculares rápidos (no MOR) y el sueño de movimientos oculares rápidos (MOR). El sueño no MOR se divide en fases N1, N2 y N310. El BS se manifiesta con mayor frecuencia en la fase N211 así como en la transición del sueño profundo a más ligero y al despertar12.

El BS se diagnostica a través de la polisomnografía por medio del electromiograma (EMG) que detecta la actividad muscular masticatoria rítmica (AMMR), que al presentarse en promedio de 3 ráfagas o más con frecuencia de 1 Hz y de .25 a 2 segundos cada una, es considerada como BS13.

Los factores etiológicos relacionados con el BS son las alteraciones en el sistema dopaminérgico, acidificación esofágica, tabaquismo y factores psicológicos14; dentro de estos últimos, el estrés y la ansiedad se consideran factores importantes en la etiología del BS.

Ampliando la visión clínica y fisiopatogénica, otros estudios respaldan esta hipótesis multifactorial, incluyendo la participación de agentes genéticos15, ambientales y psicosociales como neurosis, depresión, ansiedad y estrés16.

1.3. Antecedentes particulares.

La ansiedad se describe como una emoción desagradable caracterizada por la preocupación, la tensión y el miedo, que se sienten ocasionalmente y en diversos grados17. Uno los instrumentos ampliamente utilizados en investigación para determinar el nivel de ansiedad es el Inventario de Ansiedad de Beck (IAB) que evalúa la severidad de los síntomas de ansiedad, dicho instrumento ha sido aplicado en población mexicana. También se ha demostrado que la depresión y la ansiedad contribuyen para que exista una fuerte asociación entre el bruxismo y el reflujo gastroesofágico18.

1.4. Antecedentes específicos.

Como referencias de estudios relacionados entre el BS y la ansiedad se pueden citar a Klasser et al., quienes observaron que en sujetos con BS la actividad masticatoria y el dolor durante el sueño aumentaron en períodos estresantes; posteriormente, se observó que los niños y los adultos que informan ser conscientes sobre la presencia de BS en ellos son más ansiosos, agresivos e hiperactivos19.

Así mismo, un estudio realizado por Oliveira et al., en el 2015, comparó el nivel de ansiedad entre los niños con y sin bruxismo demostró una proporción significativamente mayor de niños que se caracterizaron como ansiosos y nerviosos en el grupo con bruxismo5.

La falta de evidencia científica sobre este tema en México conlleva al desconocimiento en cuanto a sus datos epidemiológicos; además, de medidas eficaces que puedan prevenir su desarrollo, identificándolo en etapas tempranas mediante medios diagnósticos oportunos y asequibles para la población que contribuyan en el manejo adecuado de este trastorno.

2. Objetivo.

Establecer la relación entre el nivel de ansiedad y las características clínicas bucales en pacientes bruxistas del sueño.

3. Metodología.

Encuesta comparativa. Se incluyeron expedientes de pacientes entre 18 a 50 años que fueron diagnosticados mediante la valoración clínica de ATM, rechinido dental, y PSG estableciendo dos grupos: BS y no-BS.

Se consideró el nivel de ansiedad establecido en la historia clínica a través de la aplicación del Inventario de Ansiedad de Beck (IAB). Se analizaron las variables: sexo, edad, BS, ansiedad, chasquido, apertura bucal, tratamiento de ortodoncia.

4. Resultados.

La muestra estuvo constituida por 24 sujetos que cumplieron con los criterios de inclusión, el grupo de no-BS (n=11), con una media de edad de 28.28 ± 2.55 años; de estos 72.7% fueron mujeres y 27.2% hombres. El grupo de BS (n=13), con una media de edad de 29.9 ± 2.77 años; siendo 76.92% mujeres y 23.07% hombres.

Se mostró que la apertura bucal en BS fue menor que en los no-BS; 6.6 mm menos en mujeres BS que en las no-BS; de igual manera sucedió en los hombres, con una diferencia de 10 mm menos en los BS que en los no-BS, mostraron una diferencia estadísticamente significativa (2=8.7667, p=0.003068) (Tabla 1).

La presencia de chasquido fue 43% mayor en mujeres BS que en las no-BS, por el contrario, en el sexo masculino se observó un porcentaje menor de chasquido en los BS que en los no-BS, no se encontró diferencia estadísticamente significativa. Al analizar los participantes que habían estado bajo tratamiento de ortodoncia, el grupo de mujeres BS presentó una diferencia de 2.1% más que las no-BS; y en los hombres el porcentaje de antecedentes de tratamiento ortodóntico se invirtió, el 9.09% de los hombres no-BS estuvieron bajo tratamiento de ortodoncia mientras que ninguno de los hombres BS se realizó dicho tratamiento (Gráfica 1).

En el análisis inferencial, correspondiente al IAB mostró que en el grado de ansiedad moderado los BS tuvieron 29.37% más que los no-BS, estableciendo una diferencia estadísticamente significativa con un valor de 2=19.51796 y p=0.000010. No se encontraron sujetos BS con ansiedad severa (Tabla 2).

Al analizar la frecuencia de la presencia del chasquido con el nivel de ansiedad se observó que los pacientes BS con ansiedad moderada presentan mayor presencia de chasquido que los BS con ansiedad leve o bien ausencia de esta (Gráfica 2).

Por último se analizó la apertura bucal relacionada con os niveles de ansiedad estratificada por género, no habiendo diferencia estadística, no obstante se observó una tendencia en la disminución de la apertura bucal en las mujeres con nivel de ansiedad moderado.

5. Discusión.

El propósito de este estudio fue establecer la relación entre el nivel de ansiedad y las características clínicas bucales particularmente apertura bucal y chasquido en BS. Como datos relevantes se observó que los pacientes BS con ansiedad moderada presentan una disminución

en la apertura bucal y mayor frecuencia de chasquido de la articulación temporo mandibular.

Con respecto al sexo, la distribución de los bruxistas del sueño, en la muestra que constituyó el presente proyecto, no concuerda con lo reportado, ya que se conformaron grupos de estudio con predominio del sexo femenino. Con este dato no se puede afirmar que el BS se presente con mayor incidencia en el sexo femenino. Estudios previos indican que no existe predisposición en cuanto al sexo con respecto al rechinamiento dental.20 Sin embargo, se puede suponer que esta tendencia mayoritaria del sexo femenino en los grupos de estudio, se deba al tamaño de la muestra y al interés prestado a su salud por parte de las mujeres. Sin embargo, van Selms, et al.,21 difieren con la no asociación del sexo y la presencia del bruxismo, mencionan que el bruxismo del sueño en adolescentes, se asocia a variables predictoras como el sexo, el dolor o sensación de tensión mandibular al despertar, chasquido articular, ansiedad y depresión.

El presente estudio analizó a los sujetos BS quienes presentan disminución de la apertura bucal comparados con los no BS, estos datos coinciden por lo reportado por Manfredini quien indica mayor alteración de la articulación temporomandibular predominantemente en mujeres limitando la apertura bucal, lo que explica también la presencia de chasquido16. La disminución de la apertura está asociada a la ansiedad, los datos reportados ermiten presuponer que a mayor nivel de ansiedad mayor frecuencia en la disminución de la apertura bucal de los pacientes BS, sin embargo el BS no puede ser atribuida exclusivamente a la ansiedad, la literatura reporta que además de este estado emocional, existen otros factores que podrían dar como resultado la presencia de Bruxismo del Sueño13-16.

El tratamiento de ortodoncia suele mejorar las manifestaciones en los pacientes BS, no presentaron diferencia en ambos sujetos, además, los casos de BS parece estar presentes en mayor medida al presentar un nivel moderado de ansiedad.

El presente estudio puede ser de utilidad para considerar la detección de ansiedad en personas que acudan a servicios de salud odontológicos con características clínicas que reflejen la presencia de BS, ya que la prevención o el manejo de este estado emocional repercutirían en la salud general de las personas.

Se recomienda para un estudio posterior, el análisis en sujetos bruxistas bajo presencia de estrés como otro promotor relevante en la aparición de este trastorno.

6. Conclusiones.

Un nivel moderado de ansiedad parece estar presente con mayor frecuencia en sujetos BS con respecto a los no-BS; la apertura bucal muestra una tendencia a la disminución en ansiedad moderada en mujeres BS, la presencia de chasquido es más frecuente en pacientes BS con ansiedad moderada.

7. Referencias.

1 Lobbezoo, F., Ahlberg, J., Glaros, A., Kato, T., Koyano, K., Lavigne, G. J., et al. Bruxism defined and graded: An international consensus. J Oral Rehabilitation, 2013;40, 2–4.

2 Kanathila H, Pangi A, Poojary B, Doddamani M. Diagnosis and treatment of bruxism: Concepts from past to present. Int J Applied Dental Sciences. 2018. 4(1): 290-295

3 Attanasio R. Intraoral orthotic therapy. Dent Clin North Am. 1997; 41: 309-324.

4 Manfredini D, Winocur E, Guarda-Nardini L, Paesani D, Lobbezoo F. Epidemiology of bruxism in adults: a systematic review of theliterature. J. Orofac. Pain. 2013; 27: 99-110.

5 Oliveira T, Bittencourt S, Marcon K, Destro S, Pereira J. Sleep bruxism and anxiety level in children. Braz Oral Res [online]. 2015; 29(1):1-5.

6 Cruz N y González-Ramírez M. Estrés percibido y factores asociados al bruxismo reporte de caso de una familia. UCB – Rev Ajayu Psicología. 2017. 15(2): 133 – 152

7 Gonzales-Soto EM, Midobuche-Pozos EO, Castellanos JL. Bruxismo y desgaste dental. Rev ADM. 2015;72(2):92-98.

8 American Academy of Sleep Medicine. International Classification of Sleep Disorders. 3rd ed. Darien, IL.: American Academy of Sleep Medicine 2014.

9 Acosta - Peña Eva, García - García Fabio. Restauración cerebral: una función del sueño. Rev Mex Neuroci. 2009; 10 (4): 274-280.

10 Carrillo-Mora J, Ramírez-Peris K, Magaña-Vázquez. Neurobiología del sueño y su importancia: antología para el estudiante universitario. Revista de la Facultad de Medicina de la UNAM.2013.Vol. 56, No. 4.

11 Tomoeda K, Makino M, Masaki C, Moritsuchi Y, Tsuda T, Nakamoto T, Hosokawa R. Sleep bruxism needs deep sleep stages and seems to reduce psychological stress. J Stomat Occ Med. 2011.

12 Lavigne GJ, Kato T, Kolta A, Sessle BJ. Neurobiological mechanisms involved in sleep bruxism. Crit Rev Oral Biol Med. 2003; 14(1):30-46.

13 Kato T, Thie Nm, Montplaisir Jy, et al. Bruxism and orofacial movements during sleep. Dent Clin North Am., 2001; 45(4):657–84.

14 Feu D, Catharino F, Cardoso C, de Oliveira Almeida MA. A systematic review of etiological and risk factors associated with bruxism, J Orthodontics. 2013. 40(2):163-171.

15 Abe K, Shimakawa M. Genetic and developmental aspects of sleeptalking and teeth-grinding Acta Paedopsychiatr. 1966; 33: 339-344.

16 Manfredini D, Landi N, Romagnoli M, Bosco M. Psychic and occlusal factors in bruxers. Aust Dent J. 2004; 49: 84-89. doi: 10.1111/j.1834-7819.2004.tb00055.x.

17 Barbosa TS, Miyakoda LS, Pocztaruk RL, Rocha CP, Gavião MB. Temporomandibular disorders and bruxism in childhood and adolescence: review of the literature. Int J Pediatr Otorhinolaryngol. 2008. 72(3):299-314.

18 Li Y, Yu F, Niu L, Long Y, Tay F, Chen J.Association between bruxism and symptomatic gastroesophageal reflux disease: A case-control study. J of Dentistry. 2018.https://doi.org/10.1016/j.jdent.2018.07.005

19 Klasser G, Rei N, Lavigne G. Sleep Bruxism Etiology: The Evolution of a Changing Paradigm. J Can Dent Assoc. 2015; 81:f2

20 Quiroga LS. Valoración de signos radiográficos en bruxistas mediante ortopantomografía. Universidad Complutense de Madrid facultad de odontología. 2012. Disponible en: http://eprints.ucm.es/9901/1/T31521.pdf

21 Van Selms MKA, Visscher CM, Naeije M, Lobbezoo F. Bruxism and associated factors among dutch adolescents. Community Dent Oral Epidemiol. 2013; 41:353–363.

Pies de figuras y encabezados de tablas

Tabla 1. Promedio de variables de los grupos de estudio

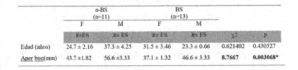

	n-BS (n=11)		BS (n=13)			
	F	M	F	M		
	$\bar{x}\pm ES$	$\bar{x}\pm ES$	$\bar{x}\pm ES$	$\bar{x}\pm ES$	χ^2	p
Edad (años)	24.7 ± 2.16	37.3 ± 4.25	31.5 ± 3.46	23.3 ± 0.66	0.621402	0.430527
Aper buc(mm)	43.7 ±1.82	56.6 ±3.33	37.1 ± 1.32	46.6 ± 3.33	8.7667	0.003068*

n - BS=no bruxistas; BS=bruxistas del sueño; n=número de sujetos; F=Femenino; M Masculino. Aper buc=Apertura Bucal en milímetros. Modelos Lineales Generalizados (GLM) con un diseño unifactorial con ajuste de distribución de error tipo Poisson. $\bar{x}\pm ES$= media más menos error estándar; 2= Chi-cuadrada; p=valor de p; * Significancia estadística.

Gráfica 1. Porcentajes de variables de los grupos de estudio.

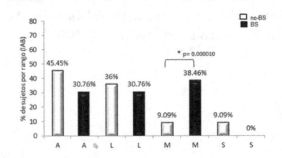

Porcentajes de ansiedad, en pacientes bruxistas del sueño y no bruxistas. Barras blancas= no bruxistas del sueño (n-BS); Barras negras=bruxistas del sueño (BS). A. IAB= Inventario de Ansiedad de Beck; puntaje A=ausencia (0-9 puntos); L=Leve (10-18 puntos); M=Moderado (9-29 puntos); S=Severo (30-63 puntos).

Tabla 2.Valores totales del Inventario de Ansiedad de Beck

Test	n-BS (n=11)	BS (n=13)			
	$\bar{x} \pm SE$	$\bar{x} \pm SE$	χ^2	p	gl
IAB	12.54 ± 3.03	14.61 ± 2.17	1.877699	0.170596	1

n-BS= no bruxistas; BS=bruxistas del sueño; IAB=Inventario de Ansiedad de Beck (ausencia,

GUADALUPE CAPETILLO & LAURA ROESCH

*0-9 leve 10-18, moderado 19-19 y severo 30-63);
Modelos Lineales Generalizados (GLM) con un
diseño unifactorial con ajuste de distribución de
error tipo Poisson. 2=Chi-cuadrada, p= valor de
p; gl= grados de libertad, n= número de sujetos; x
‾±SE= media más menos el error estándar.*

*Gráfica 2. Frecuencia de la presencia de chasquido
en pacientes bruxistas y no bruxistas con respecto
al nivel de ansiedad.*

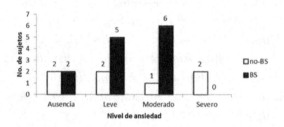

*Frecuencia de la presencia de chasquido en
pacientes bruxistas del sueño y no bruxista.
Barras blancas= no bruxistas del sueño (n-BS);
Barras negras=bruxistas del sueño (BS).*

Profundidad de curado y textura superficial de resinas compuestas tipo Bulk Fill; Tetric N Ceram Bulk fill versus Fill up

Hernández-Gutiérrez, Elideth1; Carrasco-Gutiérrez, Rosendo2, Moyaho-Bernal, María de los Angeles3, Muñoz-Quintana, Gabriel 4, Velazo-León, Estela del Carmen5 Franco-Romero, Guillermo6

1 Alumna de licenciatura– Facultad de Estomatología (Benemérita Universidad Autónoma de Puebla BUAP, México) eli.hernang@hotmail.com, – 2 Profesor Investigador (Cuerpo Académico Estomatología Social, CA-59, BUAP, Puebla, México) rosendo_carrasco@hotmail.com, – 3Profesor Investigador (Cuerpo Académico Estomatología Integral, CA-61, BUAP, Puebla, México) lumisoberanes@hotmail.com – 4Profesor Investigador (Cuerpo Académico Estomatología Integral, CA-61, BUAP, Puebla, México) alejandro.dib@correo.buap.mx, – 5Profesor Investigador (Cuerpo Académico Estomatología Social, CA-59, BUAP, Puebla, México) vaillarde@hotmail.com, – 6Profesor Investigador (BUAP, Puebla, México) guillermo.franco@correo.buap.mx

Autor de Correspondencia: Carrasco-Gutiérrez, Rosendo rosendo_carrasco@hotmail.com

Abstract

A new generation of resins was developed, called Bulk-fill, which allows its placement in monoblock of 4-5 mm, but it has generated a discussion about the affectation of its physical properties. GENERAL OBJECTIVE: Compare the depth of curing and surface texture of bulk fill resins; Tetric N Ceram versus Fill up! SPECIFIC OBJECTIVES: Determine the cure depth and identify the surface texture of Tetric N Ceram Bulkfill resin vs Fill up!. METHOD: Prospective, transversal, analytical; the samples and tests were carried out following ISO 4049: 2009 and JIS 2001 RESULTS: The average depth of curing was 7.73 ± 0.39 mm for Fill up and 7.28 ± 0.36 for Tetric N Ceram ($p = 0.01$). For surface texture: Fill up! vs. Tetric N Ceram average Ra 0.79 ± 0.18 / $0.92 \pm 0.60 \mu m$ ($p = 0.51$). Average Rz 10.34 ± 3.93 / $10.08 \pm 3.64 \mu m$ ($p = 0.88$). CONCLUSIONS: The resin Fill up! presented better physical properties, however the difference with Tetric N Ceram resin was not statistically significant.

Keywords: Resin, cured, polished

Resumen

Uno de los problemas relacionados con las resinas compuestas fotopolimerizables, es la limitada profundidad de polimerización y la posibilidad de conversión del monómero en polímero a una profundidad insuficiente. Los llamados materiales "Bulk Fill", se han desarrollado para permitir el llenado de la cavidad a restaurar con un solo incremento de hasta 5 mm sin alterar las propiedades físicas y mecánicas de la resina. OBJETIVO GENERAL: Comparar la Profundidad de curado y textura superficial de resinas tipo Bulk Fill; Tetric N Ceram versus Fill up! OBJETIVOS ESPECIFICOS: Determinar la profundidad de curado e identificar la textura superficial de la resina Tetric N Ceram Bulkfill (Ivoclar) vs Fill up! (Coltene). MÉTODO: Prospectivo, transversal, analítico; las muestras y pruebas se realizaron siguiendo las normas ISO 4049:2009 y JIS 2001 RESULTADOS: El promedio de profundidad de curado fue 7.73±0.39 mm para Fill up y 7.28±0.36 para Tetric N Ceram (p=0.01). Para textura superficial: Fill up! vs. Tetric N Ceram promedio Ra 0.79±0.18/0.92±0.60μm (p=0.51). Promedio Rz 10.34±3.93/10.08±3.64μm (p=0.88). CONCLUSIONES: La resina Fill up! presentó mejores propiedades físicas, no obstante la diferencia con la resina Tetric N Ceram no fue estadísticamente significativa.

Palabras Clave: Resina, curado, pulido

1. Introducción.

Uno de los problemas relacionados con las resinas compuestas fotopolimerizables, es la limitada profundidad de polimerización y la posibilidad de conversión del monómero en polímero a una profundidad insuficiente. Desde que se introdujeron estos materiales, el grado de conversión, fue reconocido como vital para su éxito clínico, así como, desarrollar propiedades óptimas para su funcionamiento en boca.

La profundidad de curado, se define como el grosor de resina fotopolimerizable que puede convertirse de monómero a polímero cuando se expone a una fuente de luz bajo un conjunto específico de condiciones.[1]

Los factores que afectan a la profundidad de polimerización son: la distancia desde la punta de la unidad de fotopolimerización hasta la superficie de la resina, el tipo de resina compuesta, el color, sombra, translucidez y el espesor mínimo del incremento.

La energía de la luz de la unidad de fotopolimerización, disminuye drásticamente cuando se transmite a través de la resina compuesta y conduce a una disminución gradual en el grado de conversión. Se ha demostrado que la polimerización insuficiente, puede conducir a la disminución de las propiedades físicas, mecánicas y biológicas, lo que puede dar lugar a un desalojo prematuro de la restauración o afectar al tejido pulpar, poniendo en riesgo la vitalidad del órgano dentario.[2]

Los llamados materiales "Bulk Fill", se han desarrollado para permitir el llenado de la cavidad a restaurar con un solo incremento de hasta 5 mm sin alterar las propiedades físicas y mecánicas de la resina. Estas RC nanohíbridas, permiten realizar restauraciones posteriores optimizando el tiempo de trabajo. La literatura científica no reporta suficientes estudios que permitan demostrar que esta técnica Bulk Fill,

alcance suficientes valores de polimerización. De lo contrario, afectaría la resistencia flexural de la restauración, incrementado su deformación, desgaste, sellado marginal, la propia vitalidad pulpar y la permanencia del órgano dental. Otra de las propiedades que deben demostrar este tipo de resinas, es conservar su alto pulido que se mide por la calidad de su textura superficial, definida como el proceso de proporcionar brillo o lustre a la superficie de un material1 y que, además de mantener la estética de la restauración, evita el acúmulo de bacterias. El propósito de este estudio, es comprobar y comparar la profundidad de polimerización así como la textura superficial, estudiando las resinas Tetric N Ceram Bulkfill versus Fill up!.

1.1. Impacto clínico

Con la presente investigación, se pretende demostrar la eficacia clínica de las resinas Bulk Fill, sustentada en la disminución del tiempo de trabajo como una alternativa en niños, pacientes ansiosos, con disfunciones temporomandibulares que son de difícil control.

1.2. Antecedentes generales.

Las resinas compuestas se introdujeron en el mercado en los años 60 y desde entonces, se han utilizado con gran éxito para la restauración de dientes del sector anterior, no obstante, a partir de los años 80 aparecieron resinas específicamente para dientes posteriores. Pero con el objeto de innovar cada vez más, a finales de los años 90, se introdujo en el mercado una nueva generación de resinas compuestas denominadas "condensables", que mediante modificaciones en sus sistemas de relleno inorgánico, tratan de conseguir propiedades de manipulación y resistencia semejantes a las de la amalgama; los fabricantes afirman que a causa de su elevada densidad, estas resinas, presentan una mayor profundidad de polimerización de hasta 5 mm y un menor grado de contracción.[1,2]

1.2.1 RESINAS COMPUESTAS

Las resinas compuestas, fueron definidas por Phillips como una combinación de al menos dos materiales de distinta naturaleza química y con interfases diferentes. El término de resina compuesta, se utiliza para definir un material constituido por tres fases diferentes: la fase matriz o resina, la fase dispersa o de relleno y la fase interfacial o de unión constituida por agentes silano. Cada una de estas fases, es la responsable de una serie de propiedades de las resinas compuestas (composites) y es potencialmente una fuente de clasificación y estudio de los mismos.1

1.2.1.1 COMPOSICIÓN

La composición de la matriz resinosa es similar a la de cualquier resina compuesta convencional.

A. Matriz orgánica:

Es la encargada de endurecer el material. Está constituida por diferentes tipos de monómeros mono, di- o tri-funcionales, los que endurecen por una reacción de polimerización de poli adición de los radicales libres de una alfa – dicetona (canforoquinona) la cual, genera una disminución volumétrica del material o contracción de polimerización.1,3

Monómeros Orgánicos

Molécula de bajo peso molecular, capaz de unirse a otros compuestos moleculares pequeños iguales o diferentes y formar macromoléculas.5

Bis – GMA o bisfenol A- glicidil metacrilato, es el monómero más ampliamente usado, esta molécula tiene un grupo bisfenol – A de núcleo y dos grupos hidroxilos que le permite formar enlaces de hidrógeno.3

UDMA o DMU conocido como Dimetacrilato de Uretano, es de alto peso molecular, con baja viscosidad y alta flexibilidad en relación al Bis GMA. Debido a que ambos monómeros, son demasiado viscosos y dificultan la adición de una adecuada cantidad de relleno inorgánico, se decidió mejorar sus características de manipulación y permitir mayor incorporación de relleno inorgánico, combinando dichas moléculas con monómeros de menor viscosidad, dentro de los cuales, uno de los más utilizados es el TEGDMA, pero cabe recalcar que la adición debe realizarse en proporciones adecuadas, ya que aumenta la contracción de polimerización, aumenta la sorción de agua, disminuye las propiedades mecánicas generales e interfiere con la estabilidad de color.5 TEGDMA o Dimetacrilato de Trietilenglicol presenta un bajo peso molecular, lo que lo hace que sea uno de los monómeros más utilizados junto al Bis – GMA.4

Bis EMA (Bisfenol - A Metacrilato Etoxilado) posee mayor peso molecular y carece de los grupos hidroxilos, lo que reduce su viscosidad y permite un mayor grado de conversión, mejorando las propiedades mecánicas.5

B. Matriz inorgánica:

Puede presentar forma de fibras y/o partículas que se encuentran dispersas en la matriz. Su función es reforzar la resina compuesta, reducir la cantidad de material orgánico facilitando su manipulación.6

La composición de la matriz inorgánica está dada por Cuarzo, Dióxido de Silicio, Borosilicatos y Aluminosilicatos de Litio. Muchas resinas compuestas, reemplazan parcialmente el cuarzo por partículas de metales pesados, como el Bario, Estroncio, Zinc, Aluminio o Zirconio, que son radioopacos. En la actualidad, se buscan materiales como el Metafosfato de Calcio, que tengan menor dureza que los vidrios, de modo que, sean menos abrasivos con el diente antagonista.5,7

Van Noort 2007, de acuerdo con la cantidad de matriz orgánica, las resinas compuestas pueden ser de tipo fluidas, que son resinas con baja viscosidad presentando una carga de relleno de 51% a 65% en peso y 36% a 50% en volumen y las resinas compuestas condensables que se caracterizan por presentar una alta viscosidad y un relleno de 77% a 83% en peso y 65% a 71% en volumen.8

C.   Agente de unión,

También llamado de conexión o acoplamiento; es una molécula polifuncional que favorece la unión entre el relleno inorgánico y la matriz orgánica, permitiendo así, que el polímero de la matriz, que es más flexible, transfiera las tensiones a las partículas de relleno que presentan mayor rigidez.9

El silano es el agente de unión más utilizado, pero también, pueden utilizarse Titanatos y Zirconatos como agentes de conexión, los cuales, tienen la habilidad de aumentar la humectación de las partículas de relleno inorgánico, facilitando la formación del compuesto junto a la matriz orgánica.9

D.   Activadores e iniciadores de la reacción de polimerización:

Son los encargados de desencadenar el proceso de polimerización, éstos, varían dependiendo si son resinas de activación química o de activación por luz. Las resinas compuestas de activación por luz, a más de contener una amina iniciadora (Dimetilaminoetil Metacrilato o DMAEMA) contienen una sustancia sensible a la luz (Canforoquinona o CQ). Para que estos componentes interactúen entre sí, deben ser expuestos a una longitud de onda 460 a 490 nm, provocando la formación de radicales libres que actúan sobre los dobles enlaces de los monómeros para iniciar la polimerización de poli adición.6

En la actualidad, las resinas Tetric N Ceram Bulk Fill han patentado un nuevo fotoiniciador conocido como Ivocerin.10

El Ivocerin, (un compuesto de Germanio de dibenzoilo) es un potenciador que proporciona más reactividad a las luces de polimerización que la canforquinona o la lucerina. Además, la translucidez y el color no se ven comprometidas, como suele ocurrir con otras resinas compuestas para la técnica bulk-fill, que contienen solo los iniciadores convencionales. El altamente reactivo Ivocerin, permite que la translucidez del material se establezca a un nivel del 15%, valor similar al esmalte natural. La matriz monomérica está compuesta por dimetacrilatos (19-21% en peso). El contenido total de relleno inorgánico es 75-77% en peso o 53-55% en volumen.11

E.   Inhibidores y estabilizadores:

Evitan la polimerización espontánea o accidental de los monómeros. Usualmente, se usa el Hidroxitolueno Butilado (HTB) que capta los radicales libres que se produzcan por cualquier razón, antes de que puedan iniciar la reacción de polimerización.5

F.   Modificadores ópticos:

Son los encargados de proporcionar la translucidez y tono similares de las resinas compuestas a los de la estructura dental, para que las resinas compuestas, presenten una apariencia natural. El tono se modifica por aumento de pigmentos obtenidos a partir de partículas de óxidos metálicos.5

A pesar de que las resinas compuestas presentaron mejoras en sus propiedades físico mecánicas y ópticas, el odontólogo se enfrenta a problemas de adhesión de los materiales de restauración directa en el sector posterior, debido a que estos materiales, requieren de un proceso de estratificación largo y complicado con el objeto de contrarrestar uno de los principales inconvenientes de las resinas compuestas, que es la profundidad de polimerización.12

La composición de los materiales en estudio se muestra en la tabla 1.

Fill Up! (Coltène/Whaledent®)	Tetric N-Ceram Bulk Fill Ivoclar Vivadent
• Vidrio dental	Matriz: Dimetacrilato
• Acido silicílico amorfo	Relleno: vidrio de bario, trifluoruro de iterbio,
• Metacrilatos	óxido mixto, aditivos, catalizadores, estabilizadores y pigmentos
• Oxido de zinc	

Tabla 1.- Composición de materiales en estudio

1.3. Antecedentes particulares.

Ante la problemática de la profundidad de polimerización relacionada directamente con el factor de contracción de las resinas compuestas, surge un nuevo concepto para el sector posterior, las llamadas resinas en bloque o "Bulk", que permiten restaurar cavidades con estratos, en espesores de hasta 4 mm, rompiendo los paradigmas tradicionales de estratificado, necesitando solo 10 segundos de polimerización. Se incorporaron filtros sensibles a la luz que permiten un curado de mayor profundidad, y la adición de aceleradores de polimerización.13

Las resinas compuestas Bulk Fill salieron al mercado en una presentación para esculpir y otra fluida. Las resinas fluidas se utilizaban principalmente para reemplazar dentina, el fabricante recomendaba cubrir esta última capa de material fluido con un composite universal. Sin embargo, esto no siempre era posible, especialmente en cavidades clase II, ya que el material se encontraba en contacto íntimo con la banda matriz, quedando estas superficies descubiertas, lo que conllevaba a un área de material desprotegida en el sector proximal, limitando su

pulido y resistencia a la abrasión debido a que estas resinas, contienen partículas grandes, llevando al material a niveles clínicos no aceptables.13

1.4. Antecedentes específicos.

Kogan et. al. (2016), Realizaron un estudio para comparar la profundidad de curado y dureza entre dos sistemas de resina "Bulk-fill" y su relación con el tiempo de polimerización usando una lámpara de foto-polimerización de alta intensidad. Se realizaron seis muestras de resina de dos sistemas "Bulk-Fill" (cuatro grupos): SonicFill de fotopolimerización (Kerr®) y Fill-Up de polimerizado dual (Coltène/Whaledent®) que fueron preparadas en cilindros prefabricados de acero inoxidable (8x4 mm). Las muestras de ambos sistemas se fotopolimerizaron a 3 segundos (3000 mW/cm2) y 15 segundos (1600 mW/cm2) usando lámpara LED S.P.E.C.3 (Coltène / Whaledent®) y fueron extraídas de los moldes. La longitud de resina polimerizada fue medida con calibrador digital. Las muestras fueron seccionadas longitudinalmente y se midió en milímetros la profundidad de curado y dureza presentada de uno a seis milímetros de profundidad. Se reportó mayor profundidad de curado en sistema Fill-Up a los tres segundos (7.96 ± 0.03 mm) y 15 segundos (7.95 ± 0.03 mm) comparado con el sistema SonicFill para ambos tiempos (6.28 ± 0.19 mm y 7.20 ± 0.41 mm respectivamente). Con respeto a la dureza, se encontraron mejores resultados en Fill-Up con seis milímetros de profundidad para tres y 15 segundos (78.52 ± 4.20 y 85.08 ± 4.00) comparado con SonicFill (53.05 ± 2.24 y 69.20 ± 3.50) ($p < 0.001$). Concluyendo que el sistema Fill-Up a los 3y 15 segundos tiene mayor profundidad de curado y mejor dureza que permite incrementos de hasta seis milímetros que con el sistema SonicFill.14

Akimasa et. al. (2017), realizaron un estudio con el propósito de investigar la profundidad de curado, las propiedades de flexión y la contracción volumétrica de baja y alta viscosidad en compuestos de resina convencional y Bulk Fill. La profundidad de curado y las propiedades de flexión se determinaron de acuerdo con ISO 4049 y la contracción volumétrica la midieron usando un dilatómetro.

Se realizaron 10 muestras en forma de cilindro para cada material de resina; la prueba se realizó siguiendo los procedimientos descritos en ISO 4049 usando un molde de teflón de 4 mm de diámetro y 10 mm de altura para formar las muestras. Las muestras fueron polimerizadas usando una unidad de luz halógena por 10, 20, 30 o 40 segundos, se sacaron las muestras del molde y se realizaron las mediciones dando los siguientes resultados.

Las profundidades de curado de las resinas Bulk Fill fueron significativamente mayores que las de los compuestos de resina convencional, independientemente de los tiempos de polimerización. No se encontraron diferencias significativas en la resistencia a la flexión y el módulo entre la viscosidad alta o baja de ambos materiales. La profundidad de curado de materiales Bulk Fill de baja y alta viscosidad depende del tiempo; mientras que la resina convencional presentó menor contracción por polimerización que las resinas Bulk Fill.15

Cogo et. al. (2018), evaluaron la influencia de los protocolos de pulido en la superficie y rugosidad de los composites fluidos y Bulk Fill. Cinco compuestos Bulk Fill fueron probados: SureFil SDR Flow (SDR), Tetric EvoFlow Bulk fill (TEF), Filtek Bulk Fill fluido (FIF), Bulk Fill Tetric EvoCeram (TEC) y Bulk Fill Filtek Posterior (FIP). Se probaron dos protocolos de pulido: Sof-Lex y Astropol y dos resinas convencionales (IPS Empress Direct [EMD] y Filtek Supreme Ultra [FIS]) fueron utilizadas como materiales de control (n = 18). Se realizaron un total de 126 discos compuestos (5 × 2 mm). El material fue insertado en un molde de goma y prensado entre dos portaobjetos de vidrio.

Se aplicó presión en la parte superior para remover el exceso de material y producir una superficie plana. Las muestras fueron polimerizadas desde la parte superior durante 20 segundos con una unidad de fotopolimerización con luz LED (1,200 mW / cm2, Bluephase, Ivoclar Vivadent). Todas las muestras fueron almacenadas en agua destilada a 37º C durante 24 horas.

Antes de los procedimientos de pulido las muestras fueron subdivididas en tres grupos (n = 6) de acuerdo con el protocolo de pulido utilizado. En el grupo control, no hubo pulido.

El acabado superficial fue proporcionado por una tira de poliéster. Los grupos fueron pulidos usando discos Sof-Lex o caucho Astropol pulidores, siguiendo las recomendaciones de los fabricantes.

Después de pulir las muestras, fueron limpiadas ultrasónicamente con agua desionizada por 10 minutos para eliminar cualquier residuo superficial. Todas las muestras fueron almacenadas en agua a 37º C antes de la evaluación de rugosidad superficial.

La rugosidad superficial media (Sa) de cada especimen se midió en cinco diferentes áreas utilizando topometría óptica. (OTM) (PhaseView ZeeScan, adjunto a un Zeiss Axio Imager M1m) para imágenes de profundidad de campo extendida. Se utilizó un corte de x-y de 425 μm con un aumento de × 50 (NA = 0,70 lente objetiva). Los datos fueron analizados estadísticamente por análisis de varianza de dos vías (ANOVA). Como resultado se obtuvo que Astropol creó una superficie más lisa para FIP (P <0.05); sin embargo, el protocolo de pulido no influyó en la rugosidad de la superficie en TEC (P> 0.05). SDR, TEF, y FIF exhibió superficies más ásperas cuando se pulió. Sof-Lex creó superficies más ásperas para composites Bulk Fill. Se concluyó que la rugosidad de la superficie está relacionada con la composición del material sin importar el sistema de pulido.16

1.5 Justificación.

Tradicionalmente las resinas se han manejado con técnica incremental para fotopolimerizar capas de 2mm, a fin de asegurar el óptimo grado de conversión de los monómeros en polímeros, sin embargo, el tiempo clínico se prolongaba.

El acelerado avance de los materiales estéticos para restauración, limita que sus propiedades mecánicas sean analizadas, lo que impide predecir, tanto, su desempeño clínico, como su permanencia en el aparato estomatognático. Las resinas compuestas tipo Bulk Fill de reciente desarrollo, ofrecen una técnica simplificada en razón al número de incrementos que se deben colocar en una cavidad, parecen ofrecer una eficacia de curado con una profundidad de hasta 5 mm lo que resulta ser una ventaja durante el protocolo de restauración de dientes posteriores.

El presente estudio pretende verificar la profundidad de curado que ofrecen las resinas tipo Bulk Fill y evaluar la calidad de textura superficial antes y después de ser pulidas a fin de que el operador tenga la certeza de reducir el tiempo de trabajo clínico, prevenir la probabilidad de lesión pulpar, así como disminuir los riesgos de pigmentación temprana y acúmulo de bacterias en la superficie de la restauración.

2. Objetivos.

2.1. Objetivo General.

Comparar la Profundidad de curado y textura superficial de resinas tipo Bulk Fill; Tetric N Ceram versus Fill up!

2.2. Objetivos Específicos

2.2.1. Determinar la profundidad de curado de la resina Tetric N Ceram

2.2.2 Determinar la profundidad de curado de la resina Fill up!

2.2.3 Evaluar la textura superficial de la resina Tetric N Ceram

2.2.4 Evaluar la textura superficial de la resina Fill up!

3. Metodología.

3.1. Diseño de estudio

Estudio analítico, transversal, prospectivo, experimental

3.2. Muestra

Muestreo no probabilístico por conveniencia de 40 muestras divididas en dos grupos: Grupo A con 20 muestras de resina Tetric N Ceram y grupo B con 20 muestras de resina Fill up!

3.3. Procedimientos

3.3.1. Prueba de profundidad de curado

Se fabricó un molde de acero de acuerdo con las especificaciones de la Norma ISO 4049:2009 de 10 mm de profundidad y 4 mm de diámetro (figura 1). Se realizaron 10 muestras de cada marca de resina. El molde se colocó sobre una tira de celuloide y se llenó con el material de prueba siguiendo las indicaciones del fabricante. Se sobreobturó ligeramente el molde y se presionó entre dos portaobjetos para eliminar el exceso del material. Se fotopolimerizó la resina con una lámpara de luz Led por el tiempo recomendado por el fabricante.

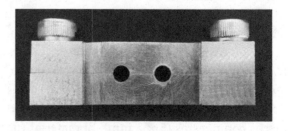

Fig 1.- Molde para elaboración de muestras para fotocurado

Se removió la muestra del molde (180±20) segundos después de completar la fotopolimerización y con un bisturí se eliminó el material que no alcanzó a fotocurar. Se medió la altura del cilindro de material curado con el micrómetro a una exactitud de + 0.1 mm (figura 2). Los valores fueron vaciados en una matriz de datos (tabla 2).

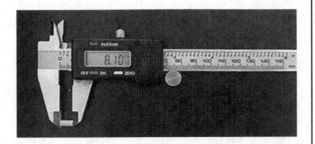

Fig 2.- Medición de muestras con micrómetro digital

3.3.2. Prueba de textura superficial

Esta propiedad se estableció mediante la evaluación de la rugosidad superficial dando resultados con los parámetros Ra-Rz; siendo definido Ra como la media aritmética de los valores absolutos de las coordenadas de los puntos del perfil de rugosidad en relación a la línea media dentro de la longitud de medición, mientras que Rz, corresponde a la diferencia entre el valor medio de las coordenadas de los cinco puntos más profundos medidos a partir de una línea de referencia, no interceptando el perfil de rugosidad en la carrera de medición.[17]

Para lo cual se diseñó un molde de 4 mm de ancho x 10 mm de largo x 2.5 mm de profundidad para poder realizar la prueba. Se elaboraron un total de 20 muestras, 10 de cada tipo de resina; antes de ser pulidas, se hicieron 3 recorridos en cada una mediante un rugosímetro de contacto (perfilómetro) Mitutoyo SJ 301 (figura 3).

Posteriormente se pulieron las muestras utilizando pieza de baja velocidad y contra ángulo marca W&H y sistema de pulido DIACOMP® Plus TWIST, cepillo de pelo de cabra suave y una manta. Después de pulir

las muestras, se repitió el mismo proceso de medición con el perfilómetro (figura 4).

Los datos se registraron en la matriz de datos. (tablas 3 y 4)

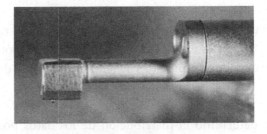

Fig 3.- Punta de perfilómetro Mitutoyo SJ 301

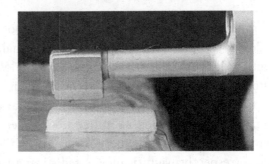

Fig 4.- Recorrido de la punta sobre la muestra

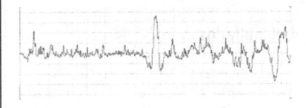

Fig 5.- Imagen de recorrido en muestra sin pulir

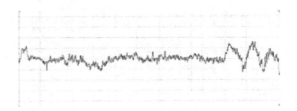

Fig 6.- Imagen de recorrido en muestra pulida

En las figuras 5 y 6 se observa el resultado del recorrido de la punta del perfilómetro sobre las muestras antes y después de ser pulidas.

3.4. Diseño estadístico

Los datos fueron colocados en la hoja de cálculo Microsoft Office Excel 16, para posteriormente ser vaciados en el paquete estadístico SPSS versión 22 y Stat Graphics Centurion.

Se utilizó de inicio estadística descriptiva, para variables cuantitativas se utilizaron: Distribución de frecuencias, medidas de tendencia central, de dispersión, de posición y de forma.

Se determinó la distribución de los datos por medio de pruebas Kolmogorov Smirnov y Shapiro Wilk.

Para determinar diferencias entre los grupos, dado que los datos tuvieron distribución normal, se utilizó la prueba t de Student pareada ya que los datos fueron de tipo longitudinal (mismo grupo en tiempos diferentes), posteriormente para comparar entre grupos, se utilizó t de Student para grupos independientes. Ambas pruebas con su respectiva significancia estadística; esto es, $p \leq 0.05$.

4. Resultados.

Matriz de datos "profundidad de curado"		
Muestras	Fill up! (mm)	Tetric N Ceram (mm)
1	7,9	6,7
2	8,1	7,2
3	8,0	7,3
4	7,9	6,8
5	7,2	7,6
6	8,1	6,9
7	7,3	7,6
8	7,1	7,7
9	8,0	7,5
10	7,9	7,6
X	7,7	7,3

Tabla 2.- Matriz de datos Profundidad de curado

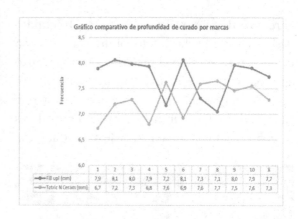

Gráfico 1.- Gráfico comparativo de profundidad de curado por marcas

FILL UP		TETRIC	
RA sin P	RA con P	RA sin P	RA con P
3,43	0,90	2,80	0,79
3,02	0,72	2,57	0,56
2,79	0,69	2,92	0,66
3,11	0,68	3,92	0,71
2,85	1,23	4,09	2,58
3,38	0,63	3,94	1,11
2,81	0,78	2,61	0,49
2,60	0,74	2,68	0,82
2,60	0,63	3,82	0,74
3,59	0,94	2,91	0,80
3,02	0,79	3,23	0,93

Tabla 3.- Matriz de datos de textura superficial Ra

FILL UP		TETRIC	
RZ sin P	RZ con P	RZ sin P	RZ con P
41,12	17,71	39,29	8,48
31,87	8,23	30,86	5,65
27,12	7,80	37,96	12,36
32,64	6,12	41,74	9,80
25,96	14,59	41,62	5,43
32,47	7,17	35,49	18,14
32,59	9,45	28,92	8,46
30,89	11,06	32,40	11,35
33,22	7,01	40,90	10,16
42,89	14,28	31,95	11,06
33,08	10,34	36,11	10,09

Tabla 4.- Matriz de datos de textura superficial Rz

En las tablas 5, 6, 7 y 8 así como en los gráficos 2 y 3 se observan diferencias significativas entre los valores de Rugosidad media Ra de las resinas (Fill up! y Tetric N Ceram) sin pulir y pulidas cuando se compararon por marca (p<0.0000). Pero cuando se compararon los valores de Ra en especímenes sin pulir y pulidos entre marcas, no se observaron diferencias significativas (p>0.05). Los valores de la máxima altura del perfil Rz, tuvieron el mismo comportamiento estadístico que la Rugosidad media.

ANÁLISIS RZ CON Y SIN PULIDO POR MARCAS			
	PROMEDIO	DESVIACIÓN	P VALOR
FILL UP RA SIN PULIDO	33,077	5,31433	2,41E-09
(FILL UP) CON PULIDO	10,342	3,93084	
TETRIC RA SIN PULIDO	36,113	4,82181	6,39E-11
(TETRIC) RA CON PULIDO	10,089	3,64007	

Tabla 5.- Análisis Rz con y sin pulir

ANÁLISIS RZ POR MARCAS, CON Y SIN PULIDO			
	PROMEDIO	DESVIACIÓN	P VALOR
FILL UP RA SIN PULIDO	33,077	5,31433	0,197
TETRIC RA SIN PULIDO	36,113	4,82181	
(FILL UP) CON PULIDO	10,342	3,93084	0,829
(TETRIC) RA CON PULIDO	10,089	3,64007	

Tabla 6.- Análisis Rz con y sin pulir

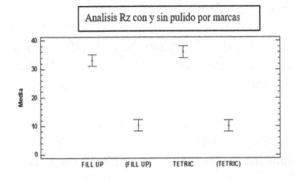

Gráfico 2.- Análisis de Rz

ANÁLISIS RA CON Y SIN PULIDO POR MARCAS			
	PROMEDIO	DESVIACIÓN	P VALOR
FILL UP RA SIN PULIDO	3,018	0,351087	0,000001
(FILL UP) CON PULIDO	0,794	0,185245	
TETRIC RA SIN PULIDO	3,226	0,630136	1,38E-07
(TETRIC) RA CON PULIDO	0,926	0,604726	

Tabla 7.- Análisis Ra con y sin pulir

ANÁLISIS RA POR MARCAS, CON Y SIN PULIDO			
	PROMEDIO	DESVIACIÓN	P VALOR
FILL UP RA SIN PULIDO	3,018	0,351087	0,3739
TETRIC RA SIN PULIDO	3,226	0,630136	
(FILL UP) CON PULIDO	0,794	0,185245	2,54E-01
(TETRIC) RA CON PULIDO	0,926	0,604726	

Tabla 8.- Análisis Ra con y sin pulir

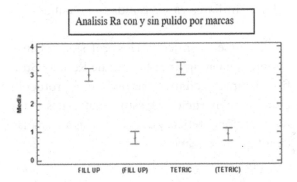

Gráfico 3.- Análisis de Ra

5. Discusión.

Se coincide con lo reportado por Kogan et. al., en que a mayor profundidad de curado y mayor dureza, se obtiene un mayor incremento por arriba de los 5 mm con el sistema Fill Up.14 Se coincide también con lo reportado por Akimasa et. al., en que las profundidades de curado de las resinas Bulk Fill fueron significativamente mayores que las de los compuestos de resina convencional, independientemente de los tiempos de polimerización.15

Por otra parte, se coincide con lo reportado con Cogo et. al., acerca de que la textura superficial, está relacionada con la composición del material, independientemente del sistema de pulido.16

6. Conclusiones.

El presente estudio confirma, respecto a la profundidad de curado, que ambos grupos cumplen con lo esperado, es decir, que la resina compuesta manejada en bloque alcanza más de 5 mm, disminuyendo el tiempo de trabajo clínico.

En lo referente a textura superficial, este estudio in vitro, concluye que al utilizar el kit de pulido sobre las superficies de las resinas estudiadas disminuye su rugosidad. Y que ambas, presentan valores similares ya sea pulidas y no pulidas.

Por lo que se recomienda a los profesionales de la odontología adoptar la técnica de Resinas Bulk fill, siempre y cuando, se respete el protocolo clínico de manejo de estos materiales para restauración estética, y de las técnicas adecuadas de fotopolimerización.

7. Referencias.

1. Anusavice, K.J, Phillips. Ciencia de los materiales dentales. (11 ed.). Madrid: Elseiver; 2004.

2. Caro M. Estudio comparativo in vitro de la profundidad de polimerización de resinas compuestas fluidas polimerizadas por luz L.E.D versus luz halógena, a través de resinas compuestas previamente endurecidas [Tesis doctoral]. Universidad de Chile 2012. *:en español.

3. .Hervás-García A, Martínez-Lozano MA, Cabanes-Vila J, Barjau-Escribano A, Fos-Galve P. Composite resins. A review of the materials and clinical indications. Med Oral Patol Oral Cir Bucal 2006;11:E215-20. © Medicina Oral S. L. C.I.F. B 96689336 - ISSN 1698-6946

4.- QuimiNet (13 de Enero de 2003) Recuperado 18 de febrero 2015 de QuimiNet. Htpp://www.quiminet.com/artículos/monómeros-y-polimeros-303.html.

5. Schcneider L, Cavalcante L, Silikas N. Shrinkage stresses generated during resin – composite applications. Journal Dental Biomechanics (2010).

6. Caro M. Estudio comparativo in vitro de la profundidad de polimerización de resinas compuestas fluidas polimerizadas por luz L.E.D versus luz halógena, a través de resinas compuestas previamente endurecidas. Tesis doctoral. Universidad de Chile (2012

7. Deliperi S y col. Effect of different polymerization methods on composite microleakage. Am J Dent (2003).

8. R. Van Noort, Introduction to Dental Materials, Elsevier, London, UK, 3rd edition, 2007.

9. Sideridou I, Karabela M. Effect of the amount of 3-methacy oxypropyl trimethoxysilane coupling agent on physical properties of dental resin nanocomposites. Dent Mater (2009) 25 (11).

10. Ivoclar Vivadent. Tetric N Ceram Bulkfill, Instructions for use. [Internet]. [Consultado 2014 Mar 11]. Disponible en: http://www.ivoclarvivadent.us/en-us/composites/ restorative-materials/tetric-evoceram-bulk-fill

11. . Ivoclar Vivadent S.A. Perfil técnico del producto Tetric® N-Ceram Bulk Fill. Madrid.2013

12. Misisian R, Ermoli J. Resinas Compuestas en Bloque. Función y Estética en "tiempos modernos" Revista El Espejo Nro. 45 Sep. (2014

13. Mahn E. Las restauraciones en bloque, un cambio de paradigma. Dental Tribune Hispanic & Latin America (2014).

14. Kogan A, Kogan E, Gutiérrez DH, Estudio comparativo de profundidad de curado y dureza entre dos sistemas de resina "bulk-fill" con dos tiempos de polimerización usando una lámpara de alta intensidad. Oral 2016 May 2; 17(54): 1354-1358.

15. Akimasa T, Wayne W, Toshiki T, Mark A, Masashi M, Depth of cure, flexural properties and volumetric shrinkage of low and high viscosity bulk-fill giomers and resin composites. Dent Mat J. 2017; 36(2): 205–213

16. Cogo L, Bordin D, Pavesi V, Coelho P, Bromage T, Reis A, Hirata R. Influence of Polishing System on the Surface Roughness of Flowable and Regular-Viscosity Bulk Fill Composites. Int J Periodontics Restorative Dent [Internet] 2018; 38(4). Disponible en: https://www.researchgate.net/publication/309399439

17. Hobson T. Manual del Rugosímetro Surtronic 3 Plus. Mitutoyo, "Rugosidad Superficial". Catalog Number E70

Selladores de fosetas y fisuras. Una revisión integral

Salinas-Enríquez, Rafael Alberto1; Luis-Mendoza, César1; Treviño-Rebollo, Marte Eduardo1; Barrón-Mendoza, Karla Edith2; Peñalver-Rodríguez Ruth Esmeralda2.

1Cuerpo Académico UAZ-CA-225: Educación Odontológica, Instituto de Investigaciones Odontológicas de la Unidad Académica de Odontología de la Universidad Autónoma de Zacatecas "Francisco García Salinas", México, uazca225@hotmail.com, 2Estudiantes colaboradoras del Cuerpo Académico UAZ-CA-225: Educación Odontológica, Instituto de Investigaciones Odontológicas de la Unidad Académica de Odontología de la Universidad Autónoma de Zacatecas "Francisco García Salinas", México, uazca225@hotmail.com.

Autor de Correspondencia: Salinas-Enríquez, Rafael Alberto uazca225@hotmail.com

Abstract

Pit and fissure sealants (PFS) constitute a clinical procedure characterized by the location within those configurations of teeth susceptible to caries, a material capable of forming a coating protective adherent micro-mechanically in enamel surface. Even and when the PFS have demonstrated its usefulness in the prevention of caries since its introduction more than 30 years ago, still present among clinicians concerns about the permanence of the material in the teeth long enough so that it complies with its committed. In this regard, recent studies have been oriented to compare that aspect between various PFS of several commercial houses, to test materials that were not created for that purpose and modify application protocol incorporating self-etch adhesives. In the same order of ideas, has spread its use proximal surfaces with materials and techniques that are modified for this purpose. Hence, the importance of concentrating this material evolution and studies that have led to the refinement that characterizes it today.

Keywords: Prevention, sealant, caries.

Resumen

Los selladores de fosetas y fisuras (SFF) constituyen un procedimiento clínico caracterizado por el emplazamiento dentro de esas configuraciones de los dientes susceptibles a caries, de un material capaz de formar una capa protectora adherida micromecánicamente en la superficie adamantina. Aún y cuando los SFF han demostrado su utilidad en la prevención de la caries desde su introducción hace más de treinta años, sigue presente entre los clínicos la preocupación sobre la permanencia del material en los dientes durante el tiempo suficiente para que cumpla con su cometido. En este sentido, los estudios recientes han estado orientados a comparar ese aspecto entre diversos SFF de distintas casas comerciales, a probar materiales que no fueron creados para tal propósito y a modificar el protocolo de aplicación incorporando los adhesivos de autograbado. En el mismo orden de ideas, se ha extendido su uso hacia superficies proximales con materiales y técnicas modificados para tal efecto. De ahí la importancia de concentrar el devenir de este material y de los estudios que han llevado al perfeccionamiento que lo caracteriza hoy en día.

Palabras clave: Prevención, sellado, caries.

1. Introducción.

Los selladores de fosetas y fisuras (SFF) son un medio de prevención de la caries dental de uso muy difundido y de resultados efectivos comprobables. Sin embargo, la permanencia del SFF en los dientes tratados no siempre es la deseable. La investigación en los últimos años se ha dirigido precisamente a este punto, donde se han propuesto diversas modificaciones en la técnica de aplicación, se introdujeron mejoras en las resinas empleadas y se innovaron las lámparas de fotocurado.

Con la identificación como tal de la biopelícula (biofilm) que de continuo se halla en las superficies de los dientes expuestas al medio bucal, se propuso la necesidad de orientar los trabajos hacia la eliminación de tal película y de la remoción de los elementos orgánicos de la estructura del esmalte (desproteinización) antes de proceder al sellado, lo cual se logra con el lavado de la superficie a grabar con hipoclorito de sodio al 5.25% (1) cuestión que contribuye a incrementar la permanencia del SFF en los dientes tratados (2), lo que conlleva a mantenerlos por mayor tiempo libres de caries.

Aún y cuando los SFF han demostrado su utilidad en la prevención de la caries desde su introducción hace más de treinta años, sigue presente entre los clínicos la preocupación sobre la permanencia del material en los dientes durante el tiempo suficiente para que cumpla con su cometido. En este sentido, los estudios recientes han estado orientados a comparar ese aspecto entre diversos SFF de distintas casas comerciales, a probar materiales que no fueron creados para tal propósito y a modificar el protocolo de aplicación incorporando los adhesivos de autograbado. En el mismo orden de ideas, se ha extendido su uso hacia superficies proximales con materiales y técnicas modificados para tal efecto.

En este capítulo se hace un recorrido por el mundo de los SFF, comenzando por su concepto y por un breve recuento de sus antecedentes históricos; para luego centrar la información en su clasificación, indicaciones y contraindicaciones. Después se muestran las posibilidades de fuentes lumínicas para su polimerización y se abre el espacio para las técnicas de aplicación. Más adelante se ofrece el estado del arte de la investigación acerca de este material preventivo, con el propósito de ubicar sus posibilidades de desarrollo en los próximos años.

1.1. Importancia Médica y / o Económica.

La caries dental es una de las enfermedades bucales que más afecta a la población del mundo; según la Organización Mundial de la salud entre el 60% y el 90% de los niños en edad escolar y cerca del 100% de los adultos la padecen. Esto obliga a los estudiantes y profesionales de la Odontología a establecer medidas preventivas para evitar su instalación; pero para llegar a la acción primero es necesario que se conozcan los medios para lograr esto, comprendiendo su devenir histórico y dominando las propiedades de los materiales para tal fin así como las técnicas para su aplicación. De ahí la importancia de concentrar todos estos elementos en un solo documento.

1.2. Antecedentes generales.

Los primeros intentos por sellar las fosas y fisuras profundas en los dientes se remontan a finales del siglo XIX, cuando Wilson (1895) procedió a saturar los defectos naturales retentivos de los dientes con un cemento a base de fosfato de zinc (3), que por su alta solubilidad perduraba escaso tiempo. Poco después, a comienzos del siglo XX, Miller (1905) probó el nitrato de plata, con muy pobres resultados (4). Algunos años más tarde, Bodecker (1929) propuso una técnica que consistía en limpiar mecánicamente la fisura con un explorador, para luego aplicar una mezcla fluida de cemento de fosfato de zinc, en un intento por sellar la fisura. (5) Gore (1939) empleó la nitrocelulosa y Ast y cols. (1950) el zinc, con el propósito de inhibir el crecimiento bacteriano y procurar un esmalte más resistente. Ante los insignificantes logros derivados de la escasa retención del material y la mínima resistencia a la fricción oclusal, estos procedimientos entraron rápidamente en desuso. (4)

Buscando resolver el problema de la retención, Rock (1947) introdujo la aplicación de ácido sobre el esmalte, exclusivamente en las fosas y fisuras para generar su descalcificación y por ende obtener una mejor retención del material por adhesión. El material que utilizó como sellador fue el poliuretano, que resultó en un intento fallido porque el material no se retuvo en el diente. (6)

Buonocore (1955) realizó modificaciones al protocolo de Rock, probando materiales resinosos y ensayando diferentes ácidos en distintas concentraciones hasta lograr una zona propicia para la retención antes de aplicar los SFF. Así, definió el uso del ácido ortofosfórico al 85% como un medio eficaz para este acondicionamiento. (7)

Posteriormente el mismo Miller (1959), desarrolló un SFF al que denominó cemento metálico negro, al que se comparó con el nitrato de plata y que no fue retenido en las superficies oclusales, por lo que su tiempo de empleo fue sumamente breve. (5)

A mediados del decenio de los 60 del siglo pasado, se presentó el primer compuesto a base de cianoacrilato. Bowen y cols. (1965) concluyeron que este material no es adecuado como sellador, por su alto índice de degradación en la boca, con el paso del tiempo. Para finales de esos años, probaron varios compuestos de resina y encontraron un material viscoso producto de la reacción del bisfenol-A con glicidil-metacrilato (Bis-GMA), el cual resistía la fricción tanto como las fuerzas de compresión y producía una unión tenaz con el esmalte grabado, (8) el cual se popularizó con el nombre de fórmula de Bowen.

Durante ese mismo año, Cueto y Buonocore (1965) desarrollaron el primer material particularmente creado para emplazarse en las fosas y fisuras de los molares como medio de prevención. En ese momento emplearon ácido fosfórico al 50% con 7% de óxido de zinc, para colocar el compuesto consistente en una mezcla de monómero de metil-metacrilato con polvo de cemento de silicato. (9)

Más adelante, a principios de la década de los años 70 del mismo siglo, el propio Buonocore complementó su técnica de grabado ácido incorporando el curado con luz ultravioleta del SFF y demostró que siguiendo este procedimiento, los dientes permanecían libres de caries luego de un año de la aplicación del sellador. (7) Estos resultados motivaron el desarrollo de otros estudios que perfeccionaron la técnica (Rock, 1972-1973; Ibse, 1973; McCune, 1973). (10)

Muy pronto se atestiguaron, además de su escasa capacidad de penetración y lentitud de fotoactivación, los daños provocados por la luz ultravioleta en el órgano de la vista (11) y riesgo de dermatosis ante exposiciones prolongadas, (12) por lo que la fuente de polimerización se sustituyó, a mediados de los 80 del siglo XX, por una luz halógena. (13)

En la misma década, Horowitz (1977) demostró que la resina utilizada como sellador se pierde de manera progresiva de la superficie del diente con el tiempo. Esa pérdida es más marcada en los primeros seis meses, pero continúa la disminución en al menos 10% por año. (14)

Por otra parte, Eidelman (1984) precisó que la aplicación del ácido en el esmalte durante 20 segundos es suficiente para lograr una desmineralización adecuada para que se retenga el SFF. Luego de unos años, Rock (1990) propuso el empleo del ácido en gel y preconizó que era superior al líquido porque su manipulación era más fácil y segura, aunque tenía el inconveniente de que implicaba un tiempo de exposición mayor; pero finalmente se demostró que ambas presentaciones son igual de efectivas. (10)

McConnachie (1992) advierte que el tiempo de grabado con ácido para los primeros molares temporales debería ser el doble que para los dientes permanentes por las diferencias en la formación de la capa externa del diente, para ello sugiere la utilización de dique de hule, algodón y eyector, todo esto con la finalidad de evitar el contacto y contaminación con saliva de la superficie del diente hasta antes de la polimerización del sellador. (14) Esto que hoy parece una obviedad, quedó establecido en el protocolo de adhesión hasta que diversos estudios demostraron que es absolutamente necesario mantener seca la superficie del diente para una buena retención.

1.3. Antecedentes particulares.

Con el surgimiento de los cementos a base de ionómero de vidrio, habida cuenta de su intercambio iónico con el sustrato dentario, Ngo y cols. (1997) y Linde-Meyer (2007) impulsaron el desarrollo de materiales bajo el principio de la liberación de flúor, a los que se incorporaron elementos como estroncio, zirconio, calcio y aluminio para potenciar su capacidad remineralizadora, además de la ya conocida acción cariostática y antimicrobiana. (9) Es en este periodo que aparecen los ionómeros tipo V, con la encomienda exclusiva de actuar como SFF.

De manera paralela, aparece la inquietud por sellar las zonas proximales de los dientes, donde es casi imposible aplicar con éxito un SFF convencional. Así, comienzan a emplearse por Gómez y cols. (2005), Martignon (2005) y

Martignon y cols. (2006) adhesivos dentinarios con la intención de que penetren la estructura adamantina porosa, aprovechando las fuerzas capilares derivadas del aire contenido en su interior; aunque las técnicas dificultosas utilizadas limitaron su alcance. Pero esto permitió el desarrollo de resinas específicas para tal propósito, basadas en el principio de que la mancha blanca en el esmalte supone la desmineralización de sus capas internas, donde los microporos actúan como difusores de resinas de baja densidad ¬-con base de TEGDMA (trietilenoglicol dimetacrilato) y BisGMA- capaces de penetrar hasta el centro de la lesión, según lo reportan Mueller y cols. (2006), Meyer-Lüeckel y cols. (2006) y Paris y Meyer-Lüeckel (2008). (9)

1.4. Antecedentes específicos.

En nuestros días persiste incertidumbre en cuanto a la eficacia de tratamientos micro-invasivos para el manejo de lesiones cariosas proximales. No está tampoco claro si alguna de estas técnicas es mejor que las otras. Existen aún interrogantes tales como si una concentración de ácido más elevada es necesaria para infiltrar la resina en tejido poroso, que cuando la superficie del diente es simplemente sellada o cubierta.

Mientras la infiltración puede ser un método más eficaz de proteger los tejidos a sellar, ¿el uso de una alta concentración de ácido significa también perder más tejido? Sigue siendo necesario desarrollar investigación de calidad para establecer el mejor enfoque para el manejo de estas lesiones tanto en dientes primarios como en permanentes.

1.5. Justificación.

Las revisiones de la literatura suelen ser un excelente medio de actualización sobre temas específicos, ya que coadyuvan a la consecución de una perspectiva global de todo aquello que rodea al tópico tratado, en especial con asuntos que todavía no están del todo resueltos, como es el caso de los SFF.

Con ello, esta revisión contribuye con un conocimiento actualizado sobre el particular y explora las posibles tendencias en la investigación por venir a este respecto.

Al mismo tiempo, se convierte en una buena opción para ser empleado como texto en la enseñanza de este material dental, dada su agilidad didáctica y la concentración de información en una lógica integral.

2. Objetivos.

Establecer el origen, las propiedades, las características ideales, el avance a través del tiempo y las posibilidades de desarrollo a partir de los procesos de investigación, de los SFF; de manera que se concentre lo más actualizado al respecto en un solo texto que facilite la consulta desde un punto de vista integral.

3. Metodología.

Se desarrolló un estudio documental descriptivo sobre la base de todas las fuentes disponibles que ofrecieran información sobre selladores de fosetas y fisuras. Se emplearon lo mismo documentos impresos (libros y revistas) como bases de datos especializadas (MEDLINE, EMBASE, SCIELO, LATINDEX, entre otras).

Los datos obtenidos se concentraron en ocho categorías, a saber, Conceptualización, Devenir histórico, Clasificación, Propiedades, Indicaciones/contraindicaciones, Fuentes lumínicas, Técnicas de aplicación y Estado del arte de la investigación sobre el particular; para luego discriminar los aspectos más relevantes y de mayor actualidad en vías de dar cuerpo a la revisión.

4. Resultados.

Luego del análisis y confrontación de fuentes, los elementos más destacables se agrupan en las categorías antes señaladas (exceptuando el devenir, que ya fue presentado en los antecedentes) de la siguiente forma.

La conceptualización más abarcadora y con mayor apego al manejo actual, se centra en el hecho de que los SFF son obstáculos o barreras físicas -generalmente resinas de gran fluidez, aunque también hay disponibles cementos de ionómero de vidrio para este propósito- que se adhieren a los prismas de la superficie del esmalte dental, impidiendo con ello su contacto con el biofilm y, por ende, con los streptococcus mutans, entre otros microorganismos cariogénicos. (3) Se trata de un procedimiento clínico caracterizado por el emplazamiento dentro de las fosas y fisuras de los dientes susceptibles a caries, de un material capaz de formar una capa protectora adherida micromecánicamente en la superficie adamantina. (15)

A este concepto es necesario añadir que "dicha adhesión, con determinados productos extraordinariamente infiltrantes, puede alcanzar asimismo las capas profundas del esmalte desmineralizado, merced a su capacidad de penetrar en los poros propios de tales capas". (9)

Para adentrarse en la clasificación, es necesario apuntar que los SFF se agrupan de acuerdo con tres criterios; los cuales son: el material de que se componen, la técnica empleada para su aplicación y la función para la que se destinan. Enseguida se desglosa cada una de ellas.

Por el tipo de material:

- SFF a base de resinas compuestas. Se componen de tres partes de Bis-GMA y una parte de MMA (metil-metacrilato) y gracias a su consistencia pueden penetrar en las fisuras más estrechas. Tienen la desventaja de que la contaminación por humedad afecta significativamente sus propiedades. Pueden encontrarse diferencias entre ellos en atención a los siguientes características:

1. Según el activador de polimerización:

   a) SFF de autoactivación, en los que el endurecimiento es producto de una reacción química que ocurre cuando se mezcla la resina con un activador, que casi siempre es una amina terciaria (dihidroxietil-p-toluidina o dimetil paratoluidina).

   b) SFF de fotoactivación, donde el endurecimiento es provocado por la exposición de un iniciador -generalmente la canforquinona o el tri-n-butilburano (TBB)- sensible a la luz visible, principalmente halógena.

2. Según el contenido de relleno:

   a) SFF con relleno; en los que se incorporan partículas con el propósito de mejorar la dureza superficial y reducir su desgaste.

   b) SFF sin relleno; en los que no hay partículas añadidas y que han demostrado tener retención superior, así como menor índice de microfiltración.

3. Según el color:

   a) SFF con tinte; a los que se agregan partículas de color -y por ende corresponden a los SFF con relleno- que comúnmente derivan del dióxido de titanio.

   b) SFF sin tinte; a los que no se añade pigmento y son completamente transparentes. Su única desventaja en relación con los anteriores es la dificultad de realizar el monitoreo de su permanencia en el diente.

4. Según el efecto cariostático:

   a) SFF con fluoruro; los que incluyen este compuesto en su formulación. Sin embargo, no parecen ofrecer ventajas adicionales a las de cualquier otro SFF y, por el contrario, el contenido de fluoruro se ha relacionado con el decremento en la tasa de retención.

   b) SFF sin fluoruro; los que no incluyen en su composición este elemento.

5. Según su capacidad de penetración:

   a) SFF convencionales; aquellos que tienen un potencial de infiltración limitado por la naturaleza misma del material principal que los constituye (resina compuesta).

   b) SFF infiltrantes; aquellos que cuentan con una capacidad de penetración extraordinaria, producto de los nuevos polímeros en su composición.

• SFF a base de resinas compuestas fluidas. Cuentan con aproximadamente la misma composición que una resina compuesta restauradora, pero con menor proporción de relleno, lo que les provee de mayor fluidez y de una consistencia más pastosa. Además, su resistencia a la compresión es más alta, lo mismo que su adhesividad al esmalte. Una desventaja es que su potencial de penetración varía mucho según el fabricante.

- SFF a base de ionómeros de vidrio (IV). Se fabrican a partir del ionómero de vidrio modificado con resina y pueden ser tanto auto como fotopolimerizables. Tienen la ventaja de liberar iones de flúor y de propiciar la remineralización del esmalte por su contenido de calcio, zirconio, estroncio y aluminio. No obstante, su capacidad de adhesión es limitada, lo mismo que su resistencia a la compresión; razones por las que no parece que puedan superar a los SFF poliméricos, aunque resultan útiles como sellador provisional en situaciones de erupción incompleta, cuando no se puede lograr un aislamiento absoluto.

Por la técnica de aplicación:

- Con técnica invasiva. Todos los SFF se pueden aplicar con este protocolo, que consiste en una especie de preparación cavitaria sumamente conservadora -también conocida como fisurotomía- que se realiza ya sea fresando o empleando aire abrasivo o ultrasonido. La mayoría de los autores considera innecesaria esta técnica, en especial hoy en día que se cuenta con SFF de mayor capacidad de penetración.

- Con técnica no invasiva. No se requiere de ningún tipo de instrumentación sobre el tejido adamantino, sino solamente de una limpieza escrupulosa que es posible lograr mediante pastas profilácticas, tierra pómez y bicarbonato de sodio; a lo que se añade la desproteinización de la superficie a tratar merced al frotamiento de hipoclorito de sodio al 5.25% durante un minuto, cuestión que incrementa sustancialmente la capacidad de adhesión.

Por la función que desempeñan:

- SFF preventivos. Constituyen el grupo de selladores que se aplican sobre fosas y fisuras de dientes sanos con la finalidad de evitar la instalación de la caries.

- SFF terapéuticos. Representan el conjunto de selladores que se colocan sobre lesiones cariosas cuestionables o francamente identificadas en estadio temprano, tanto en fosetas y fisuras como en superficies lisas, especialmente proximales, con la intención de detener el progreso de la lesión y propiciar la remineralización del tejido.

Por otra parte, las propiedades que debe poseer un material para poder ser considerado como un buen SFF (9) son:

- Biocompatibilidad y baja toxicidad.
- Alto coeficiente de penetración.
- Bajo índice de contracción a la polimerización.
- Que sea tixotrópico.
- Buena estabilidad dimensional.
- Alta resistencia a la abrasión.
- Fácil manipulación.
- Insolubilidad en el medio bucal.
- Alta adhesividad.
- Acción cariostática y remineralizante.

Pero los selladores no deben ser colocados indiscriminadamente sobre cualquier superficie dental oclusal que parezca constituir un riesgo a caries. Las indicaciones para los SFF con fines preventivos son muy precisas e incluyen:

- Pacientes de alto riesgo a caries dental.
- Fosetas y fisuras profundas, retentivas.
- Fosetas y fisuras profundas pigmentadas con una apariencia mínima de descalcificación u opacidad.
- Incisivos con cíngulos o fosas palatinas profundas.

- Defectos estructurales del esmalte.
- Dientes fusionados o geminados con surcos pronunciados y retentivos.
- Alta experiencia de caries del paciente.
- De la erupción del diente hasta tres años posteriores, en promedio.
- Patrón de caries que involucra superficies oclusales.
- En tanto que para los SFF con fines terapéuticos las indicaciones se reducen a dos situaciones:
- Lesiones incipientes de caries.
- Lesiones no cavitadas en superficies proximales.

No obstante que las indicaciones no dejan lugar a dudas de cuándo sellar, es prudente dejar en claro también cuándo no hacerlo. Un SFF tiene las siguientes contraindicaciones:

- Fosetas y fisuras no profundas o con posibilidad de autoclisis, o de ser limpiadas mecánicamente con el cepillo dental.

- Superficies de fosetas y fisuras que hayan permanecido libres de caries por más de tres años o que tengan indicios clínicos de aplicación previa de selladores.

- Baja o nula experiencia de caries del paciente.

Antes de incursionar en la técnica de aplicación de los SFF, conviene detenerse un momento en las fuentes lumínicas para su polimerización, ya que juegan un papel importante en el desarrollo del procedimiento adecuado.

Como es sabido, todos los SFF fotosensibles requieren de una fuente lumínica para activar el proceso de polimerización. Desde mediados de los ochenta y hasta mitad de los noventa en el siglo pasado, la principal fuente de luz utilizada ha sido la lámpara halógena, la cual

tuvo una escasa evolución cualitativa durante este periodo ya que los principales esfuerzos científicos se encaminaban hacia la mejora de la polimerización mediante el desarrollo y perfeccionamiento de la propia composición química de los materiales fotocurables. (16)

En la actualidad, la industria ha vuelto a prestar atención a la fuente lumínica de fotoactivación como nueva posibilidad para la mejora en las propiedades clínicas de estos materiales, introduciendo en el mercado, en ocasiones de forma masiva, nuevas fuentes de fotopolimerización que pretenden mejorar las prestaciones de las antiguas lámparas halógenas o que incorporan otros tipos de fuentes lumínicas teóricamente más eficientes. (13)

La principal misión de la lámpara de fotoactivación en el proceso de endurecimiento de la resina o en su aplicación sobre un agente blanqueador, consiste en la activación, mediante su energía lumínica, de los compuestos químicos fotoiniciadores existentes en la misma formulación del material, los cuales desencadenarán la reacción química de transformación del producto inicial en el producto final deseado. Estos compuestos, cuyo principal representante son las canforoquinonas, son especialmente sensibles a la energía lumínica en el rango de los 470-475 nm de longitud de onda (luz azul), provocando tras su fotoactivación, la aparición de radicales libres capaces de desencadenar la reacción química deseada sobre el compuesto. (13)

Teniendo esto en cuenta, puede comprenderse cómo el desarrollo tecnológico de las lámparas de fotopolimerización se centra en la búsqueda de una fuente luminosa que en virtud de su máxima potencia y espectro lumínico adecuado, consiga estimular, en el menor tiempo posible, el mayor número de moléculas fotoactivadoras presentes en el compuesto fotoactivable. Así pues, las lámparas de fotopolimerización existentes actualmente en el mercado, pueden ser clasificadas, en función del tipo de fuente lumínica que posean, en cuatro grupos. (13)

El primero lo constituyen las lámparas halógenas, que corresponden al tipo "incandescente", es decir, su luz es emitida por un filamento de Volframio puesto en incandescencia por el paso de corriente. En el interior de su ampolla de vidrio existe una atmósfera gaseosa de halógeno (grupo VII de la tabla periódica) cuya función es evitar que el filamento incandescente se queme. Generan una luz blanca intensa que debe ser filtrada mediante la interposición de un filtro óptico que permita obtener una luz azul en el rango de longitud de onda eficiente para la fotoactivación de las canforquinonas y elimine en lo posible la emisión de fotones de longitud de onda no útil para la activación del citado fotoiniciador, que además podrían provocar sobrecalentamiento del diente durante la polimerización. El espectro de emisión de estas lámparas es de 360-500 nm, con pico energético en los 460 nm. En función de su potencia lumínica pueden dividirse en dos subtipos: convencionales, cuya densidad de potencia (potencia lumínica por unidad de superficie) es de 350-700 mW/cm2; y de alta densidad de potencia, cuyo poder oscila entre los 700 a 1700 mW/cm2. (13)

Un segundo grupo está formado por las lámparas de plasma (de arco, xenón o PAC), que emiten la luz mediante una descarga eléctrica en forma de arco voltaico entre dos electrodos de tungsteno separados a una determinada distancia. En el interior de la lámpara existe gas xenón a elevada presión que evita la evaporación de los electrodos. La luz generada con este tipo de dispositivos es de elevada potencia (1400-2700 mW/cm2) y, al igual que en las lámparas halógenas, de color blanco, por lo que también requiere de la interposición de un filtro óptico para la obtención de la banda de longitud de onda deseada. El filtrado óptico que se utiliza en este tipo de lámpara, comparado con el de

las halógenas, logra un estrecho espectro de emisión mucho más aproximado al que requiere el fotoiniciador canforoquinona, presentando un pico de longitud de onda de elevada intensidad entre 460 y 480 nm. Esto explicaría el hecho de la posible mayor eficiencia lumínica de este tipo de lámpara que permite fotopolimerizaciones rápidas de la resina. En contraparte, el presentar este estrecho espectro de emisión conlleva el inconveniente de que estas lámparas no pueden fotopolimerizar adecuadamente algunos materiales (la minoría) que poseen otro tipo de fotoactivador (1-fenil-1,2-propandiona) cuya longitud de onda óptima son los 410 nm. (13)

El tercer grupo está representado por las lámparas LASER. De entre todos los sistemas LASER con aplicación terapéutico-quirúrgica en odontología (He-Ne, CO2, Argón, Diodos, Ne:YAG, Er:YAG) sólo existe un tipo que también puede ser utilizado para la fotoactivación de resinas. Se trata del LASER de argón, que posee un medio activo de tipo gaseoso (gas argón) que emite una luz azul de 488 nm o azul-verde de 488-514 nm y densidad de potencia entre 750 y 1300 mW/cm2. No requiere filtro óptico, ya que su longitud de onda se aproxima bastante a la longitud de onda de la canforoquinona, por lo que puede utilizarse tanto para la fotopolimerización de resinas como para la activación de la mayoría de agentes blanqueadores fotoactivables existentes en el mercado. Ostenta una importante capacidad de penetración y genera poco sobrecalentamiento pulpar; permite una fotopolimerización rápida de resinas (3 veces mayor que la lámpara halógena convencional). (13)

El último grupo es el de las lámparas de diodos, que utilizan como fuente de iluminación los V-LED (visible-light emitting diodes). Son pues lámparas de tipo "luminiscente" basadas en la utilización de determinados materiales semiconductores que poseen la propiedad de polarizarse al ser atravesados por la corriente eléctrica emitiendo energía óptica en forma de luz visible (fenómeno de electroluminiscencia). El color de la luz emitida (longitud de onda) depende del tipo de semiconductor utilizado en la confección del V-LED. En las lámparas de fotopolimerización se utilizan simultáneamente varios V-LED (7 a 21) de semiconductor SiC o InGaN, ordenados en círculos concéntricos que emiten una luz azul de 450-480 nm, con pico en los 470 nm y potencia lumínica en torno a 400 mW/cm2. El hecho de utilizar V-LED confiere a este tipo de lámparas una serie de ventajas respecto a sus predecesoras, entre las que se cuentan su pequeño tamaño, el trabajo silencioso, el bajo consumo eléctrico, su larga duración, longitud de onda adecuada y la ausencia de riesgo de pérdida progresiva de eficiencia lumínica derivada del deterioro por envejecimiento del filtro. (13)

Recientemente se ha propuesto que la contracción de polimerización puede reducirse cuando las primeras emisiones de luz que el material recibe sean de baja intensidad (menos de 200mW/cm2). Se cree que eso es debido a que las tensiones internas del material tienen más tiempo para relajarse o al menos no son tan intensas al iniciarse la polimerización. (17)

Lamentablemente, no existen estudios sobre SFF; pero las investigaciones realizadas sobre resinas como medio de restauración han demostrado que no sólo la intensidad luminosa afecta el proceso de polimerización, sino también la temperatura ambiente, la duración de la exposición y la presencia de oxígeno.

La intensidad luminosa es un factor que en la mayoría de los casos no se controla, pero de su dosificación depende esencialmente el comportamiento de las propiedades mecánicas y de contracción por efecto de la polimerización. Por ello debe conocerse la magnitud de la intensidad, pues si es insuficiente acarreará un posible fallo mecánico. Por el contrario, si

es excesiva existe la posibilidad de trasmisión de tensiones indeseables a la interfaz diente-material, con la consecuente falla de adhesión que se traducirá en micro filtración, sensibilidad, decoloración y caries marginal.

En el mismo sentido, la descomposición del iniciador de fotoactivación es proporcional a su exposición a la energía luminosa, por lo que la reacción de fraguado se ve más significativamente afectada por la intensidad de la luz en cualquier punto dentro del cuerpo del material. La baja intensidad de la exposición dará lugar a la activación inadecuada y un grado reducido de polimerización o, si la irradiación está por debajo del umbral de intensidad, una falta total de polimerización. Es esencial, entonces, que el bloque total de la resina sea expuesto a suficiente intensidad luminosa durante su colocación. (18)

Con respecto al tiempo de exposición, se sabe que las lámparas de luz halógena actuales requieren 40 segundos por capa. Aunque hay resinas que polimerizan bien en 20 segundos, es posible que en ciertos momentos el operador aleje involuntariamente la fuente de la superficie del material, lo que ocasionaría una disminución de la intensidad efectiva. Si se aplica la luz 40 segundos por capa, se está compensando este posible suceso. También se conoce que las lámparas de alta intensidad (plasma, LASER, LED) promueven la polimerización en menos tiempo. No obstante, esta velocidad no es directamente proporcional a la intensidad de la luz. Por ejemplo, si se duplica la intensidad luminosa de 400 a 800 mW/cm2, no disminuirá el tiempo de polimerización a la mitad, sino que se logrará un 1.44 más rápido; es decir que habrán de necesitarse 40 segundos a 400 mW/cm2 a 27 segundos por capa al doblar la intensidad. (19)

En general, una mayor duración de la exposición conduce a un mayor grado de conversión de monómero a polímero (18) pero ello también puede acarrear un aumento en la susceptibilidad a la fractura del material por el incremento en su dureza.

La temperatura ambiente tiene un efecto significativo en la velocidad de la reacción de polimerización. Muchos odontólogos mantienen la resina en refrigeración para prolongar su vida útil. Cuando el material es sacado del refrigerador, se le debe permitir alcanzar la temperatura ambiente antes de su uso, de lo contrario la reacción de fraguado será mucho más lenta y se necesitará una exposición más prolongada a la fuente lumínica. (18)

Una vez identificada la importancia de utilizar la lámpara adecuada, es momento de revisar las técnicas para la aplicación del SFF; las cuales varían de acuerdo al tipo de que se trate.

Así pues, para un SFF con fines preventivos el procedimiento completo es como sigue:

1. Aislamiento absoluto con dique de goma de los dientes a tratar.

2. Limpieza con tierra pómez y enjuague con agua y aire comprimido (en aerosol). Aunque también puede emplearse una pasta profiláctica comercial que no contenga fluoruro.

3. Secado con aire comprimido.

4. Desproteinización del esmalte por aplicación de hipoclorito de sodio al 5.25% durante un minuto. Puede hacerse de modo pasivo (depositando una torunda impregnada sobre la superficie a tratar) o de forma activa (frotando un microcepillo sobre el tejido).

5. Grabado con ácido fosfórico (H3PO4) autolimitante al 35% o 37% durante 20 segundos.

6. Lavado por 40 segundos al chorro de agua y secado con aire comprimido.

7. Aplicación del SFF.

8. Fotopolimerización durante 20 segundos, preferentemente con fuente lumínica halógena.

9. Verificación del sellado desplazando gentilmente un instrumento para explorar sobre el material recién colocado y su periferia.

Cuando la intención no es ya preventiva, sino terapéutica, la técnica se modifica sustancialmente. A continuación se detalla paulatinamente el modo de aplicación de un sellador con este fin en superficies proximales con SFF convencionales:

1. Identificación radiográfica de la lesión proximal que habrá de tratarse.

2. Colocación de una banda elástica para ortodoncia con auxilio del hilo dental, que debe permanecer por espacio de 48 horas.

3. Transcurrido ese tiempo, se procede al aislamiento con dique de hule del diente a tratar y su vecino.

4. Limpieza de la zona a tratar con un cepillo ultradelgado para profilaxis, o en su defecto, con copa de hule e hilo dental.

5. Protección del diente vecino con cinta de politetrafluoroetileno (PTFE o Teflón®).

6. Acondicionamiento de la superficie a tratar con ácido ortofosfórico al 37% en formulación de gel con auxilio del hilo dental, durante 15 segundos.

7. Lavado con el aerosol de la jeringa triple por al menos 30 segundos.

8. Aplicación del agente sellador (SFF convencional, resina fluida o adhesivo dentinario) con aplicador ultradelgado auxiliado por hilo dental y aire.

9. Fotoactivación con fuente lumínica halógena desde vestibular, oclusal y platino o lingual, durante 30 segundos.

10. Pulido de la superficie tratada con cinta de lija de grano fino.

Pero si se cuenta con sistemas desarrollados especialmente para la aplicación de SFF infiltrantes, la técnica es como sigue:

1. Identificación radiográfica de la lesión proximal que habrá de tratarse.

2. Limpieza de la zona a tratar con un cepillo ultradelgado para profilaxis, o en su defecto, con copa de hule e hilo dental.

3. Aislamiento con dique de goma del diente a tratar y su vecino.

4. Protección del diente vecino con cinta de politetrafluoroetileno (PTFE o Teflón®).

5. Acondicionamiento de la superficie a tratar con ácido clorhídrico al 15% en formulación de gel con el aplicador especial que provee el fabricante.

6. Lavado de la superficie con abundante agua por al menos 30 segundos.

7. Aplicación de agente secante (etanol) con la jeringa provista de fábrica durante 30 segundos para eliminar el agua remanente y asegurar el secado óptimo de la lesión con chorro de aire.

8. Colocación del sellador infiltrante mediante frotación con el aplicador proporcionado por el fabricante sobre la superficie acondicionada.

9. Permitir el asentamiento del sellador durante tres minutos, para luego retirar el excedente con chorro de aire y el auxilio del eyector.

10. Fotoactivación del material durante 40 segundos con lámpara de luz halógena, desde vestibular, oclusal y lingual o palatino.

11. Aplicación de una nueva capa de sellador infiltrante por el mismo procedimiento y esperar un minuto.

12. Fotoactivación de la nueva capa del material durante 40 segundos con lámpara de luz halógena, desde vestibular, oclusal y lingual o palatino.

13. Verificación del sellado con hilo dental y un instrumento para explorar extremadamente fino.

Para el caso de superficies vestibulares, la técnica varía del siguiente modo:

1. Limpieza de las superficies a tratar con copa de hule.

2. Aislamiento del o los dientes a tratar con dique de goma.

3. Aplicación del ácido clorhídrico al 15% con el dispositivo provisto por el fabricante y esperar dos minutos.

4. Lavado con chorro de agua por 30 segundos y secado con aire.

5. Aplicación del agente secante (etanol) con la jeringa provista de fábrica

durante 30 segundos para eliminar el agua remanente y asegurar el secado óptimo de la lesión con chorro de aire.

6. Colocación del sellador infiltrante mediante frotación con el aplicador proporcionado por el fabricante sobre la superficie acondicionada y esperar tres minutos.

7. Fotoactivación del material durante 40 segundos con lámpara de luz halógena.

8. Aplicación de una nueva capa de sellador infiltrante por el mismo procedimiento y esperar un minuto.

9. Fotoactivación de la nueva capa del material durante 40 segundos con lámpara de luz halógena.

10. Verificación del sellado con un instrumento para explorar N° 5.

Ahora bien, ¿qué se ha investigado sobre los SFF? Desde su aparición hasta la actualidad los SFF han sido objeto de múltiples estudios con la intención manifiesta de evaluar su desempeño, lograr mejoras en su composición o facilitar el proceso de aplicación. Las siguientes líneas constituyen un breve recorrido por el estado del arte al respecto.

La investigación acerca de los SFF puede agruparse en cinco vertientes más o menos independientes. La primera remite a la capacidad de inhibición de la caries residual bajo el sellador, derivada de la preocupación de los clínicos de que la enfermedad pueda seguir activa cuando se aplica el SFF sobre lesiones incipientes o aún mayores. La segunda se dirige a evaluar la retención del sellador por un tiempo suficiente para mantener libre de caries al diente; con la intención de prolongar esa condición, se han probado diversos acondicionadores del esmalte y distintas técnicas de colocación sobre los que

se han evaluado ese periodo de permanencia, el sellado marginal y la microfiltración. El efecto preventivo es la línea de trabajo de la tercera vertiente, donde los estudios longitudinales valoran a lo largo del tiempo la efectividad de los SFF en la prevención de la caries. El cuarto de estos grupos se orienta a la comparación del desempeño de distintos materiales para el sellado, tanto en marcas como en variedad (SFF convencionales, resinas fluidas y ionómeros de vidrio, entre otros); mientras que el último conjunto retoma la vieja idea de indagar sobre los posibles efectos secundarios de los elementos constituyentes del sellador; siendo esta la categoría atendida de manera menos profusa.

Es conveniente aclarar que esta división es arbitraria y obedece a necesidades didácticas más que de clasificación académica del trabajo de los investigadores; además de que la mayoría de los estudios interesa más de una vertiente casi siempre. Ofrecer una muestra de la producción en este sentido es el propósito de las siguientes líneas.

En un estudio realizado por Hunt (1984) sobre el uso de selladores entre odontólogos generales y odontopediatras de Iowa, EUA, se encontró que la mayoría de los odontólogos estaban preocupados acerca de las lesiones cariosas no detectadas bajo los selladores. (5)

La información derivada de investigaciones al respecto es contradictoria, pues ofrece evidencias en dos sentidos. Por un lado, las pruebas clínicas realizadas por Handelman (1981) y Swift (1988), pusieron de manifiesto que el diente con caries oclusal temprana o más avanzada que es tratado con un SFF lleva al padecimiento a un estado de latencia. Se demostró que ocurre un decremento en el número de microorganismos viables que afectan la dentina, por lo que su actividad metabólica es reducida, con lo que no hay una progresión significativa. (5)

En el mismo sentido, Handelman, Washburn y Wopperer (1976) aplicaron un sellador polimerizado por luz ultravioleta en fosas y fisuras de dientes con caries incipiente. Informaron un descenso de 2,000 veces en el recuento de los microorganismos cultivables en muestras de dentina cariada de los dientes sellados, comparados con los controles sin sellar luego de 2 años. (5)

También Jeronimus, Till y Sveen (1975) aplicaron tres diferentes SFF sobre molares con caries incipiente, moderada y profunda. Obtuvieron muestras de dentina cariada luego de 2, 3 y 4 semanas posteriores a la colocación e hicieron siembras bacteriológicas, encontrando que generalmente había cultivos positivos en los dientes donde se había perdido el sellador. (20)

Igualmente, Gibson y Richardson (1980) mostraron que 30 meses después de la aplicación del SFF, el progreso de la caries era inhibido en las fisuras selladas, llegando a la conclusión de que un sellador intacto no permite que la caries se inicie ni progrese. (20)

Apoyando esta idea, se ha reportado igualmente un efecto bactericida del ácido fosfórico que se emplea para el acondicionamiento del esmalte (Setembrini y cols., 1997), lo mismo que el de algunos sistemas adhesivos (Meiers, Miller, 1996), cuestiones que contribuirían a la desinfección de posibles tejidos cariados residuales. (21)

Pero en el sentido opuesto, estudios longitudinales realizados por Weerheijm (1992) en adolescentes y adultos jóvenes evidenciaron la presencia de caries oclusal debajo del sellado de las fisuras. El autor atribuye los hallazgos anteriores a su estudio a la dificultad del diagnóstico de la caries oclusal en niños y especialmente en pacientes adultos. (14)

No obstante, investigaciones actuales vuelven a brindar elementos contra el escepticismo de los clínicos en el uso de los SFF terapéuticos. Gómez y cols. (2005) hicieron seguimiento del sellado de dientes con esta técnica en adolescentes chilenos durante dos años, ubicándolos en tres grupos: uno con solo sellado terapéutico, otro con este sellado y barniz de flúor a boca dividida; y uno más con sólo el barniz. Aunque no se establecieron diferencias estadísticamente significativas, 93% de las lesiones selladas y 88% de las tratadas con barnices no progresaron. (9)

En esta misma línea, Martignon y cols. (2005, 2006, 2008) evaluaron dos lesiones proximales iniciales activas en jóvenes colombianos y daneses, que fueron divididos en dos grupos: El primero con sellado terapéutico y el segundo sólo con adiestramiento en el uso del hilo dental. Las evaluaciones se efectuaron durante 18 meses mediante radiografías coronales, en las que se encontró menor progreso de la lesión en los dientes sellados que en los testigo (10% vs 26%, $p<0.05$); por método radiográfico apareado, donde el avance fue de 22% para los dientes sellados y 47% para los controles; y finalmente por sustracción radiográfica de imágenes digitalizadas, que reveló 44% de avance para los dientes sellados y 84% para los controles. No obstante estos alentadores resultados, se advierte la necesidad de mayor investigación para comprobar la efectividad de este procedimiento clínico y seleccionar los mejores materiales que permitan alcanzar la mayor penetración y la mejor retención de los selladores infiltrantes. (9)

Por otra parte, se ha encontrado en estudios reportados por la Universidad de Alabama (1999) que un compuesto de Bis-GMA (el BPA), tiene una acción estrogénica; por lo que su uso está bajo sospecha. Las investigaciones evalúan la posibilidad de que el BPA pueda estimular o mimetizar la acción estrogénica de los receptores de estrógenos; así como la idea de que el BPA pueda liberarse del conjunto de la resina Bis-GMA como residuo contaminante. (8)

Más recientemente, la preocupación ha estado centrada en la permanencia del SFF. Se sabe que factores químicos y mecánicos afectan la retención del sellador en la anatomía dentaria. Entre los primeros se halla la composición de la dieta, el contenido de fluoruro propio del esmalte y el pH salival; mientras que en los otros están el impacto de las fuerzas de oclusión, el modo y la fuerza de cepillado y la consistencia y la abrasividad de los alimentos. Considerando estas cuestiones, los esfuerzos en la investigación se han dirigido a incrementar la fuerza de adhesión del SFF para prolongar su permanencia en los dientes.

Así, en los estudios actuales se ha planteado el uso de peróxido de carbamida al 10% previo al grabado, que in vitro sugiere la posibilidad de incremento de la superficie retentiva. (22) Se ha intentado también utilizar acondicionadores del esmalte sin enjuague, pero el escaso incremento en la retención no los hace más recomendables que los otros. (23) Asimismo, han tenido lugar otras modificaciones en el agente grabador y los momentos del protocolo de sellado (aplicando adhesivo antes de sellar) con similares resultados, así como en el uso de SFF autocurables vs fotocurables y con relleno vs sin relleno. (24) Del mismo modo, se ha intentado la modificación in vitro del protocolo omitiendo la limpieza con agentes abrasivos, para luego concluir que ese paso es imprescindible para la permanencia del SFF. (25) De igual manera, se ha propuesto acondicionar el esmalte con aire abrasivo (26) y la exposición al LASER (27) para sustituir el grabado ácido, llegándose a la conclusión de que no puede cambiarse el uso del agente grabador por ninguna otra cosa hasta ahora.

Otro aspecto que tiene que ver con el mejoramiento del grabado es la eliminación de la biopelícula o biofilm, que es un complejo de agregación de microorganismos marcado por la excreción de una matriz adhesiva protectora; son organizaciones microbianas que se adhieren a las superficies gracias a la secreción de un exopolímero. (28) Adicionalmente, los microorganismos pueden producir sustancias para estimular la propagación de colonias e inhibir el crecimiento de otras, (29) dejando a los microorganismos más patógenos en una posición favorable dentro de la biopelícula. (30)

De esta forma, la biopelícula impide la optimización de la adhesión por interferencia en el acondicionamiento. Con el reconocimiento de su existencia, se propuso la necesidad de orientar los trabajos hacia la eliminación de tal película antes de proceder al sellado. Así, recientemente se ha planteado añadir un elemento al protocolo de grabado que consiste en la eliminación de esa biopelícula –también llamado desproteinización- del esmalte con NaOCl al 5.25% previo al grabado con ácido fosfórico, lo cual aumenta, in vitro, la superficie retentiva del esmalte. (1)

Esta situación fue confirmada in vivo por Luis, Salinas, Treviño y Correa (2011) en un estudio con 60 niños de entre 6 y 10 años de edad; considerando únicamente primeros molares permanentes sanos con fosetas y fisuras profundas; los derechos recibieron el SFF con el protocolo convencional y los izquierdos sometidos a desproteinización con NaClO al 5.25% previo al grabado ácido. Se encontraron diferencias estadísticamente significativas entre ambos tratamientos (p>0.05) tanto en permanencia como en integridad y sellado periférico a favor de los dientes sometidos a desproteinización, demostrando la superioridad del protocolo de grabado modificado sobre el convencional. (2)

No obstante la facilidad de su aplicación, su costo relativamente bajo y su uso tan extendido universalmente, persisten algunas dificultades relacionadas con la permanencia del SFF en el diente durante el tiempo necesario para ejercer su acción. En razón de ello, los esfuerzos científicos y tecnológicos a este respecto se han dirigido en los decenios recientes a experimentar diversos materiales y a probar modificaciones en la técnica, con la intención de mejorar la efectividad del SFF. En este sentido se han desarrollado múltiples estudios.

Poulsen, Beiruti y Sadat (2001), compararon la permanencia y el efecto preventivo de caries de un ionómero de vidrio desarrollado para sellado de fisuras (Fuji III, GC Corporation, Japón) y un sellador de fisuras autopolimerizable (Delton, Ash Dentsply, USA); para lo cual se reclutaron 179 niños de siete años de edad de Damasco, Siria que contaran con un par de primeros molares permanentes sanos. La permanencia se revisó a los seis meses, uno, dos y tres años después de la colocación del material. Los resultados indican pérdida completa del Fuji III en casi el 90% de los dientes tratados con él, mientras que menos del 10% de pérdida se encontró en los dientes tratados con Delton. En cuanto al efecto preventivo, se obtuvo un riesgo relativo de 3.38 en los dientes sellados con ionómero sobre aquellos sellados con resina (95% CL: 1.98; 5.79), El estudio concluye que la permanencia y la protección contra caries provistos por el ionómero de vidrio fue muy pobre en relación con el sellador de resina. (31)

Evaluar la efectividad y la permanencia del sellado oclusal usando un sellador a base de resina (FluroShield, Dentsply International) y un compómero (Compoglass, Vivadent) fue el objetivo del estudio desarrollado por Puppin y cols. (2006). Los autores tomaron una muestra por conveniencia de 57 niños de entre siete y nueve años de edad con la condición de que tuvieran completamente erupcionados y sanos los primeros molares permanentes, para colocar el SFF en dos molares contra laterales y de manera inversa el compómero, empleando aislamiento relativo con rollos de algodón. El sellado se evaluó a los seis, doce y veinticuatro meses; y los datos se sometieron a chi2 para muestras independientes con valor de P<0.05. No se encontraron diferencias estadísticamente

significativas entre la permanencia de los dos materiales estudiados, ni se identificó presencia de nuevas lesiones cariosas. Los autores concluyen que ambos materiales son efectivos para la prevención de caries, pero muestran tasas muy bajas de permanencia. (32)

Simancas y cols. (2008), compararon la capacidad de penetración de un SFF convencional con un ionómero de vidrio, en función del tipo de preparación de la fisura (realización o no de ameloplastia). Se utilizaron 20 molares y premolares extraídos sanos y se dividieron en dos grupos en función de la resina utilizada: Helioseal F (Vivadent), Fuji VII (Fuji). Cada grupo se subdividió a su vez en dos (fisura sin preparar o preparada con ameloplastia). Posteriormente la fisura fue grabada con ácido orto fosfórico y una vez preparada se colocó la resina directamente. Una vez termociclados fueron seccionados longitudinalmente y se valoró microscópicamente la profundidad de la fisura y la penetración del sellador en la fisura. Se aplicaron pruebas de ANOVA y de Tukey en el análisis de los datos. El Fuji VII con ameloplastia fue el grupo que mayor penetración en la fisura consiguió. Al obtener el porcentaje de penetración en la fisura, en general los grupos con ameloplastia obtuvieron mayor penetración, sin embargo, no fueron estadísticamente significativos. Los investigadores llegan a la conclusión de que el tipo de preparación previa del diente no influye en la capacidad de penetración de los selladores estudiados, pero sí el tipo de material empleado, evidenciándose en general que el Fuji VII obtuvo valores más altos que el sellador Helioseal F. (33)

Mascarenhas y cols. (2008) probaron el uso de un agente adhesivo para incrementar la retención de un SFF en un grupo de 78 niños de seis a nueve años de edad que requerían sellado en los cuatro primeros molares permanentes. En dos de esos dientes se colocaron SFF previa aplicación de del adhesivo (Scotch Bond, 3M-ESPE) y en los otros dos sin él. La permanencia del sellador se evaluó uno y dos años después considerando completa retención, pérdida parcial y total; sometiendo los datos a pruebas de chi2, Fisher, MacNemar, Mantel-Haenszel y análisis de regresión multivariado. En el examen a 2 años, en los dientes sellados con adhesivo previo, 64 de los SFF se conservaron completamente, 23 se perdieron parcialmente y 13 completamente. En los dientes sellados sin adhesivo previo, 68 de los SFF se conservaron completamente, 20 se perdieron parcialmente y 12 completamente. La proporción de SFF que se conservaron completos (p=.22), que se perdieron parcialmente (p=.28) y que se perdieron completamente (p=.43) fue similar en ambos grupos y no se encontró diferencia estadísticamente significativa entre ellos. Los investigadores aseguran que utilizando apropiadamente la técnica de sellado, el uso de adhesivo no modifica la permanencia del SFF. (34)

Cogo y Calura (2009) realizaron un estudio longitudinal para comparar el desempeño de una resina fluida (Tetric EvoFlow) y un SFF convencional (Concise Light Cure White Sealant) en 52 pacientes de entre 8 y 19 años de edad. En cada uno de ellos, un molar o premolar inferior del lado izquierdo se sellaron con Tetric, mientras que los contra laterales recibieron Concise, previo lavado con tierra pómez, pulido con aire y partículas de bicarbonato, grabado con ácido fosfórico al 35% y doble capa de adhesivo. Todos fueron evaluados a los 6, 12, 18 y 24 meses mediante explorador y lente de aumento (4.5 x). Luego de dos años, 30 SFF se perdieron completamente y en 46 se encontró deficiente sellado marginal. La tasa de permanencia e integridad marginal fue significativamente mayor con la resina fluida que con el sellador convencional. (35)

Mahesh y cols. (2010) estudiaron la actividad antibacterial de los cementos de ionómero de vidrio (Fuji IX GP y Ketac molar),

comparándola con la de los selladores de fosetas y fisuras (Teethmate-F1 y Helioseal-F). Cepas de Streptococcus Mutans se cultivaron en caldo cerebro-corazón y se incubaron anaeróbicamente durante 18 horas a 37° C y se subcultivaron en agar MSB. Cuatro pozos de medición de 5 mm de diámetro se prepararon en cada placa de agar donde se colocaron los materiales y se incubaron durante 48 horas más, para luego medir la zona de inhibición. Todos los materiales probados mostraron propiedades antibacterianas en diferentes niveles, excepto Helioseal-F; pero Teethmate-F1 fue el que demostró mejores propiedades a este respecto. (36)

En el estudio desarrollado por Jafarzadeh y cols. (2010), se evaluó la tasa de permanencia de una resina fluida (Filtek Supreme XT Flowable Restorative) en comparación con un sellador convencional (Concise Light Cure White Sealant) en un periodo de doce meses, en 40 niños de entre seis y nueve años de edad. Un total de 80 primeros molares permanentes sanos fueron sellados, 40 con resina fluida y los contralaterales con el SFF convencional. La evaluación clínica se realizó a los seis, nueve y doce meses considerando la completa permanencia, la pérdida parcial o la pérdida total. Los resultados indican que no hubo pérdida total con ninguno de los dos materiales; luego de los doce meses, 33 de los dientes tratados con sellador convencional se observaron intactos, contra 35 de los sellados con resina fluida, sin encontrar diferencia estadísticamente significativa entre ambos; por lo que se concluye que los dos materiales constituyen buenas opciones para el sellado. (37)

Mladenović y cols. (2010) estimaron el éxito clínico de la aplicación de un sellador a base de resina (Fissural Galenika) y un ionómero de vidrio modificado con resina (Ionosit DMG Hamburgo), sobre la base de los criterios clínicos de Cvar y Ryge: permanencia del SFF, adaptación marginal, cambio en la estructura superficial, coloración del límite y caries secundaria; en función del tiempo (de una semana a dos años). El estudio se desarrolló con 72 dientes en 36 pacientes de entre 18 y 25 años de edad con técnica invasiva. Los dientes se grabaron por 30 s con ácido fosfórico al 37% y posteriormente se les aplicó el SFF correspondiente; para realizar evaluaciones a la semana, tres, seis, doce, dieciocho y veinticuatro meses. Se encontró que los valores de todos los criterios fueron decreciendo paulatinamente para el Fissural, mientras que para el Ionosit permanecieron más o menos constantes. Se concluye que el SFF a base de ionómero de vidrio presentó mejores cualidades que el de resina. (38)

Moyaho y cols. (2011) compararon la eficiencia en la retención del SFF en órganos dentarios temporales acondicionados con ácido grabador y con aire abrasivo. Emplearon 40 órganos dentarios temporales anteriores y posteriores extraídos, distribuidos aleatoria y equitativamente en dos grupos. En uno se aplicó previamente ácido fosfórico (Scotchbond, St. Paul, MN) como acondicionador y en el otro aire abrasivo (Aquacut, Cheshire, UK); posteriormente en ambos se aplicó el SFF junto con doble malla estándar para bracket con doble ligadura para medir la fuerza de tracción con máquina Inströn. Se utilizó t de Student para la comparación de la fuerza de tracción entre ambas técnicas. Resultados: el promedio de tracción tolerada con aire abrasivo fue de 2.62 kgf y con ácido grabador de 3.55 kgf, con diferencias estadísticamente significativas (p= 0.007). Los autores concluyen que el ácido grabador tiene mayor eficiencia que el aire abrasivo para la retención de los selladores de fosetas y fisuras en dientes temporales. (39)

Chen y cols. (2012) hicieron la comparación entre la tasa de conservación de selladores a base de vidrio-carbómero, ionómero de vidrio de alta viscosidad -con y sin fotoactivación- y

resina compuesta en una muestra aleatoria de 407 niños, con una edad promedio de 8 años. La evaluación tuvo lugar seis meses, uno y dos años posteriores a la aplicación. La supervivencia del sellador en oclusal y en superficies lisas se hizo considerando la clasificación tradicional (completa y parcialmente conservados vs completamente perdidos) y con una clasificación modificada (totalmente y más de 2/3 del sellador retenido vs completamente perdidos), mediante el método de Kaplan-Meier. Según ambas clasificaciones, la supervivencia del compuesto de resina fue significativamente superior a la mostrada por los otros grupos, siendo la de vidrio-carbómero la que evidenció la menor tasa. No hubo diferencia estadísticamente significativa entre las tasas de supervivencia de selladores de ionómero de vidrio de alta viscosidad con y sin la aplicación de luz de LED en oclusal y en superficies lisas. Después de 2 años, la retención del vidrio-carbómero fue la más pobre, y el fotocurar el ionómero de vidrio de alta viscosidad no aumentó su tasa de retención; siendo los selladores de resina los que se conservaron durante más tiempo. Estos investigadores concluyen que no es necesario curar selladores de ionómero de vidrio de alta viscosidad y no recomiendan los selladores de vidrio-carbómero. Además, sugieren el uso de la clasificación modificada para estudios similares. (40)

Evaluar y comparar la integridad marginal del ionómero de vidrio (Fuji VII) y los selladores de fisuras a base de resina (Clinpro) utilizando la técnica invasiva y no invasiva, fue el propósito del estudio desarrollado por Gunjal y cols. (2012). Para ello se utilizaron 40 premolares sanos extraídos, que fueron divididos en 4 grupos: grupo I: Clinpro con técnica invasiva; grupo II: Clinpro con técnica no invasiva; grupo III: Fuji VII con técnica invasiva; y grupo IV: Fuji VII con técnica no invasiva. Los selladores fueron aplicados y se observaron los especímenes al microscopio electrónico de barrido para determinar el ancho de la brecha marginal. Los resultados se sometieron a ANOVA y pruebas de rango múltiple de Duncan. La anchura media de la brecha marginal fue 0.4089 µm en el grupo I, en comparación con 3.0485 µm en el grupo III; y la diferencia fue estadísticamente muy significativa (P<0.001). Con técnica no invasiva, Clinpro y Fuji VII mostraron una diferencia estadísticamente muy significativa (P<0.001) de la anchura marginal media de 0.4486 µm y 3.0485 µm, respectivamente. Pero no hubo diferencia estadísticamente significativa entre las anchuras medias con técnica invasiva y no invasiva. Los autores concluyen que el Clinpro tuvo mejor desempeño en términos de adaptación marginal que el Fuji VII. Las técnicas (invasiva y no invasiva) no afectan significativamente la integridad marginal. (41)

Shahrzad y cols. (2012), realizaron un estudio para comparar la tasa de retención, la integridad marginal y la ocurrencia de caries de un sellador de autograbado (Prevent Seal, ITENA) comparado con un sellador convencional (Concise, 3M ESPE) en un periodo de 12 meses. En el ensayo se incluyeron 192 primeros molares permanentes; aplicando Prevent Seal en los molares mandibulares de un lado y en los contralaterales maxilares, mientras que Concise se colocó en los molares restantes. La evaluación clínica se efectuó a los 3, 6 y 12 meses, clasificando la permanencia del sellador en las categorías de completa retención, pérdida parcial y pérdida total. Se evaluó la incidencia de caries y también el sellado marginal mediante los códigos modificados de los Servicios de Salud Pública de los Estados Unidos. Los datos se analizaron utilizando pruebas de Friedman, Wilcoxon y McNemar (α=0.05). Al término de 12 meses, Concise mostró más alta tasa de permanencia (87.5) que Prevent Seal (12.5) con diferencia estadísticamente significativa (p<0.001). En cuanto a la integridad marginal, también Concise obtuvo mejores resultados con el mismo nivel de significancia; sin embargo,

por lo que se refiere a incidencia de caries no hubo diferencias entre los dos grupos (p=0.99). Concluyen los investigadores que la tasa de retención e integridad marginal de los selladores de autograbado son inferiores a las de los selladores convencionales en el período de 12 meses de evaluación. (42)

Memarpour y Shafiei (2013), evaluaron la microfiltración de tres adhesivos de un paso, con diferentes solventes, colocados bajo el sellador de fisuras sobre esmalte grabado intacto. Utilizaron 100 terceros molares extraídos que se dividieron al azar en cinco grupos (n=20) para realizar uno de los siguientes procedimientos de sellado: (1) ácido fosfórico + sellador (control); (2) ácido grabador + Adper Single Bond 2 + SFF; (3) ácido grabador + OptiBond Solo Plus + SFF; (4) ácido grabador + One-Step Plus + SFF; y (5) sin pre tratamiento (sólo SFF). Luego de un proceso de envejecimiento rápido y termociclado, los especímenes se colocaron en fucsina al 0.5%, se seccionaron y se observaron al microscopio digital. Los datos se sometieron a pruebas de Kruskal-Wallis y Mann-Whitney con significancia de P<.05. Los hallazgos mostraron que el grupo 5 (solo SFF) tuvo la mayor microfiltración, que fue significativamente diferente de los otros grupos (P<.05). El grupo 4 evidenció la menor microfiltración, seguido por los grupos 3 y 2. No existieron diferencias significativas entre los grupos 1 a 4 (P<.05). Estos investigadores concluyen que el grabado ácido convencional solo o en combinación con adhesivo de un paso (conteniendo solventes de acetona, etanol, o etanol/agua) ofrece resultados similares en la terapia de sellado. (43)

De Nordenflycht y cols. (2013) desarrollaron un estudio cuyo objetivo fue evaluar la capacidad de sellado de una resina fluida autoadhesiva utilizada como sellador de fosas y fisuras con distintos acondicionamientos de la superficie de esmalte; para lo cual seleccionaron 140 terceros molares recientemente extraídos que fueron distribuidos aleatoriamente en cuatro grupos (n=35): Grupo 1, grabado ácido y aplicación de sellador (Clinpro, 3M ESPE); Grupo 2, grabado ácido y aplicación de resina autoadhesiva (Fusio Liquid Dentin, Pentron Clinical); Grupo 3, aplicación de resina autoadhesiva; Grupo 4, micro arenado del esmalte y aplicación de resina autoadhesiva. Los dientes sellados fueron termociclados (500 ciclos, 5-55°C), y posteriormente sumergidos en solución de nitrato de plata amoniacal por 24 h (pH=14) y luego en revelador radiográfico (GBX, Kodak) por 8h. Posteriormente, los dientes fueron cortados para obtener 2 láminas por diente que fueron observadas bajo magnificación (4x) y analizadas digitalmente para evaluar la micro infiltración y la penetración en la fisura. Se aplicaron pruebas de ANOVA y Dunnett $p<0.05$. Los resultados dejaron ver que la micro infiltración del Grupo 1 ($13.18 \pm 9.25\%$) fue significativamente menor que la de los grupos 2, 3 y 4 ($p<0.05$). La penetración en la fisura en el Grupo 1 ($98.92 \pm 2.77\%$) fue mayor que en los otros grupos, siendo esta diferencia significativa sólo con el Grupo 4. Los autores concluyen que Fusio Liquid Dentin tiene una capacidad de sellado inferior a la del sellador convencional Clinpro, independientemente del acondicionamiento del esmalte que se utilice. (44)

Realizar una evaluación clínica de permanencia del SFF en dientes primarios con y sin el uso de un adhesivo de autograbado (Adper Prompt L-Pop, 3M ESPE) fue el propósito del estudio desarrollado por Maher, Elkashlan y El-Housseiny (2013); en el que se emplearon 90 segundos molares primarios sanos de 45 niños de entre cuatro y seis años de edad con alto riesgo de caries. Los molares se dividieron al azar en dos grupos; en el primero se aplicó el adhesivo y luego el SFF, mientras que en el otro se siguió la técnica convencional de grabado con ácido fosfórico. La permanencia del SFF se evaluó utilizando solución colorante para identificación de caries a los seis y doce meses de su colocación. Los datos se sometieron a pruebas de Kolmogorov-Smirnov, Shapiro-Wilk, Mann-Whitney y Wilcoxon; con las que no se encontró diferencia estadísticamente significativa entre el resultado de ambos procedimientos. Estos autores concluyen que reemplazar el ácido fosfórico por el adhesivo de autograbado no compromete la permanencia del SFF. (45)

Un estudio efectuado por Kishor y cols. (2013), comparó la retención de dos diferentes SFF en primeros molares permanentes mandibulares (teniendo como control los superiores), en un total de 110 niños de entre seis y nueve años de edad. En cada sujeto se aplicó en un lado un sellador a base de fosfato de calcio amorfo (ACP, por sus siglas en inglés) y en el otro un sellador a base de resina (Delton Seal-N-Glo Illuminating Pit & Fissure Sealant), para evaluarse a los tres, seis y doce meses posteriores a su colocación. El análisis estadístico se basó en pruebas de Mann-Whitney, que mostraron que la permanencia y pérdida del sellador tuvo su máximo, en ambos grupos, entre los tres y los seis meses; y aunque no se encontró diferencia estadísticamente significativa entre ambos grupos, ACP evidenció mayor retención que el sellador Delton. (46)

Hiiri, Ahovuo, Nordblad y Mäkelä (2010), realizaron una revisión sobre la búsqueda en MEDLINE, EMBASE y otras 10 bases de datos a noviembre de 2009, sin restricción de idioma o de publicación, encontrándose sólo cuatro artículos que hicieran la comparación de resultados con el uso de SFF y barnices fluorados para la prevención de caries en niños y adolescentes. Los autores concluyen que los SFF reducen más caries en los surcos de los dientes posteriores en los niños que la aplicación de barniz de fluoruro, pero el número de estudios que apoyan esta evidencia es muy bajo. Esto es, las investigaciones revisadas muestran algunas pruebas de la superioridad de los SFF sobre la aplicación de barniz de fluoruro en la prevención de la caries oclusal; sin embargo, la escasez de datos imposibilita hacer generalizaciones sobre la conveniencia de aplicar uno u otro material. Ello, concluyen, implica la necesidad de realizar más investigación de alta calidad. (47)

Dorri, Dunne, Walsh y Schwendicke (2015), también desarrollaron una revisión realizó sobre la búsqueda en MEDLINE, EMBASE y otras 10 bases de datos a diciembre de 2014, sin restricción de idioma o de publicación, encontrándose sólo ocho artículos que hicieran la comparación de resultados entre el empleo de tratamiento micro-invasivos y no invasivos para el manejo de la caries proximal. (48)

La evidencia disponible demuestra que el tratamiento micro-invasivo de las lesiones de caries proximales en esmalte no cavitadas y lesiones dentinarias iniciales (limitadas al tercio externo del esmalte dental, con base en la radiografía) es significativamente más eficaz que un tratamiento profesional no invasivo (por ejemplo, el barniz de fluoruro) o la indicación al paciente (de usar el hilo dental, por ejemplo). No obstante, debido al reducido número de estudios, no queda claro qué técnica micro-invasiva ofrece el mayor beneficio, o si los efectos de un tratamiento micro-invasivo otorgan un beneficio mayor o menor según diferencias clínicas o características de pacientes. Igualmente, concluyen que se impone la necesidad de mayor investigación. (48)

Ahovuo, Forss, Walsh, Nordblad, Mäkelä y Worthington (2017), de igual modo efectuaron una revisión sobre la búsqueda en MEDLINE, EMBASE y otras 10 bases de datos a agosto de 2016, sin restricción de idioma o de publicación, encontrándose 38 estudios que incluían tanto la determinación de si son eficaces los SFF para prevenir la caries en dientes permanentes, como la comparación con materiales no resinosos. Los autores concluyen que, efectivamente, los SFF a base de resina aplicados en las superficies

oclusales de los molares permanentes son eficaces para la prevención de caries en niños y adolescentes. La revisión encontró evidencia de calidad moderada de que los selladores a base de resina reducen la caries entre un 11% y 51% en comparación con dientes no sellados, medido a 24 meses. (49)

Beneficio similar se encontró hasta 48 meses; pero después de un seguimiento más largo, se redujo la cantidad y calidad de la evidencia. Tampoco se hallaron suficientes elementos para juzgar la efectividad del sellador de ionómero de vidrio o cualquier otro material. De igual forma, se hace patente aquí la necesidad de investigaciones adicionales con largo seguimiento. (49)

Así como en estos tres meta análisis se hace patente la necesidad de mayor investigación, también es importante prestar más atención al diseño con que se realizan.

En este sentido, resulta interesante referir un estudio que parece poner en tela de juicio la validez y confiabilidad de las investigaciones que pretenden comparar la efectividad de diversos materiales usados como SFF. En 2009, Yengopal, Mickenautsch y cols. publicaron otro meta análisis cuyo objetivo fue la revisión sistemática de la literatura en inglés en cuanto a si la ocurrencia de caries en fosas y fisuras de dientes sellados con ionómero de vidrio o resina es la misma; el cual actualizaron dos años más tarde (2011). El resultado general de los conjuntos de datos no sugiere ninguna diferencia entre los efectos de la prevención de caries mediante SFF con ambos materiales. Pero los autores advierten sobre la falta de consistencia en los ensayos, en la forma de selección de la muestra (proceso de aleatorización) y en el análisis estadístico, además de que siempre se considera como medida de resultado para el efecto preventivo la ausencia de caries en los dientes sellados, sin tomar en cuenta lo que ocurre en el resto de los dientes. Por ello sugieren cuidar más estos elementos. (50)

5. Discusión.

No existe acuerdo entre investigadores sobre aspectos relativos al tipo de material para el mejor sellado; sin embargo, entre los clínicos es unánime la consideración de que es de gran utilidad el uso de los SFF para la prevención de la caries, independientemente del material que se empleé.

En lo que sí hay concordancia es en la preocupación de ambos por mantener el SFF durante todo el tiempo necesario para desempeñar su función.

Queda de manifiesto que el tema de los SFF no ha sido agotado y que quedan muchos asuntos pendientes para la agenda de investigación; entre ellos cuál técnica de aplicación del SFF infiltrante conlleva mejores resultados, cuál es la concentración de ácido más apropiada para sellar lesiones incipientes proximales o si una concentración elevada implica pérdida de tejido y en qué proporción ocurre.

6. Conclusiones.

Los SFF son un excelente medio de prevención de la caries dental y la experiencia clínica así lo ha demostrado.

No obstante, persisten algunas dudas sobre aspectos muy específicos que representan los siguientes objetos de investigación y se traducen en los próximos retos de la tecnología.

Mientras tanto, es preciso seguir adelante con las acciones clínicas; donde la selección del material depende de la edad del paciente, el comportamiento del niño y el momento de erupción de los dientes. Debe considerarse que los dientes que presentan lesiones cariosas no cavitadas tempranas también se beneficiarían de la aplicación del sellador para evitar cualquier avance del daño. Así mismo, la colocación del sellador debe realizarse en un ambiente controlado libre de humedad.

Atendiendo a esto, es importante tener a mano una relación de SFF que puedan adquirirse con cierta facilidad. En el mercado internacional se encuentra disponible una gran variedad de SFF tanto convencionales como terapéuticos; sin embargo, no todos ellos pueden adquirirse en nuestro país. A continuación se muestra, como un plus de la revisión, una tabla con los SFF que es posible encontrar en los depósitos dentales nacionales de modo recurrente:

Tabla 1. SFF disponibles en México

Material	Nombre/Fabricante	Polimeriza-ción	Liberación de fluoruro
SFF Convencionales	*Sellador de Fosetas y Fisuras. Medental*	Autocurada	No
	Sellador de Fosetas y Fisuras. Medental	Fotoactivada	No
	L/C Pit and Fissure Sealant. Prime-Dental	Fotoactivada	Sí
	Clinpro Sealant. 3M ESPE*	Fotoactivada	Sí
	FluroShield. Dentsply/Caulk	Fotoactivada	Sí
	Helioseal F. Ivoclar Vivadent	Fotoactivada	Sí
Resinas fluidas	*Filtek Z350 Xt Ct Clear. 3M ESPE*	Fotoactivada	No
	PermaFlo DC. Ultradent	Dual	No
	Tetric EvoFlow. Ivoclar Vivadent	Fotoactivada	No
	Revolution B1. Kerr	Fotoactivada	No
Ionómeros Vítreos modificados con resina	*Fuji TRIAGE. GC*	Fotoactivada	Sí
	IonoSeal. Voco	Fotoactivada	Sí
	Cavitan LC. SpofaDental	Fotoactivada	Sí
	ChemFlex. Dentsply	Autocurada	Sí
SFF infiltrantes	*G-Coat Plus. GC America*	Fotoactivada	No
	Icon. DMG	Fotoactivada	Sí

Fuente: Elaboración propia.

7. Referencias.

1. Espinosa R, Uribe M, Valencia M, Saadia M. Enamel deproteinization and its effect on acid etching enamel: an in vitro study. J Clin Pediatr Dent. 2008; 33(1).

2. Luis C, Salinas R, Treviño M, Correa A. Desproteinización del esmalte y su efecto en la permanencia del sellador. Odontología Actual. 2011; 8(93).

3. Herazo B, Agudelo M. Selladores. 1st ed. Bogotá: ECOE; 1997.

4. McDonald R, Avery D. Odontología pediátrica y del adolescente. 5th ed. Buenos Aires: Médica Panamericana; 1990.

5. Brooks J, Mertz-Fairhurtst E, Della-Giustina V, Williams J, Fairhurst C. A comparative study of two pit and fissure sealants: two-year results in Augusta, Georgia. JADA. 1979; 5(98).

6. Diéguez E, Vela C, Visuerte J. Selladores de fosas y fisuras para higienistas dentales: indicaciones y contraindicaciones. 1st ed. Buenos Aires: Ideaspropias; 2009.

7. Manau C, Cuenca E, Salleras L. Estudio de la eficiencia de un programa comunitario de sellados de fisuras en un grupo de escolares. Arch Odont-Estom Prev Comunit. 1989; 1(67).

8. Leinfelder K. Biomaterials/restorative dentistry. JADA. 1999; 130(12).

9. Gudiño S, Henostroza G. La adhesión en la prevención e interceptación de las lesiones cariosas incipientes: los selladores. En G H, editor. Adhesión en Odontología Restauradora. Madrid: Ripano; 2010. p. 431-473.

10. Sogbe A. Odontología Pediátrica. 1st ed. Caracas: Disinlimed; 1996.

11. Albers H. Efectos secundarios de la luz de polimerización. En Albers H. Odontología estética. Barcelona: Labor; 1988.

12. Roth F. Lámparas de fotopolimerización. En F R, editor. Los composites. Barcelona: Masson; 1994.

13. Cabanes G. Infomed. [Online].; 2002. Acceso 15 de Abril de 2018. Disponible en: www.infomed.es/auvbd/presentación.htm.

14. Barbería Leache E, Boj Quesada R, Catalá Pizarro M, García Ballesta C, Mendoza Mendoza A. Odontopediatría. 2nd ed. Barcelona: Masson; 2002.

15. Simonsen R. Clinical applications of acid etch technique. En Simonsen R. Pit and fissure sealants. Chicago: Quintessence; 1978. p. 19-42.

16. Cabanes-Gumbau G. Infomed. [Online].; 2014. Acceso 18 de Junio de 2018. Disponible en: http://www.infomed.es/auvbd/pdf/revistavolumen1.pdf.

17. Red-dental. Portal Latinoamericano de Odontología. [Online]; 2014. Acceso 24 de Agostode 2018. Disponible en: http://www.re-dental.com/ot003101.htm.

18. Martin N, Jedynakiewicz N. Clinical application of curing lights: achieving success. Dental Nursing. 2008; 4(3).

19. Sánchez-Soler L, Espías-Gómez A. Scielo. [Online].; 2004. Acceso 7 de Agosto de 2018. Disponible en: http://scielo.isciii.es/scielo.php?script=sci_arttext&pid=S0213-12852004000600003.

20. Barber T, Luke L. Odontología pediátrica. 1st ed. México: Manual Moderno; 1985.

21. Corts J, Cedrés C. Prevención y restauración en cariología. Actas Odontológicas. 2008; 5(2).

22. De Alexandre R, Sundfeld R, Bedran-Russo A, Valentino T. Effect of 10% carbamide

peroxide dental bleaching on microhardness of filled and unfilled sealant materials. Journal of estetic and restorative dentistry. 206; 18(5).

23. Lampa E, Brechter A, Van-Djikn J. Effect of a non-rinsed condiitoner on the durability of a polyacid-modified resin composite fissure sealant. Journal of Dentistry for Children. 2004; 71(2).

24. Simonsen R. Pit and fissure sealant. review of the literature. Pediatrichs Dentistry. 2002; 11(24).

25. Ansari G, Oloomi K, Eslami B. Microleakage assessment of pit and fissure sealant with and without the use of pumice prophylaxis. International Journal of Pediatric Denstistry/ The British Paedodontic Society/The International Association of Dentistri for Children. 2004; 7(14).

26. Lupi-Pégurier L. Micorleakage of a pit and fissure sealant: effect of air-abrasion compared with classical enamel preparations. The Journal of adhesive dentistry. 2004; 1(6).

27. Borsatto N. Microleakeage at sealant/enamel interface of primary teeth: effect of ErYAG LASER ablation of pits and fissures. Journal of Dentistry for Children. 2004; 8(71).

28. Lasa I, Del-Pozo J, Penadés J, Leiva J. Biofilms bacterianos e infección. Laboratorio de biofilms bacterianos. An. Sist. Sanit. Navar. 2005; 2(28).

29. Wu H, Song Z, Hentzer M, Andersen J, Molin S, Givskov M, et al. Synthetic furanones inhibit quorum-sensing and enhance bacterial clearance in Pseudomonas aeruginosa lung infection in mice. J Antimicrob Chemother. 2004; 53(6).

30. Hume E, Baveja J, Muir B, Schubert T, Kumar N, Kjelleberg S, et al. The control of Staphylococcus epidermidis biofilm formation and in vivo infection rates by covalently bound furanones. Biomaterials. 2004; 25(20).

31. Poulsen S, Beiruti N, Sadat N. A comparisson of retention and the effect on caries of fissure sealed with a glass-ionomer and a resin-based sealant. Community Dent Oral Epidemiol. 2001; 4(29).

32. Puppin R, Baglioni M, DeGoes M, García F. Compomer as a pit and fissure sealant: effectiveness and retention after 24 months. Journal of Dentistry for Children. 2006; 1(73).

33. Simancas Y, Camejo D, Rosales J, Vallejo E. Comparación in vitro de la capacidad de penetración de un sellador convencional de fosas y fisuras con un sellador a base de ionómero de vidrio. RAAO. 2008; 2(46).

34. Mascarenhas A, Nazar H, Al-Mutawaa S, Soparkar P. Effectiveness of primer and bond in sealant retention and caries prevention. Pediatr Dent. 2008; 1(30).

35. Cogo E, Calura G. Clinical evaluation of two materials used as pit and fissure sealants: two year follow-up. International Journal of Clinical Dentistry. 2009; 2(4).

36. Mahesh K, Mithun B, Prashant G, Subba R, Usha M, Madura C, et al. Antibacterial properties of fluoride releasing glass ionomer cements (GICs) and pit and fissure sealants. International Journal of Clinical Pediatric Dentistry. 2010; 3(2).

37. Jafarzadeh M, Malekafzali B, Tadayon N, Fallahi S. Retention of a flowable composite resin in comparisson to a conventional resin-based sealant: one-year follow-up. J Dent (Tehran). 2010; 1(7).

38. Mladenović L, Mladenović D, Mladenović S. Clinical comparisson of the quality of fissure sealing with Fisural(R) and Ionosit-seal(R) in the observation period of up to two years. Acta Facultatis Medicae Naissensis. 2010; 3(27).

39. Moyaho A, Vaillard E, Soberanes E, Franco G, Montiel A, Martínez R. Dos técnicas para la

retención de selladores dentales. Red Med Inst Mex Seguro Soc. 2011; 1(49).

40. Chen X, Du M, Fan M, Mulder J, Huysmans M, Frencken J. Effectiveness of two new types of sealants: retention after two years. Clin Oral Invest. 2012; 5(16).

41. Gunjal S, Najesh L, Raju H. Comparative evaluation of marginal integrity of glass ionomer and resin based fissure sealant using invassive and non-invassive techniques: an in vitro study. Indian J Dent Res. 2012; 3(23).

42. Shahrzad J, Parvin M, Morteza S, Fatemeh H. Clinical comparisson of a cell-etching fissure sealant with a conventional sealant: a 12-month follow-up. Journal of Isfahan Dental School. 2012; 2(8).

43. Memarpour M, Shafiei F. Comparisson of 3 one-bottled adhesives on fissure sealant microleakage: an in vitro study. J Dent Child. 2013; 1(80).

44. De Nordenflycht B, Villalobos P, Buchett O, Báez A. Resina fluída autoadhesiva utilizada como sellante de fosas y fisuras. Estudio de microinfiltración. Red Clin Periodoncia Implantol Rehabil Oral. 2013; 1(6).

45. Maher M, Elkashlan H, El-Housseiny A. Efectiveness of a cel-etching adhesive on sealant retention in primary teeth. Pediatr Dent. 2013; 4(35).

46. Kishor A, Goswami M, Chaudhary S, Manuja N, Arora R, Rallan M. Comparative evaluation of retention ability of amorphus calcium phosphate containing and illuminating pit and fissure sealants in 6-9 years old group. J Indian Soc Pedod Prev Dent. 2013; 3(31).

47. Hiiri A, Ahovuo-Saloranta A, Nordblad A, Mäkelä M. Pit and fissure sealants versus fluoride varnishes for preventing dental decay in children and adolescents. Cochrane Database of Systematic Reviews. 2010; CD003067(3).

48. Dorri M, Dunne S, Walsh T, Schwendicke F. Micro-invasive interventions for managing proximal dental decay in primary and permanent teeth. Cochrane Database of Systematic Reviews. 2015; CD010431(11).

49. Ahovuo-Saloranta A, Forss H, Walsh T, Nordblad A, Mäkelä M, Worthington H. Pit and fissure sealants for preventing dental decay in permanent teeth. Cochrane Database of Systematic Reviews. 2017; CD001830(7).

50. Yengopal V, Mickenautsch S, Bezerra A, Leal S. Caries-preventive effect of glass ionomer in resin-based fisure sealants on permanent pit: a meta analysis. J Oral Sci. 2009; 3(51).

51. Patrias K, Wendling D. Citing Medicine: The NLM Style Guide for Authors, Editors, and Publishers. 2nd ed. Wendling D, editor. N.Y.: National Library of Medicine, National Institutes of Health; 2007.

52. Experto W. Word Experto: Cómo incluir el estilo Vancouver en los estilos bibliográficos de Word. [Online] Acceso 12 de Septiembrede 2018. Disponible en: https://wordexperto. com/2018/02/27/incluir-estilo-vancouver-los-estilos-bibliograficos-word/.

53. experiencia Ebel. Enfermería basada en la experiencia: Cómo incluir el estilo Vancouver en los estilos bibliográficos de Word 2010. [Online] Acceso 12 de septiembrede 2018. Disponible en: https://ebevidencia.com/archivos/596.

54. Cissé B, Yacoubi SE, A T. Impact of neighborhood structure on epidemic spreading by means of Cellular Automata Approach. Procedia computer science. 2013; 18: p. 2603-2606.

55. McDonald R AD. Odontología pediátrica y del adolescente. 5th ed. Buenos Aires: Médica Panamericana; 1990.

"Aprendizaje Basado en Problemas", estrategia de enseñanza para el aprendizaje en área de la salud

Meza-Morales, Sayra Nathaly1; Zárate-Depraect, Nikell Esmeralda2; García-Jau, Rosa Alicia3; Moreno-Terrazas, Efigenia4; Zárate-Depraect, Teresita Rubi5; Rodriguez, Carlota Leticia6

1Estudiante de Maestría en Docencia en Ciencias de la Salud de la Universidad Autónoma de Sinaloa, México, –2,6Docentes de la Maestría en Docencia en Ciencias de la Salud de la Universidad Autónoma de Sinaloa, México. senibaza@hotmail.com, –3,4Profesor Investigador Tiempo Completo de la Facultad de Odontología de la Universidad Autónoma de Sinaloa, –5Docente de Educación Especial de la Secretaría de Educación de Veracruz.

Autor de correspondencia: senibaza@hotmail.com,

Abstract

Introduction: Universities want students who are enthusiastic, interested and committed to their learning; the teacher throught eaching strategies promotes in them a positive mental state to absorb the knowledge and skill that will reward society. Problem Based Learning (PBL) is a didactic strategy that starts with a real problem in which the student seeks a solution. Objective: Analyze what contributions the PBL offers in the student's learning in the health area. Method: Documentary search in Dialnet, Conricyt, Pubmed, Tesiunam and Google Scholar. The content of 60 national and international studies published from 2009 to 2017. Results: Of the 60, 28 were recalled detailing the contributions of the PBL in the student's learning; of them, 23 international and 5 national. Conclusion: The PBL contributes positively in the student's learning in the area of health, because it promotes the development of clinical competences, academic commitment, self-directed, meaningful and active learning, academic performance, motivation and participation, giving satisfaction and student welfare. It also stimulates critical thinking, facilitates student-student interaction, reduces the presence of burnout and stress. Finally, he develops metacognition.

Keywords: Problem-based learning, Teaching strategy, Didactics.

Resumen

Introducción: Las universidades quieren estudiantes entusiasmados, interesados y comprometidos con su aprendizaje; el docente a través de estrategias de enseñanza promueve en ellos un estado mental positivo para absorber el conocimiento y habilidad que retribuirán a la sociedad. El Aprendizaje Basado en Problemas (ABP) es una estrategia didáctica que inicia con un problema real en la que el estudiante busca una solución. Objetivo: Analizar qué contribuciones brinda el ABP en el aprendizaje del estudiante en el área de la salud. Método: Búsqueda documental en Dialnet, Conricyt, Pubmed, Tesiunam y Google Académico. Se analizó el contenido de 60 estudios nacionales e internacionales publicados del 2009 al 2017. Resultados: De los 60 se retomaron 28 que detallaban las contribuciones del ABP en el aprendizaje del estudiante; de ellas, 23 internacionales y 5 nacionales. Conclusión: El ABP contribuye positivamente en el aprendizaje del estudiante en el área de la salud, porque promueve el desarrollo de competencias clínicas, el compromiso académico, el aprendizaje autodirigido, significativo y activo, el rendimiento académico, la motivación y la participación, dando satisfacción y bienestar al estudiante. También, estimula el pensamiento crítico, facilita la interacción alumno-alumno, disminuye la presencia del burnout y estrés. Finalmente desarrolla la metacognición.

Palabras clave: Aprendizaje basado en problemas, Estrategia de enseñanza, Didáctica.

1. Introducción.

Los estudiantes universitarios de hoy tienen una forma diferente de enfrentar el aprendizaje, piensan y procesan la información de manera distinta, gustan de los procesos y multitareas paralelas y se mueven en un contexto de dinamismo de inmediatez, donde el cambio es constante.

Por otra parte, las exigencias y requerimientos del aprendizaje continuamente se modifican, por eso, es importante utilizar estrategias obtenidas de las diferentes teorías, tomando en cuenta que éstas se pueden mezclar. Las estrategias de aprendizaje son un conjunto de procedimientos y procesos mentales, utilizados por el individuo en una situación particular de aprendizaje para facilitar la adquisición de conocimiento, en este proceso intervienen; las características del aprendiz, los materiales de aprendizaje, las demandas y criterios de las tareas y estrategias de conocimiento que el estudiante tiene, lo que conoce y su forma de aplicación. (1)

Desafortunadamente, en la enseñanza universitaria aún se expresa el método de enseñanza tradicional basada en clases magistrales, el cual es criticado por su poca contribución al aprendizaje profundo, por su limitada aplicación e integración del conocimiento, y generar en los estudiantes una clara tendencia a la memorización, con aprendizajes superficiales que favorecen el olvido de la información. (2)

Además, no todas las personas aprenden de igual manera, ya que presentan diferentes estilos de aprendizaje susceptibles de identificar por medio de instrumentos apropiados. Sumado a ésto, con los adelantos de la neurociencia, se permite reconocer la importancia de las metodologías participativas dirigidas a la construcción del conocimiento mediante el abordaje de problemas reales. (3)

Por lo mencionado anteriormente, es necesario crear un ambiente que entusiasme al estudiante hacia su profesión y le facilite, a partir de su interés y compromiso, la obtención de su aprendizaje. En este sentido, el compromiso académico, también conocido como engagement, es un estado mental positivo relacionado con el trabajo y caracterizado por vigor (altos niveles de energía y resistencia mental), dedicación (alta implicación laboral) y absorción (alto estado de concentración e inmersión). Este estado afectivo-cognitivo es persistente, y no está focalizado en un objeto o situación. (4)

En odontología, el Aprendizaje Basado en Problemas, (ABP), es una estrategia que genera en el educando un aprendizaje eficaz y eficiente, lo cual permite construir una convivencia intersubjetiva entre docente y estudiante, porque, atendiendo específicamente a la carrera, objeto de este estudio, es menester mencionar que el papel del odontólogo en la sociedad es importante como agente de salud y para ello debe estar capacitado adecuadamente y, desde este estado, se puede apuntar a la construcción de un aprendizaje integral de las personas: un enfoque holístico. También se puede decir que esta forma de enfocar el aprendizaje requiere del desarrollo de habilidades y competencias por parte del docente, así como métodos para incorporar elementos claves y el uso de fuentes y recursos de información. (5)

De esta manera, los estudiantes universitarios, deben desarrollar competencias y habilidades que los ayuden a realizar sus estudios de la mejor manera, teniendo resultados positivos en su aprendizaje, y es, en este sentido, donde el docente juega un rol fundamental, ya que gracias a las estrategias de enseñanza que implemente, genera ese entusiasmo, compromiso, energía y gusto por el aprender.

Es él quien promueve un estado cognitivo-afectivo persistente en el tiempo, que no está centrado exclusivamente en un objeto o conducta determinada, expresando así las tres dimensiones del compromiso académico o engagement, las cuales son vigor, dedicación y absorción. (6)

El vigor se caracteriza por altos niveles de energía, persistencia y de un fuerte deseo de esforzarse en los estudios. La dedicación se manifiesta por elevados niveles de entusiasmo, inspiración, orgullo y reto relacionados con los estudios o carrera que cursan. La absorción se caracteriza por estar plenamente concentrado y feliz mientras se estudia, es decir, el estudiante tiene la sensación de que el tiempo pasa volando y se deja llevar por sus actividades. (7)

El ABP inicia con un problema real, en el que un equipo conformado por estudiantes se reúne y buscan una solución. (8)

Esta estrategia es una metodología donde el alumno pasa por diversas etapas para descubrir respuestas a las preguntas del docente, se enfrenta a dificultades que le permiten reconocer los errores y descubrir una alternativa que conduzca a la solución del problema. En consecuencia, se requiere una enseñanza formal y comprensión completa del tema para solucionar el problema planteado creando un pensamiento reflexivo en los estudiantes. (1)

Por otra parte, los estudiantes del área de la salud presentan indiferencia, actitudes desfavorables, de escepticismo, falta de atención y apatía en clases. Incluso, algunos de ellos vienen con una capacidad cognitiva "distinta", ante la cual el formato tradicional de la enseñanza estaría obsoleto, y se necesita que los médicos docentes trabajen nuevas estrategias para el desarrollo del aprendizaje. (9,10)

Debido a lo anterior, es necesario que los docentes se esfuercen por utilizar metodologías activas que coadyuven a lograr nuevas generaciones de profesionistas, preparados para enfrentar exitosamente los retos de la modernidad, situación que obliga a dejar la enseñanza tradicional por nuevas estrategias de aprendizaje. De esta manera, el ABP podría enmendar la indiferencia, la poca participación en clase, las tareas deficientes, y la carencia de compromiso del estudiante con su proceso de aprendizaje.

Dado lo anterior, se hace el siguiente cuestionamiento ¿De qué manera contribuye el ABP en el aprendizaje del estudiante en el área de la salud? Para responder esta interrogante, se analizan las contribuciones que brinda la estrategia ABP en el aprendizaje del estudiante en el área de la salud.

2. Objetivo.

Analizar qué contribuciones brinda el ABP en el aprendizaje del estudiante en el área de la salud.

3. Metodología.

Se realizó la búsqueda documental en publicaciones entre el 2009 y el 2017, en idiomas inglés y español, en las bases de datos: Dialnet, Conricyt, Pubmed, Tesiunam y Google Académico. Se analizaron 60 investigaciones, de las cuales se seleccionaron 28 de los países: España, Argentina, Colombia, Chile, Estados Unidos, Egipto, Australia, República de corea, Singapur, Ecuador, Reino Unido y Nicaragua.

La variable se encontró utilizando los siguientes términos:

Aprendizaje basado en problemas (ABP) en español, Problembasedlearning (PBL) en el idioma inglés y TeamBasedLearning (TBL) como sinónimo de la estrategia.

Para el análisis de contenido se categorizó la información en un cuadro de Excel, lo que permitió identificar de manera precisa, el país donde fue realizada la investigación, la metodología empleada (diseño metodológico, sujetos e instrumentos) y los resultados y conclusiones obtenidas, que, a su vez, favoreció el pensamiento crítico para dar cumplimiento al objetivo planteado. Texto de esta sección.

4. Resultados.

El ABP influye en el aprendizaje, ya que los estudiantes presentan un grado de satisfacción que genera un cambio en sus emociones y un aumento en el engagement o compromiso académico. (11)

De igual manera, aumentando el rendimiento académico. (12,13,14,15)

Además, esta estrategia de enseñanza, desde la opinión de los estudiantes, es atractiva, efectiva y agradable en comparación con la enseñanza tradicional ya que promueve la motivación. (16,17,18)

También, incentiva el compromiso académico o engagement dentro del contexto clínico, porque vincula la teoría y práctica, haciendo ver al paciente como un ser integral. (19)

Para que el ABP sea exitoso en su implementación, es necesario: a) explicar a detalle su metodología, b) aclarar que el docente es guía o facilitador para la solución del problema planteado y c) aplicarlo más de dos veces para generar compromiso académico. (20)

Se encontró que diversos autores identifican al ABP como una estrategia que promueve el compromiso académico o engagement y que a su vez influye en el bienestar académico siendo un mediador de la inteligencia emocional y la satisfacción académica del alumno, por lo que es también, considerado predictor de un buen desempeño académico. (21,22,23,24,25,26,27)

En contraparte con lo anteriormente descrito, se considera relevante mencionar que se encontraron cinco referentes que concluyen en desacuerdo hacia la metodología del ABP, por ejemplo: El artículo titulado: "Satisfacción académica con el ABP en estudiantes de la licenciatura de la Universidad de Colima, México, concluyó que el tiempo asignado para el ABP y la revisión de los casos, es decir, la evaluación, es lo que menos les satisface. (28)

Otro artículo con aspectos en desacuerdo fue la "Aplicación del aprendizaje basado en problemas para la enseñanza de la microbiología en estudiantes de Medicina", el cual concluye que no se observó diferencia significativa con la estrategia de ABP en cuanto a los conocimientos adquiridos en ambos grupos. (29)

Un tercer artículo, es el titulado "Opinión comparando el método tradicional y el Aprendizaje Basado en Problemas para la enseñanza de la Anatomía y de la Fisiología humana", el cual resume que El ABP no es, por sí solo, suficiente para cumplir con los objetivos de aprendizaje en Anatomía, y para ello los alumnos prefieren complementar (más no sustituir) con explicaciones hechas por el profesor y con prácticas de laboratorio. (30)

El artículo titulado: "Desempeño académico y aceptación del aprendizaje basado en problemas en estudiantes de medicina, hace referencia a que en las principales desventajas atribuidas al método del ABP está la posibilidad de sobrecargar de información a los estudiantes y abrumarlos con la demanda de dedicación de mayor tiempo de trabajo extraclase. (31)

Finalmente, el artículo "Evaluación de una experiencia de Aprendizaje Basado en Problemas (ABP) en estudiantes universitarios, 2015" concluye que, la primera vez que se utiliza esta estrategia, no se ven mejoras significativas en el compromiso académico o también conocido como engagement.(32)

5. Conclusiones.

El ABP es una estrategia de enseñanza que impacta de manera positiva en el aprendizaje del estudiante en el área de la salud, porque promueve el desarrollo de competencias clínicas, el compromiso académico, el aprendizaje autodirigido, significativo y activo, el rendimiento académico, la motivación y la participación, dando satisfacción y bienestar al estudiante. También, estimula el pensamiento crítico, facilita la interacción alumno-alumno, disminuye la presencia del burnout y estrés. Finalmente desarrolla la metacognición.

6. Referencias.

1. Rodríguez SL. El aprendizaje basado en problemas para la educación médica: sus raíces epistemológicas y pedagógicas. Revista Med. 2014;22(2):32.

2. Fasce E. Aprendizaje profundo y superficial. RevEducCienc Salud. 2007;4(1):2.

3. Fasce E, Calderón M, Braga L, De Orúe R, Mayer H, Wagemann H, et al. Utilización del aprendizaje basado en problemas en la enseñanza de física en estudiantes de medicina. Comparación con enseñanza tradicional. Revista médica de Chile. 2001;129(9):1031-7.

4. Schaufeli WB, Martinez IM, Pinto AM, Salanova M, Bakker AB. Burnout and engagement in universitystudents: A cross-nationalstudy. Journalofcross-cultural psychology. 2002;33(5):464-81

5. Salas Álvarez, W., Mayorga Paredes, O., Boada Zurita, C., Otero, L., Marilou, K., & Sánchez Sánchez, R. J. (2018). El aprendizaje basado en problemas y su incidencia en el desarrollo de competencias procedimentales en la asignatura de prótesis dental de la carrera de Odontología de la Universidad Regional Autónoma de los Andes. Dilemas Contemporáneos: Educación, Política y Valores, 6(1).

6. Salanova M, Bresó E, Schaufeli WB. Hacia un modelo espiral de las creencias de eficacia en el estudio del burnout y del engagement. Ansiedad y estrés. 2005;11.

7. Salanova M, Cifre E, GRAU R, Llorens S, Martínez IM. Antecedentes de la autoeficacia en profesores y estudiantes universitarios: Un modelo causal. Revista de Psicología del Trabajo y de las Organizaciones. 2005;21(1-2).

8. Morales P, Landa V. Aprendizaje basado en problemas. Theoria. 2004;13(1).

9. Kunakov N. Escuelas de Medicina: los estudiantes de hoy. Revista médica de Chile. 2011;139(4):524-8.

10. Izaguirre Sotomayor MH, Reátegui Guzmán LA, Mori Ramírez H, Rodríguez R, Junior F, Vilcapuma S, et al., editors. Actitud de los estudiantes y de los profesores del Departamento de Pediatría de la Facultad de Medicina de la Universidad Nacional Mayor de San Marcos hacia la ética médica. Anales de la Facultad de Medicina; 2015: UNMSM. Facultad de Medicina.

11. Rascón Hernán C. El aprendizaje autodirigido en la educación superior. Percepción de los estudiantes de grado de Ciencias de la Salud. 2017.

12. Moraga D, Soto J. TBL-Aprendizaje Basado en Equipos. Estudios pedagógicos (Valdivia). 2016;42(2):437-47.

13. Cheng C-Y, Liou S-R, Tsai H-M, Chang C-H. The effects of team-based learning on learning behaviors in the maternal-childnursingcourse. Nurse educationtoday. 2014;34(1):25-30.

14. Allen RE, Copeland J, Franks AS, Karimi R, McCollum M, Riese DJ, et al. Team-basedlearning

in US colleges and schoolsofpharmacy. American journalofpharmaceuticaleducation. 2013;77(6):115.

15.McHarg J, Kay E, Coombes L. Students' engagementwiththeirgroup in a problem-basedlearningcurriculum. EuropeanJournalof Dental Education. 2012;16(1).

16. Chung E-K, Rhee J-A, Baik Y-H. Theeffectofteam-basedlearning in medical ethicseducation. Medical Teacher. 2009;31(11):1013-7.

17. Ortega de Anda RY. Efectividad del aprendizaje basado en problemas versus enseñanza tradicional en la mejora de competencia clínica en diabetes gestacional en médicos de primer nivel de la UMF 10 delegación Aguascalientes. 2015.

18. Fernández Lora L, Fonseca Montoya S. Aprendizaje basado en problemas: consideraciones para los graduados en medicina familiar y comunitaria en Ecuador. MediSan. 2016;20(9):2150-63.

19. Richards J, Sweet LP, Billett S. Preparing medical students as agenticlearners throughenhancingstudentengagement in clinicaleducation. 2013.

20. Zafra EL, Espartal NR, Martínez LMC, Landa JMA. Evaluación de una experiencia de Aprendizaje Basado en Problemas (ABP) en estudiantes universitarios. Revista d'innovaciódocentuniversitària: RIDU. 2015(7):71-80.

21. Urquijo I, Extremera N. Satisfacción académica en la universidad: relaciones entre inteligencia emocional y engagement académico. 2017.

22. Ponzinibbio C, Lima MS, Di Girolamo MTV, Strada V, Laguens MI, Bergna C, et al. Innovación pedagógica en patología: análisis de

avances en bienestar y rendimiento académico. Tercera Época. 2016;6.

23. Hinrichs CP, Ortiz LE, Pérez CE. Relación entre el Bienestar Académico de Estudiantes de Kinesiología de una universidad tradicional de Chile y su percepción del ambiente educacional. Formación universitaria. 2016;9(1):109-16.

24. Caballero CC, Hederich C, García A. Relación entre burnout y engagement académicos con variables sociodemográficas y académicas. Psicología desde el Caribe. 2015;32(2).

25.Tellez & torres 2012

26. Polanco A, Ortiz L, Pérez C, Parra P, Fasce E, Matus O, et al. Relación de antecedentes académicos y expectativas iniciales con el bienestar académico de alumnos de primer año de medicina. FEM: Revista de la Fundación Educación Médica. 2014;17(4):205-11.

27. Pineda-Báez C, Bermúdez-Aponte JJ, Rubiano-Bello Á, Pava-García N, Suárez-García R, Cruz-Becerra F. Compromiso estudiantil y desempeño académico en el contexto universitario colombiano. RELIEVE Revista Electrónica de Investigación y Evaluación Educativa. 2014;20(2)

28. Márquez G. J, Uribe Alvarado J.I, Montes E. R, Monroy G. C, Ruiz, R.D. Satisfacción académica con el ABP en estudiantes de licenciatura de la Universidad de Colima, México. Revista Intercontinental de Psicología y Educación. 2011;13(1).

29. Lifschitz V, Bobadilla A, Esquivel P, Giusiano G, Merino L. Aplicación del aprendizaje basado en problemas para la enseñanza de la microbiología en estudiantes de Medicina. Educación médica. 2010;13(2):107-11.

30. González R.T, García J.E.V. Opinión comparando el método tradicional y el

Aprendizaje Basado en Problemas para la enseñanza de la Anatomía y de la Fisiología humanas.

31. Amato D, Novales C. X. Desempeño académico y aceptación del aprendizaje basado en problemas en estudiantes de medicina. Revista Médica del Instituto Mexicano del Seguro Social. 2010;48(2).

32.López Z. E, Rodríguez E.N, Martínez L.C, Landa J.M.A. Avaluaciód'unaexperiènciad'AprenentatgeBasat en Problemes (ABP) en estudiantsuniversitaris. Revista d'InnovacióDocentUniversitària. 2015(7):71-80.

Salud bucal y mediaciones culturales en estudiantes de la Facultad de Ciencias de la Comunicación de la Universidad Veracruzana

Ojeda Callado María del Rocío1; Zavariz Vidaña Armando2; Capetillo Hernández Guadalupe Rosalía3; Torres Capetillo Evelyn G4; Flores Aguilar Silvia Georgina5; Domínguez Ramírez Odilia6; Tadeo Castillo Clotilde Ingrid7; Carvallo Cadena José Juan8

1Doctora en Comunicación. rojeda@uv.mx - 2Doctor en Gobierno y Administración Pública. azavariz@uv.mx - 3Doctora de Odontología. gcapetillo@uv.mx – 4Doctora en Odontología. evtorres@uv.mx – 5Doctora de Odontología. sflores@uv.mx - 6Doctora en Comunicación. oddominguez@uv.mx - 7Doctora en Ciencias Jurídicas, Administrativas y de la Educación. ctadeo@uv.mx – 8Estudiante de Licenciatura. say_sir@hotmail.com 1,2,6,7 Transversalidad de la Comunicación 3,4,5 Educación, Salud y Epidemiología Oral 1,2,6,7,8 Facultad de Ciencias y Técnicas de la Comunicación 3,4,5 Facultad de Odontología 1,2,3,4,5,6,7,8 Universidad Veracruzana, México.

Autor de correspondencia: Guadalupe R. Capetillo Hernández. gcapetillo@uv.mx

Abstract

The issue of health and socio-cultural factors that condition it has become a priority in the programs of international health agencies, who make efforts to provide the necessary means to improve health and promote healthy lifestyles in people.

In this context, the academic bodies "Education, Health and Oral Epidemiology" of the School of Dentistry and "Transversality of Communication", of the Faculty of Communication Sciences, of the Universidad Veracruzana, present the quantitative study result of a carried out to students of the faculty of communication, with the aim of identifying their knowledge on oral hygiene, as well as providing a qualitative explanation from the anthropological perspective of communication.

It is a cross-sectional study that confirms that the quality of life, not only means physical goodness, but it means a set of physical, psychological, and subjective factors that provide the individual with a well-being in which he feels completely healthy and integrated into his environment.

Keywords: health, communication, transversality, culture, society.

Resumen

El tema de la salud y los factores socioculturales que la condicionan se ha vuelto prioridad en los programas de organismos de salud internacionales, quienes hacen esfuerzos por suministrar los medios necesarios para mejorar la salud y promover en las personas estilos de vida sanos.

En este contexto, los cuerpos académicos Educación, Salud y Epidemiología Oral de la Facultad de odontología y Transversalidad de la comunicación, de la Facultad de ciencias de la comunicación, de la Universidad Veracruzana, presentan el resultado de un estudio cuantitativo realizado a estudiantes de la facultad de comunicación, con el objetivo de identificar sus conocimientos sobre higiene bucal, así como brindar una explicación cualitativa desde la perspectiva antropológica de la comunicación.

Es un estudio transversal que confirma que la calidad de vida, no solo es estar bien físicamente, sino que significa un conjunto de factores físicos, psicológicos, y subjetivos que brindan al individuo un bienestar en el cual se siente completamente sano e integrado a su entorno.

Palabras clave: Salud, comunicación, transversalidad, cultura, sociedad.

1. Introducción.

La cultura de la salud en nuestro país es el resultado de un problema estructural que impacta de manera directa en la familia, pues representa la unidad básica donde se socializa a sus integrantes. Como referente, se observa que en la actualidad muchas personas no son conscientes de los problemas bucodentales que se pueden generar al no tener una buena higiene bucal, pues al menos el 7.5% de los estudiantes solo acuden al odontólogo cuando tienen alguna molestia que debe ser tratada inmediatamente, cabe destacar que la higiene dental es un procedimiento necesario que debe realizarse a diario junto con una buena técnica de cepillado después de haber ingerido bebidas azucaradas y alimentos. Esta situación puede resolverse mediante medidas preventivas.

La decisión de realizar este trabajo de investigación es promover en los estudiantes el hábito de higiene que ayudará a mantener un nivel óptimo de su salud bucal junto con una conducta permanente de higiene evitando así enfermedades generadas por la acumulación de placa dentobacteriana, igualmente motivar a futuros odontólogos a fomentar la odontología preventiva, pues como parte de una sociedad y profesionales de la salud preocupa el daño que padece la población.

De igual manera enseñar a los padres, maestros y estudiantes a impulsar lo aprendido sobre higiene dental no solo como individuos sino como un agente de cambio social que pueda ayudar a los demás sobre salud bucal.

El trabajo colaborativo de los cuerpos académicos Educación, Salud y Epidemiología Oral de la Facultad de Odontología y Transversalidad de la Comunicación, de la Facultad de Ciencias de la Comunicación, de la Universidad Veracruzana, presentan los resultados de un trabajo de investigación cuantitativo sobre los conocimientos de higiene bucal de los estudiantes de la carrera de comunicación; así

también se brinda una explicación cualitativa desde la perspectiva antropológica de la comunicación.

En este sentido, se estima que una problemática puede ser abordada desde varios referentes teóricos y disciplinarios que enriquecen el objeto de estudio, como es el caso de la apreciación del concepto de calidad de vida, que engloba tanto aspectos físicos, psicológicos y subjetivos que conjugados de manera equilibrada conllevan al individuo a un estado de plenitud e integración.

1.1. Importancia Médica y / o Económica.

En 1991, la Organización Mundial de la Salud (OMS) definió la calidad de vida como la percepción personal de un individuo de su situación de vida, dentro del contexto sociocultural y de valores en que vive, en relación con sus objetivos, expectativas, valores e intereses, los cuales están relacionados entre sí, de forma compleja, con la salud física, el estado psicológico, el grado de independencia, las relaciones sociales y las creencias religiosas". (1)

Para algunos autores, el concepto de Calidad de Vida se origina a fin de distinguir resultados relevantes para la investigación en salud, derivado de las investigaciones tempranas en bienestar subjetivo y satisfacción con la vida (2). El hecho que desde sus inicios haya estado vinculado a otras variables psicológicas que involucran en sí mismas el concepto de bienestar, ha posibilitado que, a la fecha, aún muchos investigadores no diferencien claramente en sus estudios, cada concepto o lo utilicen de manera indistinta. (3)

El concepto calidad de vida ha sido recurrente en los últimos 40 años, este surge como un intento de ampliar la visión economista del "welfare" y el "well-being". Pasar de "Estado del Bienestar" al de "Calidad de Vida". (4)

Si separamos el término y definimos primero CALIDAD como "Propiedad o conjunto de propiedades inherentes a algo, que permite juzgar su valor" y seguidamente VIDA, como la fuerza o actividad interna sustancial, mediante la que obra el ser que la posee (5).

Pero estos términos no expresan el concepto como tal nos dicen poco, es por eso que buscamos como lo definen algunos autores.

"La calidad de vida se trata de un quehacer ético de cada uno de los sujetos humanos en pos de una vida digna y realizada". (6)

La calidad de vida incluye estilo de vida, la vivienda, satisfacción en la escuela y en el empleo, y la situación económica. Por ello, se conceptualiza de acuerdo con un sistema de valores, estándares o perspectivas que varían de persona a persona, de grupo a grupo y de lugar a lugar; así, la calidad de vida reside en la sensación de bienestar que puede ser experimentada por las personas y que representa la suma de sensaciones subjetivas, personales del "sentirse bien". (7)

La OMS, durante el Foro Mundial de la Salud en Ginebra (1966), definió el concepto de calidad de vida como: "la percepción del individuo sobre su posición en la vida dentro del contexto cultural y sistema de valores en que vive y con respecto a sus objetivos, expectativas, estándares e intereses". (8) Este concepto extenso y complejo es el resultado de la combinación de factores objetivos y subjetivos, en los que el aspecto objetivo hace referencia a indicadores que son evaluados por otras personas. El aspecto subjetivo está dado por la mayor satisfacción del individuo, la valoración global de la calidad de vida que la persona realiza en función de criterios propios. El concepto de bienestar subjetivo y satisfacción con la vida en la vejez es criterio de un envejecimiento exitoso. (8) Las redes secundarias de apoyo social son el grupo de amigos, vecinos, parientes y grupos comunitarios (9). Que muchas veces ayudan o no en la autoestima los cada uno de los individuos.

Otros autores dicen que no es realmente el reflejo de las condiciones de los escenarios físicos, interpersonales y sociales, sino cómo dichos escenarios son evaluados y juzgados por el individuo (10).

También es considerada, en muchos casos, sinónimo de la calidad de las condiciones en que se van desarrollando las diversas actividades del individuo, condiciones objetivas y subjetivas, cuantitativas y cualitativas. (11) De tal forma que es un conjunto de condiciones que contribuyen a hacer agradable y valiosa la vida (idem), Hasta llegar a la frase La Calidad de Vida es "Una vida digna de ser vivida" (12).

1.2. Antecedentes generales.

Calidad de vida relacionada con la salud oral

Existen varias definiciones del término "calidad de vida," entre las cuales destaca la que refiere a una evaluación de todos los aspectos de nuestra vida, que incluye el lugar donde vivimos, el modo como nos comportamos, la satisfacción laboral, etc. La calidad de vida relacionada con la salud abarca sólo aquellos aspectos de nuestras vidas que están dominados o influenciados de modo significativo por la salud personal. (14)

En el caso de la calidad de vida relacionada con la salud oral y tomando en cuenta como antecedente la definición del concepto de salud dada por la OMS, Sánchez García sugiere que la salud bucodental debe definirse como "el bienestar físico, psicológico y social en relación con el estado de la dentición, así como de tejidos duros y blandos de la cavidad bucal". (11) Las enfermedades bucodentales influyen en la calidad de vida y afectan diversos aspectos del diario vivir, como la función masticatoria, la apariencia física, las relaciones interpersonales e incluso las oportunidades de trabajo (15).

En este contexto podríamos definir que la calidad de vida bucodental es la autopercepción que tiene el individuo respecto a su estado de salud oral en relación con su vida diaria al masticar, al relacionarse con otras personas, además de cumplir con su satisfacción estética.

Se ha demostrado la asociación entre la autovaloración de la salud oral y la calidad de vida general en adultos y adultos mayores (16).

Una de las consecuencias de la deficiente salud bucodental es la pérdida de los dientes naturales que puede limitar la gama de alimentos consumibles, por lo que los individuos consumen de preferencia alimentos suaves y eliminan de su dieta los que son difíciles de masticar, lo que se traduce en una alimentación deficiente, debido a que los alimentos que se evitan con mayor frecuencia son ricos en proteínas y fibra. Además, esto incide en su autoestima y en su comunicación con las demás personas, esto último por alteraciones de la fonación (17).

Por eso, los profesionales de la salud bucodental buscan devolver la funcionalidad y la estética a partir de la rehabilitación protésica; sin embargo, si estas tienen un ajuste pobre, son inestables o incómodas, se genera un problema relacionado con su calidad de vida.

1.3. Antecedentes particulares.

Comunicación en Salud

La comunicación en salud se concibe como un proceso estratégico para optimizar las acciones encaminadas a lograr una utilización racional de la oferta de servicios de salud, mejorar la eficiencia y efectividad de los programas dirigidos a la prevención de la enfermedad y promoción de la salud.

La comunicación y salud se consolida en las dos últimas décadas como "un subcampo de estudios de la comunicación interdisciplinaria y aplicada, que examina el poderoso rol que

la comunicación humana tiene y media en la prestación de servicios de salud y promoción de la salud individual y pública" (18).

La comunicación en salud es un campo de especialización de los estudios comunicacionales que incluye los procesos de agenda setting para los asuntos de salud, el involucramiento de los medios masivos con la salud; la comunicación científica entre profesionales de la biomedicina; la comunicación doctor/paciente; y, particularmente, el diseño y la evaluación de campañas de comunicación para la promoción de la salud y la prevención de la enfermedad (19).

Nutbeam, profesor de Salud Pública en Australia, define el concepto de comunicación y salud como "Proceso para desarrollar conocimiento, comprensión y habilidades que permiten a la gente llevar a cabo cambios sostenibles en las condiciones que afectan su salud. Estas condiciones incluyen factores sociales, medioambientales y económicos, lo mismo que las conductas de los individuos" (20).

Gumucio-Dagrón (21) expresa la importancia de las estrategias de la comunicación en la salud y el compromiso de las comunidades para implicarse en todo el proceso de diagnóstico, planificación y ejecución de los programas, así como también en la cooperación y el fortalecimiento de las organizaciones sociales que permitan que la población se constituya como un interlocutor válido y con poder suficiente para convertirse en parte activa de las intervenciones.

1.4. Antecedentes específicos.

En el Municipio de Boca del Río, Veracruz, México, se realizó un estudio para determinar el nivel de salud bucal de los niños en edad preescolar, donde participaron niños y niñas de 3 a 6 años de edad de 44 planteles educativos, en los cuales los resultados obtenidos fueron: Resultados el índice de CEO-D es de: 3.88 por lo tanto, según los indicadores del índice de CEO-D establecidos por la Organización Mundial de la Salud (OMS) en el municipio de Boca del Río; Veracruz. Se encuentran en el nivel MODERADO.

En el Centro Médico ABC de Santa Fé en la Ciudad de México, se hizo un estudio transversal en 590 escolares, entre 13 y 16 años de edad. La exploración bucal formó parte del diagnóstico integral del Programa Escuelas Promotoras de Salud, entre los resultados obtenidos se dieron los siguientes: la prevalencia de caries dental fue del 92,2 %, encontrando un índice CPOD de 7,3; la prevalencia de gingivitis fue de 13,7 %. La edad de 14 o más años representó un riesgo estadísticamente significativo de caries dental (RMP = 3,1; IC95: 1,5 - 6,4). En promedio, el índice CPOD fue dos veces mayor que los estándares establecidos por la Organización Mundial de la Salud-OMS.

En la Habana, Cuba se realizó un estudio en la facultad de Tecnología de la Salud Salvador Allende de La Habana durante el transcurso del año 2012 a los estudiantes de primer año. Se llevó a cabo con la participación de 203 estudiantes y la muestra 91 alumnos de ambos sexos, y edades comprendidas entre 18 y 24 años, Al concluir la intervención los resultados arrojaron de un incremento significativo de los niveles de conocimientos en los aspectos evaluados sobre salud bucodental. (22)

1.5. Justificación.

El adecuado estado de la salud bucal permite mantener funciones vitales como la alimentación, la comunicación y el afecto. Un indicador de la salud bucal es el índice de caries dental (sumatoria de número de dientes cariados, perdidos y obturados: CPOD). Este índice, muestra problemas no resueltos, presentes y futuros 2,3 además de ser ampliamente utilizado en estudios epidemiológicos para estimar la magnitud de problemas de salud bucal.

La caries dental y la enfermedad periodontal, están catalogadas como las enfermedades más comunes a nivel mundial. De acuerdo a la OMS (1989) la caries dental, a pesar de ser una patología tan antigua se ha convertido en una enfermedad cada vez más enraizada en la sociedad. Sus múltiples factores sociales, culturales, económicos, geográficos, genéticos y/o familiares influyen en el aumento de la enfermedad hasta llegar a constituirla un problema real de salud que afecta a hombres y mujeres de todas las edades (23).

Actualmente algunos países desarrollados evidencian una significativa disminución en la prevalencia de caries con respecto a décadas anteriores. Estos logros se deben a los constantes estudios de sus causales y a la aplicación de medidas preventivas de alta eficacia y bajo costo basados en la aplicación de fluoruros, control de la ingesta de azúcares y educación en los hábitos de higiene oral y atención odontológica, así como campañas de comunicación sobre la importancia de la prevención. (24)

En los últimos 30 años, aunque se han otorgado un gran número de licencias a profesionistas dentales, no se ha logrado con ello intervenir en los problemas bucodentales de la población en general; especialmente en las poblaciones marginadas. Para poder establecer medidas de prevención y control en una comunidad, es necesario realizar previamente un diagnóstico de la situación del estado de salud bucal, con el fin de identificar los grupos de personas con mayor riesgo de presentar enfermedades e identificar los factores que están interviniendo en una situación determinada.

Objetivos.

OBJETIVO GENERAL

Determinar el conocimiento sobre salud bucal en estudiantes de tercer semestre de la Facultad de ciencias de la comunicación de la Universidad Veracruzana.

OBJETIVOS ESPECÍFICOS

Identificar según la edad, el conocimiento sobre salud bucal en estudiantes de tercer semestre de comunicación de la Universidad Veracruzana.

Establecer según el sexo, el conocimiento sobre salud bucal en estudiantes de tercer semestre de comunicación de la Universidad Veracruzana.

2. Metodología.

El diseño del estudio fue: Descriptivo, prospectivo y transversal en la Facultad de Ciencias de la Comunicación durante el periodo de agosto-noviembre 2015, de la Universidad Veracruzana, región Veracruz. De un universo de 120 alumnos, la muestra estuvo constituida por 78 estudiantes de ambos sexos del 3° semestre a través de una encuesta con información sobre hábitos de salud bucal. El análisis cuantitativo se realizó con estadística descriptiva, expresada por graficas por medio del programa Excel.

Tabla 1. Definición de Variables

Variable	Definición	Operalización
Edad	Cada uno de los períodos en que se considera dividida la vida humana.	Alumnos de 19 a 20 años
Sexo	Condición orgánica, masculina o femenina, de los animales y las plantas.	Femenino Masculino.
Estudiantes de Tercer Semestre	Persona que cursa estudios en un establecimiento de enseñanza.	Que tenían cursado el 30% de la carrera
Salud Bucal	La ausencia de dolor orofacial crónico, por enfermedades cancerígenas, defectos congénitos, enfermedades periodontales (de las encías), caries dental y pérdida de dientes, y otras enfermedades y trastornos que afectan a la boca y la cavidad bucal.	Recabado en la encuesta

Fuente: Original (2019).

CRITERIOS:

Inclusión: En este estudio participaron solo los alumnos de tercer semestre de comunicación en una edad comprendida entre los 19 y 20 años.

Exclusión: Alumnos que no cursaban el 3er semestre de comunicación. Los estudiantes que no contestaron las preguntas de la encuesta completas. Aquellos estudiantes que no estudien comunicación.

INSTRUMENTO PARA LA RECOLECCIÓN DE INFORMACIÓN

El instrumento que se utilizó para hacer la investigación lleva como título el "Nivel de conocimiento sobre salud bucal en estudiantes de la Universidad Veracruzana", esta encuesta constó de 27 preguntas tipo licker, los únicos datos personales que se requirieron son la edad y el sexo del estudiante ha encuestado.

Las preguntas estuvieron enfocadas con el objetivo de medir el conocimiento de los alumnos sobre hábitos de higiene bucal y elementos básicos que se requieren conocer para entender que tanto sabe el individuo sobre el área odontológica.

3. Resultados.

De un total de 78 estudiantes de la Facultad de Comunicación de la Universidad Veracruzana que cursan el tercer semestre, se obtuvieron los siguientes resultados en relación al sexo.

De los 33 hombres encuestados y 45 mujeres, entre 19 y 20 años de edad, se observa en la figura 1 el nivel de conocimiento sobre la importancia de la higiene bucal.

El 45% de las mujeres están de acuerdo en la limpieza de encías, y los hombres el 18 %, lo que a su vez representa un global del 63% (índice medio) entre hombre y mujeres.

Con respecto a la figura 2, que habla acerca de la importancia del cepillado, los resultados en los estudiantes fueron que el 38% del sexo masculino refiere que es importante y en caso del sexo femenino el resultado fue del 55%, formando un total de hombres y mujeres del 93% (índice alto).

Por otra parte, en la figura 5 que hace mención sobre el cepillado más importante del día, el nivel de conocimiento es bajo, ya que entre hombres y mujeres se dio un global del 26% diciendo que este era el cepillado antes de acostarse. Referente a la tabla 5 se obtuvo un nivel medio de conocimiento sobre quien debía enseñarte a lavar los dientes con un total del 51%. De acuerdo a estas graficas la población estudiada se obtuvo un porcentaje medio sobre el conocimiento de higiene bucal ya que las tablas 6, 7, 9 y tuvieron un porcentaje total entre hombres y mujeres del 50% (figura 6), 66% (figura 7), 45% (figura 9).

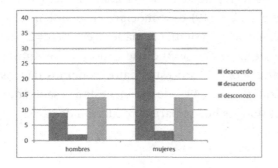

Fig. 1.- La higiene bucal debe iniciarse antes de la aparición de los dientes

En esta figura se observó que del sexo masculino 11% (n=9), contestaron estar de acuerdo, 3% (n=2), en desacuerdo y 18% (n=14), desconocían sobre el tema, por otra parte, el sexo femenino respondió 45% (n=35), de acuerdo 4% (n=3), desacuerdo y el 18% (n=14), desconocían sobre el tema. De esta manera podemos notar cuanto conocimiento tienen las mujeres y los hombres acerca de la limpieza bucal de un niño lactante.

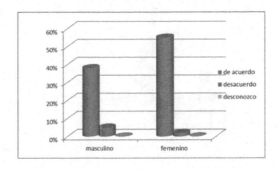

Fig. 2.- Genero de estudiantes encuestados y su respuesta a si es importante el cepillado dental para tener dientes sanos

En esta figura los resultados obtenidos fueron 38% (n=30) del sexo masculino dijo estar de acuerdo, el 5%(n=4) en desacuerdo y el 0% (n=0) desconocía, por otra parte el sexo femenino respondió que el 55% (n=43) estaba de acuerdo, el 2%(n=1) en desacuerdo y el 0% (n=0) desconoce si es importante el cepillado dental para tener dientes sanos.

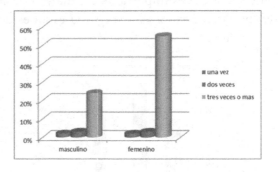

Fig. 3: Número de veces por día que las personas se cepillan los dientes.

Descripción: En esta figura podemos notar, que el resultado obtenido se dio de la siguiente manera en el sexo masculino el 2%(n=1) una vez, el 3%(n=2) dos veces y tres veces o más el 24%,(n=29) por otra parte el sexo femenino respondió que el 2%(n=1) una vez, el 3%(n=2) dos veces y tres veces o más el 55%(n=43), por lo tanto podemos analizar que las personas saben de la importancia de lavarse los dientes tres veces al día.

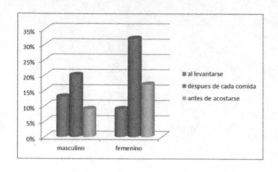

Fig. 4: Cepillado más importante del día

Descripción: los datos obtenidos fueron los siguientes, del sexo masculino fueron 13% (n=10) al levantarse, 20%(n=16) después de la comida y 9%(n=7) antes de acostarse, y el sexo femenino el 9%(n=7) al levantarse, el 32%(n=25) después de la comida y el 17%(n=13) antes de acostarse.

De tal manera nos podemos dar cuenta que las personas no tienen conocimiento acerca del cepillado más importante del día ya que la respuesta correcta a esta pregunta es antes de acostarse.

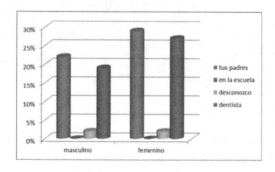

Fig. 5: Persona que debe enseñarte a lavar los dientes.

Descripción: Esta figura nos muestra los siguientes resultados de la siguiente pregunta a lo que el sexo masculino respondió, el 22%(n=17) tus padres, el 0%(n=0) en la escuela, 2%(n=1) desconocía, y el 19%(n=15) el dentista, y el sexo femenino dio las siguientes respuestas el 29%(n=23) tus padres, el 0%(n=0) en la escuela, 2% (n=1) desconocía, y el 27%(n=21) el

dentista. Analizando los datos nos podemos dar cuenta que la mayoría piensa que esta entre el odontólogo y los padres la enseñanza de lavarse los dientes, aunque como sabemos la educación empieza en casa y las primeras personas que nos enseñan son los padres por lo tanto la respuesta correcta a esta pregunta es tus padres.

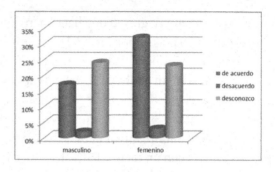

Fig. 6: Flúor exitoso en la reducción de caries.

Descripción: En esta figura los resultados que se obtuvieron fueron en el sexo masculino, el 17%(n=13) de acuerdo, el 2%(n=1) desacuerdo y el 24%(n=19) desconocían, el sexo femenino contestó de la siguiente manera, el 32%(n=25) de acuerdo, el 3%(n=2) desacuerdo y el 23%(n=18) desconocían, con estos datos podemos darnos cuenta que el 49% de los encuestados saben que el flúor es bueno para la reducción de caries.

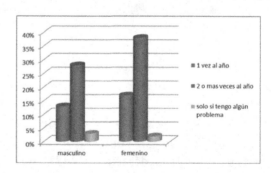

Fig. 7: Frecuencia con la que acuden al dentista.

Descripción: los datos obtenidos que se obtuvieron fueron los siguientes, en el sexo masculino, el 13% (n=10) una vez al año, el 28%(n=22) dos o más veces al año y el 3%(n=2) solo si tengo algún problema, en el sexo femenino, el 17%(n=13) una vez al año, el 38%(n=30) dos o más veces al año y el 2%(n=1) solo si tengo algún problema, por lo tanto el resultado obtenido es que la mayoría de las personas encuestadas coinciden con visitar al dentista dos veces al año, siendo esta la respuesta correcta.

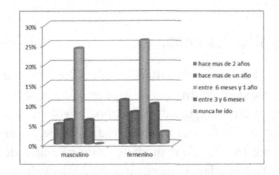

Fig. 8: Última visita a la que asistieron al dentista.

Descripción: Los datos obtenidos fueron en el sexo masculino, el 5%(n=4) hace más de 2 años, el 6%(n=5) hace más de un año, el 24%(n=19) entre 6 meses y un año, el 6%(n=5) entre 3 meses y 6, el 0%(n=0) nunca ha ido, en el sexo femenino, el 11%(n=9) hace más de 2 años, el 8%(n=6) hace más de un año, el 26%(n=20) entre 6 meses y un año, el 10%(n=8) entre 3 meses y 6, el 3%(n=2) nunca ha ido.

·Con estos datos podemos notar que la mayoría de las personas dijeron haber asistido al dentista hace 6 meses o un año.

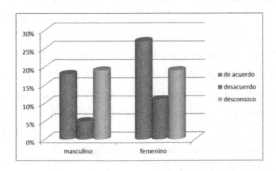

Fig. 9: Dientes temporales con caries pueden afectar al diente próximo en salir

Descripción: los resultados obtenidos fueron, en el sexo masculino, el 18%(n=14) estuvo de acuerdo, el 5%(n=4) en desacuerdo y 19%(n=15) desconocían sobre el tema, en el sexo femenino el 27%(n=21) estuvo de acuerdo, el 11%(n=9) en desacuerdo y el 19%(n=15) desconocían sobre el tema. Se puede observar que la mayoría de las mujeres y los hombres están de acuerdo con el que caries en dientes y temporales afectan también a los dientes permanentes.

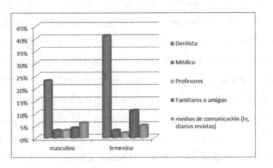

Fig. 10: Obtención de la información que posees sobre salud bucal.

Descripción: los datos obtenidos dieron los siguientes resultados en el sexo masculino, el 23%(n=18) dijo que el dentista, el 3%(n=2) el médico, el 3%(n=2) los profesores, el 4%(n=3) familiares o amigos, el 6%(n=5) medios de comunicación, en el sexo femenino el 41%(n=32) dijo que el dentista, el 3%(n=2) el médico, el 2%(n=1) los profesores, el 11%(n=9) familiares o amigos, el 5%(n=4), medios de comunicación.

4. Discusión.

Los datos recabados en este estudio tienen coincidencia con lo que menciona, la investigación realizada por López Camacho María del Carmen (25), con el título "Nivel de conocimientos sobre salud bucal en alumnos del Colegio de Educación Profesional Técnica, Plantel Veracruz II", en el año 2007, prevención e higiene bucal, el nivel del conocimiento es regular, obteniendo la misma categoría en esta investigación con un nivel medio de conocimientos.

Partiendo del concepto de que la cultura es un fenómeno total y que, por lo tanto, provee una visión de mundo a las personas que la comparten, orientando, de esta forma, sus conocimientos, prácticas y actitudes, la cuestión de la salud y de la enfermedad está contenida en esta visión del mundo y praxis social.

La enfermedad y las preocupaciones con la salud son universales en la vida humana, presentes en todas las sociedades. Cada grupo se organiza colectivamente – a través de medios materiales, pensamiento y elementos culturales – para comprender y desarrollar técnicas en respuesta a las experiencias o episodios de enfermedad e infortunios, sean ellos individuales o colectivos. Con esta mirada, cada y todas las sociedades desarrollan conocimientos, prácticas e instituciones particulares que podemos denominar sistema de atención a la salud

El sistema de atención a la salud engloba todos los componentes presentes en una sociedad relacionados a la salud, incluyendo los conocimientos sobre los orígenes, causas y tratamientos de las enfermedades, las técnicas terapéuticas, sus practicantes, los papeles, patrones y agentes en acción en este "escenario". A estos, se suman las relaciones de poder y las instituciones dedicadas a la manutención o restauración del "estado de salud".

Este sistema es amparado por esquemas de símbolos que se expresan a través de las prácticas, interacciones e instituciones; todos condicen con la cultura general del grupo que, a su vez, sirven para definir y explicar los fenómenos percibidos y clasificados como "enfermedad".

De esta manera el sistema de atención a la salud no está desacoplado de otros aspectos generales de la cultura, así como un sistema social no está disociado de la organización social de un grupo. Consecuentemente, la manera a través de la cual un determinado grupo social piensa y

se organiza para mantener la salud y enfrentar episodios de enfermedad, no está disociado de la visión de mundo y de la experiencia general que este tiene al respecto de los demás aspectos y dimensiones socioculturales informadas.

5. Conclusiones.

En base a los resultados obtenidos en este estudio se confirman la hipótesis del trabajo, estos arrojaron un nivel de conocimiento medio sobre salud bucal en los estudiantes de tercer semestre de la facultad de comunicación de la Universidad Veracruzana. El análisis de las variables permite conocer ciertas características personales de cada estudiante sobre su salud bucal que pueden afectar para tener como resultado un nivel medio de salud bucal.

Las edades que entraron en los parámetros de este trabajo fueron 19 y 20 años, en la edad de 20 años se dio el 45%, predominando la edad de 19 años con un 55%.

Se confirma la premisa de que los valores, conocimientos y comportamientos culturales ligados a la salud forman un sistema sociocultural integrado, total y lógico. Por lo tanto, las cuestiones relativas a la salud y a la enfermedad, no pueden ser analizadas de forma aislada de las demás dimensiones de la vida social mediada y compenetrada por la cultura que confiere sentido a estas experiencias. Los sistemas de atención a la salud son sistemas culturales, consonantes con los grupos y realidades sociales, políticas y económicas que los producen y replican. De esta forma, para fines teóricos y analíticos, el sistema de atención a la salud debe ser considerado como un sistema cultural.

Las interpretaciones e intervenciones sobre la cultura de higiene bucal – expresados tanto por parte de los individuos/ pacientes, como los observados y tratados por los profesionales de la salud formados en el sistema médico – deben ser analizados y evaluados por el concepto de relativismo cultural, evitando, de esta manera, la toma de posturas y análisis etnocéntricos por parte de estos profesionales y teóricos. Finalmente, se puede afirmar que somos todos sujetos de la cultura, y la experimentamos de varias formas, inclusive cuando nos enfermamos y buscamos tratamiento.

Sin embargo, al actuar como profesionales e investigadores del Área de la Salud, nos encontramos con sistemas culturales diversos del nuestro (o en el cual fuimos entrenados), sin relativizar nuestro propio conocimiento médico. Eso sucede, especialmente en el campo de la salud ya que, en el occidente moderno y racional, muchas veces naturalizamos el campo médico, cubriéndolo de verdad universal y absoluta, alejándolo de las formas de conocimiento culturalizado, esto es, cuya verdad es particular, relativa y condicional, ahí la importancia analizar los problemas de salud como problemas sociales, por lo tanto, las posibles soluciones deben plantearse también desde una perspectiva antropológica.

A la hora de tender puentes entre salud, comunicación y antropología, hay que hacerlo con una mirada transversal, pues comprende la intervención de diversas disciplinas: ciertas disciplinas empíricas- para determinadas secciones de la biología, de la medicina y de la etnología- y aquella disciplina filosófica que se pregunta por la esencia de lo humano.

6. Referencias.

Actualizar la tabla siguiente al terminar de escribir el trabajo y borrar este párrafo

1. Vos, T., Astbury, J., Piers, L. S., Magnus, A., Heenan, M., Stanley, L., ... & Webster, K. (2006). Measuring the impact of intimate partner violence on the health of women in Victoria, Australia. Bulletin of the World Health Organization, 84, 739-744.

2. Castrejón-Pérez, R. C., Borges-Yáñez, S. A., & Irigoyen-Camacho, M. E. Validación de un instrumento para medir el efecto de la salud bucal en la calidad de vida de adultos mayores mexicanos. Revista Panamericana de Salud Pública, 27, 2010, 321-329.

3. Slade, G. D. Derivation and validation of a short-form oral health impact profile. Community dentistry and oral epidemiology, 25(4), 1997. 284-290.

4. Castrejón-Pérez, R. C., & Borges-Yáñez, S. A. Derivation of the short form of the Oral Health Impact Profile in Spanish (OHIP-EE-14). Gerodontology, 29(2), 2012, 155-158.

5 Aubert, J., Sanchéz, S., Castro, R., Monsalves, M. J., Castillo, P., & Moya, P. Calidad de vida relacionada con salud oral en mayores de 14 Años en la Comunidad San. 2014.

6 Española, R. R. A. (2010). Ortografía de la lengua española. España.

7 Andrews y Whitney. Instituto de Investigación Social de la Universidad de Michigan, 1976. P.12

8 Roqué Sánchez María Victoria. La calidad de vida un mensaje cifrado. Persona y bioética, enero-abril 2001/Vol.4-5 núemro 011-012. Universidad de la Sabana, Cundimarca, Colombia pp 82-91

9 Word Health Organization. Study protocol for the WHO project to develop a Quality of life assessment instrument (WHOQoL) Qual life Res 1993; 2:155-159.

10 Kandelman, D., Petersen, P. E., & Ueda, H. Oral health, general health, and quality of life in older people. Special care in dentistry, 28(6), 2008, 224-236.

11 MINSAL, M. (2006). Gobierno de Chile. Norma General Técnica ESPA www.minsal.cl

12 Misrachi Launert, C. M., & Espinoza Santander, I. (2005). Utilidad de las Mediciones de la Calidad de Vida Relacionada con la Salud.

13 Slade, G. D. (Ed.). (1997). Measuring oral health and quality of life. Department of Dental Ecology, School of Dentistry, University of North Carolina.

14 Velarde-Jurado, E., & Avila-Figueroa, C. (2002). Evaluación de la calidad de vida. Salud pública de México, 44(4), 349-361.

15 Alcántara Moreno, Gustavo. La definición de la salud de la Organización Mundial de la Salud y la interdisciplinariedad. En Sapiens. Revista Universitaria de Investigación junio 2008. Vol 9 Nº 1 p 93-107

16 Abercrombie, N., Gatrell, T., & Thomas, C. Universities and health in the twenty-first century. Health Promoting Universities. 1998.

17 Kramer, A; y Stock (1998) Gesundheitspotentiale von Studierenden fordern:das Gesundheitslabor der Universitat Bielefeld. Public Health Forum.

18 Kreps, G. "Health Communication Theories". In: Littlejohn, S & Foss, K (Eds), Encyclopedia of Communication Theory 2010. (pp581-584). California: SAGE.

19 Silva, V. Comunicación y Salud. Inmediaciones. Año 3, N° 3, 2001. pp. 120-136.

20 Organización Panamericana de la Salud OPS (2001). Manual de comunicación social para programas de promoción de la salud de adolescentes. Disponible en: http://www.paho.org/Spanish/HPP/HPF/ADOL/comSocial.pdf (Recuperado el 25 de febrero de 2015).

21 Dagron, A. G. (2011). Comunicación para el cambio social: clave del desarrollo participativo. Signo y pensamiento, 30(58), 26-39.

22 Ojeda, MC. – Acosta Nora M. – Duarte, Edgar S. – Mendoza, Natalia – Meana González, María A. Prevalencia de Caries Dental en Niños y Jóvenes de Zonas Rurales.Comunicaciones Científicas y Tecnológicas – Universidad del Nordeste. 2005, Argentina. Disponible en: http://www.unne.edu.ar/unnevieja/Web/cyt/com2005/3-Medicina/M-096.pdf

22 Rodríguez Rey, H. M., Barrera Garcell, M., Duque de Estrada Bertot, M. L., Rey Prada, B. M., & León Quintela, A. (2013). Evolución de pacientes con sobredentadura e implantología con carga inmediata. Medisan, 17(11), 7086-7095.

23 Silverstone, L. M. (1985). Caries dental: etiología, patología y prevención. El Manual Moderno.

24 GLASS, R.L. The First International Conference on the declinating prevalence of dental caries. J. dent. Res., 61: 1304,1982

25 López Camacho María del Carmen, "Nivel de conocimientos sobre salud bucal en alumnos del Colegio de Educación Profesional Técnica, Plantel Veracruz II", 2007-2008, Veracruz. Cap. 5, pág. 205- 232.

26 Langdon, E. J., & Wiik, F. B. (2010). Anthropology, health and illness: an introduction to the concept of culture applied to the health sciences. Revista latino-americana de enfermagem, 18(3), 459-466.

27 Duch, L., & Chillón, A. (2012). Un ser de mediaciones. Herder.

28 Villanueva, E. R. T. (2010). Comunicación: De las matrices a los enfoques. Quipus.

Tratamiento Bucodental en pacientes del centro de salud Metlatonoc, Guerrero agosto 2016 - 2017

Guerrero-Andrade, Aleyda1; Labastida-Andrade, Judith2, Soriano-Luna, Irene3

1Pasante de Servicio Social – Centro de Investigación y Estudios Superiores en Estomatología y Salud, mitliv.erdig@hotmail, 2Docente de la Facultad de Estomatología de la Benemérita Universidad Autónoma de Puebla, yudtihla6@gmail.com, 3Docente del Centro de Investigación y Estudios Superiores en Estomatología y salud, iresor@hotmail.com.

Autor de Correspondencia: Guerrero-Andrade, Aleyda mitliv.erdig@hotmail

Abstract

Usar el estilo "Resumen" y un máximo de 200 palabras.

In the State of Guerrero, 90% of the population suffers from cavities and other oral diseases. The Health Center serves the inhabitants of the municipality plus surrounding communities. The population has a high prevalence of caries and periodotopathies, which becomes cumulative due to lack of attention and increases with age. To limit oral diseases, delimitation treatments were carried out. The basic prevention scheme was also carried out, promoting self-care. Changes in oral hygienic habits, reinforcing educational activities and specific protection for schoolchildren and the general public, which favor the reduction of the incidence and prevalence of oral diseases that most affect the population.

Keywords: Oral treatment, caries, prevention, health care.

Resumen

En el Estado de Guerrero, el 90% de la población padece caries y otras enfermedades bucodentales. El Centro de Salud atiende a los habitantes del municipio más comunidades aledañas. La población presenta una alta prevalencia de caries y periodotopatías, que se vuelve acumulativa por la falta de atención y se incrementa con la edad. Para minimizar las enfermedades bucodentales se realizaron tratamientos de delimitación. También se realizó el esquema básico de prevención, fomentando el autocuidado. Cambios en los hábitos higiénicos bucales, reforzando las actividades educativas y de protección específica a escolares y público en general, que favorezcan la disminución de la incidencia y prevalencia de las enfermedades bucodentales que más afectan a la población.

Palabras clave: Tratamientos bucodentales, Caries, Prevención, Atención en Salud.

1. Introducción.

La caries dental es una enfermedad multifactorial infecciosa cuyo origen es microbiano, localizada en los tejidos duros dentarios, se inicia con una desmineralización del esmalte por ácidos orgánicos producidos por bacterias orales específicas que metabolizan a los hidratos de carbono de la dieta.

Los factores etiológicos de la caries en pacientes jóvenes son probablemente los mismos asociados a la enfermedad en la población en general. La asociación "microbiota/dieta/higiene/huésped" desempeña de la misma forma las interacciones en el desarrollo de la caries, siendo el huésped naturalmente "más" susceptible.

El periodonto constituye el conjunto de los tejidos de protección soporte del órgano dentario. Está formado por encía, ligamento periodontal, cemento radicular y hueso alveolar. Los tejidos periodontales, además de proporcionar inserción del órgano dentario al alvéolo, soportan las fuerzas generadas por la masticación, fonación y deglución.

Por otra parte, soportan los cambios estructurales relacionados con el envejecimiento y desgaste mediante un proceso de remodelación continua y regeneración. Generando una separación entre el medio ambiente externo e interno, defendiendo a este último contra las influencias patogénicas del medio ambiente externo presentes en la cavidad bucal.

La prevención implica cualquier medida que produzca la probabilidad de aparición de una afección o enfermedad, o bien, que interrumpa o aminore su progresión esto significa que siempre puede hacerse algo. En general se podría aplicar prevención en todas las áreas de la odontología. El propósito de la odontología actual es ayudar a las personas a alcanzar y conservar al máximo su salud bucodental durante toda la vida.

1.1. Antecedentes generales.

CARIES DENTAL

La caries dental es una enfermedad multifactorial infecciosa cuyo origen es microbiano, localizada en los tejidos duros dentarios, se inicia con una desmineralización del esmalte por ácidos orgánicos producidos por bacterias orales específicas que metabolizan a los hidratos de carbono de la dieta.(6)

El hecho de que exista una notable variación con la frecuencia de caries entre las diferentes personas de la misma edad, sexo, raza y área geográfica, que subsisten con dietas similares bajo las mismas condiciones de vida, subraya la complejidad del problema de la caries. La mera presencia de microorganismos y de un sustrato adecuado en un punto dado de una superficie dental aparentemente no es suficiente para establecer una lesión cariosa en todos los casos. Los factores indirectos que pueden influir en la etiología de la caries, son diversos:

A. Órgano dentario: composición, características morfológicas y posición.

B. Saliva: composición, inorgánica, orgánica, pH, cantidad, viscosidad y factores antibacterianos

C. Dieta: Factores físicos, calidad de la dieta, factores locales, contenido de carbohidratos, contenido de vitamina y contenido de flúor.(7)

Los factores etiológicos de la caries en pacientes jóvenes son probablemente los mismos asociados a la enfermedad en la población en general. La asociación "microbiota/dieta/higiene/huésped" desempeña de la misma forma las interacciones en el desarrollo de la caries, siendo el huésped naturalmente "más" susceptible.(7)

Etiología de la caries

Las bacterias cariogénicas dependen de una fuente de sustrato externa para producir energía y polisacáridos extracelulares adhesivos, como son los destranos y lévanos y el ácido es un producto colateral de este metabolismo.

Este sustrato consiste en la ingesta principalmente de azúcares o hidratos de carbono simples, monosacáridos y disacáridos, glucosa, fructuosa, sacarosa, siendo ésta la más cariogénica, ya que es el único sustrato del que se sirve el Estreptococo mutans para producir glucano, polisacárido responsable de su adhesión a la placa dental. Los hidratos de carbono más complejos o féculas no son solubles en el flujo bucal, deben ser metabolizados previamente a maltosa por la amilasa salival antes de que los pueda utilizar la placa bacteriana. Por lo tanto, la mayor parte de estos hidratos de carbono de cadena larga sufren aclaramiento bucal antes de que puedan ser metabolizados.

Sin embargo, la forma y frecuencia del consumo es más importante que la cantidad de azúcares consumida. El pH en boca cae por debajo de 5,5 (valor crítico que favorece la desmineralización del esmalte, a los 3-5 minutos después de la ingesta y tarda entre 30 y 60 minutos en alcanzar el pH neutro de 7. Por lo tanto, la mayor frecuencia de la ingesta entre horas o la presencia de azúcares más viscosos que favorecen su retención sobre la superficies dentarias o un déficit de higiene bucal facilitan la aparición de caries, al prolongar los niveles de pH bajos en el medio bucal.(6)

Manifestaciones clínicas de la caries

Lesión inicial de caries en la superficie lisa del esmalte. El esmalte se considera como un tejido solido con porosidades. La disfunción del ácido en el esmalte puede tener lugar en la microestructura, a través de los espacios intercristalinos e interprismáticos, también a través de defectos de desarrollo del esmalte.

El estadio más temprano de la caries implica la disolución directa de la superficie del esmalte, con la apertura de las vías de difusión. En este primer estadio se produce un reblandecimiento de la superficie.

Cuando la desmineralización llega a la subsuperficie, el porcentaje de pérdida de mineral se vuelve mayor en esta zona que en la superficie, produciéndose la llamada, lesión subsuperficial.

La capa superficial del esmalte se mantiene, o incluso aumenta su contenido mineral, mientras que la subsuperficie continua desmineralizándose. Esto se debe a que la superficie del esmalte se beneficia de la difusión hacia fuera del calcio y del fosfato de la superficie, que cuando las condiciones son favorables reprecipita en la superficie en forma de fosfato cálcico. La capa superficial está protegida por la presencia de inhibidores de la desmineralización (flúor saliva y material orgánico absorbido procedente principalmente de la saliva y la dieta).

Se ha demostrado que la capa superficial del esmalte puede repararse por deposición del calcio y fosfatos disueltos desde la subsuperficie del esmalte.

La evidencia macroscópica de la afectación inicial de esmalte es la lesión en mancha blanca. A veces la lesión puede aparecer marrón, debido al material exógeno absorbido en sus porosidades. El aspecto clínico de la lesión es causado por la pérdida del esmalte de la subsuperficie que produce pérdida de la translucidez del esmalte. La superficie del esmalte sobre la lesión blanca puede aparecer como clínicamente intacta y lisa, indicando que la lesión no es activa. Las lesiones blancas con superficie rugosa indican que la lesión es activa.

Diagnóstico de caries

La caries se manifiesta de diferentes maneras en las distintas superficies dentarias. Las lesiones cavitadas francas no constituyen ningún problema en el diagnóstico, mientras que las lesiones incipientes son más difíciles de identificar.

El diagnóstico de caries se basa en el uso de una o más de las cuatro técnicas consideradas básicas: examen visual, examen táctil con sonda, examen radiográfico y transiluminación. Actualmente se da especial importancia a la inspección visual de las superficies dentarias bajo una buena fuente de luz, con limpieza y secado previo de estas superficies. Es aconsejable también el uso de espejos de aumento o lentes binoculares de magnificación. La exploración tradicional con una sonda se ha puesto en cuestión como último determinante de la actividad de caries. Las razones esgrimidas son de lesiones, en principio, no cavitadas pueden convertirse en cavitadas simplemente por ejercer presión con la sonda durante el típico examen clínico. La sonda puede causar cavitación en áreas que se están remineralizando o susceptibles de remineralizar. La sonda también puede transferir bacterias cariogénicas de una superficie dentaria a otra.

Las lesiones en mancha se encuentran típicamente en las superficies lisas, que si están expuestas son fáciles de visualizar. En caso de superficies interproximales puede ser útil el uso previo de separadores. La transilumanción de las áreas interproximales puede ser efectiva en estas zonas, especialmente en los órganos dentarios anteriores. La iluminación con fibra óptica, una variante de la anterior, también puede ser útil con este propósito. Las radiografías en aleta de mordida son también muy importantes en la detección de caries interproximales incipientes potencialmente reversibles.

PERIODONTO NORMAL

El periodonto constituye el conjunto de los tejidos de protección soporte del órgano dentario. Está formado por encía, ligamento periodontal, cemento radicular y hueso alveolar.

Los tejidos periodontales, además de proporcionar inserción del órgano dentario al alvéolo, soportan las fuerzas generadas por la masticación, fonación y deglución. Por otra parte, soportan los cambios estructurales relacionados con el envejecimiento y desgaste mediante un proceso de remodelación continua y regeneración. Generando una separación entre el medio ambiente externo e interno, defendiendo a este último contra las influencias patogénicas del medio ambiente externo presentes en la cavidad bucal.

El desarrollo de los tejidos periodontales es paralelo al desarrollo y formación del órgano dentario, que comienza en la fase embrionaria cuando las células desde la cresta neural migran al primer arco branquial. Las células de la cresta neural forman una banda de ectomesénquima junto al epitelio del estomodeo, que sería la cavidad bucal primitiva. A partir de este momento se presenta una interacción epitelio-ectomesénquima provocada por la liberación de unos factores del epitelio del estomodeo y se establecen la papila dental, el folículo dental, y el epitelio dental (órgano del esmalte), que derivarían posteriormente hacia la formación del órgano dentario y de los tejidos periodontales, así como el hueso alveolar.

La papila dental desarrollará el complejo dentinopulpar y el folículo será el inicio del aparato de inserción (cemento, ligamento periodontal y hueso alveolar).

El desarrollo de la raíz y de los tejidos periodontales continúa al de la corona, a partir de este momento se inicia el proceso de la cementogénesis, el de la formación de la vaina radicular de Hertwig. Las células del estomesénquima en contacto con las proteínas del esmalte se diferencian en cementoblastos y comienzan la formación del cementoide, que va a representar la matriz orgánica del cemento con sus áreas, el cemento celular que cubre el tercio apical de la raíz. Partes remanentes del periodonto formadas por células del ectomesénquima se diferenciarán en fibroblastos periodontales, que serán los que formarán las fibras del ligamento periodontal, mientras que otras llegarán a ser osteoblastos para formar el hueso alveolar en el que estas fibras periodontales se van a anclar.

Mucosa bucal: La cavidad bucal se encuentra cubierta por una membrana mucosa que se continúa hacia adelante con la piel del labio y hacia atrás con la mucosa del paladar blando y de la faringe-así pues, podemos distinguir cuatro tipos de mucosa: 1) masticatoria: recubre hueso alveolar y paladar duro, 2) especializada: recubre el dorso de la lengua, 3) revestimiento: recubre las mejillas, suelo de la boca y mucosa alveolar, 4) transición: se encuentra entre la mucosa de revestimiento y la mucosa del labio. Hoy en día se clasifica como mucosa de revestimiento.

Encía: Se denomina encía a la parte de la mucosa bucal que recubre el hueso y la región cervical de los órganos dentarios. El punteado que presenta se debe a la inserción de haces de fibras colágenas desde la membrana basal al periostio. Su contorno coronario sigue fielmente los cuellos dentarios (margen gingival), terminando en esta zona en forma de filo de cuchillo, anatómicamente, distinguimos en la encía las siguientes partes:

Encía marginal o libre: se extiende desde el margen gingival hasta el fondo del surco gingival. Sigue la línea ondulada de la línea amelocementaria de los órganos dentarios, y su anchura varía entre 0.5 y 2 mm. Está íntimamente unida al esmalte dentario, y forma la pared blanda del surco gingival tiene color rosa coral característica que depende de la melanina. En el epitelio que recubre la encía marginal se distinguen tres partes: epitelio oral, que recubre la superficie bucal; epitelio oral del surco o epitelio crevicular, que recubre la superficie orientada hacia el órgano dentario y el epitelio de unión, que proporciona la encía al órgano dentario.

Encía insertada: se extiende desde la hendidura gingival hasta la línea mucogingival, aunque en la región palatina no existe una clara delimitación entre la encía insertada y mucosa palatina. La encía normal es de color rosa coral, con una textura superficial variablemente punteada (aspecto de piel de naranja) y no presenta exudado ni acumulación de placa. La encía insertada se encuentra firmemente unida mediante el periostio al hueso alveolar y mediante fibras de colágeno, al cemento radicular. Su anchura puede variar desde 9 mm en la cara vestibular de los incisivos hasta 1 mm en la zona de premolares y caninos. Su anchura no varía con la edad en ausencia de patología, aunque puede llegar a desaparecer completamente.

La hendidura gingival o surco gingival: es un surco superficial paralelo al margen gingival, a una distancia que varía de 0.5 a 2 mm, y que se presenta aproximadamente en la mitad de las encías normales, dependiendo en la colocación definida de las fibras colágenas supraalveolares que, en forma de abanico, corren desde el cemento a la encía. Por todo ello, su ausencia no está relacionada con la presencia de inflamación a nivel gingival, como tampoco su presencia es criterio de salud.

Encía interdentaria o papilar: la encía, en espacios interdentarios anteriores, adopta una forma piramidal o cónica, y se denomina papila interdentaria, la cual, generalmente, está queratinizada. Por el contrario, en la región de premolares y molares, el vértice de la papila se aplana o incluso se hace cóncavo en sentido vestibulolingual. Esta depresión se denomina col y está determinada por la anchura y las relaciones de contacto de los órganos dentarios adyacentes. La superficie del área de col no está queratinizada y es muy susceptible a las influencias patógenas, como la placa.

Mucosa alveolar: se diferencía claramente de la encía insertada por la unión mucogingival, es una mucosa de revestimiento deslizable y elástica, y cubierta con un epitelio no queratinizado que deja traslucir los vasos sanguíneos de la profundidad. El corion tiene fibras colágenas y elásticas en disposición laxa, y presenta cambios inflamatorios y degenerativos al someterlo a tensión.

Epitelio oral: el epitelio oral que recubre la encía libre e insertada es estratificado y queratinizado. Este epitelio está separado del tejido conectivo subyacente por una membrana basal, está formado por cuatro capas celulares bien diferenciadas: espacio basal germinativo, estrato espinoso, estrato granuloso y estrato córneo.

Epitelio del surco: el epitelio del surco o epitelio crevicular tiene unas características similares a las del epitelio oral, aunque sus células sufren un proceso completo de queratinización. Este epitelio es de tipo plano estratificado, no queratinizado. La interfase epitelio-conectivo es a menudo irregular, con alguna proyección epitelial hacia el conectivo. Los desmosomas son menos numerosos que el epitelio oral. Las células superficiales presentan una degeneración intracelular intensa antes de ser descamadas al surco. Los espacios intercelulares son más amplios y frecuentemente se encuentran leucocitos entre las células epiteliales.

Epitelio de unión: el epitelio de unión forma la base del surco gingival. Su estructura y función difieren significativamente del epitelio oral. En diversos aspectos, parece ser un sistema biológico único. Su grosor varía desde 15-30 células en las base del surco gingival hasta 1-2 células a nivel de la unión amelocementaria. Se conoce también adherencia epitelial, manguito epitelial o epitelio de fijación. Su principal función, como su nombre indica, es la protección biológica, conectando la encía a la superficie del esmalte, sellando y protegiendo al periodonto de las noxas externas. A diferencia del epitelio oral, el epitelio de unión es un epitelio estratificado que no se queratiniza formado por una capa de células y una capa en forma de estrato espinoso que contiene las células restantes. Forma una banda alrededor del órgano dentario, la cual se extiende desde cerca de la línea amelocementaria hacia el esmalte con una anchura de 2-3 mm. Cuando existe retracción gingival, puede estar unido totalmente a la superficie del cemento radicular. Su terminación coronal corresponde a la base del surco gingival. La interfase epitelio-conectivo es generalmente recta, con ligeras ondulaciones en las parte coronal cerca del surco. Su espesor varía de 15 a 30 células aproximadamente en su parte más ancha, que corresponde a la base del surco (en dirección coronal) y de una a dos células en la unión amelocementaria.

Ligamento periodontal: el ligamento periodontal es el tejido blando altamente vascularizado y celular que rodea las raíces de los órganos dentarios y conecta el cemento radicular con la pared del alvéolo. En sentido coronal, el ligamento periodontal se continua con la lámina propia de la encía y está delimitado respecto de ella por los haces de fibras colágenas que conectan la cresta ósea alveolar con la raíz (las fibras de la cresta alveolar). El espacio para el ligamento periodontal tiene la forma de un reloj de arena y es más angosto a nivel del centro de la raíz.

El espesor del ligamento periodontal es de 0.25 mm aproximadamente (entre 0,2 y 0,4 mm). La presencia de un ligamento periodontal permite que las fuerzas generadas durante la función masticatoria y otros contactos dentarios se distribuyan sobre la apófisis alveolar propiamente dicha. El ligamento periodontal también es esencial para la movilidad de los órganos dentarios. La movilidad dental está determinada en buena medida por el espesor, la altura y calidad del ligamento periodontal.

El órgano dentario está conectado mediante haces de fibras colágenas que pueden ser clasificadas en los siguientes grupos, conforme a su disposición: fibras cresta alveolares, fibras horizontales, fibras oblicuas y fibras apicales.(5,9)

Fibras cresta alveolares: se extienden oblicuamente desde el cemento, inmediatamente debajo de la inserción epitelial, hasta la cresta alveolar.

Fibras horizontales: se extiende en ángulo recto respecto al eje mayor del órgano dentario, desde el cemento hacia el hueso alveolar. Equilibra el empuje coronario de las fibras más apicales e impiden los movimientos laterales del órgano dentario.

Fibras oblicuas: se extiende desde el cemento en dirección coronaria, en sentido oblicuo respecto al hueso. Es el grupo más grande del ligamento periodontal, soporta la mayor parte de las fuerzas masticatorias y las transforma en tensión sobre el hueso alveolar.

Fibras apicales: se extienden desde el cemento hasta el hueso en el fondo del alvéolo, contrarresta las fuerzas que tienden a extruir el órgano dentario del alvéolo. No existen en raíces incompletas.(9)

1.2. Antecedentes particulares.

MÉTODOS Y TÉCNICAS DE PREVENCIÓN

La expresión salud bucal hace referencia a todos los aspectos del sistema estomatológico y al funcionamiento de la cavidad bucal y de sus estructuras adyacentes como son: los tejidos blandos y duros (encía) incluyendo en éstos los órganos dentarios, éstas nos permiten comer, hablar, reír y tener buen aspecto. Es por ello, que estas estructuras deben carecer de infecciones en sus tejidos como la enfermedad periodontal, la caries dental, pérdida de los órganos dentarios y mal aliento.

La salud bucodental está relacionada de muchas maneras con la salud y bienestar general. La capacidad de masticar y deglutir los alimentos es esencial para obtener los nutrientes necesarios que permiten disfrutar de un buen estado de salud. Aparte de las consecuencias sobre el estado nutricional, una mala salud bucodental también puede afectar de manera negativa la capacidad de comunicación y la autoestima. Las enfermedades bucodentales provocan problemas económicos y sociales debido a que los tratamientos son costosos y el dolor dentofacial es el motivo de consulta estomatológica más frecuente, originando ausencia en las clases en los escolares y ausentismo laboral en los adultos.

La odontología preventiva, se basa en prevenir o evitar la aparición de diferentes enfermedades o a lo sumo, disminuir el grado de malignidad o destrucción de las estructuras bucales en el caso de que aparezcan. Conceptualizamos a la odontología preventiva como el estudio o la ciencia que se encarga de la promoción de la salud bucodental para evitar problemas de salud pública previniendo complicaciones o intervenciones más invasivas sobre el paciente. En general podrían aplicar prevención en todas las áreas de la odontología. El propósito de la odontología actual es ayudar a las personas a alcanzar y conservar al máximo su salud bucodental durante toda la vida.

Prevención

La Organización de las Naciones Unidas la define como la adopción de medidas encaminadas a impedir que se produzcan deficiencias físicas, mentales y sensoriales o a impedir que las deficiencias, cuando se han producido, tengan consecuencias físicas, psicológicas y sociales negativas.

Medidas destinadas no solamente a prevenir la aparición de la enfermedad tales como la reducción de factores de riesgo, sino también a detener su avance y atenuar sus consecuencias una vez establecida.(12)

La prevención implica cualquier medida que produzca la probabilidad de aparición de una afección o enfermedad, o bien, que interrumpa o aminore su progresión esto significa que siempre puede hacerse algo.

Para alcanzar lo anterior contamos con tres niveles: primaria, secundaria y terciaria.

Prevención primaria

La prevención primaria es la que se dirige a las personas sanas para promover acciones saludables o para decidir sobre la adopción de medidas que contribuyan a prevenir determinadas enfermedades.

Los factores de riesgo que pueden causar la enfermedad o lesiones, antes de que sean efectivos y se actúa antes de que se produzca la enfermedad, impidiendo o retrasando la aparición de la misma. En el aspecto clínico son el conjunto de acciones dirigidas a impedir la aparición o disminuir la probabilidad de padecer una enfermedad determinada; es decir disminuir la incidencia en el periodo prepatogénico. En este periodo realizamos las siguientes intervenciones como es el fomento, promoción y protección específica de la salud que está dirigida a las personas. Es el fenómeno y la defensa de la salud de la población mediante acciones que inciden sobre individuos de una comunidad, como son: las campañas contra el tabaquismo para prevenir el cáncer de pulmón.

El fomento a la salud se realiza sobre el medio ambiente. Como es el saneamiento ambiental y la higiene alimentaria. Las actividades de promoción y protección de la salud que inciden sobre el medio ambiente no las ejecuta el médico

ni la enfermera, sino otros profesionales de la salud pública, mientras que la vacunación sí las realiza el médico o la enfermera.

Según la Organización Mundial de la Salud y de la acción preventiva es la educación para la salud, que aborda además de la transmisión de la información, el fomento de la motivación, las habilidades personales y la autoestima, necesarias para adoptar medidas destinadas a mejorar la salud. La educación para la salud incluye no sólo la información relativa a las condiciones sociales, económicas y ambientales subyacentes que influyen en la salud, sino también la que se refiere a los factores y comportamientos de riesgo, además del uso del sistema de asistencia sanitario. Finalmente podemos resumir que la prevención primaria es el conjunto de actividades sanitarias realizadas por el personal sanitario, por la comunidad o por los gobiernos antes de que aparezca una determinada enfermedad. Siendo un ejemplo de estas acciones: La vacunación o inmunización, la floración de las aguas, la enseñanza o el consejo del cepillado dental, la quimioprofilaxis, que consiste en la administración de fármacos para prevenir enfermedades, por ejemplo, la prescripción de ácido fólico en mujeres fértiles que planean embarazarse para prevenir la espina bífida en los recién nacidos, o la administración de yodo en alimentos como la sal para prevenir el hipotiroidismo.

Prevención secundaria

La prevención secundaria consiste en detectar y aplicar tratamiento a las enfermedades en estados muy tempranos. La intervención tiene lugar al principio de la enfermedad, su objetivo es impedir o retrasar el desarrollo de la misma y tiene como finalidad disminuir la prevalencia de la enfermedad esta prevención se realiza en el periodo preclínico; es decir, cuando los signos y síntomas no aparecen todavía, pero existe en estado latente o embrionario.

Epidemiológicamente se realizan acciones mediante el cribado poblacional, se persigue la detección precoz de la enfermedad, de la lesión biológica o enfermedad en pacientes que se hallan asintomáticos o manifiestan una morbilidad reducida. Las actividades pueden ser de anticipación diagnóstica y precoz de la enfermedad cuando es posible aplicar un tratamiento efectivo y de posposición cuando se procura retrasar la evolución de la lesión, debido a que en la fase en que se encuentra ya no es posible aplicar medidas curativas, en el aspecto clínico realizamos el conjunto de acciones dirigidas a detener la evolución de la enfermedad, detectando precozmente el proceso patológico y poniendo en práctica las medidas necesarias para impedir su progresión o delimitación del daño. Es decir, se hace el diagnóstico precoz y tratamiento de la enfermedad.

Prevención terciaria

La prevención terciaria trata de reducir los daños que causa la enfermedad y controla sus consecuencias. Cuando ya se ha instaurado la enfermedad y se intenta evitar que la empeore y que se produzcan complicaciones. La intervención tiene lugar en plena enfermedad, siendo su objetivo eliminar o reducir las consecuencias del desarrollo de la misma y tiene como finalidad reducir el daño mediante el tratamiento y la rehabilitación de una enfermedad establecida, es decir, disminuir la prevalencia de la enfermedad, esta actividad se realiza en el periodo clínico cuando los signos y síntomas son aparentes, intenta prevenir las discapacidades en los pacientes que presentan una enfermedad en fase sintomática, incluye medidas para posponer y retrasar la progresión de la enfermedad y evitar las complicaciones y para la rehabilitación de los pacientes. En el aspecto clínico son el conjunto de acciones dirigidas al tratamiento y rehabilitación de una enfermedad ya previamente establecida, enlenteciendo su progresión y con ello la aparición o agravamiento

de las complicaciones e invalidez, intentando mejorar la calidad de vida de los pacientes. En este periodo hay dos tipos de prevención que es el tratamiento oportuno y la rehabilitación. Cuyas acciones o actividades no es necesario que sean consecutivas, sino que pueden plantearse a la vez para disminuir los costos y aumentar la eficacia, cirugía, farmacoterapia, fisioterapia, logopedia, ortopedia, prótesis, psicoterapia, quimioterapia y radioterapia.(13)

Medidas de aplicación masiva

La promoción para el desarrollo humano y la educación para la salud como una categoría dependiente, es idealmente la que se incluye en la dinámica social y cultural como práctica cotidiana e incorpora no solo a los profesionales de la salud sino también a los usuarios en una interacción que permita compartir saberes e inventar nuevas modalidades de relación. Ya que existe una serie de variables en el proceso de salud-enfermedad-atención, como los insumos críticos para las condiciones de salud de las personas: el acceso de agua potable, la presencia de carretera, la seguridad ecológica con impactos particulares sobre la calidad y las expectativas de vida que una comunidad puede alcanzar a comprender y a evaluar.

Las demandas de los pacientes se enfocan hacia el componente restaurador en lugar del preventivo debido a que dispone parcialmente del conocimiento y esa parcialidad es a veces elegida por la propia oferta de servicios que realiza el integrante del sector.(15)

1.3. Justificación.

La caries dental en su estado inicial es asintomática, el paciente solamente solicita la atención dental cuando existe dolor o bien, la aparición de procesos infecciosos que se manifiestan como abscesos (postemilla).

Las enfermedades bucodentales no sólo afectan la salud, sino además tienen un impacto negativo en la autoestima, causando problemas relacionados con la interacción social y funciones vitales como el comer, hablar, sonreír o incluso verse bien.

La población del centro de salud Metlatonoc, Gro. Presenta una alta prevalencia de caries y periodontopatias, para minimizar estas enfermedades se realizaron tratamientos de delimitación, así como el esquema básico de prevención reforzando las actividades de protección específica en escolares y público en general.

2. Objetivos.

Determinar las alternativas de tratamiento bucodental en los pacientes atendidos en el centro de salud con servicios ampliados del municipio de Metlatonoc, Gro. Especificando sexo y edad del paciente.

3. Metodología.

El tipo de estudio es descriptivo, transversal y retrospectivo, las variables de estudio se obtuvieron en una sola ocasión con el examen clínico bucal, historias clínicas, hoja diaria y cédula de recolección de información.

De los 3505 habitantes de las comunidades, la población de estudio fueron 766 pacientes atendidos en la consulta dental, aplicando el esquema básico de prevención y que presentaron abscesos periodontales y procedimientos quirúrgicos, eliminando a quienes no autorizaron su consentimiento a participar en el estudio, asimismo, a 2,126 escolares de las 13 escuelas de educación básica, se les realizó la técnica de cepillado, siendo diversas según la edad del escolar.

4. Resultados.

De 3505 habitantes, solo el 22% asistió al servicio dental, siendo 786 pacientes a quienes se les realizo el examen clínico bucal,

A todos los paciente se les aplico el esquema básico de prevención, habiéndose comprobado a hipótesis de investigación que fue la caries dental la enfermedad bucodental que más se presentó, siendo el género femenino el más demandante y las variables de estudio fueron: procedencia, tratamiento realizado, actividades preventivas, el tipo de enfermedad bucodental y las variables de persona, así como los procedimientos quirúrgicos y farmacoterapia, el 59% fueron pacientes del sexo masculino y el resto pacientes femeninos, se les realizó la detección de placa dentobacteriana con la pastilla reveladora y con respecto a la eliminación de la misma la técnica de cepillado, siendo la circular para el grupo de edad de 5 a 10 años con fundamento en que su desarrollo psicomotriz no es completo y el uso de hilo dental fue a partir de los 8 años de edad.

A todos se les realizo aplicación tópica de flúor en gel acidulado, utilizando para tal efecto cepillos. El esquema básico de prevención se realizó en alumnos de 9 instituciones de educación preescolar y primaria.

Con fundamento en los datos presentados se puede expresar que en los habitantes de la comunidad no existe interés por acudir a tratamiento estomatológico, lo que puede deberse a dos aspectos; uno en lo económico y otro de conocimiento, se considera que es predominante el factor económico por el costo del traslado que ocasiona de las comunidades al Centro de Salud, así mismo que la población de las colonias no asisten por falta de conocimiento de la importancia que tienen la salud bucodental y por más esfuerzo que realice el sector salud no se incide en que la población obtenga los beneficios que se brindan, aspecto que se ve reflejado en que solamente 333 niños menores de 15 años de edad fueron llevados a consulta estomatológica.

Las enfermedades bucodentales que se presentaron coinciden con lo establecido en otros entornos sociales, además fueron los restos radiculares y el desbridamiento de abscesos periodontales los procedimientos quirúrgicos más realizados.

Los beneficios de la exposición al fluoruro son acumulativos, ya que su efecto no es solamente por incorporación preeruptiva cuando se administra por vía sistémica y esto requiere un mínimo de cooperación importante de las personas, la familia y las comunidades.

De allí la importancia que tiene el programa prioritario del sector salud como es "Escolares libres caries" utilizando para tal efecto el esquema básico de prevención, que se realizó en los pacientes que asistieron al servicio dental y a los escolares, es conveniente resaltar que con respecto a las técnicas de cepillados fueron diversas según la edad de los pacientes.

5. Discusión.

Con respecto al tipo de enfermedad bucodental que presentaron los pacientes, es conveniente establecer que fue la caries dental la enfermedad que más se presentó, la segunda enfermedad más prevalente es la enfermedad periodontal inflamatoria, ambas enfermedades son las dos reconocidas como los problemas de salud pública bucal, como consecuencia de estos problemas se presentan como una tercera enfermedad o patología los restos radiculares, siendo necesario realizar procedimientos quirúrgicos como es la extracción de los mismos, desbridamiento o drenaje de los abscesos periodontales, administrando posteriormente antibióticoterapia y analgésicoterapia.

Para inhibir o disminuir el dolor y tumefacción que se presenta en los pacientes, se utilizaron los AINES por su acción analgésica, antiinflamatoria y en algunos casos antipirética, en menores de edad a quienes se les realizó exodoncia de restos radiculares y/o incisión y drenaje de los abscesos de órganos dentarios temporales se prescribió el acetaminofeno conocido como paracetamol en solución, en adolescentes y adultos el diclofenaco se prescribió en 16 pacientes y por su acción más específica para inhibir el dolor fue prescrito el analgésico ketorolaco en 11 pacientes. Siendo en el sexo femenino donde se recetó el 67%.

Para la delimitación del daño, se administró tratamiento con farmacoterapia, ya que los abscesos odontogénicos incluyen un amplio grupo de infecciones agudas que se originan en los órganos dentarios o en el periodonto y en este caso consiste en evitar la diseminación de procesos infecciosos que presente el paciente con la prescripción de antibióticos, que por su modo de acción y estructura química se escogió los del grupo betalactámicos, como amoxicilina que fue prescrita a 15 pacientes, o bien, la amoxicilina con ácido/clavulánico que fue prescrita a 36 pacientes y en los casos severos se combinó con metronidazol, porque es específico en presencia de las bacterias Gram negativas, esta farmacoterapia antibiótica fue prescrita en 40 pacientes del sexo femenino, es decir, el 68%.

Se implementaron dos sub programas como es la Técnica Restaurativa Atraumática con el uso de ionómeros de vidrio, paralelamente a esto se utilizó en las instituciones de educación básica y en las consulta estomatológicas la aplicación del esquema básico de prevención, que consiste en la detección de biofilm o placa dentobacteriana, la odontoxesis, profilaxis, aplicación tópica de flúor y la protección específica.

De los 786 atendidos en el servicio dental, el 59% es del sexo masculino y el resto pacientes femeninos.

6. Conclusiones.

Con fundamento en los datos presentados podemos expresar que en los habitantes de la comunidad no existe interés por acudir a tratamiento estomatológico, ya que de 3,505 habitantes solamente el 22% asistió al servicio dental, debido a dos aspectos; uno en lo económico y otro de conocimiento, predominante el económico por el costo del traslado que ocasiona de las comunidades al Centro de Salud, así mismo que la población de las colonias no asisten por falta de conocimiento de la importancia que tienen la salud bucodental y por más esfuerzo que realice el sector salud no se incide en que la población obtenga los beneficios que se brindan. Aspecto que se ve reflejado en que solamente 333 niños menores de 15 años de edad fueron llevados a consulta estomatológica, es conveniente resaltar que fue el sexo femenino quien más interés tiene en conservar su salud bucodental.

Con respecto a las enfermedades bucodentales que se presentaron coinciden con lo establecido en otro entorno sociales, la caries dental fue la más prevalente y al no ser una exigencia de la autoridades del Centro de Salud no se obtuvo el índice de caries dental de los pacientes, además fueron los restos radiculares y el desbridamiento de abscesos periodontales los procedimientos quirúrgicos más realizados.

Los beneficios de la exposición al fluoruro son acumulativos, ya que su efecto no es solamente por incorporación preeruptiva cuando se administra por vía sistémica y esto requiere un mínimo de cooperación importante de las personas, la familia y las comunidades.

De allí la importancia que tiene el programa prioritario del sector salud como es "Escolares libre caries" utilizando para tal efecto el esquema básico de prevención, que se realizó en los pacientes que asistieron al servicio dental y a los escolares, es conveniente resaltar que con respecto a las técnicas de cepillados fueron diversas según la edad de los pacientes.

7. Referencias.

1. Angus C. Cameron. Manual de odontología pediátrica. Madrid, Barcelona: Harcourt, (s./f.).

2. Barrancos M. Julio. Operatoria dental. 4ª ed. Buenos Aires, Argentina: edit. Médica panamericana, 2008.

3. De Long Leslie. Patología oral y general en odontología. 2ª ed. Barcelona, España: Edit. Lippincott Williams y Wilkins, 2015.

4. Donado R. Manuel. Cirugía bucal patología y técnica. 2ª ed. Barcelona, España: Edit. Masson, 2004.

5. Eccles. J. D. La conservación de los dientes, Barcelona, España: Edit. Salvat S. A. 2014.

6. Geoffrey L. Howe. Extracción dental. Ed. Mexico, D.F.: Edit. El Manual Moderno,1979.

7. Hernández A. Idelfonso. Manual de epidemiología y salud pública. 1ª ed. Madrid, España: Edit. Médica Panamericana, 2005.

8. Higashida H. Bertha.Odontología preventiva. 2ª ed. México, D. F.:

Edit. Mc Graw Hill Interamericana, 2009.

9. Juan R. Boj. Odontopediatría. 1ª ed. Caracas, Venezuela: Masson, 2007.

10. Koch G. Poulsen. Odontopediatría abordaje clínico. 2ª ed. Caracas, Venezuela: Edit. Jaurnal, 2011.

11. Liébana J. Microbiología Oral. 2ª ed. Madrid, España: Edit. Mc Grawn Hill Interamericana, 2002.

12. Lindhe Jan. Periodontología clínica e implantología odontológica. 5ª ed. Buenos Aires, Argentina: Edit. Médica Panamericana, 2009.

13. Londoño F. Juan Luis. Metodología de la investigación Epidemiológica, 4ª ed. México, D.F.: Edit. Manual Moderno, 2010.

14. Malagón L. Gustavo. La salud pública situación actual propuesta y recomendaciones. 3ª ed. Madrid, España: Edit. Médica Panamericana, 2005.

15. Nahás P. C. María Salete. Odontopediatría en la primera infancia. Sao Paulo, Brasil: Edit. Santos, 2009.

16. Philip D. Marsh. Microbiología Oral. 5ª ed. Barcelona, España:Edit.Churchill Livingstone.

17. R. A. Cawson. Fundamentos de medicina y patología oral. 8ª ed. Barcelona, España: Edit. Elsevierimprint, 2008.

18. Regazi. A Jossep. Patología Bucal. 3ª ed. Madrid España: Edit. Mc Graw Hill Interamericana, 2000.

19. Simón Katz. Odontología preventiva en acción. 3ª ed. México, D.F.: Edit. Médica Panamericana, 2002.

20. Zegarela V. Edward. Enfermedades del periodonto. Barcelona, España: Edit. Salvat, 1972.

Prevalencia de caries y estado nutricional en estudiantes de la Telesecundaria Víctor Rosales, Zacatecas

Franco-Trejo, ChristianStarlight1, Reyes-Estrada, Claudia Araceli2; Medrano-Rodríguez, Juan Carlos3 Orozco-Morales, David4, Chavez-Lamas, Nubia Maricela5

1UAZ-CA-36, Vigilancia Epidemiológica en el grupo social familia, Unidad Académica de Odontología, Universidad Autónoma de Zacatecas, fatc007964@uaz.edu.mx 2UAZ-CA-175, Farmacología en Biomedicina Molecular, Unidad Académica de Medicina Humana, Universidad Autónoma de Zacatecas c_reyes13@uaz.edu.mx 3UAZ-CA-36, Vigilancia Epidemiológica en el grupo social familia, Unidad Académica de Odontología, Universidad Autónoma de Zacatecas merodi12@hotmail.com 4Unidad Académica de Odontología, Universidad Autónoma de Zacatecas davidorozco@gmail.com 5UAZ-CA-36, Vigilancia Epidemiológica en el grupo social familia, Unidad Académica de Odontología, Universidad Autónoma de Zacatecas nubiachavez@uaz.edu.mx

Autor de correspondencia: Franco-Trejo, Christian Starlight fatc007964@uaz.edu.mx

Resumen

Introducción. La caries es considerada por la OMS como una de las principales enfermedades bucales de mayor prevalencia, es una enfermedad multifactorial y la alimentación es uno de ellos. Objetivo. Determinar la prevalencia de caries y estado nutricional en estudiantes de la Telesecundaria Víctor Rosales, Guadalupe, Zacatecas durante octubre-noviembre. Metodología. Se realizó un estudio observacional-descriptivo-transversal de una muestra de 24 estudiantes, se aplicó un instrumento que incluyó: ficha de identificación, Índice de alimentación saludable (IAS), Índice de Dientes Cariados Perdidos y Obturados (CPOD), también se utilizaron la variables de peso, talla, Índice de Masa Corporal (IMC), Peso/Edad, Peso/Talla, porcentaje de grasa y Masa Muscular; los datos obtenidos fueron almacenados y procesados, mediante el paquete estadístico SPSS v22, para la obtención de tablas y figuras, además de prueba de independencia de chi cuadrada considerando p=0.05. Resultados.La prevalencia de caries fue de 83.3%, mayor en el femenino; la categoría del CPOD fue de muy bajo para el 100%. Según elIMC 50%(12) fue normal y 50%(12) con malnutrición; el 79.2%(19) necesita cambios en su alimentación para el IAS. No hubo significancia estadística. Conclusiones. La prevalencia de caries fue elevada y el estado nutricional en la mayoría no es el adecuado.

Palabras clave: prevalencia de caries, índice de masa corporal, índice de alimentación saludable

Abstract

Introduction. Caries is considered by the WHO as one of the main oral diseases of greater prevalence, it is a multifactorial disease and food is one of them. Objective. To determine the prevalence of caries and nutritional status in students of the Telesecundaria Victor Rosales, Guadalupe, Zacatecas during

October-November. Methodology. An observational-descriptive-cross-sectional study of a sample of 24 students was carried out, an instrument was applied that included: identification card, Healthy Eating Index (IAS), Index of Lost and Obturated Carious Teeth (DMFT), the variables of weight, height, Body Mass Index (BMI), Weight / Age, Weight / Size, fat percentage and Muscle Mass; the data obtained were stored and processed, using the statistical package SPSS v22, to obtain tables and figures, as well as the chi square independence test considering p = 0.05. Results. The prevalence of caries was 83.3%, higher in the female; the CPOD category was very low for 100%. According to the BMI 50% (12) was normal and 50% (12) with malnutrition; 79.2% (19) need changes in their diet for the IAS. There was no statistical significance. Conclusions. The prevalence of caries was high and the nutritional status in the majority is not adequate.

Keywords: caries prevalence, body mass index, healthy eating index

1. Introducción.

La caries dental no es una enfermedad carencial, es considerada por la Organización Mundial de la Salud (OMS) como una de las principales enfermedades bucales de mayor prevalencia. México se encuentra entre los países con más alta prevalencia, el 90% de la población mexicana ha sido afectada, siendo los individuos entre 0 y 15 años de edad, los de más alto riesgo de contraerla. Muchos factores tanto locales como generales, influyen en la probabilidad del desarrollo de la caries y de su velocidad de avance, de modo que esta es realmente una enfermedad multifactorial (Cisneros, M. Tijerina, L. Cantú, P 2012), y la alimentación es uno de ellos

La Organización Mundial de la Salud –OMS-(2012)(1) ha definido la caries dental como un proceso localizado de origen multifactorial que se inicia después de la erupción dentaria, determinando el reblandecimiento del tejido duro del diente causado por microorganismos y el ambiente adecuado para su desarrollo como lo es una dieta rica en carbohidratos y que evoluciona hasta la formación de una cavidad.

También, la misma OMS 2017(2), define la nutrición como la ingesta de alimentos en relación con las necesidades dietéticas del organismo. Una buena nutrición (una dieta suficiente y equilibrada combinada con el ejercicio físico regular) es un elemento fundamental de la buena salud. Una mala nutrición puede reducir la inmunidad, aumentar la vulnerabilidad a las enfermedades como lo es la caries dental, alterar el desarrollo físico y mental, y reducir la productividad.

Previamente se han realizado varios estudios relacionados con la caries dental y su relación con el estado nutricional donde se obtuvieron diversos resultados que nos indican la relación que se presenta la caries y el estado nutricional en los adolescentes de 12 a 15 años aquí algunos autores:

Lozano, E. et al. 2018 (3), determinaron la prevalencia de caries dental y alimentación saludable en adolescentes de 12-15 años. Para esto se realizó un estudio descriptivo-transversal en una muestra de 94 alumnos, se aplicó un instrumento que incluyó: ficha de identificación, Índice de Dientes Cariados, Perdidos y Obturados (CPOD) e índice de alimentación saludable (IAS), la información se procesó en SPSS v20. Como resultados se obtuvo que la prevalencia de caries fue 46.8% (44) sanos el 53.2% (50) sanos, el índice de alimentación saludable se obtuvo 17.0% (16) saludable, 61.7% (58) necesita cambios y 21.3% (20) pocos saludable. Según el CPOD alto se encontró 52.1% necesita cambios mientras que el CPOD moderado se concentró en 9.6% necesita cambios. Y como conclusión la prevalencia encontrada es menor que la encontrada a nivel nacional, sin embargo se deben realizar acciones preventivas a nivel bucal y nutricional.

Ramírez, Y. et al.2017(4), identificaron presencia de caries en los primeros molares permanentes de estudiantes de enseñanza secundaria. Para esto se realizó un estudio descriptivo y transversal de los adolescentes entre 12 a 15 años de la escuela secundaria básica "Camilo Cienfuegos Gorriaran". Se revisaron a los 694 adolescentes que se encontraban en la institución, cuando se realizó el examen bucal entre las variables que figuraron fue la edad, sexo, afectación de pacientes por caries dental, ubicación del primer molar permanente y el índice de CPOD. Entre los principales resultados se obtuvo que la mayoría de los examinados (74.0%) presentara caries en al menos uno de dichos molares, con una mayor frecuencia del sexo femenino y la edad de 13 años (45.6% y 77.6% respectivamente), mientras que los molares inferiores fueron más dañados (26.5%) y las fosas y fisuras, las superficies dentales más afectadas (5.1%) y finalmente como conclusión se recomendó intensificar los programas de atención odontológica a escolares de 12 a 15 años de edad.

Sánchez, D. et al. 2017(5), con el objetivo de determinar la relación entre perdida de primer molar permanente y factores de riesgo en adolescentes de 12 a 14 años. Para esto se realizó un estudio descriptivo y transversal, a partir de un universo de 560 estudiantes, mediante un muestreo aleatorio simple, en el que se seleccionó una muestra de 185 pacientes. Se realizaron exámenes bucales, durante la visita a la escuela para determinar índice de Clune, CPOD e IHOS. Se utilizó el estimador de riesgo relativo odds ratio de prevalencia. Las variables estudiadas fueron: sexo, habito de higiene bucal, habito de dieta cariogénica, salud bucodental. Y como resultados obtenidos predomino la perdida de del primer molar permanente en el sexo masculino con un 14.1%. El factor de riesgo prevalente, fue la dieta cariogénica que afecto al 57.3 de la población, donde el 80.6% de los que presentaron consumo alto de dieta cariogénica, exhibieron perdida del primer molar permanente. Se calculó el índice de Clune (53.4% en el sexo femenino y 40% en el sexo masculino) y el índice de dientes cariados, obturados y perdidos (1.7 en el sexo femenino y 2.9 en el sexo masculino). Y como conclusión se obtuvo que existe una asociación directa entre factores de riesgo, higiene bucal deficiente y alimentación cariogénica con la pérdida del primer molar permanente.

Corchuelo J, Soto L, Mambuscay JC. 2016(6) describieron la prevalencia de caries y la relación con factores sociales en adolescentes atendidos en hospitales públicos en valle del Cauca. Para esto se realizó un estudio transversal analítico en 305 adolescentes; se registró en CPOD clásico y el CPOD modificado, los adolescentes realizaron una encuesta que incluía variables sociodemográficas y prácticas en salud bucodental. Los estimadores fueron calculados teniendo en cuenta el diseño, utilizando el programa estadístico SSPS v17 y EpiInfo 3.5.1. y como resultados se encontró una prevalencia de caries de 82.3% (caries con o sin cavitación) y una prevalencia de 62.6% (caries con

cavitación); con una media de dientes cariados sin cavitación de 1.7 (IC 95% 1.4-2.0) y una media de 2.9 (IC 95% 2.5-3.3) de dientes cariados con cavitación. La prevalencia más baja se presentó a los 12 y 13 años de edad se encontró un CPOD clásico de 4.6 DE 4.5: y el CPOD modificado de 6.3 DE 4.8. En análisis de regresión simple, el tipo de seguridad social y la edad se correlacionaron con el de CPOD y la historia de caries. Como conclusión se obtuvo la prevalencia de caries fue a mayor a la encontrada en el ENSAB III y IV. Tanto la historia de caries como la prevalencia de caries resultaron asociadas a la edad, la seguridad social, la pertenencia a un grupo poblacional vulnerable.

Pomar A. et al. 2016(7), Se realizó un estudio observacional, descriptivo y transversal con una muestra seleccionada de 157 estudiantes escolares de 12 y 15 años. Para hallar la prevalencia de caries dental se empleó el Índice CPOD de Klein, Palmer y Knutson, y para establecer el nivel de higiene bucal se empleó el Índice de Higiene Oral Simplificado (IHOS). Se tomaron en cuenta los valores clínicos para indicar el nivel de higiene bucal del individuo sugerido por Green. El análisis de los datos se realizó con el software SPSS v.16. Resultados. La prevalencia de caries dental fue 96,15% a los 12 años y del 97,1% a los 15 años; el índice CPOD a los 12 años fue 9,37 y 15 años fue 9,01. El IHOS a los 12 años fué 1,57 y 15 años fue 1,34. La experiencia de caries es elevada a los 12 y 15 años, incrementándose esta con la edad. El nivel de higiene bucal es regular a los 12 y 15 años, respectivamente. No existe asociación estadísticamente significativa entre el nivel de higiene bucal y la prevalencia de caries dental (p≥0,05) en escolares de 12 años. Existe asociación estadísticamente significativa entre el nivel de higiene bucal y la prevalencia de caries dental (p≤0,05) en escolares de 15 años.

Hernández, C. et al. 2013(9), Identificaron el comportamiento de la caries dental y la higiene bucal en los adolescentes de 12 a 15 años de los consultorios médicos de la familia 3 y 4 del área norte de Sancti Spiritus en el periodo de septiembre a diciembre del 2010. Para esto se realizó un estudio descriptivo transversal. La población fueron 346 adolescentes y la muestra 109 con criterios de inclusión. Las variables: edad, sexo, índice de cariados, obturados y perdidos para dientes permanentes, higiene bucal, dientes afectados por caries. Se realizó examen bucal a cada adolescente y confección de historia clínica individual. Como resultados se obtuvo que la mayoría de los adolescentes presento caries dental, predomino el sexo femenino y la edad de 14 a 15 años. El índice de cariados, obturados y perdidos para dientes permanentes tuvo un valor de 5.3 y los molares fueron el órgano dental de mayor presencia de caries y como resultado se obtuvo que el sexo femenino en los adolescentes presentó una mayor prevalencia de caries dental asociado a una deficiente higiene bucal, un alto índice de cariados, obturados y perdidos para dientes permanentes y los molares fue el órgano dental de mayor afectación.

González, S. et al. 2014(10), realizaron un estudio observacional, descriptivo y transversal a 370 niños menores de 19 años, que acudieron al consultorio popular de Barrio Adentro durante el año 2010; se seleccionó una muestra de 111 niños por el método de muestreo aleatorio simple, a los que se les realizó interrogatorio y examen clínico bucal con luz artificial en la consulta estomatológica, auxiliados de espejos bucales planos y el explorador. Como prueba estadística se utilizó el Chi cuadrada y los resultados se presentaron en tablas con frecuencias absolutas y relativas. Como resultado se obtuvo que la afectación por caries dental fue de un 86.0 %. El índice ceo-d reportó cifras de 3.37 y el índice CPOD de 2.74. Los molares resultaron más afectados, para un 78.49 %. La lesión cariosa tipo 2 fue la más frecuente con el 43.94%. La prevalencia de caries dental fue alta, afectándose

más la dentición temporal que la permanente, y los dientes molares, no existiendo diferencia entre las arcadas dentarias. Las lesiones con severidad tipo 2, fueron las predominantes, lo que demuestra la poca cultura de atención estomatológica oportuna, para detectar y tratar precozmente estas lesiones.

Norte A., Ortiz R. 2011(11), en un estudio de tipo descriptivo y trasversal en el ámbito nacional de la salud de España, determinaron la calidad de la dieta mediante el (IASE), Índice de Alimentación Saludable y su relación con las variables geográficas y socioeconómicas. Se estudiaron 26. 478 personas, 15. 019 mujeres y 14.459 hombres, se lleva a cabo en dos fases cuestionario en el hogar y cuestionario de adultos y el cuestionario de menores sobre el consumo de alimentos, se basa en datos obtenidos de estas encuestas, a partir de las cuales se construyen 10 variables, las 5 primeras representan el consumo de los principales grupos de alimentos (cereales, frutas, verduras, lácteos y carnes), las 5 restantes representan el cumplimiento de objetivos nutricionales para la población estadounidense (grasas totales, grasa saturada, colesterol, sodio y variedad de la dieta). Cada una de estas variables, se valoran con una puntuación que puede fluctuar entre 0 y 10. La suma de las puntuaciones, posibilita la construcción de un indicador con un valor máximo de 100 y la clasificación de la alimentación en tres categorías: saludable si la puntuación > 80, necesita cambios si obtiene una puntuación > 5.080 y poco saludable si la puntuación es 50. El 72% del total de la muestra necesita cambios en su alimentación. La puntuación media para mujeres es 73.7 ± 10.5 y para hombres 69.9 ± 11.3 (p < 0.001). En la categoría saludable obtienen mayor porcentaje (38.8%) el grupo de edad > 65 años y las mujeres (28.3%) frente a los hombres (18.4%). Así mismo, las clases-sociales mas altas (clase-I: 24.4%, clase-II: 25,0%, clase-III: 25.8%) presentan mayor índice de alimentación-saludable, (p < 0.001). Las Comunidades-Autónomas: Comunitat Valenciana (5.4%), Illes Balears (4,6%) y Andalucía (4,3%) son las que presentan mayor índice en la categoría poco-saludable.

Alfaro, M. et al. 2016(12), estudiaron las características de alimentación y ejercicio físico en los adolescentes escolarizados de la provincia de Valladolid, para esto se realizó una amplia encuesta de carácter anónimo y auto complementada a 2412 escolares de 13 a 18 años, extrayendo los datos relacionados con la alimentación y el ejercicio físico, durante marzo a mayo de 2012. Como resultados se obtuvo que los alumnos desayunaban diariamente el 79.2%, no desayunaban nunca un 4%. Referían consumir fruta a diario el 45.2%, verdura cocida o cruda al menos dos veces a la semana el 31.9% y legumbre al menos una vez a la semana 92.4%. No consumía pescado el 10.7%. En relación a los alimentos no saludables, tomaba refrescos a diario el 10.5%, chucherías el 7.2% y patatas fritas tipo chips el 4.5%. El 62.4% consideraron que su peso era adecuado. El 30.2% ha realizado dieta en alguna ocasión. Se ha provocado vómito, tomado laxantes o diuréticos para perder peso alguna vez el 7.7% y diariamente o frecuentemente el 1.6%. En relación al ejercicio físico, el 95.8% lo practicaba a diario y un 69.6% en el colegio. Como conclusión se obtuvo que encontraron problemas en los hábitos de alimentación y ejercicio físico de los adolescentes, por lo que es importante realizar campañas de promoción de hábitos saludables.

Oliva-Peña, Y. et al. 2016(13), estudiaron la concordancia entre el índice de masa corporal y la percepción de la imagen corporal en un grupo de adolescentes. Fue un estudio cuantitativo, observacional, transversal con un universo de 84 alumnos de nivel primaria y secundaria que cumplieron con el criterio de edad de 10 años en adelante, cantidad que corresponde al total de alumnos matriculados en dos centros escolares (básico y secundaria) del ciclo 2013-2014 de una comunidad suburbana de Mérida, Yucatán, México. Mediante un estudio cuantitativo, observacional, transversal en 84 alumnos, 54.1% hombres y 45.9%, mujeres, con edades entre 10 y 17 años, la talla mínima fue de 1.37 m. y la máxima de 1.70 m. con un promedio de 1.50 m; en cuanto al peso, el promedio fue de 48.1 kilos, el mínimo de 25 kilos y la máxima de 89.2. Se registró 61.9% en rango normal, seguido de 26.2% en bajo peso, y 11.9% en obesidad, la principal problemática en términos absolutos en esta población es el bajo peso y en segundo término la obesidad. Se registró concordancia entre el IMC real y el percibido en 55.95% de los casos. 79.8% de los jóvenes se percibe en normalidad, lo que refleja una diferencia de 17.9% respecto al IMC; seguido de 26.2% en bajo peso, con una diferencia a la baja de 19.1%; en cuanto a obesidad, se registra una diferencia al alza de 112%. Se apreció una tendencia de sobreestimación al mismo tiempo que subestimación del peso corporal El análisis por sexo mostró una concordancia de 416% en las mujeres, quienes tienden a subestimar el bajo peso y la obesidad; mientras que, los hombres subestiman en menor proporción la obesidad, y una concordancia global de 64.5% Se encontraron diferencias globales por género con una sobrestimación del peso de 29.2% en las mujeres y una subestimación de 18.4%; en los hombres la sobreestimación fue de 17.7% y, subestimación, 17.5%. Los hombres se perciben en mayor porcentaje en condición corporal normal y, en condición de bajo peso, ligeramente mayor a las mujeres.

Pinel, C. et al. 2017(14), estudiaron a 315 escolares con edad entre 10 y 12 años, pertenecientes a la ciudad de Granada, para analizar el género con los parámetros de obesidad, actividades sedentarias y físicas y la calidad de la dieta. Los resultados arrojaron que la mayoría de alumnado perteneciente a primaria se encuentra dentro del normo peso y tienen una dieta óptima sin haber significación respecto al género. Los varones solían pasar más horas realizando actividades sedentarias que las niñas. Sin embargo, los chicos suelen realizar más actividad física que las chicas. Obtuvieron que la mayoría de participantes se encontraba dentro del normo peso (84.8%) padeciendo solo una pequeña fracción de los estudiantes obesidad (5.4%) o sobrepeso (3.8%). La mayoría de participantes mostraron tanto un IMC dentro del normo peso como una dieta óptima, sin encontrar diferencia por género, como conclusión, se demuestra la necesidad de realizar intervenciones para motivar a la realización de deporte, sobre todo en el sector femenino, además de concienciar a los jóvenes de las consecuencias del sedentarismo y la obesidad.

1.1. Justificación.

La caries dental es la enfermedad bucodental de mayor prevalencia que afecta a grandes cantidades de personas en el mundo, en México más del 90% según la (OMS), sin embargo, se desarrolla en poblaciones de alto riesgo como es en la edad infantil y puede desarrollarse hasta la adolescencia, por tal motivo es necesario realizar estudios en estas poblaciones de manera que se tengan datos precisos de la afectación; en escolares de nivel de secundaria es indispensable tener en consideración el estado nutricio, es una edad en que los adolescentes consumen una gran cantidad de alimentos chatarra, cariogénicos y con altos contenidos de azucares saturadas, por tanto al tener esta información se podrán realizar acciones en beneficio de la salud bucodental de los estudiantes de la Telesecundaria Víctor Rosales de Zacatecas.

Se considera que a mayor escolaridad, son mejores los conocimientos en cuanto al cuidado de higiene y hábitos adecuados para evitar estas enfermedades y de la misma manera tienen también conocimientos sobre el tipo de alimentación saludable teniendo un estado nutricio adecuado con buena calidad de vida.

2. Objetivos.

Determinar la prevalencia de caries y estado nutricional en estudiantes de la Telesecundaria VíctorRosales de la comunidad de Santa Mónica, Guadalupe Zacatecas durante octubre-noviembre de 2018.

3. Metodología.

Se realizó un estudio observacional-descriptivo-transversal de una muestra de 24 alumnos escolares de la telesecundaria Víctor Rosales de la comunidad Vicente Guerrero de Santa Mónica Guadalupe, Zacatecas.

Para poder identificar la prevalencia de caries y estado nutricional en adolescentes en edades comprendidas de 12-15 en ambos sexos, realizado esto durante los meses Octubre-noviembre de 2018, capacitación previo a la aplicación del instrumento y de acuerdo a los aspectos bioéticos se explicó a los participantes sobre los procedimientos a realizar y los riesgos que se corren a través de un consentimiento informado previamente autorizado por el Padre o Tutor; se aplicó un instrumento que incluyó: ficha de identificación, Índice de alimentación saludable (Norte, A., Ortiz. R. 2011), Índice de Dientes Cariados Perdidos y Obturados (CPOD), también se utilizaron la variables de peso, talla, Índice de Masa Corporal (IMC), además de determinar Peso/Edad, Peso/Talla, el porcentaje de grasa y Masa Muscular.

3.1. Índice de dientes cariados perdidos y obturados

Se Índice de dientes cariados perdidos y obturados (CPOD) se realiza mediante la observación de los Órganos Dentarios se categorizan mediante códigos:

0. Espacio vacío.

1. Permanente cariado.

2. Permanente obturado.

3. Permanente extraído.

4. Permanente Extracción Indicada.

5. Permanente Sano.

6. Temporal cariado.

7. Temporal obturado.

8. Temporal extracción indicada.

9. Temporal sano.

Se obtienen los resultados y se realiza la sumatoria y se categorizan en:

Muy bajo   0 a 1.1

Bajo   1.2 a 2.6

Moderado   2.7 a 4.4

Alto   4.5 a 6.5

Muy alto   6.6 o más

3.2. Índice de Alimentación Saludable

Según Norte, A., Ortiz, R, (2011) Se realiza mediante una encuesta de 9 preguntas, se realizan con los siguientes alimentos:

Cereales y sus derivados

Verduras y hortalizas

Frutas

Leche y sus derivados

Carnes rojas

Leguminosas

Embutidos y jamones

Dulces

Refrescos con azúcar

Se realizó la sumatoria y de la pregunta 1 a la 4 además de la puntuación obtenida, se le sumaran 2 puntos más a cada pregunta, lo que es las preguntas 5 y 6 además de la puntuación obtenida, se le sumara 1 punto más a cada pregunta y de la pregunta 7 a la 9 se quedan con la puntuación dada al principio al tener los resultados se categorizan en:

1. Consumo diario 10

2. 3 o más veces a la semana, pero no diario 7.5

3. 1 o 2 veces a la semana 5

4. Menos de una vez a la semana 2.5

5. Nunca o casi nunca 0

Al tener los resultados se van a categorizar en:

Saludable + de 80

Necesita Cambios De 50 a 79

Poco saludable - de 49

El examen oral se realizó apegándose a los criterios de la OMS, los datos obtenidos fueron almacenados y procesados, mediante el paquete estadístico SPSS v22, para la obtención de tablas y figuras, además de prueba de independencia de chi cuadrada considerando $p=0.05$.

4. Resultados.

Se examinaron un total de 24 escolares que presentaron una edad que osciló de 11-16 años, con una media de 13.00 y una desviación estándar 1.103.

La distribución por sexo fue de 58.3% (14) para el femenino y 41.7% (10) masculino, la prevalencia de caries fue de 83.3% (20) mientras que el 16.7% (4) no la presentaron (ver Tabla 1).

Al comparar el sexo con la prevalencia de caries se encontró que el femenino presentó mayor prevalencia de caries con un 92.9% (13) y alumnos sanos con un 7.1% (1) en el caso del sexo masculino prevalecieron los alumnos sanos con un 30%(3) y una prevalencia de caries de 70% (7) obteniendo así un 83.3%(20) de alumnos con prevalencia de caries y un 16.7% (4) de alumnos sanos.

Tabla 1 Resultados de Prevalencia de Caries

	Frecuencia	Porcentaje
Caries	20	83.3
Sano	4	16.7
Total	24	100.0

En el CPOD se obtuvo una media de 0.1242 y una desviación estándar de 0.116. Al obtener el promedio del CPOD el 100%(24) de los estudiantes tuvieron un nivel muy bajo.

Los datos del IMC indicaron que el 50%(12) en normal y 50%(12) con malnutrición, que correspondió a Desnutrición 4.2%(1), Bajo peso 29.2%(7), sobrepeso 12.5%(3) y obesidad 4.2%(1).

La relación entre Peso/Edad y Peso/Talla fue de 70.8% (17) con un peso adecuado un 4.2% (1) con desnutrición 12.5% (3) con riesgo de desnutrición 8.3%(2) con sobrepeso y 4.2% (1) con obesidad con respecto a su edad y su talla.

Respecto a el porcentaje de grasa se obtuvo un 8.3% (2) con grasa magra un 33.3% (8) saludable un 55% (12) con sobrepeso y 8.3% (2) con obesidad, la masa muscular se presentó un 50% (12) con una reserva proteica normal un 16.7% (4) una reserva proteica alta y un 33.3% (8) con una reserva proteica baja.

Tabla 2 Resultado de Índice de Alimentación Saludable

Alimentos	a	b	c	d	e
Cereales y derivados	8.3% (2)	41.7% (10)	37.5% (9)	0% (0)	12.5% (3)
Verduras y hortalizas	4.2% (1)	41.7% (10)	50% (12)	4.2% (1)	0% (0)
Frutas	0% (0)	50% (12)	41.7% (10)	4.2% (1)	4.2% (1)
Leche y derivados	4.2% (1)	45.8% (11)	41.7% (10)	4.2% (1)	4.2% (1)
Carnes rojas	0% (0)	70.8% (17)	8.3% (2)	8.3% (2)	12.5% (2)
Leguminosas	0% (0)	29.2% (7)	50% (12)	12.5% (3)	8.3% (2)
Embutidos y jamones	0% (0)	58.3% (14)	25% (2)	8.3% (2)	8.3% (2)
Dulces	0% (0)	33.3% (8)	54.2% (13)	4.2% (1)	8.3% (2)
Refrescos con azúcar	4.2% (1)	41.7% (10)	33.3% (8)	4.2% (1)	16.7% (4)

a. Consumo Diario b.3 o más veces a la semana pero no diario c.1 o 2 veces a la semana
d.Menos de una vez a la semana e.Nunca o casi nunca

Se observó que el 37.5% (9) consume de 1 o 2 veces a la semana cereales y tubérculos, el consumo de verduras y hortalizas es del 50% (12) de 1 o 2 veces a la semana, el 50% (12) presentó un consumo de 3 o más veces a la semana, el consumo de leche y sus derivados fue de 3 o más veces a la semana con 45.8% (11), el consumo de carnes rojas fue de 3 o más veces a la semana con un 70.8% (17), el consumo de leguminosas fue de 1 o veces a la semana con un 50% (12), el consumo de embutidos y jamones fue de 3 o más veces a la semana con 58.3% (14), el consumo de dulces fue de 1 o 2 veces a la semana con un 54.2%(12), y el consumo de refrescos con azúcar fue de 3 o más veces a la semana con un 41.7%(10).

Según los resultados obtenidos en el Índice de Alimentación Saludable el 20.8% (5) se encuentra saludable y el 79.2%(19) necesita cambios en su alimentación.

Tabla 3. Índice de alimentación saludable y prevalencia de caries

IAS	Prevalencia		
	Caries	Sano	Total
Saludable	5	0	5
	20.8%	0.0%	20.8%
Necesita cambios	15	4	19
	62.5%	16.7%	79.2%
Total	20	4	24
	83.3%	16.7%	100.0%

En la Tabla 3. se comparan las variables de alimentación saludable con la prevalencia de caries se presentó que la mayoría de los alumnos presentan caries y necesitan cambios con un 62.5%(15) y los alumnos que son sanos y necesitan cambios con un 16.7%(4) y los alumnos con alimentación saludable y presentan caries con un 20.8%(5) y con una alimentación saludable y son sanos se presentó un 0%(0) de esta sección

Tabla 4 Índice de alimentación saludable e índice masa corporal

	Indice de Masa Corporal		
	Malnutrición	Normal	Total
Saludable	3	2	5
	12.5%	8.3%	20.8%
Necesita cambios	11	8	19
	45.8%	33.3%	79.2%
Total	14	10	24
	58.3%	41.7%	100.0%

En la tabla (4) se comparan las variables de Índice de Alimentación Saludable con el Índice de Masa Corporal se presentó que la mayoría de los alumnos presentan un Índice de Masa Corporal (IMC) con malnutrición y necesitan cambios con un 45.8%(11) y los alumnos que necesitan cambios con Índice de Masa Corporal Normal (IMC) con un 33.3%(8) y los alumnos con un Índice de Alimentación Saludable y presentan malnutrición presentaron un 12.5%(3) y los alumnos que presentan un Índice de Masa Corporal y una alimentación saludable con un 8.3%(2).

Tabla 5 Índice de alimentación saludable e índice masa corporal

	Indice de Masa Corporal					
	Desnutrición	Bajo peso	Normal	Sobrepeso	Obesidad	Total
Saludable	0	2	2	0	1	5
	0.0%	8.3%	8.3%	0.0%	4.2%	20.8%
Necesita cambios	1	5	10	3	0	19
	4.2%	20.8%	41.7%	12.5%	0.0%	79.2%
Total	1	7	12	3	1	24
	4.2%	29.2%	50.0%	12.5%	4.2%	100.0%

En la Tabla 5 se comparan las variables Índice de Alimentación Saludable con elÍndice de Masa Corporal (IMC), se presentó que la mayoría de los alumnos un Índice de Masa Corporal (IMC) Normal y necesita cambios con un 41.7%(10), con un bajo peso y necesitan cambios se presentó un 20.8%(5), con desnutrición y necesitan cambios se observó un 4.2%(1), en sobrepeso y con necesita cambios se obtuvo un 12.5%(3), y ningún alumno que necesita cambios y con obesidad. En lo que corresponde con los alumnos con una alimentación saludable y un Índice de Masa Corporal normal y con bajo peso se obtuvo un 8.3%(2), alimentación saludable y con sobrepeso presentan un 4.2%(1).No hubo significancia estadística entre las variables.

5. Discusión.

La caries dental es la enfermedad que afecta a una gran cantidad de personas en el mundo y esta muy relacionada con el estado nutricional, por lo que necesario comparar resultados con estudios realizados para determinar el comportamiento de la enfermedad en adolescentes de edad secundaria, se encontró que la prevalencia de caries fue de 83.3%(20) en la población evaluada, una cifra mayor a la reportada por Lozano, E. et al. (2017), de 46.8%; así como para Ramírez, Y, et al. (2017)(4) que presentó una cifra de 74% de caries obtenido del CPOD predominando en el sexo femenino con un 45.6% igual que en este estudio donde predomino el sexo femenino con un 92.9%, Corchuelo-Ojeda J, Soto L, Mambisa JC. (2016)(6), Se obtuvo una prevalencia de caries del 82.3% obtenido del CPOD un poco baja a la obtenida a este estudio realizado en Zacatecas obteniendo como resultado que el sexo con mayor prevalencia de caries se encontró que el femenino presentó mayor prevalencia de caries con un 92.9% (13) y alumnos sanos con un 7.1% (1) en el caso del sexo masculino prevalecieron los alumnos sanos con un 30%(3) y una prevalencia de caries de 70% (7) obteniendo así un 83.3%(20) de alumnos con prevalencia de caries y un 16.7%(4) de alumnos sanos., González, S, et al (2014)(10), se obtuvo una prevalencia de caries 86% obtenido del CPOD donde los molares resultaron más afectados los órganos dentales temporales fueron los más afectados que los permanentes, una cifra un poco mayor que se obtuvo en este estudio.

En lo que corresponde el índice de alimentación saludable Alfaro, M, et al. (2016)(12), indicó que el 42.5% de los alumnos consumían fruta mientras que en este estudio el 50% de los alumnos consumen 3 o más veces a la semana fruta, mientras el 31.2% consumen verduras dos veces a la semana mientras que en este estudio obtuvimos un 41.7% que la consumen 3 o más veces a la semana, un 10.5% consume refresco a diario mientras que en este estudio se obtuvo que los alumnos consumen de 3 veces a la semana con un 41.7%

En lo que corresponde al Índice de Masa corporal (IMC), Oliva-Peña, Y, et al. (2016)(13), indicaron como resultados un 61.9% presentan un rango normal mientras que en este estudio se obtuvo un 41.7% con rango normal, y un 26.2% presentaron bajo peso (malnutrición) y en este estudio se obtuvo que el 58.3% presentan una malnutrición mientras que Pinel, C, et al. (2017)(14), arrojó que un 84.8% de los alumnos evaluados presento un peso normal saliendo un rango alto en referencia a los resultados obtenidos en este estudio.

6. Conclusiones.

La prevalencia de caries fue elevada en los estudiantes de la Telesecundaria, fue más recurrente en el sexo femenino que en el masculino.

Según datos del IMC se encontró que la mitad de los estudiantes en normal y la otra parte en malnutrición, respecto a esto la mayoría se encontró en bajo peso, seguido de sobrepeso; al analizar los resultados de las mediciones antropométricas se puede concluir que gran parte de los alumnos requierenorientaciones nutricionales.

El estado nutricional en la mayoría de los estudiantes no es el adecuado, ya que al cuestionar sobre el consumo de alimentos con el IAS se encontró que la mayoría necesita cambios.

Al comparar la prevalencia de caries con el IAS se concluye que los alumnos necesitan cambios en su alimentación y la prevalencia de caries fue baja en una menor cantidad de alumnos que respondieron tener una alimentación saludable, los alumnos que no se observó presencia de caries respondieron que necesitan cambios en su alimentación, y ningún alumno se encontró sano y con una alimentación saludable.

Por lo anterior es recomendable llevar a cabo la implementación de programas orientados a la alimentación y promoción a la salud bucal, en dichas acciones se debe hacer promoción de medidas preventivas para caries y canalizar para su atención, para la alimentación que se hagan planes de alimentación individuales, además de pláticas y talleres con padres de familia, maestros y la comunidad en general.

7. Referencias.

1. Dental C. Organizacion Mundial de la Salud. [Online]; 2012. Acceso 24 de Enerode 2019. Disponible en: https://www.who.int/mediacentre/factsheets/fs318/es/.

2. Salud OMdl. Organizacion Mundial de la Salud. [Online]; 2017. Acceso 24 de Enerode 2019. Disponible en: https://www.who.int/topics/nutrition/es/.

3. A. EL, T.Y. AG, E. MC, C.S. FT, L.P. FR, J.C. MR. Prevalencia de Caries y Alimentacion Saludable en Adolescentes de Telesecundaria de Cieneguillas. [Online], Veracruz; 2018. Disponible en: http://www.uv.mx/veracruz/limb.

4. Ramirez Yea. Caries de los Primeros Molares Permanentes de: Estudiantes de la Enseñanza Secundaria. [Online]; 2017. Disponible en: http://www.redalyc.org/articulo.oa?id=368450965005.

5. Sanchez Dea. Perdida del Primer Molar Permanente: Factores de Riesgo y Salud Bucodental an Adolescentes. [Online]; 2017. Disponible en: http://www.revfinlay.sld.cu/index.php/finlay/article/view/464.

6. Corchuelo-Ojeda jairo SLMJC. Prevalencia de Caries en Adolescentes atendidos en la Red de Salud del Valle del Cauca: Alternativas de Medicion y Factores asociados. [Online]; 2016. Disponible en: http://revistas.ces.edu.co/index.php/odontologia/article/view/3921.

7. Pomar Saenz Andres VRC. Estado de Salud Bucal en Escolares de 12 y 15 años de Secundaria de LA I.E. "Sara A. Bullon" de Lambayeque, Peru 2015. [Online]; 2016. Disponible en: http://www.usmp.edu.pe/odonto/servicio/2016/01/874-2986-1-PB.pdf.

8. Montes Escalante Nadia Guadalupe GSMdLGHD. "Asociacion Entre Obesidad con Caries dental, Ph y flujo salival en Adolescentes. Casa Abierta al Tiempo. 2015;: p. 93.

9. Hernandez Cea. Caries Dental y la Higiene Bucal en Adolescentes de 12 a 15 años, Area Norte de Spiritus. 2010. [Online]; 2013. Disponible en: http://scielo.sld.cu/scielo.php?script=artttext&pid=S160889212013000100002.

10. Gonzalez Sea. Epidemiologia de la Caries Dental en la Poblacion Venezolana menor de 19 años. [Online]; 2014. Disponible en: http://revcmhabana.sld.cu/index.php/rcmh/article/view/382/pdf.

11. Norte Navarro A.I OMR. Calidad de la Dieta Española Según el Índice de Alimentación Saludable. Nutrición Hospitalaria. Nutricion Hospitalaria. 2011; 26(2): p. 330-336.

12. Alfaro Mea. Habitos de Alimentacion y Ejercicio Fisico en los Adolescentes. [Online].; 2016. Disponible en: www.pap.es.

13. Oliva-Peña Yea. Concordancia del IMC y la Percepcion de la Imagen Corporal en Adolescentes de una localidad Suburbana de Yucatan. [Online]. Disponible en: http://www.revbiomed.uady.mx/pdf/rb162722.pdf.

14. Pinel Cea. Diferencias de Genero en Relacion con el Indice de Masa Corporal, Calidad de la dieta y actividades sedentariasd en niños de 10 a 12 años. [Online]; 2017. Disponible en: www.retos.org.

Indicadores de atención Odontológica en escolares de comunidades rurales de la zona centro de Sinaloa

Garcia-Jau Rosa Alicia1; Villalobos-Rodelo Juan Jose1; Moreno-Terrazas Efigenia1; Benitez-Pascual Julio1; Zarate-Depraect Nikell Esmeralda1; Lizarraga-Rodriguez Daniel1.

1.-Cuerpo Academico Diagnostico Clinico Epidemiologico CADCE UAS-CA-197, Facultad de Odontologia de la Universidad Autonoma de Sinaloa, Mexico, rossygaja@hotmail.com.

Autor de correspondencia: Garcia-Jau Rosa Alicia rossygaja@hotmail.com.

Abstract

Introduction: Oral health is considered as a fundamental right of individuals. General Objective: To determine the indicators of dental care of schoolchildren in rural communities in the central area of Sinaloa. Methodology: Observational, cross-sectional, descriptive study to determine the indicators of dental care in schoolchildren of rural communities in the central area of Sinaloa. The sample was composed of 328 students from 6 to 13 years of age who, at the time of the review, presented the informed consent. Results: The Index of (CPOD) was 0.58 ± 1.25. The prevalence of caries in permanent dentition was 25.91%. The prevalence of caries in the primary dentition was higher in the female gender (56.5%) than in the male (4.65%). 48.12% of schoolchildren require seals of a surface, 57.62% of schoolchildren require cavities of two or more surfaces; 60 schoolchildren require restoration with a crown. Only a female school student and 11 years of age requires pulpal treatment. 6.40% of the scholar requires extractions from one or more dental organs. Conclusions: The prevalence of caries in the primary dentition was high (38.41%), despite having low caries prevalence, the proportion of teeth without treatment is high (INT = 68.9%).

Keywords: Oral health, dental caries, treatment needs.

Resumen

Introducción: La salud bucal es considerada como un derecho fundamental de los individuos. Objetivo General: Determinar los indicadores de atención odontologica de escolares en comunidades rurales de la zona centro de Sinaloa. Metodología: Estudio observacional, transversal, descriptivo, para determinar los indicadores de atención odontológica en escolares de comunidades rurales de la zona centro de Sinaloa, la muestra quedo constituida de 328 alumnos de 6 a 13 años de edad que al momento de la revisión presentaron el consentimiento informado. Resultados: El Índice de (CPOD) fue 0.58±1.25. La prevalencia de caries en dentición permanente fue 25.91%,.La prevalencia de caries en dentición temporal fue mayor en el género femenino (56.5%) que en el masculino (4.65%). El 48.12% de los escolares requieren obturaciones de una superficie, 57.62% de los escolares requieren de cavidades de dos o más superficies; 60 escolares requiere restauración con corona. Solamente un escolar género femenino y 11 años de edad requiere de tratamiento pulpar. El 6.40% de los escolare requiere de exodoncia de uno o más órganos dentarios. Conclusiones: La prevalencia de caries en dentición temporal fue alta (38.41%), a pesar de tener bajas prevalencias de caries, la proporción de dientes sin tratamiento es alta (INT= 68.9%).

Palabras clave: Salud bucal, caries dental, necesidades de tratamiento.

1. Introducción.

La salud oral es considerada como un derecho fundamental de los individuos. La cavidad oral es un portal de organismos infecciosos recientemente asociados a enfermedades cardiovasculares, diabetes y bajo peso al nacer entre otras alteraciones.1

La caries dental es una enfermedad infecciosa que causa la destrucción localizada de los tejidos dentales duros por los ácidos de los depósitos microbianos adheridos al diente.3 Etimológicamente se deriva del latín caries, que significa putrefacciones de causas múltiples, tanto biológicas, económicas, culturales y ambientales. 2-3

La Organización Mundial de la Salud (OMS) define a la caries dental como un proceso patológico localizado de origen multifactorial que se inicia después de la erupción dentaria, determinando el restablecimiento del tejido duro del diente y que evoluciona hasta la formación de una cavidad. De acuerdo con cifras de la Organización Mundial de la Salud (OMS), la caries dental afecta entre un 60% y un 90% de la población escolar que, por diversas razones, pueden no seguir una profilaxis dentaria adecuada para prevenir afecciones de esta naturaleza.4

La promoción de la salud bucodental infantil debe incluir la prevención de la caries dental, el diagnóstico precoz de la maloclusión dentaria y el tratamiento precoz de los traumatismos dentales.5

La caries dental es una enfermedad de origen multifactorial en la que existe interacción de tres factores principales (triada de Keyes): el huésped, la microflora y el sustrato. Además de estos factores deberá tenerse en cuenta uno más, el tiempo. Para que se forme la caries es necesario que las condiciones de cada factor sean favorables. Es decir, un huésped susceptible, una flora oral cariogénica y un sustrato apropiado, que deberán estar durante un periodo determinado de tiempo.6

1.2 Factores relacionados con el huésped

Saliva

La saliva es una solución súper saturada en calcio y fosfato que contiene flúor, proteínas, enzimas, agentes buffer, inmunoglobulinas, glicoproteínas, entre otros elementos de gran importancia para evitar la formación de la caries.7-10 El flúor está presente en muy bajas concentraciones en la saliva, pero desempeña un importante papel en la remineralización, ya que al combinarse con los cristales del esmalte forman la fluorapatita, que es mucho más resistente al ataque ácido que la hidroxiapatita.

Al estudiar las funciones de las proteínas salivales ricas en prolina se ha demostrado que éstas interaccionan con la superficie del diente, y forman parte de una capa de proteínas que se deposita sobre el mismo, denominada película adquirida, la cual está involucrada en procesos importantes como la protección de la superficie dentaria, su remineralización y la colonización bacteriana, entre otras. En la saliva, además de proteínas, se han aislado péptidos con actividad antimicrobiana, por ejemplo, las beta-defensinas. Se considera que además de la defensa de la superficie de la cavidad bucal, éstas pudieran inhibir la formación de la placa dental bacteriana y por lo tanto, el desarrollo de la caries dental. 11

Otras de las funciones de la saliva es lubricar los tejidos orales, proteger los tejidos blandos y eliminar las partículas de alimento y residuos de los tejidos. 14 Cuando se pierde la eficiencia de la salivación, el riesgo de la iniciación de caries aumenta; esta afección es conocida como xerostomía.12

1.2.1 Placa dentobacteriana

También denominada placa dental, es una acumulación heterogénea que se adhiere a la superficie de los dientes o se sitúa en el espacio gingivo–dental, compuesta por una comunidad microbiana rica en bacterias aerobias y anaerobias rodeada por una matriz intercelular de polímeros de origen microbiano y salival.13 Constituye un depósito blando, adherente, consistente, mate y de color blanco amarillento en la superficie de los dientes. Se forma en algunas horas y no puede eliminarse con un chorro de agua a presión. Esto lo diferencia de la materia alba, formada por restos alimenticios, leucocitos en vía de desintegración, células epiteliales descamadas y microorganismos.1

1.2.2 Formación de la placa bacteriana

La colonización primaria está dominada por cocos Gram positivos anaerobios facultativos. Éstos se adhieren sobre las superficies cubiertas por la película poco tiempo después de la limpieza mecánica. Hasta después de 12 horas hay un rápido incremento del número de bacterias observado, esparciéndose sobre la superficie como una monocopa, como resultado de la división celular. Al final del primer día, la superficie del diente está cubierta casi por completo por una "sábana" de microorganismos compuesta por cocos. Posteriormente, se produce el crecimiento en grosor de las colonias, así como su diferenciación en función de las diversas localizaciones. Los depósitos bacterianos maduros, a las dos o tres semanas, adoptan una estructura típicamente organizada en una capa interna de microorganismos densamente apretados y otra capa externa con una estructura menos compacta que contiene numerosos filamentos. 14

1.2.3 Microflora

Numerosos laboratorios han demostrado que el principal microrganismo asociado a la formación de la caries dental es el streptococcus mutans,15,16, seguido por el S. sobrinus, S. salivarius, así como algunas especies de lactobacillus y actinomices17, El streptococcus mutans coloniza la cavidad bucal de los niños tiempo después de la erupción del primer diente.18

Esta colonización de la dentición infantil aumenta de manera muy notable aproximadamente a los dos años de edad, durante un periodo llamado "ventana de infectividad". La especulación de cómo se transmite el S. mutans durante el periodo de ventana de infectividad, incluye el contacto con la saliva de la madre cuando esta comparte los cubiertos con su hijo, usa el mismo cepillo dental, lo besa en la boca y probablemente también, durante el nacimiento en el canal vaginal. 19

El paso más importante para que se produzca la caries es la adhesión inicial de la bacteria a la superficie del diente. Esta adhesión esta mediada por la interacción entre una proteína del microorganismo y algunas de la saliva que son absorbidas por el esmalte dental.

En el caso del Streptococcus mutans, los factores de virulencia más involucrados en la producción de caries son:

Acidogenicidad: El estreptococo puede fermentar los azúcares de la dieta para originar principalmente ácido láctico como producto final del metabolismo. Esto hace que baje el pH y se desmineralice el esmalte dental. Aciduricidad: Es la capacidad de producir ácido en un medio con pH bajo.

Acidofilicidad: El Streptococcus mutans puede resistir la acidez del medio bombeando protones fuera de la célula.

Síntesis de glucanos y fructanos: por medio de enzimas como glucosil y fructosiltransferasas se producen los polímeros glucano y fructano, a partir de la sacarosa. Los glucanos insolubles pueden ayudar a la bacteria a adherirse al diente y ser usados como reserva de nutrientes.10

Sin embargo, existen tres clases de lesiones cariosas, producidas por tres diferentes clases de microorganismos, en tres diferentes localizaciones en el diente y en tres diferentes periodos de edad. 13

Lesiones primarias: principalmente en fosas y fisuras, en dientes recién erupcionados. Los microorganismos asociados son principalmente Lactobacillus acidophilus.

Lesiones secundarias: de superficies lisas. Se da principalmente en esmalte joven y con la participación del Streptococcus mutans.

Lesiones terciarias: de superficies radiculares; en edades adultas debido a exposición de raíz. El microorganismo involucrado es el Odontomyces viscosus.

1.3 Clasificación de la caries dental

Existen diversas maneras de clasificar la caries dental:

1.3.1 Desde el punto de vista de actividad

Caries activa: Son lesiones bien definidas en su contorno, de color amarillo, ligeramente café, recubiertas por placa dentobacteriana y presenta una consistencia blanda.

Caries inactivas o detenidas: Lesiones de contorno muy bien definido, de color café oscuro casi negro y consistencia dura. La superficie de la lesión es brillante y no presenta irregularidades.

1.3.2 Desde el punto de vista de localización y manifestación clínica

Caries de superficies lisas: En las superficies lisas libres la lesión cariosa puede ser detectada desde

los estadios más precoces. La descalcificación inicial provoca un aumento de la porosidad

del esmalte que se observa clínicamente como una pérdida de transparencia y una aspereza de su superficie.

Caries interproximales: Estas caries no pueden detectarse clínicamente durante los estadios iniciales. Es preciso el diagnóstico radiológico. En estadios más avanzados, estas lesiones provocan el socavado del esmalte con la consiguiente aparición de una sombra oscura o grisácea.20

Caries de fosetas y fisuras: Las superficies oclusales, principalmente las de los primeros y segundos molares permanentes, son las superficies más vulnerables al ataque de la caries dental.12, La destrucción progresiva del sistema de fosas y fisuras oclusales se inician en la parte más profunda como resultado del cúmulo de los depósitos bacterianos.21

El ambiente cerrado inicialmente encontrado por las bacterias facilita que su metabolismo ocurra sin mayor disturbio externo, ya que las cerdas de un cepillo dental no alcanzan a limpiar en el fondo de una fosa. La destrucción del esmalte se inicia en su superficie, no en la profundidad de la fosa y es un evento progresivo que eventualmente compromete toda la superficie. El periodo de mayor peligro es el que transcurre entre la aparición de los molares en la boca y el contacto con su antagonista; un año en promedio. 22

Caries radicular: Está asociada con la recesión gingival que ocurre con la edad y con la disminución en el flujo salival de origen fisiológico o como resultado del consumo de drogas para el control de la presión arterial, diabetes, estrés emocional.

La unión de cemento y esmalte constituyen un sitio de difícil limpieza. Este tipo de caries varía en extensión, desde lesiones muy pequeñas hasta otras de carácter circunferencial. Son lesiones de consistencia blanda, pigmentadas de color amarillo a café claro de intensidad variable, usualmente cubierta por placa dentobacteriana. 13,23

Caries de la infancia temprana: La Academia de Odontología Pediátrica de México define la caries de la infancia temprana (CIT o CTI) como la presencia de uno o más dientes cariados, ausentes o restaurados en la dentición primaria, en niños de edad preescolar. Hace años se le conocía como caries de biberón. Sin embargo, se ha demostrado que no sólo se debe al uso frecuente del biberón, ya que puede aparecer con la presencia de cualquier líquido azucarado como jugo de frutas y refrescos. Además, la utilización de chupones endulzados y la alimentación a libre demanda del seno materno 4,24 combinada con la ingesta de otros carbohidratos, se ha encontrado que son altamente cariogénicos. 20

La caries de la infancia temprana (CTI) muestra un patrón característico relacionado a dos factores: el primero, a la secuencia de erupción de los dientes, por esto afecta principalmente a los dientes anteriores superiores; y el segundo, a la posición de la lengua durante la alimentación, la cual protege a los dientes inferiores de los líquidos durante la alimentación, por lo que generalmente no están involucrados. Tras los dientes anteriores superiores, los dientes más frecuentemente implicados son los segundos molares y los caninos y, en casos severos, pueden estar incluidos los dientes inferiores. 21-25

La CTI no sólo afecta los dientes, también tiene implicaciones en el estado general de la salud de los niños, ya que crecen a un menor ritmo que los niños libres de caries. Algunos niños pueden estar por debajo de su peso debido a problemas asociados a la ingesta de alimentos, entre ellos, al dolor. También la CIT ha sido asociada por algunos investigadores a deficiencias de hierro. 20

Caries rampante: Se trata de un cuadro de múltiples caries de aparición súbita y extendida que da por resultado el compromiso temprano de una pulpa y que afecta aquellos dientes que se consideran generalmente inmunes a la caries común u ordinaria. Afecta principalmente los niños entre dos y cinco años de edad. 6 La característica distintiva de esta enfermedad es el compromiso de los incisivos anteroinferiores y la producción de caries cervical. Además, clínicamente tiene un patrón definido de afectación coincidiendo con el orden cronológico de erupción. 26

Caries recurrente: fenómeno localizado alrededor de restauraciones. Se ha demostrado que las amalgamas, resinas y diversos cementos filtran, lo cual quiere decir, que en teoría son pacientes susceptibles. 8,21 La estadística señala que el 50% de todas las restauraciones presentarán caries recurrente y lo que es aún más grave: entre el 50 a 70% de las restauraciones que colocamos los dentistas son restauraciones de reemplazo de obturaciones previas. Clínicamente se ven como una decoloración del esmalte por encima de la·lesión cuando ya se encuentra en avanzado estado de progreso. 21 El diagnóstico es radiográfico o mediante el uso del explorador. 24

1.4. Antecedentes especificos

En México la mayoría de los estudios son de prevalencia de caries, y los que hacen referencias a la higiene oral en su mayoría son tomando en cuenta la frecuencia de cepillado y de hábitos alimenticios. Se cuenta con poca información sobre las modificaciones en los índices de caries que presenta la población escolar mexicana. Así mismo existen escasos datos sobre los hábitos de higiene bucal de esta población.

Villalobos y cols. en el 2006, en su estudio de prevalencia de caries sobre una población de 3,048 niños de 6 a 12 años en Navolato (Sinaloa, México), encontraron una prevalencia de caries del 90,2%, con un ceo-d > 3 del 60,8%. El índice significativo de caries en dientes temporales se encontró a la edad de 6 años. En la dentición permanente la prevalencia fue del 82% (CPO-D> 3; 47,8%) y el índice de caries significativo se encontró a los 12 años. En cuanto a las necesidades de tratamiento, al menos el 81,1 % de los niños necesitaban restauración de una superficie dental y el 89,6% de dos superficies.23

Gurrola y cols., en 2008, realizaron un diagnóstico del perfil estomatológico en los escolares de seis a doce años de la Delegación Álvaro Obregón del Distrito Federal en México. Los resultados aportaron un promedio de CPOD de 3,4 en dentición permanente y un promedio de ceod de 3,9 en dentición primaria, encontrándose diferencias significativas entre ambos sexos. Respecto al promedio del IHOS se encontró en un nivel bajo. 25

En 2008, Maldonado y cols., en su estudio, realizaron un diagnóstico de patologías bucales dirigida a la población preescolar de Tampico (México), con la finalidad de actuar oportunamente y establecer un tratamiento idóneo. Como resultado se describió que el 44% de la población revisada tenía al menos una lesión de caries, y debería de prestársele mayor atención a la caries de la dentición primaria ya que se considera predictiva de caries para la dentición permanente.67 De igual manera, en el 2010, estos autores reportaron en su investigación que la lactancia materna era un factor importante de protección a la caries dental, la cual debe realizarse por lo menos durante seis meses.26

Aguilar y cols., en el 2009, realizaron un estudio observacional, descriptivo, de dientes sanos, cariados, perdidos y obturados en estudiantes de Nayarit (México) con una muestra de 434 de alumnos de licenciatura. El resultado fue de 1.278 dientes cariados, 295 dientes perdidos, 2.096 dientes obturados y 8.483 dientes sanos, obteniendo un CPOD de 8,45.27

Pérez y cols., en 2010, efectuaron un estudio transversal, prospectivo, observacional y descriptivo con una muestra de 778 pacientes de sexo masculino y 767 de sexo femenino en edades de 3, 5, 6 y 12 años. La prevalencia de caries fue de 66,9% y las cifras más elevadas se encontraron en la dentición temporal, teniendo un ceod promedio de 3,57. En adolescentes de 12 años el CPOD fue de 1,97. 70. 28

Riesgo y cols., en 2011, realizaron un estudio de estado de salud bucal en escolares de 5 y 6 años con una muestra de 98 alumnos. El resultado fue de una presencia del 74,5% de niños con higiene deficiente, y un ceod de 1,3 en niñas y 1,2 en niños.29

Oropeza y cols., en el 2012, en México, realizaron un estudio en los primeros molares permanentes, considerándolas piezas con mayor susceptibilidad a la caries porque erupcionan en edades en que el niño no posee la coordinación motora ni ha adquirido hábitos de higiene. La muestra fue de 116 escolares de ambos géneros sobre un total de 464 primeros molares. El 58,6% de los dientes explorados tuvieron presencia de caries siendo el género femenino el más afectado (31,0% vs 29,7%) y los molares más afectados fueron los inferiores en un 59,6%.72 30

Dentro de los estudios, de prevalencia de caries de otros países, nos referiremos brevemente a los similares a nuestro estudio. Villaizán en el 2012, realizó una investigación para conocer la prevalencia de caries en una población escolar de 1.220 alumnos de 1º, 3º y 5º de primaria en colegios públicos y privados del área de salud de Toledo, relacionándolo con hábitos de higiene. La prevalencia de caries en dientes primarios fue de 52,20% en dentición primaria y en la dentición permanente fue de 36,45% encontrando relación entre la dieta cariogénica y la caries dental.31

En un estudio epidemiológico sobre caries dental y necesidades de tratamiento de Martínez y cols.

en 2010, con una muestra de 3.864 escolares de la ciudad de San Luis Potosí (México), la prevalencia de caries en dentición primaria fue de 56,8% y el promedio de ceod fue de 1,88±1,79. En dentición permanente la prevalencia de caries fue de 36,8% y un promedio de CPOD de 4,14±4,15, con un índice de necesidades de tratamiento de 88,5%.32

En un estudio realizado por Garcia-Jau y cols. En 2014 menciona que la denticion temporal es la mas afectada por caries ya que la necesidad de tratamiento fue de 44.23% y los organos dentales indicados para extraccion por caries fue de 8.7% a diferencia de la denticion permenente donde la necesidad de tratamiento fue de 7.20% y organos dentales indicados para extraccion fue de 0.28% 33

1.5 Justificación.

La caries dental es una enfermedad infecciosa que causa la destrucción localizada de los tejidos dentales duros por ácidos de los depósitos microbianos adheridos de los dientes. Más del 40% de los niños que ingresan a educación básica presentan caries dental, mientras que existen poblaciones en México donde más del 90% de sus niños están afectados por lesiones en esta enfermedad.

La caries de la infancia temprana afecta a la población general. Sin embargo, se ha estimado que es 32 veces más frecuente en infantes de un nivel socioeconómico clasificado como de pobreza o pobreza extrema, con madres con un nivel bajo en educación y que consumen alimentos altamente endulzados. Se estima que un niño que presentó caries en la dentición primaria, es siete veces más probable que la presente en la dentición permanente. La presencia de caries dental en la dentición primaria afecta la calidad del niño, causando dolor y produciendo infecciones de origen dental que incluso pueden requerir hospitalización.

La realización de diagnóstico correcto es importante como en cualquier otra enfermedad. Lo ideal es que se logre identificar en el momento preciso en que se inicia la caries dental. Sin embargo, no es tan simple detectarla en sus estadios tempranos ya que es asintomática, aún más difícil cuando se encuentra en los lugares donde la exploración con el espejo bucal es limitada como lesiones proximales.

El diagnostico de salud se basa en la identificación y definición de los problemas y del plan de acción para darle solución a los mismos, para lo cual se requiere de la participación activa del equipo de la salud y la comunidad.

2. Objetivos.

Determinar los indicadores de atención odontologica de escolares en comunidades rurales de la zona centro de Sinaloa

3. Metodología.

Es un estudio observacional, transversal, descriptivo, correlacional y abierto en el que se determinó la prevalencia de caries dental, el índice de caries dental CPOD y ceod, las necesidades de tratamiento (NT) en escolares de comunidades rurales de la zona centro de Sinaloa.

3.1 Población y muestra del estudio

La población de nuestro estudio fueron alumnos de 6 a 13 años de escuelas primarias públicas de comunidades rurales de la zona centro de Sinaloa.

3.2 Muestreo

Como marco muestral se tomaron cinco escuelas públicas con una población de 2066 alumnos de comunidades rurales de la zona centro de Sinaloa.

Para calcular el tamaño de muestro se consideró un nivel de confianza del 95%, una precisión del 5% y estimación de la proporción del 30%. Con estos parámetros se obtiene un tamaño muestral de 279, considerando una proporción esperada de pérdidas del 15%, nuestra muestra quedo establecida en 328 escolares.

3.3 Tipo de muestreo

La selección de los niños fue probabilística aleatoria y proporcional cada grupo Dentro de cada escuela se seleccionó a escolares a partir de los listados oficiales de los alumnos. La exploración física de la cavidad bucal se realizó a los escolares de las aulas que incluían alumnos de 6 a 13 años, pero solo se introdujo en la base de datos y se utilizó en el análisis posterior la información procedente de los alumnos de la muestra. Cuando alginos de los alumnos de la muestra no había acudido a la escuela el dia de la exploración era ustituido por el siguiente alumno de la lista de clase conigual edad y genero.

Finalmente se incluyeron datos de 328 escolares que se encuentran cursando la escuela al momento del estudio y que sus padres hayan firmado el consentimiento informado.

4. Resultados.

Se revisaron 328 escolares de 6 escuelas pertenecientes a comunidades rurales de la región centro del estado de Sinaloa.

Cuadro 1. Distribución de los escolares por lugar de residencia

Comunidad		Porcentaje	Frecuencia
Lindavista	60	18.29	18.29
La Palma	84	25.61	43.90
San Pedro	40	12.20	56.10
El Diez	84	25.61	81.71
Culiacancito	60	18.29	100.00
Total	328	100.00	

La muestra estuvo constituida por 168 escolares del género masculino (51.22%) y 160 del femenino (48.78%).

Se examinaron escolares de 6 a 13 años de edad, el promedio de edad fue de 9.27 con una desviación estándar de ± 1.88.

Cuadro 2. Distribución de los escolares por grupo de edad

Edad	Frecuencia	Porcentaje
6 años	25	7.62%
7 años	51	15.55%
8 años	48	14.63%
9 años	43	13.11%
10 años	49	14.94%
11 años	74	22.56%
12 años	35	10.67%
13 años	3	0.91%
Total	328	100.00%

El promedio de dientes permanentes cariados, perdidos y obturados (CPOD) en la muestra estudiada fue de 0.58±1.25.

La prevalencia de caries en dentición permanente (CPOD>0) fue de 25.91%

La prevalencia de caries en dentición permanente fue mayor en el género femenino (55.29%) que en el masculino (44.71%), sin haber diferencias estadísticamente significativas (p=0.38).

Cuadro 3. Distribución de la prevalencia de caries en dentición permanente por género.

Género	Con caries	Prevalencia
Masculino	38	44.71
Femenino	47	55.29
Total	85	100.00

Pearson chi2 (1) = 0.7624 Pr = 0.383

El promedio de dientes temporales cariados, con extracción indicada y obturados (ceod) fue de 1.03 ±1.73.

La prevalencia de caries en dentición temporal (ceo>0) fue de 38.41%

La prevalencia de caries en dentición temporal fue mayor en el género femenino (56.5%) que en el masculino (43.65%), sin diferencias estadísticamente significativas (p=0.14).

Cuadro 4. Distribución de la prevalencia de caries en dentición temporal por género.

Genero	Con caries	Prevalencia
Masculino	55	43.65
Femenino	71	56.35
Total	126	100.00

Pearson chi2 (1) =2.1547 Pr=0

En el índice de necesidades de tratamiento en el rubro de obturación de una superficie la requieren de 48.12% de los escolares (n=148) siendo el género masculino quien se encuentra más afectado (56.35% vs 43.65%) sin haber diferencia estadísticamente significativa (p=0.142).

Cuadro 5. Distribución de obturación de una superficie por género.

Genero	Necesidad de tratamiento	Porcentaje
Masculino	75	50.67 %
Femenino	73	49.33 %
Total	148	100.00 %

Pearson chi2 (1) =03877 Pr = 0.534

Cuadro 6. Distribución de necesidades de obturacion de una superficie por grupo de edad

Edad	Frecuencia	Porcentaje
6 años	9	6.08%
7 años	25	16.89%
8 años	23	15.54%
9 años	19	12.84%
10 años	20	13.51%
11 años	35	23.65%
12 años	15	10.14%
13 años	2	1.35%

Pearson chi2(7) = 2.4627 Pr = 0.930

El 57.62% de los escolares (n= 189) requieren de obturacion de dos o más superficies; el género masculino tiene más necesidad de obturacion de dos o más superficie que el femenino (50.79% vs 49.21%) sin haber diferencia estadísticamente significativa (p=0.395).

Cuadro 7. Distribución de necesidades de obturación de dos o más superficies por género

Genero	Frecuencia	Porcentaje
Masculino	96	50.79 %
Femenino	93	49.21%
Total	189	100.00 %

Pearson chi2 (1) =03877 Pr = 0.534

Cuadro 8. Distribución de necesidades de obturación de dos o más superficies por grupo de edad

Edad	Frecuencia	Porcentaje
6 años	13	6.88%
7 años	31	16.40%
8 años	29	15.44%
9 años	31	16.40%
10 años	30	15.87%
11 años	34	17.99%
12 años	19	10.05%
13 años	2	1.06%

Pearson chi2(7) = 2.4627 Pr = 0.930

El 18.29% (n= 60) de los escolares examinados requiere de tratamiento de restauración con corona; el género femenino tiene más necesidad de tratamiento con corona que el masculino (50.00% vs 45.00%) sin haber diferencia estadísticamente significativa (p=0.517).

Cuadro 9. Distribución de necesidades de tratamiento restaurativo con corona por género

Genero	Frecuencia	Prevalencia
Masculino	27	45.00 %
Femenino	33	55.00 %
Total	60	100.00 %

Cuadro 10. Distribución de necesidades de tratamiento restaurativo con corona por grupo de edad

Edad	Frecuencia	Porcentaje
6 años	5	8.33%
7 años	10	16.67%
8 años	15	25.00%
9 años	9	15.00%
10 años	8	13.33%
11 años	7	11.67%
12 años	6	10.00%
13 años	0	0.00%

Pearson chi2 (7) = 2.4627 Pr = 0.930

Solamente un escolar (0.30%) de género femenino y 11 años de edad requiere de tratamiento pulpar.

El 6.40% (n= 21) de los escolares examinados requiere de exodoncia de uno o más órganos dentarios; el género femenino tiene más necesidad de tratamiento con corona que el masculino (71.43% vs 28.57%) sin haber diferencia estadísticamente significativa (p=0.055).

Cuadro 11. Distribución de necesidades de tratamiento de exodoncia por género

Genero	Frecuencia	Prevalencia
Masculino	6	28.57 %
Femenino	15	71.43 %
Total	21	100.00 %

Pearson chi2 (1) =3.6675 Pr = 0.055

Cuadro 12. Distribución de necesidades de tratamiento de exodoncia por grupo de edad.

Edad	Frecuencia	Porcentaje
6 años	5	8.33%
7 años	10	16.67%
8 años	15	25.00%
9 años	9	15.00%
10 años	8	13.33%
11 años	7	11.67%
12 años	6	10.00%
13 años	0	0.00%

Pearson chi2 (7) = 11.0680 Pr = 0136

5. Discusión.

La caries dental es considerada un problema de salud publica por su alta prevalencia. Sin embargo, en los últimos años, se ha observado una mejoría en el estado de salud bucal en la población, probablemente debido a las estrategias preventivas bucodentales empledas en cada país. La secretaria de salud en Sinaloa, en Mexico, realiza continuamente dichas estrategias en los planteles de educación primaria: acciones de promoción de la salud, aplicaciones de fluor, enseñanza de la utilización del hilo dental y técnica de cepillado, entre otras cosas. Además se llevan a cabo dos semanas a nivel nacional de sald bucal en centros de saludy planteles educativos a nivel preescolar y escolar. En el presente se revisaron a 328 escolares con edades comprimidas de 6 a 13 años, pertenecientes a 6 escuelas de la zona dentro de Sinaloa. La muestra estuvo contituida por 168 alumnos de genero masculino y (51.22%) y 160 del femenino(48.78%). Se examinaron escolares de 6 a 13 años de edad el promedio de edad fue de 9.27 con una desviación estándar de ± 1.88. el promedio de los dientes permanentes cariados perdidos y obturados (CPO-D) en la muestra estudiada fue de 0.58± 1.25. la prevalncia de caries en la dentición permanente CPO-D fue de 25.91%

La prevalencia de caries en dentición permanente fue mayor en género femenino (55.29%) que en el masculino (44.71%), sin haber diferencias estadísticamente significativas (p=0.38). El promedio de dientes temporales cariados, con extracción indicada y obturados (ceod) fue de 1.03 ± 1.73. La prevalencia de caries en dentición temporal (ceod>0) fue de 38.41%. La prevalencia de caries en dentición temporal fue mayor en el género femenino (56.5%) que el masculino (4.65%), sin diferencias estadísticamente significativas (p=0.14).

Irigoyen, 39 en 1997, reportó una prevalencia de caries de 90.5% en 4.475 escolares, una prevalencia en dentición permanente de 61.6% y una media de 2,07 ± 2.21 para el CPOD. Se observó que los resultados de las prevalencias, así como el índice de caries, son muy superiores en comparación por los resultados reportados en nuestro trabajo. No conocemos exactamente el descenso de la caries dental en nuestra zona, recordemos que las causas de la caries dental se deben a la presencia de múltiples factores. La diferencia en los valores pudiera explicarse que es onsecuencia de las estrategias implementadas por el Gobierno y las Secretarias de Salud por combatir el problema de caries dental a través de los programas de prevención en el periodo trascurrido entre el estudio de Irigoyen (1997) y el nuestro.

Los resultados por Gurrola y cols 40 en 2009 no son coincidentes con los de este estudio. en su trabajo se encontraron valores: CPOD general de 2.4 ± 2.0. el valor medio de ceod fue de 3,8. En nuestro trabajo el promedio de dientes cariados perdisos y obturado (CPOD) en la muestra fue de 0.58 ± 1.25. el promedio de dientes temporales cariados con extracción indicada fue de 1.0 ± 1.73.

Dichos resultados se encuentran elevados en comparación a los presentados con nuestra investigación, lo cual posiblemente se deba a

la efectividad de los programas de aplicación de fluoruros implementados en las escuelas primarias.

De igual manera, los resultados de Ramirez y cols., 41 en 2012, en su estudio con escolares, los resultados difieren a los del presente documento. Ellos encontraron una prevalencia del 82% de caries, que en comparación con los resultados obtenidos en nuestra muestra examinada que se obtuvo una prevalencia del 25.91%. La diferencia puede ser asociada a un elemento metodológico del estudio. Mientras nosotros utilizamos los índices epidemiológicos ceod y CPOD para valorar la presencia de caries, Ramírez se inclinó por el uso del índice de KNUTSON, donde las manchas blanquecinas provocadas por caries incipientes fueron tomadas en cuenta como presencia de caries; en nuestro estudio se tomaba como caries la existencia de la cavidad.

Villalobos y cols.23, con una muestra de 3.048 niños de 6 a 12 años reportó una prevalencia de caries en dentición temporal de 90.2% con un ceod 4,68 ± 3,21; la prevalencia de la caries en dentición permanente fue de 82% y el CPOD de 3,24 ± 2.72.

Por otro lado, Medina y cols42 obtuvieron un COPD 0,91 ± 1,55 y un ceod 2,43 ± 2,81. En cuanto a la prevalencia de caries en dentición temporal fue del 67,9% y en la dentición permanente del 41,1%. Los resultados en ambos estudios fueron altos en comparación con los nuestros donde la prevalencia fue de 38.41% en dentición temporal y 25.91% en dentición permanente.

En un estudio realizado en la ciudad de Campeche (México), por Del Socorro 38 en 2003 con niños de 5 a 6 años de edad, se obtuvo una prevalencia de caries de 75,2%. El ceod a los 6 años fue 4,67, siendo más elevado en las niñas que en los niños, suceso que según la literatura, es más frecuente por la erupción dental precoz que las niñas presentan, por lo cual permanecen sus dientes expuestos durante un periodo de tiempo mayor a los factores locales predisponentes de la caries en nuestro trabajo de investigación se observó de igual manera una alta prevalencia en el género femenino, sin embargo hay estudios como el de Gurrola40 2008 donde se observó a los varones como el sexo más afectado por caries.

Necesidades de tratamiento

En la relación a las necesidades de tratamiento en el resultado obtenido fue de un 68.9% en nuestra investigación. No se observaron diferencias en cuanto al sexo. Probablemente el resultado obtenido se deba a las revisiones periódicas de los niños con restauraciones, debido a la concienciación que se da a los padres cuando a su niño se le ha obturado algún diente.

En el estudio de Del Socorro,38 el índice de necesidades de tratamiento fue de 89,6%. Irigoyen34 en 1997, en su investigación de prevalencia de caries dental, encontró un 79,6% en el índice de necesidades de tratamiento. Martínez,32 en el 2010, registró dos resultados: índice de necesidades de tratamiento para la dentición primaria de 88,5% y para dentición permanente de 93,6%. Como se mencionó previamente, los resultados son altos en comparación a las necesidades de tratamiento de nuestra investigación.

En lo que respecta a necesidades de tratamiento de obturación de una cavidad los valores de nuestro trabajo fueron: El 48.12% de escolares (n=148) requieren de obturaciones de una superficie; el género masculino tiene más necesidad de obturaciones de una superficie que el femenino (56.35% vs 43.65%) sin haber diferencia estadísticamente significativa (p=0.142). El 57.62% de los escolares (n= 189) requieren de obturaciones de dos o más superficies; el género masculino tiene más

necesidad de obturaciones de dos o más superficies que el género femenino (50.79 vs 49.21%). Sin haber diferencia estadísticamente significativa (p=0.517). Solamente un escolar (0.30) del género femenino y 11 años de edad requieren de tratamiento pulpar. El 6.40 (n=21) de los escolares examinados requieren de exodoncia de uno o más órganos dentarios; el género femenino tiene más necesidad de tratamiento con corona que el masculino (71.43 vs 28.57%) sin haber diferencia estadísticamente significativa (p=0.555).

En el estudio realizado por Villalobos 23 en el 2006, de los 3.048 niños revisados, el 89.6% necesitaba al menos la restauración de una superficie dental. El 81.1% necesitaba restauraciones de dos o más superficies. El 5.5% presentó una necesidad de tratamiento pulpar. Estos resultados también son muy altos en comparación a los valores obtenidos en nuestro estudio; nuestros resultados fueron el 48.12% de escolares (n=148) requieren obturaciones de una superficie; el género masculino tiene más necesidad de obturaciones de una superficie que el femenino (56.35% vs 43.65%) sin haber diferencia estadísticamente significativa (p=0.142). El 57.62 de los escolares (n=189) requieren de obturaciones de dos o más superficies; el género masculino tiene más necesidad de obturaciones de dos o más superficies que el género femenino (50.79 vs 49.21%) sin haber diferencia estadísticamente significativa (p=0.395). El 18.29% (n=60) de los escolares examinados requieren de un tratamiento de restauración con corona; el género femenino tiene más necesidad de tratamiento con corona que el masculino (50.00% vs 45.00%) sin haber diferencia estadísticamente significativa (p=0.517). Solamente un escolar (0.30) del género femenino y 11 años de edad requieren de tratamiento pulpar. El 6.40 (n=21) de los escolares examinados requiere de exodoncia de uno o más órganos dentarios; el género femenino tiene más necesidad de tratamiento con corona que el masculino (71.43% vs 28.57%) sin haber diferencia estadísticamente significativa (p=0.055).

Es posible que los resultados en las necesidades de tratamiento en nuestra investigación sean satisfactorios aunque se realizó en zonas rurales en donde el acceso a los servicios de salud, además de los programas preventivos permanentes de salud bucodental implementados por instituciones de salud y a la existencia clínicas comunitarias de la Facultad de odontología en la zona. En México, la mayoría de los estudios realizados se enfocan en la prevalencia de caries de lugares específicos y con diferentes características involucradas. Sin embargo son escasos los trabajos que realizan el índice de necesidades de tratamiento interfiriendo en la realización de comparaciones.

6. Conclusiones.

1.-La prevalencia de caries de dientes primarios en la población infantil examinada fue alta (38.41%), resaltando que el promedio de dientes afectados por alumno es bajo (ceo=1.03).

2.-La cuarta parte de la población de estudio presenta caries en su dentición permanente y bajo promedio de dientes afectados por alumno (CPO=0.58).

3.-Se observa que a pesar de tener bajas prevalencias de caries, la proporción de dientes sin tratamiento es alta (INT= 68.9%).

4.-Respecto a los dientes afectados por caries y las necesidades de tratamiento, los mayores porcentajes estuvieron concentrados en los grupos de edad con presencia de dentición mixta.

5.-Las principales necesidades de tratamiento dental de los escolares correspondieron a obturaciones de 2 o más superficies.

6.-El 39% de los escolares requieren de tratamiento dental con un promedio de INT de 2.24 órganos dentales.

7.-Los resultados del presente estudio resaltan la necesidad de implementar acciones de prevención y control de caries en estos grupos de edad.

7. Referencias.

1. Jackson SL, Vann WF Jr. Kotch JB, Pahel BT, Lee JY. Impacto f Poor Oral Health on Children's School Attendance and Performarce. Am J Public Health. 2011; 101:1900-6.

2. Mealey BL, Oates TW. Diabetes mellitus and periodontal diaseases. J Periodontol. 2006; 77:1289-303.

3. Hernández JC, Velásquez I, Ledesma C, Uraña JL, Jiménez MD, Foullon AA. Concentración de flúor en la orina de niños radicados en la Cuidad de México. Rev Mex Pediatr. 1998; 65:236-41.

4. Fernández MI, Ramos IC. Riesgo de aparición de caries en preescolares. Humocaro Alto. Estado Lara 2006. Acta Odontol Venez. 2007; 45:259-63.

5. Sosa MC. Evolución de la flouración como medida para prevenir la caries dental. Rev Cub Salud Pública. 2003; 29:268-74.

6. World Health Organization. Encuestas de salud Bucodental: Métodos básicos. 4a ed. Ginebra: Organización Mundial de la salud;1997.

7. American Academy of Pediatrics. Oral Health Risk Assessment Timing and Establishment of the dental Home. Pediatrics. 2003; 111:1113-6.

8. Portilla J, Pinzón ME, Huerta ER, Obregón A. Conceptos actuales e investigaciones futuras en el tratamiento de la caries dental y control

de la placa bacteriana. Revista odontológica Mexicana. 2010; 14:218-2.

9. Guimares LO. Bonjanini J, Mejía R, Arboleda I. Métodos y criterios al aplicar índices epidemiológicos de enfermedades orales. Bol oficina Sanit Panam. 1968; 210-9.

10. Núñez P, García B. Bioquímica de la caries dental. Revista Habanera de Ciencias Médicas. [internet]. 2006 [citado 3 may 2013]; 9(2)

11. Melchora FC, Lissera RG, Battellino LJ. Película adquirida salival: Revisión de la literatura. Acta Odontol Venez. 2007; 45:1-6

12. Jaramillo CP, Monografía sobre la caries radicular. CES Odontol. 1999; 12:58-67.

13. Stookey GK. The effect of salival en dental caries. J Am Dent Assoc. 2008; 139 Suppl: S11-7.

14. Becker MR, Paster BJ, Leys EJ, Moeschberger ML, Kenyon SG, Galvin JL, et al. Molecular analysis of bacterial species associated with childhood caries. J Clin Microbiol. 2002; 40:1001-9.

15. Sánchez L, Sáenz L, Irigoyen E, Luengas I, Tomasis J. Predicción de caries. Indicadores de riesgo en saliva y placa dental en niños sanos. Rev Mex Pediatr. 2006; 73:112-8.

16. Loesche WJ, Roman J, Straffon LH, Loos PJ. Association of Streptococcus mutans with human dental decay. Infect immnun.1975; 11:1252-60.

17. Alonso MJ, Karakowsky L. Caries de la infancia temprana. Perinatol Reprod Hum. 2009;23:90-7.

18. Palomer L. Caries dental en el niño. Una enfermedad contagiosa. Rev Chil Pediatr. 2006; 77:56-60.

19. Touger-Decker R, Van Loveren C. Sugars and dental caries. Am J Clin Nutr. 2003;78 Suppl: S881-92.

20. Lanata EJ. Operatoria dental: estética y adhesión. 1ª ed. Argentina: Grupo Guía S.A.; 2003.

21. Fejerskov O. Concepts of dental caries and their consequences for understanding the diasease. Community Dent Oral Epidemiol. 1997;25:5-12.

22. Gonzales H, Brand S, Díaz F, Farfán M, González V, Rangel W, et al. Prevalencia de caries rampante en niños atendidos en el Centro Odontopediátrico Carapa, Antimano, Valenzuela. Rev Biomed. 2006; 17:307-10.

23. Villalobos JJ, Medina CE, Molina N, Vallejos AA, Pontigo AP, Espinoza JL. Caries dental en escolares de 6 a 12 años de edad en Navolato Sinaloa México: experiencia, prevalencia, gravedad y necesidades de tratamiento. Rev Biomed. 2006; 26:224-33.

24. Gurrola B, Caudillo T, Adriano MP, Rivera J, Díaz D. Diagnóstico en escolares de 6 a 12 años promedios CPOD, IHOS en la Delegación Álvaro Obregón. Revista Latinoamericana de Ortodoncia y Odontopediatría [internet]. 2009 [Citado 3 May 2013].

25. Maldonado MA, Isassi H, Padilla J, Diagnóstico temprano de problemas bucales. Rev AMOP. 2008; 20:24-7.

26. Maldonado MA, Isassi H, Padilla J, Torres JM, Chávez JA, Reyes R. et al. Lactancia materna: factor protector contra la caries dental. Oral. 2010; 33:553'6.

27. Aguilar NY, Navarrete KB, Robles DM, Aguilar SH, Rojas AR, Dientes sanos cariados, perdidos y obturados en los estudiantes de la Unidad Académica de Odontología de la Universidad Autónoma de Nayarit. Rev Odontol Latinoam. 2009; 1:27-32.

28. Pérez J, Gonzalez A, Niebla MR, Ascencio IJ. Encuesta de prevalencia de caries dental en

niños y adolecentes. Rev Med Inst Mex Seguro Soc. 2010; 48:25-9.

29. Riesgo YC, Costa DM, Rodriguez SC, Crespo MI, Estado de salud bucal en escolares del seminternado "30 de noviembre". MEDISAN. 2011; 15:442-6.

30. Oropeza A, Molina N, Castañeda E, Zaragoza Y, Cruz D. Caris dental en primeros molares permanentes de escolares de la delegación Tláhuac. Rev ADM. 2012,69:63-8.

31. Villazán C, Aguilar M, Estudio de la prevalencia de caries y su relación con factores de higiene oral y hábitos cariogénicos en escolares. Revista Latinoamericana e Ortodoncia y Odontopediatría.

32. Martinez KM, Monjarás AJ, Patiño N, Loyola JP, Mandeville PB, Medina CE, et al. Estudio epidemiológico sobre caries dental y necesidades de tratamiento en escolares de 6 a 12 años de edad en San Luis Potosí, México. Rev Invest Clin. 2010; 62:206-13.

33. García-Jau RA, Loyola-Rodríguez JP, Evaluación del impacto del tratamiento odontológico en una población escolar del noroeste de México. Revista de Investigación Clínica / Vol. 66, Núm.4 / Julio-Agosto, 2014 / pp 339-344

34. Irigoyen ME, Zepeda MA, Sánchez L, Molina N. Prevalencia de caries dental y hábitos de higiene bucal en un grupo de escolares del sur de la Cuidad de México: Estudio de seguimiento longitudinal. Rev ADM. 2001;LVII:98-104.

35. Gurrola B, Caudillo T, Adriano MP, Rivera J, Díaz D. Diagnóstico en escolares de 6 a 12 años promedios CPOD, IHOS en la Delegación Álvaro Obregón. Revista Latinoamericana de Ortodoncia y Odontopediatría [internet]. 2009

36. Ramírez J, Rueda M, Morales MH, Gallegos A. Prevalencia de caries dental y maloclusiones en escolares de Tabasco, México. Salud Pública. 2012; 11:13-23.

37. Medina CE, Maupomé G, Pelcastre B, Ávila L, Vallejos AA, Casanova AJ. Desigualdades socioeconómicas en salud bucal: caries dental en niños de 6 a 12 años de edad. Rev invest clín. 2006; 58:296-304.

38. Del Socorro M, Medina EC, Rosado G, Minaya M, Sánchez AA, Casanova JF, Prevalencia, Severidad de caries y necesidades de tratamiento en preescolares de una comunidad suburbana de Campeche-2001. Bol Med Hosp Infant Mex. 2003; 60:189-96.

39. Irigoyen ME, Zepeda MA, Sánchez L, Molina N. Prevalencia de caries dental y hábitos de higiene bucal en un grupo de escolares del sur de la Cuidad de México: Estudio de seguimiento longitudinal. Rev ADM. 2001;LVII:98-104.

40. Gurrola B, Caudillo T, Adriano MP, Rivera J, Díaz D. Diagnóstico en escolares de 6 a 12 años promedios CPOD, IHOS en la Delegación Álvaro Obregón. Revista Latinoamericana de Ortodoncia y Odontopediatría [internet]. 2009

41. Ramírez J, Rueda M, Morales MH, Gallegos A. Prevalencia de caries dental y maloclusiones en escolares de Tabasco, México. Salud Pública. 2012; 11:13-23.

42. Medina CE, Maupomé G, Pelcastre B, Ávila L, Vallejos AA, Casanova AJ. Desigualdades socioeconómicas en salud bucal: caries dental en niños de 6 a 12 años de edad. Rev invest clín. 2006; 58:296-304.

Erosión dental en pacientes alcoholicos en Veracruz

Camargo López Felipe1; Roesch Ramos Laura1; Moreno Marín Flora1; Mantilla Ruiz Manuel1; Loyo Wolf Clara2; Mora Sánchez Aura1; Capetillo Hernández Guadalupe1; Tiburcio Morteo Leticia1; Barranca Enríquez Antonia1

1Cirujano Dentista, Universidad Veracruzana, región Veracruz, Cirujano Dentista2, Cirujano Dentista, CA Materiales dentales y Odontología integral UV-CA-449 / CA Educación, salud y epidemiología oral UV-CA-288 Facultad de Odontología, Universidad Veracruzana, región Veracruz, lroesch@uv.mx

Autor de correspondencia: Laura Roesch Ramos: lroesch@uv.mx

Abstract.

Introduction. Dental erosion is the localized, loss of dental hard tissue due to a chemical process that does not involve bacteria. It is caused by intrinsic and extrinsic factors.

Objective. determine the incidence of dental erosion in alcoholic and drug.

Methodology. Prospective, descriptive, observational and quantitative study; in a sample of 64, 21 women aged 14 to 36 years and 43 mens aged 14 to 58 years. A closed questionnaire was applied; intraoral revision was performed according to the Lussi index and the pH was measured with saliva test strips with ranges of 4.5-9.0.

Results. An incidence of dental erosion of 100% of the participants was obtained, being in one or several dental organs. Erosions were more frequent in men than in women; with a greater incidence in O.D. 31 and 41 in lingual surface grade 2 and in women the palatal surface of O.D 11 and 12 grade 1; low salivary pH with a range of 5.5 in both sexes. Conclusions. The present study shows a clear association between low 17.3

Keywords: Salivary ph, erosions, chemical process, alcoholic and drugs.

Resumen

Introducción. Erosión dental es la pérdida de tejido dental por procesos químicos. Es progresivo, causa sensibilidad o carencia estética. Provocada por factores intrínsecos y extrínsecos.

Objetivo. Determinar Incidencia de erosión dental en personas alcohólicas y drogadictas.

Metodología. Estudio retrospectivo, cuantitativo, comparativo, descriptivo y observacional; realizado en 64 personas anexadas, 21 mujeres entre 14 y 36 años; 43 hombres entre 14 y 58 años. Se aplicó cuestionario de preguntas cerradas, anónimo y firmado. pH medido con tiras reactivas con rangos de 4.5-9.0; posteriormente se exploró y registraron lesiones acordes al índice de Lussi.

Resultados

Prevalencia de erosión dental del 100% de los participantes, estableciendo relación significativa con pH y flujo salival bajo, regurgitación, vómitos frecuentes, eructos ácidos y sensibilidad dental en el 87.5 % de los pacientes.

Conclusiones

Hubo asociación entre erosiones dentarias y el pH salival bajo. El 73.43 % de participantes tiene ambas adicciones, el 21.88 % ingiere sólo alcohol y 4.69% utiliza otra droga. Erosiones dentarias más frecuentes en hombres, prevalencia en los O.D 31 y 41 en grado 2; en mujeres en los O.D 11 y 12 grado 1. El rango promedio de pH fue de 5.5 para ambos sexos.

Palabras clave.ph salival, proceso químico, erosiones, alcoholicos y drogadictos

1. Introducción.

En la actualidad, gran parte de la población está expuesta al consumo de drogas y alcohol; el uso y abuso de sustancias afecta al individuo a nivel social, económico, emocional y tiene consecuencias adversas en la salud.

Durante la década pasada la comunidad dental ha mostrado una creciente preocupación por el desgaste dental erosivo. Esta preocupación se basa en observaciones clínicas, junto con reportes de muchos países que han observado no sólo una alta prevalencia, sino también un posible aumento de la ocurrencia y severidad de la erosión dental. En el individuo joven la literatura señala un ascenso global en el alto consumo de bebidas ácidas como el factor más significativo en el desarrollo de la erosión dental. Otros factores tales como los cambios en la forma de vida, una fuerte percepción de la importancia de la imagen corporal para obtener el éxito y las enfermedades crónicas son otras razones posibles de un predominio cada vez mayor de la erosión dental. El desgaste dental tiene una etiología multifactorial y es un resultado de la acción concurrente de diversos mecanismos y factores sobre los dientes en el ambiente bucal. La erosión dental es uno de estos componentes y es definida como una pérdida de sustancia dental por un proceso químico que no implica a las bacterias. Además de la erosión, la atrición dental y la abrasión pueden ocurrir en la misma o en diversas ocasiones sumándose a la complejidad del fenómeno del desgaste.

El odontólogo clínicamente debe saber reconocer las lesiones que se originan en la cavidad oral debido al consumo y abuso de alcohol y drogas; por los posibles riesgos a la salud que se puedan presentar durante el tratamiento dental. Esto se puede lograr con un minucioso examen físico, ya que muchos de los pacientes adictos no suelen ser sinceros durante la anamnesis.

Es causal en más de 200 condiciones de enfermedad y lesiones como describe la Clasificación Estadística de Enfermedades y Problemas Relacionados con la Salud CIE. (Health Consequences for drinkers, 2014) No solo afecta al individuo de forma sistémica, pues también tiene efectos sobre la salud bucal como consecuencia del consumo, malnutrición crónica y una deficiente higiene oral.

Algunos autores mencionan, que con frecuencia este tipo de pacientes presenta variaciones en el umbral del dolor, percepción del gusto, atrofia de las glándulas salivales, úlceras en la mucosa bucal; numerosas alteraciones como: xerostomía, del flujo salival, reducción de la capacidad buffer, caries, pérdida dentaria, abrasiones y erosiones dentales, siendo esta última patología común en los sujetos de estudio. (2)

Se conoce que la erosión dental tiene una condición multifactorial, que consiste en la pérdida irreversible y progresiva de la estructura dental, debido a un proceso disolutivo de origen químico, por la presencia de ácidos en el esmalte, sin involucración bacteriana.

Es necesario conocer ciertas características y propiedades del esmalte dental, para poder entender el proceso que se lleva a cabo durante la erosión dental. Realizar un diagnóstico certero para evitar una pérdida severa de estructura dental que pueda conducir a una rehabilitación compleja, costosa o la pérdida de ese órgano dentario.

1.1. Importancia Médica y / o Económica.

2. En México 4.9 millones habitantes ya tiene alguna dependencia. En tanto que 47.2 % de los hombres y 19.3 % de las mujeres presentan un consumo considerado alto. En el caso de los adolescentes entre 12 y 17 años, el consumo en hombres es de 17.3 % y en mujeres de 11.7 %. (Cacho Carranza, s.f.)

Por tal motivo considero necesario realizar una investigación sobre la incidencia de erosión dental en pacientes alcohólicos y drogadictos en recuperación para determinar el grado de las lesiones originadas tras años de consumo y abuso de sustancias tóxicas.

Los principales objetivos de esta investigación son el orientar y difundir los resultados en el sentido de la prevención de una patología en incidencia, ya que cada vez son más los jóvenes que consumen algún tipo de droga ilícita o alcohol; oscilando el inicio entre los 10 y 14 años. (Encuesta Nacional del Consumo de Drogas en estudiantes, 2015)

1. 2. Antecedentes generales.

En nuestro país, el consumo de alcohol y drogas constituye uno de los principales problemas de salud pública. Por su fácil acceso, se encuentra al alcance de personas de todas las edades y círculos sociales, ocasionando problemas de salud irreversible cuando la adicción se manifiesta de manera crónica y/o por largo tiempo.

En la odontología se manifiestan numerosas alteraciones y patologías relacionadas con el consumo de alcohol y drogas; enfocando esta investigación en la erosión dental, patología que se presenta por acción de ácidos intrínsecos, extrínsecos o una combinación de ellos.

La erosión intrínseca es causada por ácidos gástricos e incluyen reflujo gastroesofágico y vómitos recurrentes, principal factor en este grupo de estudio.

Por lo que se plantea la siguiente pregunta de investigación:

¿Cuál es la incidencia de erosión dental en pacientes alcohólicos y drogadictos del Grupo "Alacranes del Puerto, Diciembre 2016?

1. 3. Antecedentes Específicos.

- Durante mi paso por la Facultad de Odontología tuve dos casos muy específicos; uno de ellos fue un paciente alcohólico que me fue remitido por los Pasantes del área de diagnóstico para ser tratado en Operatoria Dental II; recuerdo que en cada cita el paciente llegaba con aliento alcohólico, motivo para agendarlo en citas posteriores. El paciente negaba su adicción e incontables veces mencionaba su interés por rehabilitar sus dientes debido a la sensibilidad que manifestaba; durante la exploración física, me percaté que se trataba de un severo grado de erosión dental y que por motivos relacionados a su adicción jamás pudo ser atendido.

El segundo caso fue durante la Experiencia Educativa Exodoncia II. Después de cursar con anterioridad Exodoncia I, me sentía con la capacidad de realizar la extracción sin contratiempo. Para mi sorpresa tuve complicaciones al anestesiar a este paciente; refería seguir sintiendo molestias después de 4 cartuchos; no sólo lo presentaba en el área de la extracción si no que aseguraba tener hipersensibilidad en todos sus dientes. El doctor encargado de la materia, después de indagar más sobre sus hábitos, logró que el paciente aceptara su adicción a la cocaína y otro tipo de drogas ilícitas. Clínicamente era evidente la abrasión y erosión dental que presentaba, pedía con ímpetu extraerle todos los dientes pues ya no le era posible alimentarse sin sentir dolor. Sin duda fueron dos casos en donde la severidad de sus lesiones rebasaba mi poca experiencia y habilidad como estudiante ante el manejo de pacientes con adicciones.

Por tal motivo la finalidad de este estudio no solo es identificar el grado de erosión dental en pacientes en rehabilitación tras años de adicción; si no que se logre un alcance de carácter informativo en medida de la prevención; principalmente en jóvenes, con el fin de evitar daños futuros en su salud bucal.

3. Objetivo General

La finalidad de esta investigación fue identificar el grado de erosión dental en una población en rehabilitación tras años de adicción.

El interes surge porque se encontraron pocos datos en las investigaciones sobre este sector de la población, principalmente en odontología, los adictos son un sector de la población poco investigada y atendida en la práctica pública y privada; esto es debido al propio descuido del paciente o a la negación de la atención por parte de los odontólogo, esto es debido en parte a los riesgos que implica su atención, ya que este tipo de pacientes suele desarrollar una mayor tolerancia a los anestésicos locales y agentes utilizados en la sedación consciente. Suelen ser propenso a la curación lenta de las heridas y sangrado post-operatorio o infección.

Como objetivo general podemos mencionar que fue importante conocer la relación que tuvo el nivel de acidez salival, con la presencia de erosión, ya que sabemos que la saliva tiene una función vital en la integridad de los tejidos orales. Participa en la limpieza de la cavidad oral de residuos de alimentos y bacterias, amortigua los efectos dañinos de ácidos y bases fuertes, proporciona iones para la re mineralización de los dientes, tiene poder antibacterial, antiviral y antimicótico. Además, la saliva participa en la masticación y deglución, así como en el habla.

La importancia de la saliva ha sido demostrada por los efectos catastróficos que se observan en los pacientes con disminución en la producción de la saliva, en quienes se presenta problemas con la masticación, con el habla, así como un sinnúmero de síntomas incómodos.

El objetivo también, es motivar a futuras investigaciones y mejorar el alcance informativo en medida de la prevención, con el objetivo de evitar futuros daños en la salud bucodental.

3.1. Objetivos específicos.

- Identificar el grado de erosión que presentan los pacientes alcohólicos y drogadictos.

- Determinar que O.D presenta mayor incidencia de erosión dental en pacientes alcohólicos y drogadictos.

- Determinar la relación entre la erosión dental y los años de consumo de alcohol y drogas de acuerdo a los años de adicción 1-3 años; 3-5 años; 5-10 años y mayor a 10 años.

- Realizar un comparativo y determinar cuál de las adicciones tiene mayor incidencia.

- Establecer el género con mayor incidencia de erosión dental en pacientes alcohólicos y drogadictos.

- Establecer el rango de edad con mayor incidencia de erosión dental en pacientes alcohólicos y drogadictos.

- Determinar el grado de acidez salival por medio de tiras reactivas para medir el PH en cada paciente y establecer la media.

3.2. Marco Teorico

Durante la década pasada la comunidad dental ha mostrado una creciente preocupación por el desgaste dental erosivo. Esta preocupación se basa en observaciones clínicas, junto con reportes de muchos países que han observado no sólo una alta prevalencia, sino también un posible aumento de la ocurrencia y severidad de la erosión dental. En el individuo joven la literatura señala un ascenso global en el alto consumo de bebidas ácidas como el factor más significativo en el desarrollo de la erosión dental. Otros factores tales como los cambios en la forma de vida, una fuerte percepción de la importancia de la imagen corporal para obtener el éxito y las enfermedades crónicas son otras razones posibles de un predominio cada vez mayor de la erosión dental. El desgaste dental tiene una etiología multifactorial y es un resultado de la acción concurrente de diversos mecanismos y factores sobre los dientes en el ambiente bucal. La erosión dental es uno de estos componentes y es definida como una pérdida de sustancia dental por un proceso químico que no implica a las bacterias. Además de la erosión, la atrición dental y la abrasión pueden ocurrir en la misma o en diversas ocasiones sumándose a la complejidad del fenómeno del desgaste. (Johansson, Göran Koch, & Sven Poulsen)

3.2.1. Marco Histórico

Históricamente, la literatura dental ha revelado diversas causas en el desgaste de la dentición. Las categorías más frecuentes en la práctica dental son la abrasión y erosión. (Abrahamsen, 2005)

Eccles en 1979 definió la erosión dental como la pérdida progresiva e irreversible del tejido duro dental por un proceso químico que no involucra la acción bacteriana. El término clínico erosión dental o erosio dentium se usa para describir el resultado físico de la pérdida patológica crónica, localizada e indolora del tejido duro por la acción química y/o quelación de un ácido sin intervención de bacterias. (Mc Cay CM)

El consumo de bebidas alcohólicas frecuentemente se realiza en conjunto con bebidas carbonatadas o acompañado de jugos industrializados por tal motivo se hace mención sin ser parte del factor principal.

En un estudio realizado en 34 pacientes que estaban en tratamiento de deshabituación de su alcoholismo, se observó una pérdida media de piezas dentales del 15,1%. De las piezas examinadas restantes, el 13,5% presentaban caries. También se vio que un 35,3% presentaban anomalías de los tejidos blandos de la boca, un 47,1% erosiones en los dientes y que un 82,3% presentaban inflamación gingival de moderada a grave. (Araujo, Dermen, Connors, & Ciancio, 2004)

Meurman& Vesterinen, 2000, el vino puede tener efecto en la corrosión dental debido a su acidez y econtenido alcohólico, además del potencial de causar discromía e hipersensibilidad dentinaria. (Sueldo Parraguirre, Martucci, Pesantes Cruzado, & Henostroza Quintans, 2002)

Nogueira, en 2000. Se encontró que los valores de pH de la cerveza oscila entre 3.79 a 4.8 y la neutralización ácida varía de 7.2 a 9.52, concluyendo que esta bebida puede desmineralizar la estructura dental y provocar efectos dañinos en los dientes. Si el consumo es excesivo el paciente puede presentar un cuadro de gastritis crónica, con síntomas tales como regurgitación y vómitos, los cuales son un factor coadyuvante a la corrosión dental (Sueldo Parraguirre, Martucci, Pesantes Cruzado, & Henostroza Quintans, 2002)

Little, 2002; Burkhart, 2005; Lussi & Jaeggi, 2008. La mayoría de los individuos con bulimia tienen una idea irreal de su cuerpo y están excesivamente preocupados por su propia apariencia. Este desorden de alimentación es más frecuente en mujeres adolescentes y jóvenes, encontrándose que el 33% de estos pacientes consumen alcohol y estimulantes y más del 50% presentan trastornos de personalidad. (Sueldo Parraguirre, Martucci, Pesantes Cruzado, & Henostroza Quintans, 2002)

Liñan Duran, en 2007 evaluaron in vitro del efecto erosivo de tres bebidas carbonatadas sobre la superficie dental y concluyeron que la comparación entre los grupos de estudio demuestra que las bebidas carbonatadas presentan efecto erosivo medido mediante la variación de la microdureza superficial. En 2009 compararon bebidas ácidas para identificar el riesgo de erosión dental in vitro, y encontraron que la profundidad de la lesión en esmalte y superficie radicular durante la exposición a

Gatorade, fue mayor que la producida por Red Bull y Coca Cola. Esas tres bebidas fueron más erosivas que la Coca Cola Dietética y jugos de manzana en un 100%. (Ehlen, Marshall, Qian, Wefel, & Warren, 2008)

Brown, en 2007, investigó in vitro las características acídicas y la disolución mineral entre las bebidas de agua endulzadas, demuestran que esas bebidas deben ser consideradas como potenciales de erosión dental. Existe evidencia de erosión dental con el consumo de algunas bebidas alcohólicas, tales como el vino, cidra y otras bebidas alcohólicas saborizadas listas para tomar. Se ha observado que el consumo de alcohol está ligado con el reflujo gástrico y la erosión, siendo de esta forma un factor intrínseco y extrínseco. (Fajardo Santacruz & Maf, 2011)

Balladares A, Becker M, 2014 hallaron en el estudio "Efecto in vitro sobre el esmalte dental de cinco tipos de bebidas carbonatadas y jugos disponibles comercialmente en el Paraguay", que todas las muestras estudiadas tuvieron pH ácido: 2,47 (Coca Cola), 3,44 (Pomelo), 2,89 (Niko Naranja), 3,32 (Jugos Naranja), y 3,52 (Puro Sol) con un promedio de 3,16, haciendo de ellas, bebidas potencialmente erosivas para los dientes en coincidencia con el estudio realizado en Colombia encontró que las bebidas más ácidas fueron las colas, los jugos y las gaseosas de naranja con un pH entre 2 y 4; las deportivas y las cervezas tuvieron pH mayores de 4, pero menores de 5 y las bebidas con contenido de alcohol entre 3 y 4; todos estos valores considerados de riesgo para la erosión dental, siendo la única excepción el vodka que registró un pH de 7,5. (Balladares & Becker, 2014)

López S, Cerezo C, 2008. Concluyeron que sólo tres bebidas, la cerveza, un jugo de naranja y el vino blanco, tenían valores de fosfatos que podrían prevenir en algo la disolución del esmalte. Las cervezas tuvieron valores altos de fosfatos, entre 5,10 y 5,26 mmol/L, un jugo de naranja

4,92 mml/L y el valor más alto lo presentó el vino blanco con 6,44 mmol/L. La influencia del calcio y de los fosfatos adicionados a las bebidas es frecuentemente referida como "acción buffer." Se ha sustentado que las sustancias inhibidoras de la erosión funcionan por una acción buffer, lo que significaría que una concentración alta y suficiente de calcio y de fosfato adicionada a una bebida reduciría la cantidad de esmalte dental que se disuelve. En este estudio, las cervezas, las bebidas deportivas, el ron, las maltas y una de las gaseosas rojas tuvieron un pH por encima de este valor. (López Soto & Cerezo, 2008)

Piekarz, en 2008, afirman que la dentina es más susceptible a la erosión dental que el esmalte por consumo frecuente de vino, apoyando la premisa de que la erosión una vez afecta dentina, avanza más rápido. Se puede decir, que el papel potencial de las bebidas acídicas en la etiología de la erosión dental es bien reconocido. (Piekarz, Ranjitkar, Hunt, & McIntyre, 2008)

En relación con otro tipo de consumo de sustancias, Milosevic, en 1999 afirman que el estilo de vida activo, el ocio, puede ser asociado con el riesgo de erosión dental, en este sentido, el uso de drogas como el éxtasis puede aumentar el riesgo de erosión dental. Lo anterior como resultado de que esta sustancia induce náusea y vómito como efecto adverso, además de apretamiento lo que favorece.

Metanfetamina, cocaína, y éxtasis, son drogas que promueven el desgaste y la erosión tanto en forma directa por el uso de la droga, como indirectamente por los hábitos asociados con el uso de las drogas.

Muchas de las personas que utilizan este tipo de drogas describen síntomas como: sequedad bucal, aprietan y/o rechinan los dientes durante los momentos en que se encuentran bajo los efectos de las drogas y en general se observa una higiene deficiente.

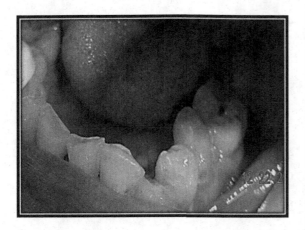

Fig. 1. Erosión dental exacerbada en paciente de 25 años.

Estas drogas aumentan la demanda de ATP y debido a esto, se presenta una mayor tendencia al consumo de hidratos de carbono y de bebidas gaseosas, lo cual resulta en un incremento de erosión, abrasión, y caries.

La cocaína aplicada directamente sobre los dientes puede causar erosión y recesión gingival. La metanfetamina provoca degastes en las superficies oclusales de los dientes posteriores debido al incremento del apretamiento y del rechinamiento, que puede durar muchas horas después que los efectos mentales de la droga hayan desaparecido.

El uso de drogas acelera la pérdida de la estructura dentaria de diferentes maneras, dependiendo del tipo de droga involucrada. (Shipley, Taylor, & Will, 2005)

Krutchkoff colaboradores en 1990, refieren una forma de erosión del esmalte dental relacionada con el uso oral de la cocaína. Las superficies oclusales y vestibulares de los dientes afectados presentaron destrucción sin aspereza y con aspecto vidrioso. Los pacientes en el interrogatorio aseguraron el uso de la droga.

Krutchkoff y Myers; señalaron que la saliva actúa de manera determinante potenciando el pH de la cocaína, transformándola en un ácido capaz

de producir lesiones en la encía y superficies dentarias. En consecuencia nos planteamos este estudio, de tipo experimental, que tiene el propósito de demostrar in vitro que la aplicación tópica de los derivados de la cocaína en cavidad bucal produce alteraciones en los tejidos duros del diente. (Solórzano Navarro, Dávila Barrios, & Premoli Maffezzon, 2008).

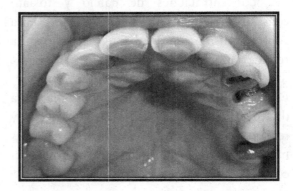

Fig.2 Caries y erosión grado 2 de Lussi

Como mencionamos antes, la saliva tiene diferentes funciones, de ahí la importancia de conocer en los estudios que no ocupan, sus funciones y efectos.

Los sólidos se solubilizan en la saliva antes de que las papilas gustativas puedan ser estimuladas para la sensación del gusto.

La baja concentración de sodio, cloro y glucosa de la saliva no estimulada, la hacen ideal para degustar concentraciones bajas de sustancias saladas, dulces, ácidas y amargas.

Alfa-amilasa se constituye en la enzima digestiva principal de la saliva, la cual rompe moléculas de almidón.

Las secreciones mucinosas y serosas a medida que lubrican la cavidad oral, desempeñan un papel importante en la masticación, deglución y fonación.

Protección. La función protectora de la saliva no sólo es amortiguar los cambios ácidos extremos en la cavidad oral, sino que tiene un papel importante en la amortiguación de los ácidos de los alimentos y los producidos por la placa dental.

Enzimas antibacterianas como la lisozima, lactoperoxidasa y lactoferrina, además de inmunoglobulina A secretora, son determinantes en la ecológica oral bacteriana. Las concentraciones de calcio y fosfato constituyen en un mecanismo natural de defensa contra la disolución del diente, así como en la remineralización del esmalte levemente dañado.

El lavado físico-mecánico efectuado por la saliva diluye y limpia la cavidad oral de bacterias y remanentes de alimentos, así como las secreciones mucinosas son importantes en la protección contra la deshidratación de la cavidad oral.

Excreción. Diferentes sustancias son excretadas en la saliva como alcaloides, antibióticos, alcohol y virus; debido a esto la saliva puede ser utilizada como medio diagnóstico para diferentes enfermedades. (Echeverri) (J Walsh, 2008) (Alvarado, Otero, & Paulo, 2012)

4. Metodología.

El encargado del Grupo "Alacranes del Puerto A.C." facilitó en todo momento el acceso a dicho centro, los miembros activos, fueron los sujetos, que participaron gustosamente y sin más interés que el anonimato, prestando sus instalaciones ubicadas en la Calle Murillo #25 Col. Formando Hogar Veracruz, Ver. El Anexo contó con un universo total de 75 adultos adictos en rehabilitación de los cuales 69 son del sexo masculino y 6 del sexo femenino; 59 son pacientes alcohólicos en rehabilitación, 11 son pacientes drogadictos en rehabilitación y 5 son pacientes con ambas adicciones. El criterio de inclusión abarcó a todos ellos, quedando excluidos solo los menores de 18 años.

4.1 Tipo De Estudio De Investigación

- Cuantitativo
- Descriptivo
- Observacional
- Comparativo

4.2 Determinación estadística del tamaño de la muestra

No probabilístico por juicio u opinión

4.3 Instrumentos

- Cuestionario con preguntas abiertas y cerradas.
- Índice de erosión dental de Lussi.
- Tiras reactivas para medir el pH en la saliva.

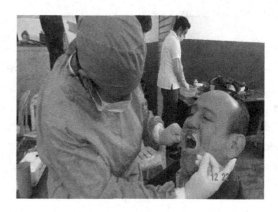

Fig. 3 Exploración intraoral

4.4 Material

Este consistió en material desechable que incluyó batas, guantes, cubre bocas y gorros desechables, abate lenguas, vasos, tiras reactivas para medir el ph y lentes de protección

4.5 Instrumental

- Juegos de exploración 1 x 4
- Sondas periodontales
- Espejos intraorales
- Retractores

4.6 Equipo

- Internet
- Cámara fotográfica
- Software:
  - ➢ Office Word 2013
  - ➢ Office Excel 2013
  - ➢ ChartGo

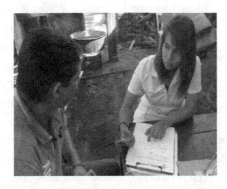

Fig.4 Asistencia en cuestionarios

5. Resultados.

Se obtuvo una incidencia de erosión dental del 100% de los participantes.

El O.D. 31 fue el de mayor incidencia en el sexo masculino de los 43 participantes.

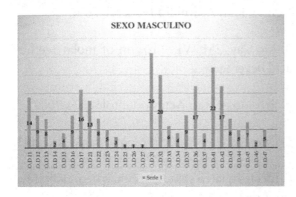

Tabla 1. representativa de los órganos dentarios afectados

Sexo femenino: en ellas fue el O.D. 22 fue el de mayor incidencia, seguido del O.D 11 Y 21 en las 21 participantes.

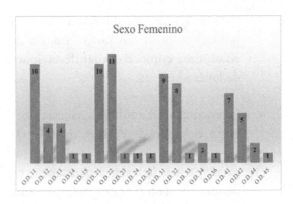

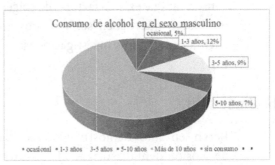

Figs. 3 y 4 gráficas de consumo

De 43 pacientes del sexo masculino entre 14 y 58 años El 62 % consumió alcohol por más de 10 años; 12 % de 1 a 3 años; 9% de 3 a 5 años; 7% de 5 a 10 años, 5% lo realizó de manera ocasional y el 5% no consume.

30 % no consume drogas, el 18% consumió de 5 a 10 años; 16 % de 3 a 5 años; 14% de 1 a 3 años; 11% lo realizó por más de 10 años y 11% consumo ocasional.

21 pacientes del sexo femenino entre 14 y 36 años de edad. El 33 % consumió alcohol de 1 a 3 años; el 24% consumo mayor a 10 años; 14 % de 3 a 5 años; 14 % de 5 a 10 años; 10 % lo realizó de manera ocasional y el 5% sin consumo.

43 % no consume ningún tipo de droga; 30 % de manera ocasional; 10 % de 3 a 5 años; 7 % de 5 a 10 años; 7 % de 1 a 3 años y 3 %lo realizó por más de 10 años.

- La presencia de erosión dental fue ALTA al encontrarse en el 100% de la población; considerando que la población es de un rango amplio de edades así como con manifestaciones de leves a severas.

- Se encontraron múltiples asociaciones entre el grado de erosión dental y la sintomatología en el 87.5 % de los participantes, dadas las circunstancias en las que viven en el anexo, es importante considerar que existen factores de origen intrínseco que deben ser tomados en cuenta para futuras investigaciones.

6. Discusión.

- Bown, en 2007 demostró la evidencia de erosión dental asociado al consumo de bebidas alcohólicas como el vino, sidra y otras bebidas alcohólicas listas para beber. Encontrando que la erosión dental está ligada con el reflujo gástrico de origen intrínseco y extrínseco por acompañamiento de bebidas industriales de otro tipo.

- Milosevic en 1999 afirmó que la erosión dental por el consumo de drogas induce nausea y vómito como efecto adverso, ocasionando daños en la estructura dental. El uso de drogas acelera la pérdida de estructura dental dependiendo de la droga involucrada.

- Encontrando en este estudio evidencia de erosión dental relacionado con el pH salival bajo; flujo salival bajo, regurgitación, vómitos frecuentes, eructos ácidos y sensibilidad dental en el 87.5 % de los participantes.

- Bown, en 2007 demostró la evidencia de erosión dental asociado al consumo de bebidas alcohólicas como el vino, sidra y otras bebidas alcohólicas listas

para beber. Encontrando que la erosión dental está ligada con el reflujo gástrico de origen intrínseco y extrínseco por acompañamiento de bebidas industriales de otro tipo.

- Milosevic en 1999 afirmó que la erosión dental por el consumo de drogas es inducido por la nausea y vómito como efecto adverso, ocasionando daños en la estructura dental. El uso de algunas drogas, debe considerarse que acelera la pérdida de estructura dental dependiendo de la droga involucrada.

En coincidencia con los autores mencionados, Se encontró en este estudio evidencia de erosión dental, relacionado en todos los casos con el pH salival bajo; flujo salival bajo, regurgitación, vómitos frecuentes, eructos ácidos y sensibilidad dental en el 87.5 % de los participantes.

7. Referencias

1. Cuniberti de Rossi. Lesiones Cervicales no cariosas, la lesión del futuro:2009; 2: 19. Panamericana.

2. Declaración de Principios de la Erosión Dental: FDI, Asamblea General; 2007.

3. Mc Cay CM WL. Erosion of molar teethby acid beverages.

4. Erosión dental: Actas odontológicas 2002.

5. Diagnóstico y Epidemiología. Salud IUS 2011.

6. Efecto in vitro sobre el esmalte dental de cinco tipos de bebidas. Scielo 2014.

7. Potencial erosivo de las bebidas industriales sobre el esmalte dental. Colombia 2008.

8. Diagnóstico y epidemiología de erosión dental; Rev. Univ. Ind. Santander. Salud vol.43 no.2 Bucaramanga May/Aug. 2011.

10. Fajardo Santacruz M, Diagnóstico y epidemiología., Salud IUS, 2011; 43; 2: 179-189.

11. Shipley S, Taylor KT, Identificando causas de erosión dental., IntraMed 2005.

12. Cacho Carranza, Y. (s.f.). Obtenido de Epidemiología del consumo de drogas en México: http://www.conacytprensa.mx/index.php/ciencia/salud/3725-drogadiccion-mexico

13. Caridad, C. (Junio de 2008). El pH, Flujo Salival y Capacidad Buffer en Relación a la Formación. ODOUS CIENTIFICA, 9(1).

14. Laserna Santos, V. (s.f.). Higiene Dental Personal Diaria. Gandhi.

15. Chiego, J. D. (2014). Principios de histología y Embriología Bucal con orientación clínica (4 ed.). Gandhi.

16. Cissé, B., Yacoubi, S. E., & A, T. (2013). Impact of neighborhood structure on epidemic spreading by means of Cellular Automata Approach. Procedia computer science, 18, 2603-2606.

17. Correa Olaya, E. I., & Matto, M. A. (2010). Microdureza Superficial del Esmalte Dentinario Ante el efecto erosivo de tres bebidas gasificadas no alcoholicas in vitro. Salud UIS, 43(2), 179-189.

18. López Soto, O. P., & Cerezo, M. d. (Junio de 2008). Potencial erosivo de las bebidas industriales sobre el esmalte dental. Obtenido de http://bvs.sld.cu/revistas/spu/vol34_4_08/spu10408.htm

19. Araujo, M. V., Dermen, K., Connors, G., & Ciancio, S. (Octubre de 2004). Oral and dental health among inpatients in treatment for alcohol use disorders: a pilot study. J Int Acad Periodontol, 6(4), 125-130.

20. Johansson, A. K., Göran Koch, K., & Sven Poulsen, P. (s.f.). Erosión Dental. En Odontopediatría (págs. 141-144).(2012). Obtenido de http://embriologiainfo.blogspot.mx/2012/04/el-esmalte-dental.html

21. Balladares, A., & Becker, M. (Diciembre de 2014). Efecto in vitro sobre el esmalte dental de cinco tipos de bebidas carbonatadas y jugos disponibles comercialmente en el Paraguay. Scielo, 12(2).

22. Barrancos Mooney. (s.f.). Operatoria Dental Integración Clínica (4 ed.). Panamericana.

23. Ehlen, L., Marshall, T., Qian, F., Wefel, J., & Warren.(2008). Acidic beverages increase the risk of in vitro tooth erosion. Nutr Res, 28, 299-303.

24. (2015). Encuesta Nacional del Consumo de Drogas en estudiantes. Secretaria de Salud, México.

25. Fajardo Santacruz, M. C., & Maf, A. C. (2011). Diagnóstico y epidemiología. Salud IUS, 43(2), 179-189.(2014). Global status report on alcohol and health 2014. OMS.

26. Gigena, P. C., Bella, M. I., & Cornejo, L. S. (Noviembre de 2012). Salud Bucal y Hábitos de consumo de sustancias psicoactivas en adolescentes y jóvenes drogodependientes en recuperación. Odontoestomatología, 14(20).

27. Gómez de Ferraris, M. E. (2009). Histología y Embriología Bucodental (3 ed.). Panamericana.

28. Infeld, T. (1996). Dental erosion. Definition, classification and links. Oral Sciences, 151-155.

29. Patrias, K., & Wendling, D. (2007). Citing Medicine: The NLM Style Guide for Authors, Editors, and Publishers (2nd edition ed.). (D. Wendling, Ed.) N.Y.: National Library of Medicine, National Institutes of Health.

30. Pichi, L., Aranda, P. M., Martínez, B., & Malhaes, A. C. (2013). Dental erosion: an overview on definition, prevalence, diagnosis and therapy. Brazilian Dental Science, 16.

31. Sirimaharaj, V., Messer, B., & MV, M. (2002). Acidic diet and dental erosion among athletes. Australian Dental Journal, 47(3), 228-236.

32. Solórzano Navarro, E., Dávila Barrios, L., & Premoli Maffezzon, G. (Junio de 2008). Estudio in vitro sobre los efectos de la cocaína sobre los tejidos duros del diente. Obtenido de http://www.bvs.sld.cu/revistas/est/vol45_3-4_08/est053_408.htm.

33. Sueldo Parraguirre, G. P., Martucci, D. G., Pesantes Cruzado, L. M., & Henostroza Quintans, N. (Diciembre de 2002). Erosión o Corrosión dental: Factores etiológicos y diagnóstico. Actas Odontológicas, 7(2), 5-12.

34. Velayos Santana. (s.f.). Anatomía de la Cabeza para odontólogos (4 ed.). Panamericana.

35. Yan Fang, R. (Marzo de 2014). Dental Erosion: Etiology, Diagnosis and Prevention. Go Green.

Perfil epidemiológico de los pacientes atendidos en la consulta externa en UAO UAZ durante curso de verano

González-Álvarez, Ana Karenn1; Franco-Trejo, Christian Starlight2; Chavez-Lamas, Nubia Maricela3; Falcón-Reyes, Luz Patricia4; Medrano-Rodríguez, Juan Carlos5, Eduardo Medrano Cortes6

1UAZ-CA-36, Vigilancia Epidemiológica en el grupo social familia, Unidad Académica de Odontología, Universidad Autónoma de Zacatecas dra.ana.karenn.gonzalez@uaz.edu.mx 2UAZ-CA-36, Vigilancia Epidemiológica en el grupo social familia, Unidad Académica de Odontología, Universidad Autónoma de Zacatecas fatc007964@uaz.edu.mx 3UAZ-CA-36, Vigilancia Epidemiológica en el grupo social familia, Unidad Académica de Odontología, Universidad Autónoma de Zacatecas nubiachavez@uaz.edu.mx 4UAZ-CA-36, Vigilancia Epidemiológica en el grupo social familia, Unidad Académica de Odontología, Universidad Autónoma de Zacatecas pattyfare@hotmail.com 5UAZ-CA-36, Vigilancia Epidemiológica en el grupo social familia, Unidad Académica de Odontología, Universidad Autónoma de Zacatecas merodi12@hotmail.com 6UAZ-CA-36, Vigilancia Epidemiológica en el grupo social familia, Unidad Académica de Odontología, Universidad Autónoma de Zacatecas edumeco@yahoo.com

Autor de correspondencia: González-Álvarez, Ana Karenn dra.ana.karenn.gonzalez@uaz.edu.mx

Abstract

Introduction: Since the mid-twentieth century an epidemiological transition is taking place, and noncommunicable diseases (NCDs), chronic diseases and non-infectious diseases have become increasingly important. Objective: To establish the epidemiological profile of patients in outpatient care, UAO UAZ during the summer course 2018 for a comprehensive approach. Methodology: It was an observational-descriptive-analytical study, collected by anamnesis, filling out the clinical history and the physical examination in which the patients were assessed after admission to the clinic admission service and prior to dental management. With the information gathered, a database was generated in the Excel for the analysis and presentation of the data. Results: 89 patients in the outpatient service, 54 female and 35 male, representing 61% and 39% between 4 years to 96 years of age, only 79.77% had pathological history. We found a prevalence of 75% of chronic degenerative pathologies, 9% cardiac, 7% nontransmissible, 4% infectious and traumatic by accident, mental pathologies with 1%. Conclusion: The highest prevalence is manifested in the female sex, these data are consistent with the rebound that at the World, National and State level are currently presented.

Key words: Epidemiological, transition, risk, transmissible, prevalence.

GUADALUPE CAPETILLO & LAURA ROESCH

Resumen

Introducción: Desde mediados del siglo XX se está produciendo una transición epidemiológica, y cada vez tienen más peso las enfermedades no transmisibles (ENT), crónicas y no infecto-contagiosas. Objetivo: Establecer el perfil epidemiológico de los pacientes en consulta externa, UAO UAZ durante el curso de verano 2018 para un abordaje integral. Metodología: Fue un estudio observacional-descriptivo-analítico, recabada por anamnesis realizando llenado de la historia clínica y la exploración física en el cual los pacientes fueron valorados posterior a su ingreso al servicio de admisión de la clínica y previo al manejo dental. Con la información recopilada se generó una base de datos en el Excel para el análisis y presentación de los datos. Resultados: 89 pacientes en el servicio de consulta externa, 54 femeninos y 35 masculinos, representando el 61% y el 39% entre los 4 años a los 96 años de edad, solo el 79.77% presentaban antecedentes patológicos. Se encontró una prevalencia del 75% de patologías Crónico degenerativas, 9% cardiacas, 7% no trasmisibles, 4% infecciosas y traumáticas por accidente, patologías mentales con 1%. Conclusión: La mayor prevalecía se manifiesta en el sexo femenino, estos datos van acordes con el repunta que a nivel Mundial, Nacional y Estatal se presentan actualmente.

Palabras clave: Epidemiológico, transición, riesgo, trasmisibles, prevalencia.

1. Introducción.

Durante siglos, las enfermedades transmisibles (ET), de carácter infecto-contagioso, fueron las principales causas de enfermedad y muerte en todo el mundo; entre ellas, epidemias como la peste, el cólera, la viruela, la tuberculosis, el paludismo, la malaria, la fiebre tifoidea, la difteria, la sífilis y, más recientemente, el VIH-SIDA. Desde mediados del siglo XX se está produciendo una transición epidemiológica, y cada vez tienen más peso las enfermedades no transmisibles (ENT), crónicas y no infecto-contagiosas, representadas por las nuevas epidemias globales: las enfermedades cardiovasculares, el cáncer, las enfermedades respiratorias crónicas y la diabetes. También han ganado peso las lesiones, que son consecuencia de los accidentes (de tráfico, en el hogar, en el trabajo), las intoxicaciones, los suicidios y la violencia en sus diversas formas (doméstica, urbana, guerras). (1)

Las causas de esta transición epidemiológica son múltiples. Entre ellos, cabe mencionar el proceso de envejecimiento de la población en todas las regiones del mundo; los procesos migratorios, en especial los internos desde el campo a las ciudades, donde ya viven más de la mitad de la población mundial; y los cambios en los estilos de vida, especialmente la adopción de dietas poco saludables, la inactividad física; el consumo de tabaco, alcohol y otras drogas; el estrés psico-social; y otras conductas de riesgo, como mantener relaciones sexuales sin protección o conducir de forma temeraria. (1)

Mortalidad por enfermedades no trasmisibles

Las enfermedades no transmisibles se consideran las nuevas epidemias globales, debido a que presentan una alta repercusión en la calidad de vida de la población, generando muertes e incapacidades, así como elevados gastos de tratamiento y afectaciones no solo para los pacientes, sino también para las familias. Dentro de este grupo se presentan las patologías cardiovasculares, respiratorias, y las neuropsiquiátricas entre otras más.

La prevención es fundamental: se estima que el 80% de las enfermedades coronarias, los accidentes cerebro-vasculares y la diabetes tipo II y el 40% de los cánceres pueden ser evitados si se modifican algunos hábitos de vida.

Este tipo de patologías están asociadas, con la presencia de muertes tempranas tanto en hombre como en mujeres, en otros casos con presencia de patologías que generar tratamientos de por vida lo cual genera costos a los pacientes, y el sector salud además de que limitan la calidad de vida y la productividad de la población enferma.

Un informe del Banco Mundial muestra que el 80% de las muertes por enfermedades no transmisibles registradas en 2005 tuvo lugar en países de ingresos bajos y medios, donde vive la mayor parte de la población mundial, y sólo el 20% restante se produjo en países de altos ingresos. (1)

Las estadísticas muestran que las enfermedades no trasmisibles son la mayor causa de muerte a nivel global. Según estimaciones de la OMS, el 61% de las muertes que tuvieron lugar en todo el mundo en el año 2005 fueron consecuencia de enfermedades no transmisibles, frente al 30% de las transmisibles y el 9% de lesiones. Las previsiones indican que esa tendencia se acentuará en el futuro, y en el año 2030 el 69% de las muertes estarán provocadas por enfermedades no transmisibles, el 21% por transmisibles y el 10% por lesiones. (1)

En regiones como África, el Mediterráneo Oriental y el Sudeste Asiático las enfermedades transmisibles siguen teniendo un peso muy superior a las no transmisibles. Algunos países de Latinoamérica padecen la "doble carga" de la enfermedad: grandes ciudades que presentan indicadores de salud similares a los de países desarrollados y, por contraste, un extenso territorio rural con indicadores de salud propios de las regiones más desfavorecidas del mundo. En la región del Pacífico Occidental, las enfermedades no transmisibles son la primera causa de muerte prematura y las lesiones casi alcanzan el nivel de las enfermedades transmisibles. En Europa, las enfermedades no transmisibles representan más de 7 de cada 10 muertes, seguidas por las lesiones y con las enfermedades transmisibles en un lejano tercer lugar, algo similar a lo que ocurre en los países desarrollados de América del Norte (como Estados Unidos y Canadá) y en Japón (1)

Durante los últimos años México ha atravesado por unas serie de cambios, tanto en lo económico, lo cultural, lo social, ambiental, demográfico este ultimo de la mano de los avances que en materia de salud han influenciado el perfil epidemiológico de la población mexicana. Por lo tanto se habla de una "transición demográfica" y de una "transición de riesgos".

La transición demográfica alude al paso de los altos niveles de natalidad y mortalidad sin control, a los bajos niveles controlados, con un marcado descenso en la natalidad a mediados de la década de los 60´s en la que se inicia con el uso de los métodos anticonceptivos. Al principio del siglo XX, las parejas procreaban alrededor de seis niños a lo largo de su vida fértil alcanzando un máximo de 7.2 niños a inicios de los años sesenta. La gradual difusión de las prácticas de planificación familiar, dentro de una nueva política que buscaba regular el crecimiento demográfico, contribuyó a impulsar la transición de la fecundidad en el país. La tasa global de fecundidad (TGF) disminuyó a seis niños por mujer en 1975, cinco por mujer en 1979, cuatro en 1985 y tres en 1994, hasta alcanzar aproximadamente 2.2 niños para el 2005 hasta, (2), hasta llegar a 2.18 hijos por mujer en 2016 (3).

Así mismo se presentó una rápida disminución muy marcada y sostenida de la mortalidad en el país, con aumentos en la esperanza de vida 1930, la esperanza de vida para las personas de sexo femenino era de 35 años y para el masculino de 33 años. Al 2010 este indicador fue de 77 años para mujeres y 71 para los hombres, en 2016, se ubicó en casi 78 años para las mujeres y en casi 73 años para los hombres, mientras que la población de Zacatecas la esperanza de vida es de 75.5 años (4). (4). Tenemos entonces que la mortalidad que tienen los estados refleja no solo el grado de envejecimiento de su población, sino también las condiciones de vida y los recursos disponibles para la salud.

La tasa de mortalidad general disminuyó de 31.0 en 1922, hasta 4.9 por mil habitantes entre 1997 y 2000, no obstante, y en gran parte debido al envejecimiento de la población, desde el año 2000 la tasa ha mostrado un ligero, pero constante incremento. La mortalidad general en México descendió casi diez veces entre 1900 y 1997, pasando de 35 a 4.9 defunciones por cada mil habitantes. (5)

La "Transición de riesgos" ya que en el transcurso la primera mitad del siglo XX, la población estaba expuesta a los riesgos propios de un país con desarrollo social e infraestructura incipientes, caracterizado por higiene deficiente, mala disposición de excretas, agua para consumo humano de baja calidad, hacinamiento, convivencia con animales en el hogar, esquemas de vacunación incompletos, cobertura insuficiente y subutilización de servicios de salud, entre otros, que cambiaron con el desarrollo y la urbanización. En consecuencia se han modificado las formas de vida y surgido riesgos de exposición al sedentarismo, al estrés, al consumo de tabaco y de drogas, a la violencia, así como a patrones alimentarios compuestos por alimentos de alta densidad energética, el sobrepeso y la obesidad, el colesterol elevado y la hipertensión arterial, factores responsables de gran parte de la carga global de la enfermedad, ya que han dado como resultado problemas como la obesidad y otras enfermedades crónico degenerativas a edades cada vez más tempranas (5).

Al patrón de enfermedades infecciosas y de deficiencias de la nutrición se han agregado enfermedades crónico-degenerativas y desórdenes mentales, producto de la interacción entre factores genéticos, otros factores biológicos como el envejecimiento y la distribución de grasa corporal, aunados a las exposiciones ambientales generadas por las cambiantes formas de vida mediadas por el contexto socioeconómico en el que viven las personas (6).

1.1. Importancia Médica y / o Económica.

Dentro del proceso profesionalizante que desempeña nuestra máxima casa de estudios remite la visión docente- educativa, cual tiene relación con el desempeño en espacios reales de trabajo que permitan la correcta capacitación del estudiante de odontología en el ánimo de afrontar y dar soluciones a los problemas de salud presentes en la población con patologías del aparato estogmatognático. Motivo por el cual el alumno requiere esa visión humanista y de acercamiento hacia las necesidades de la población para la cual deberá formar elementos cognoscitivos tales que le permitan abordar el manejo integral de la población que a futuro le corresponderá atender.

El presente trabajo tiene como elemento de transcendencia el lograr conocer de manera más clara a través de una muestra de población que es atendida por las diversas clínicas multidisciplinarias de la Unidad Académica de Odontología, de la Universidad Autónoma de Zacatecas con miras de generar mejoras en el abordaje integral de los pacientes.

1.2. Antecedentes.

Para la Universidad Autónoma de Zacatecas es claro el papel sustantivo que tiene a través de la vinculación, aceptando los retos y desafíos que la sociedad y el acontecer histórico generan, derivado de ellos es que se han trazados diversas estrategias que permitan establecer líneas de acción, planeación y estrategias de trabajo que nos permitan construir canales de conexión social para generar trasformación de conciencia colectiva e individual de la población generando nuevos modelos de atención integral a la salud bucodental.

Así pues tenemos que el avance y mejoras en las condiciones generales de vida de la población mexicana y sus transformaciones demográficas secundarias han conformado un nuevo panorama de salud; aun y cuando en éste no queda claro el impacto que ha tenido de manera específica el factor económico y social entre las diferentes regiones del país, quedan manifiestas en su espectro epidemiológico.

Dentro de las política públicas encaminadas a la atención de la salud de la población en México, se han generado mejoras sanitarias en la comunidad, ejemplo de ello son los programas de vacunación universal, los programas de control de enfermedades infectocontagiosas, y los programas de atención etaria, en particular programas como el de cáncer cervicouterino, cáncer de mama, diabetes mellitus, hipertensión arterial sistémica, Embarazo, parto y puerperio; el programa de atención a menores de 5 años, y los programas de atención al adulto mayor, entre otros.

Lo anterior nos ha permitido ver un abatimiento en la morbilidad y su asociación con la tasa de mortalidad del país; y así mismo nos ha otorgado la posibilidad de observar la transición epidemiológica por la que el país ha pasado, logrado disminuir considerablemente los padecimientos infectocontagiosos, pero al mismo tiempo evidenciando un aumento en las patologías no transmisibles y que actualmente conforman un problema epidemiológico a nivel mundial, en particular hablamos de la Obesidad, Diabetes Mellitus, Hipertensión Arterial entre otros padecimientos crónico degenerativos, los cuales ocupan actualmente un espacio dentro de las primeras 20 causas de morbilidad en el país.

A continuación se presentan las principales causas de morbimortalidad en México en 1984 y posteriormente las cifras del 2017:

	Principales causas de morbimortalidad en México en 1984		
	Causa	Total	%
1	Enfermedades Respiratorios agudas	7158759	59.83
2	Enteritis y otras Enfermedades Diarreicas	2412304	20.16
3	Parásitos intestinales	1004906	8.40
4	Amibiasis	851485	7.12
5	Traumatismo por Accidente	211433	1.77
6	Neumonías	59182	0.49
7	Varicela	56495	0.47
8	Diabetes	54627	0.46
9	Parotiditis	52690	0.44
10	Infecciones Gonocócicas	19302	0.16

FUENTE: Modificado de Dirección General de Epidemiología/SSA Proyección de Población INEGI-CONAPO * Tasa por 100 000 Habitantes. Total General de distribución de casos: 11965828 casos.

Tabla 1. Las 10 Principales Causas de morbimortalidad en México 1984 (7)

En donde podemos observar que aún existe un predominio por enfermedades infecciosas, encabezadas por las Respiratorias y Las gastrointestinales, seguidas por los traumatismos por accidentes, nuevamente infectocontagiosas, diabetes como padecimiento crónico degenerativo y nuevamente presencia de infectocontagiosas, incluyendo Enfermedades de Trasmisión sexual.

Para el año 2017, es posible apreciar como aun y cuando el panorama en cuanto a Patologías infectocontagiosas está presente encabezando la lista dentro de las 11 primeras causas de morbilidad en el país, encontramos también la presencia de enfermedades no trasmisibles y con tendencia a la cronicidad, en particular hablamos de las Gastritis, Úlceras y Duodenitis, seguidas casi de inmediato por patologías Crónicodegenerativas, que como antes se

menciono obedecen al proceso de transición de riesgos como se observa en la siguiente tabla:

	Distribución de los casos nuevos de enfermedades por fuente de notificación Estados Unidos Mexicanos 2017 Población General / Población Zacatecas				
	Causa	Total Nacional	%	Total incidencia en Zacatecas	
1	Infecciones respiratorias agudas	26 366 261	5.53	40 826.11	3.80
2	Infecciones intestinales por otros organismos y las mal definidas	5 771 681	1.21	7 877.91	0.73
3	Infección de vías urinarias	4 474 599	0.94	6 296.50	0.59
4	Úlceras, gastritis y duodenitis	1 520 938	0.32	2 382.32	0.22
5	Conjuntivitis	1 426 631	0.30	1 490.30	0.14
6	Gingivitis y enfermedad periodontal	1 170 693	0.25	1 375.40	0.13
7	Otitis media aguda	849 332	0.18	1 972.49	0.18
8	Obesidad	691 462	0.15	468.63	0.04
9	Vulvovaginitis	636 286	0.13	1 871.65	0.17
10	Hipertensión arterial	493 882	0.10	806.14	0.07
11	Diabetes mellitus no insulinodependiente (Tipo II)	410 737	0.09	490.31	0.05
	Total Distribución de los casos nuevos de enfermedades	476 756 201		1 075 503	

FUENTE: SUIVE/DGE/Secretaría de Salud/Estados Unidos Mexicanos 2017.

Tabla 2. Distribución de los casos nuevo de enfermedades por fuente de notificación Estados Unidos Mexicanos 2017. Población General / Población Zacatecas (8)

Si bien podemos contrastar el panorama epidemiológico del país con las características de morbilidad que para el año 2017 existían en Zacatecas observamos entonces que se manifiestan un comportamiento similar, a excepción de las vulvovaginitis en donde Zacatecas presenta un ligero repunte porcentual en cuanto al total de los casos registrado entre las primeras 20 patologías registradas en las bases de dato de la Secretaria de Salud.

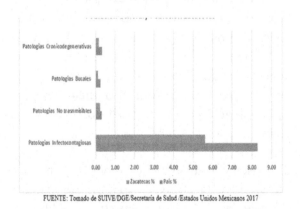

FUENTE: Tomado de SUIVE/DGE/Secretaría de Salud /Estados Unidos Mexicanos 2017

Figura 1. Distribución por porcentajes de los casos nuevos de enfermedades por fuente de notificación Estados Unidos Mexicanos 2017. Población General / Población Zacatecas (8)

Al establecer el diagnostico porcentual por grupos de enfermedades (véase Figura 1) encontramos que en términos generales existe una marcada prevalencia de patologías infectocontagiosas por encima de las patologías no trasmisibles las cuales casi están a la par de las crónico degenerativas, así mismo se observa la presencia de patologías bucales en particular de gingivitis y enfermedad periodontal las cuales han sido incluidas dentro de las primeras 20 causas de morbilidad en el país ocupando el sexto lugar a nivel nacional y el séptimo a nivel estatal.

En el caso particular del estado de Zacatecas el perfil epidemiológico tiene mayor predominio por patologías infecciosas, dejando a las Crónicodenegerativas al final de las primeras 12 causas de morbilidad; esto no podría considerarse como un pronóstico alentador en cuanto a la transición de riesgos, pero si nos permite entender y predecir que de no establecerse medidas adecuada de prevención en materia de patologías crónicas, estas tendrán tendencia a un ascenso llegado a desplazar a las patologías infecciosas, con todas las complicaciones que esto conlleva. (Véase tabla 3).

20 principales causas de Morbilidad en Zacatecas 2017			
	Causas	Número de casos	%
1	Infecciones respiratorias agudas	653386	60.75
2	Infecciones intestinales por otros organismos y las mal definidas	126079	11.72
3	Infección de vías urinarias	100770	9.37
4	Úlceras, gastritis y duodenitis	38127	3.55
5	Otitis media aguda	31568	2.94
6	Conjuntivitis	23851	2.22
7	Gingivitis y enfermedad periodontal	22012	2.05
8	Vulvovaginitis	15433	1.43
9	Faringitis y amigdalitis estreptocócicas J	9968	0.93
10	Hipertensión arterial	9244	0.86
11	Obesidad	7500	0.70
12	Diabetes mellitus no insulinodependiente (Tipo II)	6370	0.59
	Total 20 Principales causas	1075503	

FUENTE: SUIVE/DGE/Secretaría de Salud/Estados Unidos Mexicanos 2017.

Tabla 3. Las 20 principales causas de Mortalidad en Zacatecas en 2017 (8)

Los propósitos de la profesión odontológica deben estar dirigidos a satisfacer las necesidades de salud de la población, según concuerdan representantes del gremio, de las instituciones estatales y paraestatales de servicio, y de las escuelas y facultades de odontología, pero a pesar de esto, los resultados observados en la práctica profesional, han demostrado que esto no se ha logrado con éxito.

El estudio de la profesión y práctica odontológica en México es un aspecto de suma importancia para todas las instituciones encargadas de la formación de recursos humanos en el área de la salud, derivado de esto es que el profesionista Odontológico debe conocer el estado general que guarda la población a la cual va a dirigir su trabajo.

1.3. Justificación.

Texto de esta sección Este trabajo pretender aportar una idea general del tipo de pacientes que son atendidos en la Unidad Académica de Odontología, de la Universidad Autónoma de Zacatecas, bajo los preceptos de la formación integral del alumno acorde a las demandas sociales y con ese carácter de pertinencia social; atendiendo a que este enfoque integral, no solo tiene que ver con la conceptualización del ser humano, como ente biológico, psicológico y social, del cual el aparato estomatognático es parte fundamental; sino además de entender el ejercicio de la odontología como un proceso de construcción continua, dado que toda acción a la salud y toda decisión tomada a partir de los constructos del conocimiento, deben realizarse con respeto por la salud y la vida de la población, con esa visión de formar médicos cirujanos dentistas con niveles de excelencia, merced de los enfoques multidisciplinario, interdisciplinario y transdisciplinario, con un espíritu emprendedor e innovador, con esa necesaria vocación de líder comprometido profundamente con la sociedad.

2. Objetivos.

Establecer el perfil epidemiológico que presentan los pacientes de la consulta externa de la clínica multidisciplinaria (CLIMUZAC) en el curso de verano 2018 como muestra del total de la población atendida de manera cotidiana en las clínicas de la Unidad Académica de Odontología (UAO UAZ) para tener un mejor panorama de su abordaje integral.

2.1.1. Objetivos específicos

1. Identificar el perfil epidemiológico de los pacientes atendidos en la UAO UAZ posterior a su admisión en la clínica y previo a su manejo dental.

2. Reorganizar el manejo adecuado de las patologías presentes en estos pacientes como una población muestra con miras a la mejorar el abordaje multidisciplinario de los mismos dentro de las clínicas.

3. Metodología.

Se trata de un estudio observacional-descriptivo-analítico, tomado como población al total de los pacientes atendidos en la consulta externa de la clínica multidisciplinaria de la Unidad Académica de Odontología, de la Universidad Autónoma de Zacatecas; en el periodo comprendido de junio 2018 – Julio 2018 en el curso de verano la información fue recabada la anamnesis realizado en el llenado de la historia clínica (ficha de identificación, antecedentes heredofamiliares, personales no patológicos, patológicos, ginecoobstétricos y, pediátricos, urológicos según sea el caso, interrogatorio de padecimiento actual, interrogatorio por aparatos y sistemas, semiología de cada síntoma y signo), y la exploración física en el cual los pacientes fueron valorados posterior a su ingreso al servicio de admisión de la clínica y previo al manejo dental. Con la información recopilada se generó una base de datos en el Excel para el análisis y presentación de los datos.

4. Resultados.

Se atendió a un total de 89 pacientes en el servicio de consulta externa, 54 fueron femeninos y 35 masculinos, representando el 61% y el 39% respectivamente (véase Figura 2). Con edades que oscilaron de entre los 4 años a los 96 años de edad, con una media de 50 años de edad.

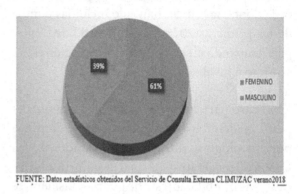

FUENTE: Datos estadísticos obtenidos del Servicio de Consulta Externa CLIMUZAC verano2018

Figura 2. Porcentaje por sexos de pacientes atendidos en Consulta Externa CLIMUZAC verano 2018.

Cabe mencionar que del total de pacientes atendidos en el Servicio de Consulta externa solo el 79.77% presentaban antecedentes patológicos de diversas comorbilidades, de las cuales en su mayoría tenían conocimiento (véase Tabla 4).

Al estudiarlas por grupos de patologías se encontró que en el medio clínico, la población presenta un aumento en la prevalecía puntual por los padecimientos crónico degenerativos, en el caso de la hipertensión todos los pacientes estaban enterados de su diagnóstico; para el caso de la Obesidad nadie la mencionó como un padecimiento y en algunos casos incluso se sorprendieron al enterarse del diagnóstico, debido a que solo consideraban tener algo de sobrepeso; así mismo la mayor parte de la población con obesidad correspondió a el sexo femenino mientras al igual que los casos de hipertensión arterial y la Diabetes Mellitus tipo 2.

PATOLOGIAS	Femenino	Masculino	Total por padecimiento
Herida por mordedura de perro	1		1
Hipertensión Arterial	13	4	17
Prediabetes	2	0	2
Asma	1		1
Rinitis Alérgica	0	1	1
Enfermedad Pulmonar Obstructiva Crónica		1	1
Arritmia Cardiaca			0
Diabetes Mellitus	5	1	6
Ansiedad	1		1
Hipotiroidismo	2		2
Vértigo		1	1
Enfermedad Multiinfartos		1	1
Fibromialgia	1		1
Prolapso mitral	1		1
Lesión de Rodilla	1		1
Gastroenteritis Crónica	1		1
Tifoidea Crónica	1		1
Probable Hepatitis	1		1
Traumatismo Craneoencefálico moderado en recuperación	1		1
Bradicardia	2	3	5
Obesidad	6	19	25
Total de Padecimientos	32	9	46

FUENTE: Datos estadísticos obtenidos del Servicio de Consulta Externa CLIMUZAC verano2018

Tabla 4. Patologías presentes en los pacientes atendidos en el servicio de consulta externa CLIMUZAC en curso de verano 2018

En el caso particular de las Cardiopatías, únicamente en el caso del prolapso mitral se tenía conocimiento por parte del paciente, cabe mencionar que en este caso, el paciente era candidato para prótesis total, motivo por el cual su manejo ameritaba exodoncias, dado lo anterior el manejo estableció requirió trabajo coordinado por ambas áreas (Médica y Odontológica).

En la ocurrencia de las bradicardias los paciente ignoraban su diagnóstico, por lo que se estableció Protocolo de Investigación de caso, para establecer dicho Diagnóstico a través de estudios paraclínicos y en algunos casos incluso fueron referidos al especialista para su manejo integral adecuado y seguimiento coordinado por parte del servicio de Consulta Externa durante el tratamiento dental. (Véase Gráfico 3).Las pacientes con Hipotiroidismo solo una estaba enterada de

su diagnóstico, el otro caso fue diagnosticado dentro del Servicio y fue derivada a atención de especialidad para posterior seguimiento y tratamiento dental.

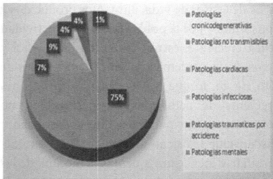

FUENTE: Datos estadísticos obtenidos del Servicio de Consulta Externa CLIMUZAC verano2018

Figura 3. Patologías presentes en los pacientes atendidos en el servicio de consulta externa CLIMUZAC en curso de verano 2018

Se encontró una prevalencia del 75% de patologías Crónicodegenerativas, 9% de patologías cardiacas, 7% de patologías no trasmisibles, 4% para patologías infecciosas y traumáticas por accidente, patologías mentales con 1%. Las patologías infecciosas fueron parte conjunta del motivo de consulta dentro del Servicio de Consulta Externa, en este caso también se establecieron protocolos de manejo así como seguimiento de los mismos, durante el periodo del curso de verano y aun a la fecha en el caso de la Tifoidea crónica permanece en protocolo de seguimiento. En cuanto al caso de mordedura de perro, la paciente fue valorada y referida a la Jurisdicción Sanitaria para seguimiento del caso, toda vez que el animal no contaba con vacunas.

La paciente con traumatismo craneoencefálico, acudió a manejo dental de urgencia por presentar dolor, pero debido a su condición se estableció vigilancia estrecha durante su tratamiento dental por recomendación del su facultativo tratante.

5. Discusión.

El perfil epidemiológico presenta la población mundial muestra cambios producto de los cambios, sociales, culturales, socioeconómicos, tipos de estilos de vida, alimentos producidos y consumidos por la población, falta de actividad física creciente, estrés, consumo de alcohol y otros drogas, además de prácticas sexuales de alto riesgo, lo que nos lleva a un predominio creciente de patologías no trasmisibles, no solo como principal causas de enfermedad y discapacidad física, afectando la economía familiar y local, sino a demás como una de las principales causas de muertes por encima del 50% llegando según estimación de la OMS a un 69% de las causas de defunción mundial a la par de una aumento menor pero no por ello menos importante de las muertes por lesiones las cuales de un 9% registradas para el 2005, se proyecta aumentar a 10 %, aun y cuando es un punto porcentual, se habla de riesgos mayores y causas de discapacidad de población económicamente activa en muchos casos.

En caso de la población mexicana es como se dijo antes, reflejo de los cambios y avances dentro de la sociedad en las diferentes esferas, y derivado de ellos modificación de los factores de riesgo para presentar ciertas características de morbimortalidad por región y en tiempos específicos, así partiendo de esto, se tendrá que analizar el tipo de pacientes a los que los profesionistas del área de la salud tendrá que enfrentar cada día presenta datos de los perfiles antes descritos, uno de los más importantes en el caso en particular de la Odontología es la atención de pacientes con patologías Crónicodegenerativas las cuales entran dentro de la clasificación de las no trasmisibles, y en muchas de las ocasiones cuentan con asociación de una o más comorbilidades en los pacientes; por lo que genera en una necesidad mayor por el conocimiento integral del estado de salud que cada uno de los paciente guarda, previo y durante el proceso de manejo de atención dental.

Y ya que las decisión terapéuticas tendrán que ir encaminadas al mejor manejo del proceso salud enfermedad, atendiendo los probables riesgos y complicaciones a los que se encuentra expuesto cada paciente, y así mismo permitiendo generar estrategias de atención basadas en el perfil epidemiológico con el que ahora se sabe que cuentan los pacientes atendidos en la Unidad Académica de Odontología, que al tratarse de la integridad de un ser humano con sus diversas esferas, el manejo multidisciplinario, transdisciplinario e interdisciplinario ofrece una buena opción de manejo, minimizando riesgo de complicaciones para el paciente y generando a partir del compromiso que se tiene para con la sociedad, el formar recursos en el área de la salud capaces de hacer frente al panorama epidemiológico actual (1).

Las prevalencias por patologías infecciosas si se correspondieron con las primeras 5 patologías infecciosas de acuerdo con los datos epidemiológicos obtenidos del sistema SUIVE, de la secretaria de salud en 2017 (8), siendo estas las respiratorias, las intestinales y las urinarias las primeras 3 con mayor prevalencia superando a la conjuntivitis, otitis media y vulvovaginitis respectivamente, llama la atención que es hasta últimas fechas que las patologías bucales son consideradas dentro de las causas de morbilidad general, deberá considerarse como un marcador de evolución adecuado el que estas al igual que el resto de las patologías trasmisibles, infectocontagiosas, puedan disminuir, ya que eso estará estableciendo no la falta de registro, si no un tipo de seguimiento que hablará del impacto que tiene la atención profesional de estas multidisciplinario reflejará la incidencia que guardan los protocolos de atención integral de la comunidad.

En el caso particular de la obesidad, se tiene múltiples registros y estudios que la ubican como uno de los principales factores de riesgo para comorbilidades, y derivado de ella se presentan las tres más prevalentes en nuestra población se trata de la Hipertensión, la Diabetes Mellitus tipo II, las cuales a sus vez se correlacionan con otras patologías sistémicas y que inciden por el grado de complicaciones asociadas a su evolución aumento en las tasas de mortalidad, es en este apartado en donde se deberá por tanto redoblar esfuerzos por alcanzar ese manejo integral, y no solo el abordaje aislado del paciente, ya que además estas patologías tienen su manifestación en cavidad oral, por lo que una vez más de que se establezcan protocolos de prevención, manejo y seguimiento de los casos veremos reducidas las patologías locales y sistémicas asociadas a esta morbilidad no trasmisibles, abatiendo a futuro con ello las expectativas de progresión en la prevalencia, Mundial, Nacional y Estatal, por lo que una vez se reitera como se había dicho el fomentar la idea de trabajo en equipos multidisciplarios para estos fines.

Durante el curso de verano, se hizo énfasis en la semiología de los pacientes a fin de que los alumnos tengan la capacidad de generar juicios diagnósticos completos, y de esta manera entrarán en la esfera de ser portadores de sus propias estrategias de tratamiento integral, el cual es siempre supervisado por los docentes de la unidad académica, pero con el grado de permisividad que permite el espíritu innovador de las nuevas generación al establecer su ruta de manejo integral a los pacientes.

En el caso particular de las Bradicardias se logró establecer en los alumnos la inquietud por hacer énfasis en la toma de signos vitales a la par del manejo de la historia clínica esto permitió que fuera el alumno capaz de establecer la sospecha diagnostica y que así pemitiera juicios sobre la necesidad de estudios paraclínicos para determinar las causas de dicha patología o su implicación como parte de la manifestación clínica de otra enfermedad.

Si bien en cierto que el panorama epidemiológico obedece al tipo de atención que de primera instancia se ofrece a la población para que de esta manera, se tenga un mejor reflejo de lo que a nivel nacional se percibe como parte de eso datos estadísticos que nos muestra una mayor incidencia de patologías infecciosas por encima de las crónica degenerativas, también el conocer la realidad que guarda morbilidad de nuestros pacientes atendidos en las Clínica multidisciplinaria, nos permitirá asociar cada vez más las patologías bucales en relación a los procesos de salud enfermedad de nuestros pacientes y por tanto la capacidad de resolución de los mismos por parte de los futuros egresados.

También a partir de este estudio, se abre la posibilidad de ahondar más en investigaciones relacionados con el panorama epidemiológico de los pacientes, y como los factores de riesgo extrínsecos al mismo pueden cambiar en paradigma de la atención bucal a partir de del contexto social, económico y cultural de la sociedad, procurando siempre hacer lo más accesible posible la atención bucal a la comunidad.

6. Conclusiones.

Las Perfil epidemiológico que presenta la población atendida en el Curso de Verano 2018 del Unidad Académica de Odontología, presenta un aumento en la cantidad de padecimientos no trasmisibles y Crónicodenegerativos, la mayor prevalecía de estos se manifiesta en el sexo femenino, estos datos van acordes con el repunta que a nivel Mundial; Nacional y estatal se presentan actualmente, las patologías infectocontagiosas, parecieran verse disminuidas dentro del espectro de su presencia en los datos obtenidos por el presente estudio, sin que esto se deba a que la población presente en la clínica, abatió por alguna razón las prevalencias antes descritas, probablemente como se comentó esta diminución va acorde con la vocación primaria que tiene la Clínica de UAO UAZ, que es la de la atención integral de las patologías bucales, aun así dentro de las patologías infecciosas presentes, se observa que corresponden a infectocontagiosas y en específico a enfermedades digestivas, las cuales como se observó a nivel nacional y estatal son las segunda causa de morbilidad de la población para 2017.

Por otro lado si resulta alarmante la cantidad de pacientes que presenta obesidad, dentro de los cuales nuevamente el sexo femenino muestra predominio por esta patología, teniendo en consideración así mismo que el porcentaje de pacientes atendidos es de predominio femenino, por lo que no es del todo extraño que las estadísticas favorezcan el aumento de prevalencia en este grupo poblacional, aun así y derivado de la información con respecto a las complicaciones y asociación con las demás patologías, sería conveniente en futuros estudios evaluar el nivel de asociación que guarda esta patología con los estados de morbilidad coexistentes con los pacientes y con las patologías bucales, con la finalidad de tener una idea aún más clara de los retos de atención que se tiene para con la población en la formación de profesionales capaces de resolver dicha problemática de manera, prospectiva, innovadora y siempre comprometida con la sociedad y sus necesidades continuamente cambiantes.

El paradigma de la atención a la salud apunta puesta a que todas la medidas de manejo puedan establecer la multidisciplinariedad, integralidad, transdisciplinariedad e interdisciplinariedad, en la formación académica profesional del odontólogo y del resto del personal de salud como un trabajo conjunto. De modo que este trabajo resultó una ventana a un número de posibilidades importantes en el campo de investigación epidemiológica y del impacto que las estrategias de atención a la comunidad puedan tener a partir de la información obtenida.

7. Referencias

1. (FUNDADEPS) FdeplS. Atlas Mundial de la Salud. [Online]; 2019. Disponible en: http://www.atlasdelasalud.org/.

2. Partida Bush V. La transición demográfica y el proceso de envejecimiento en México. Papeles de población. 2005; 11(45).

3. BANCO MUNDIAL B. BANCO MUNDIAL. [Online]; 2018. Disponible en: https://www.google.com/publicdata/explore?ds=d5bncppjof8f9_&met_y=sp_dyn_tfrt_in&hl=es&dl=es.

4. INEGI. Cuentame INEGI. [Online]; 2016. Disponible en: http://cuentame.inegi.org.mx/poblacion/esperanza.aspx?tema=P.

5. Soto-Estrada G, Moreno-Altamirano L, Pahua Díaz D. Panorama epidemiológico de México, principales causas de morbilidad y mortalidad. Revista de la Facultad de Medicina (México). 2016; 59(6).

6. Borja-Aburto V. El desarrollo y la emergencia de un nuevo perfil epidemiológico. Salud Pública de México. 1999; 41(3): p. 151-152.

7. Epidemiología/SSA FDGd. Proyección de Población INEGI-CONAPO. México.

8. Secretaria de Salud. Anuario de Morbilidad 1984 -2017.

9. Patrias K, Wendling D. Citing Medicine: The NLM Style Guide for Authors, Editors, and Publishers. 2nd ed. Wendling D, editor. N.Y.: National Library of Medicine, National Institutes of Health; 2007.

10. Experto W. Word Experto: Cómo incluir el estilo Vancouver en los estilos bibliográficos de Word. [Online] Acceso 12 de Septiembrede 2018. Disponible en: https://wordexperto.

com/2018/02/27/incluir-estilo-vancouver-los-estilos-bibliograficos-word/.

11. experiencia Ebel. Enfermería basada en la experiencia: Cómo incluir el estilo Vancouver en los estilos bibliográficos de Word 2010. [Online] Acceso 12 de septiembrede 2018. Disponible en: https://ebevidencia.com/archivos/596.

12. Cissé B, Yacoubi SE, A T. Impact of neighborhood structure on epidemic spreading by means of Cellular Automata Approach. Procedia computer science. 2013; 18: p. 2603-2606.

Desviación apical de dos técnicas de instrumentación

Quiñonez-Carrillo Judith 1, Castro-Salazar Gloria Yolanda2, García-Jau Rosa Alicia2,3, Silva-Benítez Erika de Lourdes 2, Soto-Sainz Eduardo2, Ayala-Ham Alfredo del Rosario 2.

1.- Estudiante de posgrado de Endodoncia de la Universidad Autónoma de Sinaloa, México. 2.-Docentes de la la especialidad de Endodoncia de la Facultad de Odontologia de la Universidad Autónoma de Sinaloa, México. 3.- Cuerpo Academico Diagnostico Clinico Epidemiologico. rossygaja@hotmail.com Profesor Investigador Tiempo Completo de la Facultad de Odontología de la Universidad Autónoma de Sinaloa.

Autor de correspondencia: García Jau Rosa Alicia rossygaja@hotmail.com

Abstract

Introduction: The procedural errors in the preparation of root canals is fracture of instruments. Objective: to evaluate root canal deviation instrumented with two techniques: ProTaper rotary system and ProTaper with manual files activated with reciprocal contra angle of movement. Material and methods: Observational study, shows 46 lower molars, were sectioned coronally. The 92 roots formed two groups, the first group instrumented with the ProTaper rotary system. The second group with 46 canals instrumented with the rotary system ProTaper and manual files activated with contra angle of reciprocal movement. The roots were mounted in muffles with self-curing acrylic, placed in each lime conduit # 10 type K was taken length of each. The first radiography was taken, the software motic images plus 2.0 measured the original curvature angulation, then the instrumentation of two groups was performed, final radiography was taken with the last file that was instrumented. Results: the difference between the initial and final measurement of the first group was 2.7 ° of the second 2.8 °, there were no statistical differences. Conclusions: the root canal deviation observed between the groups did not represent significant differences. Therefore, we can not recommend in clinical practice the use of one technique over the other.

Keywords: ProTaper rotary system, hand files, reciprocating motion

Resumen

Introduccion:Los errores de procedimiento en la preparación de conductos radiculares es fractura de instrumentos. Objetivo: evaluar desviación del conducto radicular instrumentado con dos técnicas: sistema rotatorio ProTaper y ProTaper con limas manuales activadas con contra ángulo de movimiento recíproco. Material y métodos: Estudio observacional, muestra 46 molares inferiores, se seccionaron coronalmente. Las 92 raíces formaron dos grupos, primer grupo instrumentado con sistema rotatorio ProTaper. El segundo grupo con 46 conductos instrumentados con el sistema rotatorio ProTaper y limas manuales activadas con contra ángulo de movimiento recíproco. Las raíces fueron montadas en muflas con acrílico auto polimerizable, se colocó en cada conducto lima # 10 tipo K se tomó longitud de cada uno. Se tomó la primera radiografía, el software motic images plus 2.0 midió angulación de curvatura original, posteriormente se realizó la instrumentación de dos grupos, se tomó radiografía final con última lima que se instrumentó. Resultados: la diferencia entre la medición inicial y final del primer grupo fue 2.7° del segundo 2.8°, no hubo diferencias estadísticas. Conclusiones: la desviación del conducto radicular observada entre los grupos no representó diferencias significativas. Por lo tanto, no podemos recomendar en la práctica clínica, el uso de una técnica sobre la otra.

Palabras clave:sistema rotativo ProTaper, limas manuales y movimiento reciproco.

1. Introducción.

El estudio de la desviación del conducto por el uso de sistemas rotatorios y el empleo de limas manuales con motor de movimiento recíproco es una técnica nueva que se requiere evaluar en los tratamientos de conductos. Uno de los errores de procedimiento en la preparación de los conductos radiculares es la fractura de instrumentos. Por esta razón analizamos el sistema rotatorio Protaper con y sin el uso de limas manuales con contra ángulo de movimiento recíproco. El sistema Protaper fue diseñado para proporcionar flexibilidad, eficacia y seguridad durante el tratamiento de conductos con el menor número de limas posible. Son recomendadas por sus creadores para conductos muy curvos, finos y calcificados que puedan tener concavidades u otras dificultades anatómicas, por su gran flexibilidad y capacidad de corte. El uso de nuevos sistemas rotatorios crea en nosotros la necesidad de realizar un análisis comparativo de diferentes sistemas rotatorios en endodoncia. Por lo que, analizaremos cual es el grado de desviación original del conducto radicular en las raíces mesiales de primeros molares inferiores en las cuales era imposible la rehabilitación. La técnica que respete más la curvatura original del sistema de conductos será la mejor opción a implementarse en los conductos curvos.

1.1. Importancia Médica y / o Económica.

El tratamiento de endodoncia se realiza para limpiar y dar forma al sistema de conductos radiculares y llenar el conducto radicular de manera eficiente en forma tridimensional (3D). De acuerdo con Schilder, la preparación del conducto radicular debe hacerse desde el apical al tercio coronal y mantener la curvatura original de la vía del conducto radicular sin cambiar el foramen apical. La preparación mecánica del sistema del conducto radicular es uno de los pasos más importantes en el tratamiento del conducto radicular. El objetivo de la limpieza biomecánica del canal radicular es la eliminación de su contenido (especialmente los microorganismos). Este objetivo se puede lograr a través de la ampliación y la conformación del canal y también su desbridamiento químico, mientras se mantiene la anatomía radicular 1,2,3,4.

Debemos recordar los objetivos mecánicos propuestos por Schilder por los que se rige la endodoncia en la actualidad:

1. Establecer una forma cónica de estrechamiento continuo.

2. Que el diámetro menor del conducto sea apical

3. Que la preparación cónica exista en múltiples planos

4. Dejar el agujero apical en su posición espacial original

5. Mantener el agujero apical tan pequeño como sea posible.

Para alcanzar estos objetivos, los endodoncistas han modificado las técnicas de instrumentación de forma que, a medida que se hace notable la rigidez de los instrumentos de mayor calibre, sean utilizados en las partes menos curvas y más coronarias de los conductos radiculares. Es así, que la mayoría coincide en que la preparación previa del tercio coronario y medio permite una mejor instrumentación del tercio apical, disminuyendo los riesgos, debido a la disminución de la tensión sobre el metal. Por lo tanto, se reducen las deformaciones apicales.

A continuación, se mencionan algunas de las técnicas de instrumentación más representativas:

1. Coronario-Apical sin presión (Crown-Down) propuesta por Marshall y Pappin en 1979.

2. Step-Down propuesta por Goerich y colaboradores en 1982.

3. Acompañamiento doble (Double-Flared) propuesta por Fava en 1983.

Como mencionamos anteriormente, el éxito de la terapia endodóntica se basa principalmente en un correcto diagnóstico y adecuada limpieza y conformación del sistema de conductos radiculares 5-8. removiendo química y mecánicamente los microorganismos presentes en el mismo 7,8. Sin embargo, hay que considerar que la estructura anatómica de la cavidad pulpar resulta difícil de manejar debido a que, el endodoncista debe interpretar la imagen de un plano tridimensional solamente en dos dimensiones 9. Presentándose innumerables variaciones anatómicas como conductos en forma de C, encintados, en bayoneta, calcificaciones, curvaturas, etc. 10

El manejo de conductos curvos y estrechos dificulta la obtención del éxito ya que éste depende de factores como el instrumental utilizado, técnica de preparación, y el grado de curvatura del mismo 11.

A pesar de los grandes avances obtenidos en cuanto a instrumental endodóntico se refiere, resulta aún muy difícil para el endodoncista juzgar objetivamente las propiedades que poseen estos instrumentos 7,9, representando su selección un verdadero reto al momento de enfrentarse a conductos con curvaturas severas, ya que si bien es cierto los instrumentos rotatorios de Níquel-Titanio han venido a disminuir los errores iatrogénicos del procedimiento endodóntico, estos no resultan útiles en todos los casos. Por lo que, no deben utilizarse indiscriminadamente.

Generalmente se asume que una preparación ideal debe tener una conicidad uniforme y amplia que mantenga la curvatura original y la dirección del conducto 6, Sin embargo, errores

tales como transportaciones, formación de escalones, perforaciones en banda, fracturas de instrumental, sobre instrumentación, pérdida de la longitud de trabajo son frecuentes al momento de instrumentar conductos curvos y estrechos, perdiendo de esta forma su anatomía original 12-16. La presencia de estos errores se encuentra directamente relacionada con la incapacidad del operador para visualizar una anatomía compleja a través de métodos radiográficos que proporcionan una imagen bidimensional de un objeto tridimensional.

Existen artículos que presentan los principios básicos en el manejo de conductos curvos y estrechos, con el fin de conservar la anatomía original del conducto, disminuyendo a la vez el porcentaje de errores durante su preparación, facilitando al endodoncista, la instrumentación de este tipo de conductos de una forma más segura.

Los métodos de análisis de curvaturas resultan de gran utilidad ya que nos brindan una información más precisa del nivel de complejidad de las mismas, permitiéndonos de esta manera, realizar una correcta selección del instrumental al momento de preparar conductos curvos, disminuyendo con esto la incidencia de complicaciones que resultan en la preparación de estos conductos 17.

Inicialmente la determinación del grado de curvatura de un conducto radicular se realizaba estableciendo simplemente el ángulo de la curvatura y así las raíces se clasificaban como rectas, moderadamente curvas o severamente curvas. Sin embargo, estudios posteriores determinaron que existen otros factores que debían ser analizados para esta clasificación 18.

Existen pocos estudios en la actualidad en donde se midan las curvaturas de los conductos radiculares. El primer método utilizado para medir estas angulaciones fue propuesto por Schneider en el año de 1971. Este autor utiliza un ángulo arbitrario como único parámetro de medición sin tener en consideración el radio de la curvatura como parámetro secundario importante al momento de realizar estas mediciones 18-20.

El método de Schneider consiste en trazar una línea paralela al eje longitudinal del conducto en el tercio coronal, una segunda línea se traza desde el foramen apical hasta que intersecta el punto donde la primera línea deja el eje axial del conducto, y se mide el ángulo formado 12,19. Este método ha sido cuestionado por varios autores al considerar que "dos conductos medidos con este método que posean igual grado de angulación pueden tener diferentes radios o grados de curvatura que implican una mayor dificultad para su instrumentación." 18. Autores como Bone y Moule, realizan modificaciones a este método con el fin de describir curvaturas secundarias en la región apical 11.

Otro método para la determinación de la angulación del conducto es el método de Weine que consiste en trazar una línea recta desde el foramen hacia la porción coronal de la curva y una segunda línea es trazada desde el ápice hasta la porción apical de la curvatura, este ángulo formado se mide posteriormente.

Hankis y El Deeb desarrollaron un método para medir estas angulaciones. El cual se conoce como técnica del "Eje Longitudinal" y consiste en trazar una línea paralela al eje longitudinal del diente, luego una segunda línea es trazada desde el ápice hasta la porción apical de la curvatura, y se mide el ángulo resultante 12,19.

Varios autores consideran que el mejor método para la determinación del grado de curvatura del conducto radicular consiste en una combinación del método de Schneider y el radio de la curvatura 17,18. Debido a que, aunque el ángulo de la curvatura es independiente del radio, una curva más abrupta del conducto posee un menor

radio. El radio de la curvatura y el estrés que éste produce en los instrumentos endodónticos parece ser un factor importante en la fractura de instrumentos y la transportación del conducto 12. Estos parámetros resultan de gran importancia para el éxito en la instrumentación de conductos curvos, y por lo tanto deben analizarse en conjunto, pues resulta difícil la preparación de un conducto con un alto grado de angulación y una curva pequeña severa sin provocar una transportación. Independientemente que se utilice instrumental rotatorio de Níquel-Titanio o de acero inoxidable. Por otra parte el radio de la curvatura ejerce gran influencia en la fatiga cíclica de los instrumentos rotatorios de Níquel-Titanio. Ha sido comprobado que a medida que disminuye el radio de la curvatura disminuyen los ciclos para la fatiga de estos instrumentos.

Se ha establecido que cada conducto radicular tiene su individualidad en cuanto a forma. Por lo tanto, en la práctica endodóntica y en la investigación se han formulado clasificaciones en base a:

1. Número y relación de conductos en una sola raíz

2. Forma de la sección transversal

3. Curvatura a lo largo del eje longitudinal de la raíz principal del conducto.

El grado de curvatura es esencial para probar nuevos instrumentos y para elegir una adecuada técnica de preparación, por lo cual ha sido estudiada por diferentes autores que han propuesto diferentes clasificaciones.

1.2. Antecedentes generales.

Ingle y Taintor, clasificaron las curvaturas radiculares como: curva apical, curva gradual, curva en forma de S, dilaceración y en bayoneta. Zidell añadió a esta clasificación conductos que representan una complejidad durante la preparación y denominó la bifurcación apical, conductos adicionales y conductos laterales o accesorios 20.

Schneider por su parte las clasificó en base al grado de curvatura siendo recta cuando presenta entre 0 a 5°, moderada cuando entre 10 y 20° y severa si tiene entre 25 a 70°.

Backman y cols. clasificaron los conductos radiculares en base al "cociente del radio" el cual se obtenía dividiendo un ángulo dado con la medida de su radio.

Dobó, Nagy y cols. proponen una clasificación en la cual el ángulo de Schneider y el radio del círculo pueden superponerse en la porción curva del conducto radicular 21.

Algunos profesionales de la Odontología conservan el concepto errado de que todos los conductos radiculares son redondos. Sin embargo, existen estudios recientes que reportan una alta prevalencia de conductos radiculares ovales en dientes humanos. Se ha demostrado en estudios que el 90% de conductos mesio-vestibulares de primeros molares superiores son ovales o aplanados 10.

Esta anatomía varía ampliamente y debe ser considerada al momento de instrumentar estos conductos 11.

El diámetro de preparación necesario para que un conducto reúna los requisitos de limpieza y conformación adecuados continúa siendo un mito. Grossman describe las reglas para la instrumentación mecánica, mencionando entre ellas que el conducto debe ser preparado tres tamaños más grandes que su diámetro original y a su vez menciona cuatro razones para ensanchar el espacio del conducto:

1. Remover bacterias y sus sustratos.

2. Remover tejido pulpar necrótico.

3. Aumentar la capacidad del conducto radicular para retener una mayor cantidad de agentes esterilizantes.

4. Preparar el diente para recibir la obturación del conducto 10.

Estos enunciados son razonables. Sin embargo, existen estudios que demuestran que un conducto no está completamente limpio aun después de haberse ensanchado tres veces más que su diámetro original 8-10.

Durante la preparación de conductos curvos y estrechos el instrumento utilizado tiende a ejercer presión de manera más agresiva hacia la pared opuesta a la curvatura, debido a que la flexión del instrumento ejerce una fuerza en la pared de la curva y consecuentemente una fuerza equivalente es ejercida sobre la dentina del lado contrario 11,12. Esto se traduce en defectos tales como transportaciones, escalones y perforaciones si el clínico no utiliza una técnica adecuada para contrarrestar estas fuerzas 11,15. Weine reporta que estas complicaciones son más frecuentes en conductos con curvaturas mayores a los 30° 12.

Durante la instrumentación de conductos curvos y estrechos se presentan algunos errores entre ellos: la fractura de instrumentos dentro del conducto, pérdida de la longitud de trabajo, y complicaciones como el zip, acodamiento, escalones, perforaciones en banda o el adelgazamiento excesivo de las paredes del conducto que son el resultado de la transportación del conducto 17,21. Estas complicaciones comprometen el pronóstico del tratamiento 22.

La deformación de los instrumentos al ser introducidos en estos conductos provoca estrés en los mismos. El estrés generado se traduce en tensión en las porciones rectas del instrumento y en compresión en aquellas porciones curvadas del mismo. A medida que aumenta el grado de curvatura del conducto se incrementa el tamaño de la porción distorsionada de la lima, aumentando también el riesgo de fractura. Como se mencionó anteriormente, otro factor importante en la generación de estrés en el instrumental endodóntico es el radio de la curvatura, incrementando éste la incidencia de fracturas y transportaciones 23,24.

Aunque, se han desarrollado varias técnicas para prevenir contratiempos durante la preparación del conducto radicular 2; Todavía hay algunas dificultades en la preparación completa del canal, especialmente para los curvos y aplanados 26,27.

Es difícil realizar un tratamiento endodóntico exitoso en algunos dientes debido a las complejidades de la anatomía del canal radicular y grado o radio de la curvatura del canal radicular 25 26

Como se mencionó anteriormente, la desviación de la trayectoria original en conductos curvos es uno de los errores más comunes durante la instrumentación 27.

Dicha transportación se verifica cuando en la radiografía pos-operatoria no se mantiene el curso original del conducto, esta puede ocurrir debido a los siguientes factores: 23.

1. Falta de un acceso en línea recta hacia la porción apical del conducto.

2. Irrigación y/o lubricación inadecuada.

3. Ensanchamiento excesivo de un conducto curvo, con limas de gran diámetro.

4. Empaquetamiento de detritos en la porción apical del conducto.

5. Obviar limas sin seguir la secuencia conforme a los tamaños de estas.

A sí mismo, se ha reportado que este tipo de error es frecuente cuando se utiliza un movimiento de corte rotacional en combinación con un movimiento de limado. En un estudio se comparó la habilidad de limpieza de las limas tipo K de acero inoxidable utilizando movimiento de ensanchado y de limado lineal, demostrando que el movimiento de ensanchado provee una mejor preparación. En contraste a esto, otros autores establecieron que la conformación de conductos curvos con limas K manipuladas mediante limado lineal es un método satisfactorio para mantener la curvatura original del conducto 28,29

El transporte por el canal ocurre cuando se extraen más cantidades de dentina de las paredes externas de las áreas apical a la curvatura del canal y las paredes internas de las áreas coronal a la curvatura; como resultado, un lado del canal en una sola dirección se elimina más en comparación con otras direcciones equidistantes del eje del diente principal 5. También resulta en el desplazamiento del extremo fisiológico del canal a una nueva ubicación hecha por el operador en la superficie externa de la raíz, lo que lleva a la acumulación de residuos y microorganismos residuales debido a la ausencia de desbridamiento adecuado del conducto radicular 4,5. La forma creada debido al transporte del canal no proporciona una forma resistente para condensar la gutapercha y resulta en su pobre compactación y sobre-extensión de los rellenos del canal de la raíz, lo que finalmente conduce al fracaso del tratamiento si el diente presentaba infección 30.

La introducción de limas de níquel titanio (NiTi) con alta flexibilidad ha dado como resultado una preparación más segura de los canales curvos y ha disminuido la incidencia de errores de procedimientos iatrogénicos como el transporte del canal, aunque en ocasiones el transporte del conducto ocurre como resultado de la tendencia del instrumento a enderezarse en las limas NITI y regresar a su forma recta original. El sistema ProTaper se usa ampliamente para la preparación del canal radicular. Debido a su diseño único, los instrumentos de ProTaper son adecuados para la preparación de canales curvos y calcificados.

La mayoría de los instrumentos rotativos de níquel-titanio (NiTi) se utilizan según la técnica de corona hacia abajo en la que se realiza la preparación utilizando los tamaños de limas en orden descendente hasta que se alcanza el ápice. El sistema Mtwo (VDW, Munich, Alemania) es una excepción en la que el profesional utiliza el primer instrumento a una longitud de trabajo completa (también conocida como técnica de longitud única). Además, Mtwo es uno de los sistemas con instrumentos de tamaño pequeño, como 10 / 0.04 y 15 / 0.05, que se utilizan para alcanzar el tercio apical al comienzo de la preparación del canal 31.

Usando este sistema, se afirma que la anatomía del conducto radicular se mantiene sin cambios 32. Se afirma que tiene menos fractura de instrumentos y mayor velocidad de ejecución. Además, en comparación con otros sistemas, elimina de forma significativa más residuos 33,34.

La cantidad de transporte del conducto con ProTaper es menor que la observada con M-Two, y por lo tanto, se puede usar de manera fácil y segura en el entorno clínico. El enderezamiento del canal utilizando ProTaper se comparó con Reciproc, y se encontró que los sistemas de un solo instrumento pueden dar forma a los canales curvos, son rentables y disminuyen los errores y las complicaciones del procedimiento, como fractura del instrumento One-Shape y WaveOne han mostrado menos transporte del conducto y mayor capacidad de centrado que ProTaper. La capacidad de centrado de canal del sistema Revo-S es mayor que la de ProTaper, y la cantidad de transporte causado por ProTaper es

mayor que Revo-S. Sin embargo, en general, las diferencias entre Revo-S, One-Shape y ProTaper no son significativas para la instrumentación de conductos curvos. La capacidad de centrado de los sistemas ProTaper y Profile Vortex tampoco es significativamente diferente, y ambos sistemas causan transporte del foramen apical 32. Otro estudio no encontró diferencias significativas en el transporte de conductos curvos después de la instrumentación con Hero Shaper, ProTaper, Twisted File y Liberator 35.

anteriormente, y se ha confirmado su eficacia óptima para la limpieza y la conformación de canales radiculares con una alta capacidad de centrado. Race 36 Los instumentos del El sistema rotativo Race se ha estudiado sistema tienen una sección transversal triangular y bordes de corte alternativos. Sendoline S5 (Sendoline, Taby, Suecia) es un nuevo sistema rotativo de NiTi hecho de NiTi convencional. Tiene una sección transversal única en forma de S y flautas progresivas a lo largo de su longitud. Este diseño mejora la extrusión de residuos y disminuye el riesgo de fractura. Los instrumentos Sendoline S5 incluyen cinco instrumentos que son S1 (0.08 / 30), S2 (0.06 / 30), S3 (0.04 / 30), S4 (0.04 / 25) y S5 (0.04 / 20) 37. Se ha demostrado que los instrumentos ProTaper Universal y WaveOne NiTi con muchos usos causan mayor transporte del canal que los instrumentos Sendoline S5 y GTX con un menor uso.38

La instrumentación con sistemas mecanizados nos ha traído grandes avances en el pronóstico de éxito, ya que con ellos se logra una conformación del conducto más predecible y eficiente, sin embargo, todos estos sistemas se utilizan en conjunto con instrumentación manual, y esto puede desarrollar fallas en la instrumentación, hoy en día existen contrángulo que simulan el movimiento manual reciprocante y esto nos puede beneficiar para disminuir los riesgos por parte del operador. Por esto, nos realizamos el siguiente cuestionamiento: el uso del contrángulo con movimiento reciprocante transporta menos los conductos que la instrumentación manual asistida con instrumentación rotatoria por Protaper

l trabajo comenzará siempre en la página 2 dejando la primera página para los metadatos. Tendrán una extensión mínima de 10 páginas y máxima de 20 (usar el estilo "Congreso") para el texto del trabajo.

Este documento puede servir como modelo para el formato del texto del trabajo.

Todos los textos, figuras y tablas estarán incluidos dentro de los márgenes que tiene la plantilla.

1.3. Justificación.

El tratamiento de conductos radiculares tiene rangos de éxito elevados, de entre 60% y 95% de acuerdo a la patología prexistente y a las técnicas empleadas.

Un punto crucial del éxito consiste en la necesidad de mantener la forma original del conducto cuando se realiza la preparación biomecánica.

Se han descrito muchas técnicas que pueden lograr este fin, sin embargo aún se presentan errores en el procedimiento debido a las limitantes de los instrumentos empleados y las técnicas utilizadas.

Por otro lado, es una realidad que los diseñadores de instrumentos endodónticos constantemente presentan mejoras en éstos, con el objetivo de cumplir los propósitos de la preparación ideal de los conductos radiculares. De esta manera el sistema Protaper original y el sistema Protaper con limas manuales impulsadas con movimiento reciproco en la presente investigación se utilizara como alternativa para seguir curvaturas moderadas de los conductos estrechos sin desviarse de la forma original de los conductos.

2. Objetivos.

Determinar cuál de las dos técnicas respeta más la curvatura original del conducto radicular.

3. Metodología.

Estudio experimental, longitudinal y comparativo, tipo de muestra no probabilística por conveniencia. Se estudiaron primeros molares inferiores izquierdos con curvatura mayor a 25 grados en las raíces mesiales.

Para el desarrollo de esta investigación se tomaron 46 primeros molares inferiores extraídos, los cuales fueron seleccionados y almacenados en agua purificada ya que este medio causa un cambio mínimo en la dentina a través del tiempo. Posteriormente se dividieron aleatoriamente en dos grupos obteniendo un total de 23 dientes para cada grupo, esto es 46 conductos por grupo.

A todos los dientes se les realizó el acceso cameral con pieza de mano de alta velocidad y fresa de bola de carburo #4 y fresa endo-zeta. Se comprobó la permeabilidad de los conductos mesiales con una lima tipo k #10 ISO de acero inoxidable.

Después se seccionó parte de la corona con pieza de baja velocidad y disco diamantado para dejar una superficie oclusal plana y estandarizar la longitud de cada una de las muestras a 15 mm.

Luego se estableció la longitud de trabajo con una lima tipo k #10 ISO de acero inoxidable del borde del remanente coronal hasta la salida del foramen apical y se le restó 1mm.

Después se colocó en el ápice de cada conducto una bola de cera rosa. Posteriormente los dientes fueron montados en cubos de acrílico. Después se colocó una lima tipo k #10 ISO de acero inoxidable en cada conducto hasta longitud de trabajo y se realizó la primera toma radiográfica de los conductos utilizando radiología digital (radiovisiógrafo Kodak) y un sistema de muflas modificada al sistema descrito por Bramaente y colaboradores. (35) Se procedió a realizar la instrumentación de los conductos radiculares de los dos grupos de trabajo con un total de 23 conductos por grupo. El primer grupo fue instrumentado con el sistema Protaper de acuerdo con las instrucciones del fabricante con la siguiente secuencia:

Se instrumentó manualmente con limas tipo K #10, #15, #20 y #25 con la técnica de fuerzas balanceadas, seguidas de las limas S1, SX y S2 hasta los tercios coronal y medio, posteriormente se introdujeron F1 y F2 hasta la longitud de trabajo con motor eléctrico a una velocidad constante de 350 rpm irrigando con 5 ml de solución de hipoclorito de sodio al 5.25% entre cada lima.

El segundo grupo se instrumentó con el sistema rotario Protaper con limas manuales activadas con contra ángulo de movimiento recíproco. Primero se utilizó una lima manual tipo K #10 de forma manual, después lima #15, # 20 y # 25 colocadas en el contra ángulo de movimiento reciproco a una velocidad constante de 1300 rpm, seguidas de las limas S1, SX, S2 hasta los tercios coronal y medio, posteriormente se introdujeron F1 y F2 hasta la longitud de trabajo con motor eléctrico a una velocidad constante de 350 rpm irrigando con 5 ml de solución de hipoclorito de sodio al 5.25% entre cada lima.

Después de instrumentar cada conducto radicular con la última lima de trabajo que en ambos grupos fue la F2, se les tomó una radiografía final con la lima dentro de cada conducto. Las radiografías fueron analizadas midiendo la angulación de la curvatura con el software motic images plus 2.0.

3.1 Métodos estadísticos

Las variables categóricas se describen en frecuencias y porcentajes y las numéricas con media ± desviación estándar. Para comparar las medidas promedio del ángulo antes y después

de los procedimientos se utilizó la prueba t. Los resultados se muestran en cuadros y figuras.

Los datos fueron analizados en SPSS v15, un valor de probabilidad menor a 0.05 se consideró estadísticamente significativo.

4. Resultados.

La muestra consistió en un total de 46 piezas, distribuidas de manera aleatoria en dos grupos de n=23 piezas; por tanto, se tienen 46 conductos por grupo. En el Grupo 1 se utilizó la Técnica del fabricante y al Grupo 2 la Técnica modificada. Un total de seis conductos fueron retirados al cumplir los criterios de eliminación (Radiografía mal tomada). Así mismo, en nueve conductos se fracturó un instrumento. Por tanto, la muestra final fue de 32 conductos en el Grupo 1 y de 45 en el Grupo 2.

La técnica del fabricante aumenta en promedio 2.7 grados; la medida antes del procedimiento fue de 25.08 ±6.98 grados y al finalizar fue de 27.79±6.92 grados, la diferencia fue significativa (p=.000). Mientras que la Técnica modificada, la media inicial fue de 23.84±5.53 grados y la final de 26.66±5.20 grados, esta diferencia de 2.8 grados no fue significativa (p=.000). Cuadro 3.

Cuadro 1. Comparaciones de medias en cada técnica

Grupo	Inicial	Final	Diferencia entre medias	Significación(a)	Intervalo de confianza al 95 % para la diferencia(a)	
Técnica del fabricante	25.08 ±6.98	27.79 ±6.92	2.71	.000	1.68	3.73
Técnica modificada	23.84 ±5.53	26.66 ±5.20	2.8	.000	1.78	3.86

Figura 1. Medias antes y después por técnica

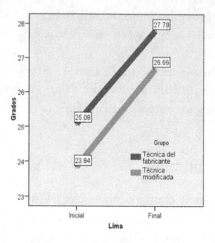

Figura 1. Medias antes y después por técnica

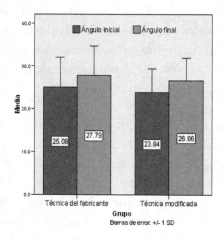

5. Discusión.

Diversos estudios como Short, Morgan y Baumgartner en 1997 comparan los instrumentos de acero inoxidable contra Níquel Titanio. Demostraron que los de níquel titanio se mantenían más centrados en el conducto radicular que los de acero inoxidable 39. Moreira en 200 conductos estudio la compararon de la técnica progresiva manual con limas tipo flexofile, contra la técnica mecánico oscilatoria con limas Ni-Ti Flex, la técnica mecánico rotatoria con Profile 0.4 y técnicas mecánico oscilatorias inicialmente seguidas por la mecánica rotatorias. Resultando un menor desvió en la técnica mecánico-oscilatoria-rotatoria seguida por la oscilatoria rotatoria, numéricamente iguales y mayor desviación del conducto en la instrumentación manual. No se observaron diferencias estadísticamente significativas 40. coincidimos con Moreira debido a que nuestros resultados muestran que no hubo diferencia significativa en desvió del conducto radicular con la técnica hibrida realizada primero con movimiento oscilatorio-rotatorias; y un menor desvió en la técnica mecánica rotatoria utilizando solo en los dos grupos el sistema rotatorio ProTaper. Así mismo, basados en nuestros resultados coincidimos con Bergmans, Van Cleynenbreugel, Beullens, Wevers, Van Meerbeek, Lambrechts. Pues sus resultados muestran que los instrumentos ProTaper logran conseguir preparaciones más centradas en el conducto radicular 41.

Sabemos que en el movimiento recíproco el corte del instrumento es similar a los movimientos de fuerzas balanceadas descrito por James Roane. Por lo que, al incluir en la preparación el uso de contra ángulo de acción recíproca para activar las limas manuales (acero inoxidable) antes del uso de sistema rotatorio de Níquel Titanio éste trabaja sobre el conducto permeable en donde se han modificado factores anatómicos como el radio o grado de curvatura que podrían representar dificultades al instrumentar. Sin embargo, podemos decir que el sistema rotatorio ProTaper es un sistema confiable y seguro. Debido a que en ninguno de los dos grupos de estudio se presentó transporte apical.

6. Conclusiones.

Aun cuando hubo presencia de ligera desviación apical en los dos grupos no se observaron diferencias estadísticamente significativas entre los grupos de este estudio, podemos concluir que las dos técnicas son buenas en cuanto a la conservación de la trayectoria original del conducto.

En este estudio, no se tomó el tiempo de uso para cada técnica, podemos resaltar que el grupo I (técnica modificada o híbrida), se necesita menos tiempo para instrumentar el conducto radicular y esto nos puede beneficiar evitando que nuestro paciente mantenga la boca abierta por más tiempo de lo necesario, ya que nos podría producir dolor articular. Debido a que se realizó con un solo motor de movimiento rotatorio cambiando el contra ángulo y el programa de velocidad para realizar el movimiento recíproco esto nos llevó a realizar la instrumentación en menor tiempo.

Sin embargo, la fusión de ambos sistemas (sistema rotatorio original y movimiento recíproco) podría ser beneficioso dando surgimiento a técnicas hibridas, en las cuales, se busque incorporar diferentes métodos, instrumentos o técnicas. Con el fin de aprovechar lo mejor de cada una, disminuyendo el índice de accidentes de procedimiento, optimizar la limpieza y conformación del conducto radicular preservando la estructura dental y así aumentar el éxito en el tratamiento de conductos.

Por último, de acuerdo a nuestros resultados sugerimos realizar más trabajos, investigaciones o estudios para lograr una mayor credibilidad sobre estas técnicas híbridas, superar los inconvenientes y esclarecer las interrogantes que nos surgieron en este estudio.

7. Referencias.

1. Schilder H. Cleaning and shaping the root canal. Dent Clin North Am. 1974;18:269–296. [PubMed]

2. Peters OA. Current challenges and concepts in the preparation of root canal systems: a review. J Endod. 2004;30(8):559–567. [PubMed]

3. Moore J, Fitz-Walter P, Parashos P. A micro-computed tomographic evaluation of apical root canal preparation using three instrumentation techniques. Int Endod J. 2009;42(12):1057–1064. [PubMed]

4. Javaheri HH, Javaheri GH. A comparison of three Ni-Ti rotary instruments in apical transportation. J Endod. 2007;33(3):284–286. [PubMed]

5. Weine F, Kelly R, Lio P. The effect of preparation procedures on original canal shape and on the apical foramen shape. J Endod. 1975; 1:255.

6. Schafer E. Root Canal Instruments for Manual Use: A Review. Endod Dent Traumatol. 1997; 13:51-64.

7. Roane J. B., et al. The Balanced Force concept for instrumentation of Curved Canals. J Endod. 1985; 11:5: 203-211.

8. Wildey W. L., and Senia S. A new root canal instrument and instrumentation technique: A preliminary report. Oral Surg, Oral Med, Oral Pathol, Oral Endod. 1989; 67:198-207.

9. Jou, Y. et. al. Endodontic Working Width: Current Concepts and Techniques. Dent Clin N Am. 2004; 48: 323-335.

10. Kartal, N. The Degrees and Configurations of Mesial Canal Curvatures of Mandibular First Molars. J Endod. 1997; 23:358-362.

11. Gunday, M. et al. A Comparative Study of Three Different Root Canal Curvature Measurement Techniques and Measuring the Canal Access Angle in Curved Canals. J Endod. 2005; 31(11):796-798.

12. Estrela C. Ciencia Endodóntica. 1era edición. Editorial Artes Médicas. Sao Paulo, 2005.

13. Gutmann, J.L. Problem Solving in Endodontics. 3ª edición. Editorial Mosby. St. Louis, Missouri. 1997. Pg. 71-73

14. Abou- Rass M., et al. The anticurvature filing method to prepare the curved root canal. JADA. 1980; 101(5):792-794.

15. Lin, L. et al. Do Procedural errors cause Endodontic Treatment Failure?. JADA. 2005; 136:187-193.

16. Peters, O. A. Current Challenges and Concepts in the Preparation of Root Canal Systems: A Review. J Endod. 2004; 30(8):559-567.

17. Schäfer, E., et al. Roentgenographic Investigation of Frequency and Degree of Canal Curvatures in Human Permanent Teeth. J Endod. 2002; 28(3): 211-216.

18. Hasheminia S. M., Shafiee, M. The Effect of Using Patency File on Apical Transportation in Canals Prepared with Passive Step Back Technique. Journal of Research in Medical Sciences. 2004; 5:12-17.

19. Dobó Nagy C. et. al. A Mathematically Based Classification of Root Canal Curvatures on Natural Human Teeth. J Endod. 1995;21(11):557-60.

20. Ankrum, M. et al. K3 Endo, Protaper and Profile Systems: Breakage and Distortion in Several Curved Roots of Molars. J Endod. 2004; 30(4): 234-7.

21.Tepel J., et Schafer, E. Endodontic hand instruments: cutting efficiency, instrumentation of curved canals, bending and torsional properties. Endod Dent Traumatol. 1997; 13:201- 210.

22. Kfir, A. et al. Comparison of Procedural Errors Resulting During Root Canal Preparations Completed by Senior Dental Students in Patients Using an 8- Step Method Versus Serial Step Back Technique. Oral Surg, Oral Med, Oral Patho, Oral Endod. 2004; 97:745-8.

23. Leonardo, Mario Roberto & Leonardo, Renato de Toledo. Sistemas Rotatorios en endodoncia. Artes Médicas Latinoamérica. Sao Paulo. 2002.

24. Civjan S, Huget EF, DeSimon LB. Potential applications of certain nickel- titanium (Nitinol) Alloys. J Dent Res. 1975; 54(1): 89-96.

25. Clem WH. Endodontics: the adolescent patient. Dent Clin North Am. 1969;13(2):482–93. [PubMed]

26. Bergmans L, Van Cleynenbreugel J, Beullens M, Wevers M, Van Meerbeek B, Lambrechts P. Smooth flexible versus active tapered shaft design using NiTi rotary instruments. Int Endod J. 2002;35(10):820–8.[PubMed]

27. Ehsani M, Zahedpasha S, Moghadamnia AA, Mirjani J. Comparison of race and Mtwo nickel titanium (NITI) rotary instrument with stainless steel K-Flexofile hand instrument in root canal centering & transportation. Iran Endod J. 2011;6(2):74–9.

28. Peters OA. Current challenges and concepts in the preparation of root canal systems: a review. J Endod. 2004;30(8):559–567. [PubMed]

29. Moore J, Fitz-Walter P, Parashos P. A micro-computed tomographic evaluation of apical root canal preparation using three instrumentation techniques. Int Endod J. 2009;42(12):1057–1064. [PubMed]

30. Hartmann MS, Barletta FB, Camargo Fontanella VR, Vanni JR. Canal transportation after root canal instrumentation: a comparative study with computed tomography. J Endod. 2007;33(8):962–5. [PubMed]

31. Peters OA. Current challenges and concepts in the preparation of root canal systems: a review. J Endod. 2004;30(8):559–567. [PubMed]

32. Moore J, Fitz-Walter P, Parashos P. A micro-computed tomographic evaluation of apical root canal preparation using three instrumentation techniques. Int Endod J. 2009;42(12):1057–1064. [PubMed]

33. Hartmann MS, Barletta FB, Camargo Fontanella VR, Vanni JR. Canal transportation after root canal instrumentation: a comparative study with computed tomography. J Endod. 2007;33(8):962–5. [PubMed]

34. Ehsani M, Zahedpasha S, Moghadamnia AA, Mirjani J. Comparison of race and Mtwo nickel titanium (NITI) rotary instrument with stainless steel K-Flexofile hand instrument in root canal centering & transportation. Iran Endod J. 2011;6(2):74–9.

35. Hartmann MS, Barletta FB, Camargo Fontanella VR, Vanni JR. Canal transportation after root canal instrumentation: a comparative study with computed tomography. J Endod. 2007;33(8):962–5. [PubMed]

36. Baumgarther IB. Ingle's Endodontics. 3rd Edition. Hamilton: BC Decker; 2008. p. 1123. Chap31.

37. Tasdemir T, Aydemir H, Inan U, Ünal O. Canal preparation with Hero 642 rotary Ni–Ti instruments compared with stainless steel hand K-file assessed using computed tomography. Int Endod J. 2005;38(6):402–8. [PubMed]

38. Javaheri HH, Javaheri GH. A comparison of three Ni-Ti rotary instruments in apical transportation. J Endod. 2007;33(3):284–286. [PubMed]

39. Moreira Testa, Flavia. Influencia de técnicas de instrumentacao no desvio apical doscanais radiculares. Tesis para la obtención de la maestría de endodoncia. Buru, Universidad de Sao paulo; 2003.

40. Short JA., Morgan LA., Baumgartner JC.; A comparison of canal centernia ability of four instrumentation techniques; J Endod. 1997; 23(8):503-7.

41. Bergmans L, Van Cleynenbreugel J, Beullens M, Wevers M, Van Meerbeek B, Lambrechts P. Progressive versus constant tapered shaft design using NiTi rotary

8. Instruments. J Endod. 2003; 36:4:288-95.

Erosión en órganos dentarios relacionadas con adicciones en estudiantes

Roesch-Ramos, Laura; Loyo-Wolf, Clara E; Barranca-Enríquez, Antonia; Moreno-Marín, Flora; Torres Capetillo Evelyn G; Salazar López Norma Angélica; Mantilla Ruíz Manuel; Rosa Elena Ochoa Marínez; Zapien Uscanga Antonio de Jesús.

Estudiante de la Facultad de Odontología Región Veracruz, Académico de la Facultad de Odontología Región Veracruz (UV-VA-253), Académico de la Facultad de Odontología Región Veracruz (UV-CA-449), Académico de la Facultad de Odontología Región Veracruz (UV-CA-449), Académico de la Facultad de Odontología Región Veracruz (UV-CA-288),

Autor de correspondencia: Roesch Ramos Laura lroesch@uv.mx

Abstract

Introduction. At present, young people begin at a very early age the consumption of addictive substances, which, among their immediate effects, alter the oral pH and generate lesions.

Objective. To determine the prevalence of erosion and other lesions in dental organs related to addictions in new students of the Universidad Veracruzana Campus Mocambo.

Material and methods. An initial oral cavity review was performed on study participants, filling out specific odontograms and reading salivary pH test strips. The Lussi dental erosion index was used.

Results. The prevalence of dental erosion was high in addition to being in 30% of the population consuming alcohol and various drugs. Erosions occurred more frequently in women than in men with higher prevalence in O. D. 11 and 21 on the palatal surface grade 1. Of the participants, 72% consume alcohol, and 21% use some type of drug.

Conclusions. The results of the research show that there is a significant association between degree of dental erosion and symptomatology in 75% of patients, such as dry mouth, acid belching and stomach acid, as well as dental sensitivity.

Keywords: Dental erosion, addictions.

Resumen

Introducción. En la actualidad los jóvenes comienzan a muy temprana edad el consumo de sustancias adictivas, mismas que entre sus efectos inmediatos alteran el pH bucal y generar lesiones.

Objetivo. Determinar la prevalencia de erosión y otras lesiones en órganos dentarios relacionadas con adicciones en estudiantes de nuevo ingreso de la Universidad Veracruzana Campus Mocambo.

Material y métodos. Se realizó una revisión inicial de cavidad oral a los participantes en el estudio, el llenado de odontograma específico y lectura de las tiras reactivas de pH salival. Se utilizó el índice de erosión dental de Lussi.

Resultados. La prevalencia de erosión dental fue alta además de encontrarse en un 30% de la población consumidora de alcohol y drogas diversas. Las erosiones se presentaron más frecuentemente en mujeres que en hombres con mayor prevalencia en O.D 11 y 21 en la superficie palatina grado 1. De los participantes, el 72% consumen alcohol, y 21% utiliza algún tipo de droga.

Conclusiones. Los resultados arrojados por la investigación, hace patente que existe una asociación significativa entre grado de erosión dental y sintomatología en el 75 % de los pacientes, tales como: boca seca, eructos ácidos y acidez estomacal, así como sensibilidad dental.

Palabras clave: Erosión dental, adicciones.

1. Introducción.

En la actualidad la mayoría de los jóvenes comienzan a muy temprana edad el consumo de alcohol, sustancias ácidas y drogas, mismas que entre sus efectos inmediatos pueden alterar el pH de la cavidad oral, y por tal motivo suelen presentar lesiones en la misma, desde edades tempranas. En el caso de las personas que comienzan muy jóvenes el consumo de alcohol, de sustancias ácidas y drogas, suelen presentar lesiones desde edades tempranas. Es por ello que nos interesa conocer todo lo que respecta a las adicciones, pues estas no solo afectan al individuo de forma sistémica, también tienen efectos sobre la salud bucal como consecuencia del consumo, malnutrición crónica y una deficiente higiene oral.

Por tal motivo, consideramos necesario realizar una investigación sobre la prevalencia de erosión dental en jóvenes estudiantes que ingresan a la Universidad Veracruzana y que suelen consumir alcohol y/o alguna(s) droga(s); ya que el estudiante de odontología debe saber identificar las lesiones que se originan en la cavidad oral debido a esos abusos, además de hacer prevención al respecto. La erosión dental es una condición multifactorial que consiste en la pérdida irreversible y progresiva de la estructura dental, debido a un proceso de disolución química de ácidos en el esmalte sin involucración bacteriana.

Por estas razones, es necesario conocer ciertas características y propiedades del esmalte de los dientes, para poder entender el proceso que se lleva a cabo durante la erosión dental; esto nos permitirá, realizar un diagnóstico certero y evitar una pérdida severa de estructura dental, que pueda conducir a una rehabilitación compleja, costosa o la pérdida de ese órgano dentario.

1.1. Importancia Médica y / o Económica.

En la actualidad, se conoce que gran parte de la población está expuesta al consumo de drogas y alcohol desde edades muy tempranas; el uso y abuso de sustancias afecta al individuo a nivel social, económico, emocional y tiene consecuencias adversas en la salud.

Dicha situación es causal en más de 200 condiciones de enfermedad y lesiones como describe la Clasificación Estadística de Enfermedades y Problemas Relacionados con la Salud CIE. (Health Consequences for drinkers, 2014) (1) No solo afecta al individuo de forma sistémica, también tiene efectos sobre la salud bucal como consecuencia del consumo, malnutrición crónica y una deficiente higiene oral, traducido entre otros, en el incremento de acidez y de erosión dental. Si bien es cierto que se han realizado diversos estudios en países industrializados donde se ha demostrado el potencial erosivo de estas costumbres adictivas y se han dado recomendaciones para que los consumidores de estas bebidas no se vean afectados por erosión dental, en México es conocido que por su fácil acceso se encuentra al alcance de personas de todas las edades y círculos sociales, ocasionando problemas de salud irreversible. Sin embargo, existen pocos estudios que determinen la presencia de lesiones en órganos dentarios en jóvenes con adicciones, lo cual se considera que es importante para determinar si es un problema de salud pública nacional. Derivado de esta ignorancia hay que reconocer que tampoco se conocen las recomendaciones para evitar la erosión dental por el riesgo de adicciones.

1.2. Antecedentes generales.

Durante la década pasada la comunidad dental ha mostrado una creciente preocupación por el desgaste dental erosivo. Esta preocupación se basa en observaciones clínicas, junto con reportes de muchos países que han observado no sólo una alta prevalencia, sino también un posible aumento de la ocurrencia y severidad de la erosión dental. La literatura señala que en el individuo joven existe un ascenso global en el alto consumo de bebidas ácidas como el factor más significativo en el desarrollo de la erosión dental. Entre otras razones posibles de un predominio cada vez mayor de la erosión dental, encontramos otros factores, tales como los cambios en la forma de vida, una fuerte percepción de la importancia de la imagen corporal para obtener el éxito y las enfermedades crónicas. El desgaste dental tiene una etiología multifactorial y es el resultado de la acción concurrente de diversos mecanismos y factores sobre los dientes en el ambiente bucal. La erosión dental, definida como una pérdida de sustancia dental por un proceso químico que no implica a las bacterias, es uno de estos componentes. Además de la erosión, la atrición dental y la abrasión pueden ocurrir en la misma o en diversas ocasiones sumándose a la complejidad del fenómeno del desgaste. La distribución de la erosión dental no es uniforme dentro de los arcos dentales, de tal manera no es posible predecir la localización de tales lesiones dependiendo de su etiología. (2)

La erosión se define como la disolución de la estructura dental secundaria al contacto con compuestos químicos, como agentes quelantes y ácidos. En este proceso no se incluye la acción bacteriana. Actualmente, la erosión dental se considera un problema clínico significativo, esto debido a su gran incremento en la población joven y adulta.

Ten Cate estableció que cualquier solución con un pH menor a 5.5 podría causar erosión, especialmente si el tiempo de exposición a la misma es de larga duración y de forma repetida. (3)

Eccles en 1979 definió la erosión dental como la pérdida progresiva e irreversible del tejido duro dental por un proceso químico que no involucra la acción bacteriana. El término clínico erosión dental o erosiodentium se usa para describir el resultado físico de la pérdida patológica crónica, localizada e indolora del tejido duro por la

acción química y/o quelación de un ácido sin intervención de bacterias. (4)

La erosión dental se produce cuando hay pérdida de dentina o esmalte dental debido a un ataque ácido. Enfermedades como la bulimia o la anorexia se asocian casi siempre a la erosión dental. El reflujo gástrico asintomático es difícil de reconocer por nuestros pacientes y es el profesional dental quien debe estar atento a estos signos que pueden detectarse en una exploración dental rutinaria. (5)

Los ácidos responsables de la erosión no son producidos por la flora oral sino que surgen de fuentes dietéticas, de reflujo intrínseco (ácido gástrico) u ocupacionales. Las características de las lesiones erosivas incluyen una apariencia pulida, ventosas en los bordes incisales y cúspides y pérdida que afecta las superficies labiales. La pérdida de superficie dental es desproporcionada a la edad del sujeto. (6)

Grippo en 2004, menciono que las bebidas alcohólicas también muestran alta incidencia de producción de corrosión dental. (7)

Nogueira en 2000, encontró que los valores de pH de la cerveza oscilan entre 3.79 a 4.8 y la neutralización ácida varía de 7.2 a 9.52, concluyendo que esta bebida puede desmineralizar la estructura dental y provocar efectos dañinos en los dientes. (7)

Mandel en 2005, mencionó que la composición compleja del vino, incluye: ácido tartárico, láctico, maleico y cítrico. El potencial corrosivo está en relación con la variación en la concentración de los diferentes ácidos en cada vino, cuyos valores de pH oscilan entre 2.4 – 4.02 (7)

LäahteenmäkI en 2014, mencionó que la excesiva preocupación por el peso, la forma del cuerpo y la apariencia, cada vez más evidentes en la población adulta, principalmente en la cultura occidental, puede afectar sobremanera la calidad de vida de las personas. (8)

Root 2010, La anorexia y la bulimia nerviosas son los principales trastornos alimentarios, con frecuencia asociados al uso abusivo de alcohol y otras drogas. Algunos apuntes de búsquedas recientes han demostrado que la comorbilidad entre anorexia nerviosa y uso abusivo de sustancias psicoactivas puede ser más prevalente de lo que anteriormente se pensaba. (8)

Gregorowski; Seedat, 2013, En su muestra estudiada, constataron mayor proporción de mujeres acometidas por trastorno alimentario y uso de alcohol y otras drogas. (8)

Los ácidos que originan la erosión dental provienen de fuentes extrínsecas, entre las que se han reportado la ingesta de bebidas carbonatadas, el consumo de alimentos con alto contenido de ácido cítrico o bebidas alcohólicas. La Coca-Cola® y Coca-Cola® light producían mayor efecto desmineralizante que otras bebidas gaseosas, debido al ácido fosfórico en su composición. Se hace evidente la destrucción de las cabezas de los prismas, permaneciendo intacta la periferia; igualmente se observan zonas que han perdido toda la estructura característica, no encontrándose definición en la estructura geométrica de los prismas. (9)

El pH bajo y el alto nivel de acidez valorable indican que las bebidas energéticas pueden tener alto contenido potencial de erosión. Los jugos de frutas también se encuentran de naturaleza ácida (pH que varía de 3.4 a 3.9) y contienen un alto nivel de acidez valorable como refrescos, lo que indica un alto potencial erosivo de los jugos de fruta. (10)

Eccles y Jeckins en 1974, clasificaron las lesiones erosivas de acuerdo a la severidad en: Grado 0, cuando no hay evidencia clínica de pérdida de estructura dental; Grado 1, cuando hay pérdida de estructura dental en la superficie vestibular, lingual u oclusal, sin involucrar dentina; Grado 2, cuando hay exposición dentinal menor a 1/3 de la superficie dental; y Grado 3, cuando hay exposición dentinal en más de 1/3 de la superficie dental. (11)

Ten Cate en 1988, estableció que cualquier solución con un pH menor a 5.5 podría causar erosión, especialmente si el tiempo de exposición a la misma es de larga duración y de forma repetida. (11)

1.3. Antecedentes particulares.

El término erosión, se deriva del verbo latino erodere, erosi, erosum(roer, corroer), describe el proceso de destrucción gradual de la superficie de un cuerpo, usualmente por procesos electrolíticos o químicos. En Odontología, el término clínico de erosión dental o erosio dentium es usado para describir el resultado físico de una pérdida dental patológica, crónica, localizada, indolora, de los tejidos dentales por acción química de ácidos y/o quelantes, no asociados a los producidos por la flora bacterianaque origina la caries dental o por factores mecánicos o traumáticos. La apariencia suave, sedosa y brillante, a veces mate en la superficie del esmalte con la ausencia de periquimatíes y del esmalte intacto a lo largo del margen gingival, son signos típicos de erosión dental en esmalte.

1.3.1 Factores intrínsecos

Los factores intrínsecos incluyen varios trastornos gastrointestinales y de consumo, por ejemplo, vómitos, regurgitación y la rumia, en los cuales el ácido hidroclórico del estómago entra en el contacto con los dientes. Varias condiciones de salud crónicas han sido asociadas a la erosión dental, especialmente las relacionadas con los trastornos gástricos ácido/ estomacales y a los que afectan la secreción salival.

1.3.1.1 Reflujo gastroesofágico

Los estudios han mostrado que las personas con reflujo gastroesofágico, tienen un predominio más alto a la erosión dental comparado a las personas sanas. Los síntomas tienen una sintomatología más exacta: dolor de la parte superior del estómago, acidez estomacal, regurgitación, disfagia y tos, especialmente en la noche, son ejemplos. En algunos casos, el paciente no presenta ninguna sintomatología típica en absoluto; esto se refiere como «reflujo silencioso». Sin embargo, esta condición se puede detectar con el monitoreo por 24 h pH, que es la regla de oro en el diagnóstico de RGE (E). En casos raros, el reflujo puede ser voluntario, el cual es llamado «rumiación», y en frecuente relación respecto a inhabilidades o a trastornos de consumo.

La erosión causada por el reflujo gastroesofágico se observa con más frecuencia en las piezas dentarias posteriores y sobre las superficies linguales o palatinas de los dientes anteriores.

1.3.1.2 Trastornos de alimentación

Los niños y los adolescentes con trastornos de alimentación tienen un riesgo creciente para la erosión. Los vómitos autoinducidos se observan en pacientes con bulimia nerviosa. La Bulimia es la causa más común de la Erosión o corrosión dental rápida, severa y debilitante. Constituye un disturbio psicológico relacionado con la alimentación, que se caracteriza por episodios recurrentes de consumo de grandes cantidades de alimentos en un corto período de tiempo, acompañados por inapropiados métodos compensatorios para prevenir el aumento de peso, como vómitos autoinducidos, uso de laxantes o diuréticos.

1.3.1.3 Prácticas de higiene dental

Los estudios han mostrado que los individuos con erosión tienen mejor higiene bucal que los individuos sin erosión.

La práctica moderna de la limpieza dental ciertamente conduce más a la erosión que un método de higiene bucal más irregular, menos metódico y menos vigoroso, puesto que la lesión erosiva se desarrolla en las superficies libres de placa. Una superficie libre de placa puede ser el resultado de las actividades de la higiene bucal, pero también una consecuencia de la limpieza natural de los labios, lengua y mejillas. Las superficies proximales están raramente libres de placa y ésta puede ser la razón por la que desarrollan raramente lesiones erosivas. (20)

1.3.2 Factores Idiopáticos

Corrosión Idiopática, puede referirse a una etiología multifactorial. Son aquellos en el que el resultado del ácido es origen desconocido, ya que los datos subministrados por el paciente no arrojan la explicación completa de etiología de la lesión

1.3.3 Factores de riesgo extrínsecos

La erosión extrínseca es el resultado de ácidos exógenos tales como los ácidos contaminados del ambiente del trabajador como los ácidos industriales, administración de medicamentos como hierro, suplementos ácidos y alimentos.

1.3.3.1 Dieta

Dentro de los factores extrínsecos, se encuentran muchos alimentos y bebidas presentes en la dieta que presentan potencial corrosivo por causa de su contenido ácido, por ejemplo: comidas con abundante vinagre o limón, yogurt, tomate, frutas frescas y en forma de jugo, bebidas carbonatadas, bebidas deportivas, infusiones y alcohólicas

Las bebidas carbonatadas son una de las causas más comunes de descalcificación dental, ya que constituyen un componente de la dieta de las sociedades contemporáneas y su consumo se incrementa cada vez más, sobre todo en niños y adolescentes. Las bebidas carbonatadas suelen contenerácido fosfórico, un ácido con bajo potencial de ionización que se comporta como ácido fuerte.

Además, las bebidas carbonatadas dietéticas contener ácido cítrico, lo cual las torna altamente corrosivas. El potencial corrosivo de dichas bebidas depende de la concentración de ácido, que determinará el pH. Otros productos identificados como factores de riesgo de producción de corrosión dental son los jugos de frutas naturales, néctares de frutas, bebidas agrias y alimentos ácidos debido al contenido de ácido cítrico y maleico.

1.3.3.2 Exposición ambiental

La exposición ambiental a ciertos gases ácidos puede conducir a la erosión dental, cuando se realiza en forma repetida. (32)

1.3.3.3 Bebidas alcohólicas.

El vino puede tener efecto en la corrosión dental debido a su acidez y contenido alcohólico, además del potencial de causar discromía e hipersensibilidad dentinaria. Su composición es compleja, incluye: ácido tartárico, láctico, maleico y cítrico. El potencial corrosivo está en relación con la variación en la concentración de los diferentes ácidos en cada vino, cuyos valores de pH oscilan entre 2.4 – 4.02 De esta forma, se ha reportado que el vino blanco es un poco más ácido que el tinto, debido a los contenidos más altos de ácido tartárico y maleico.

Por otra parte, las bebidas alcohólicas también muestran alta incidencia de producción de corrosión dental encontraron que los valores de pH de la cerveza oscilan entre 3.79 a 4.8 y la neutralización ácida varía de 7.2 a 9.52, concluyendo que esta bebida puede desmineralizar la estructura dental y provocar efectos dañinos en los dientes. Si el consumo es excesivo el paciente puede presentar un cuadro de gastritis crónica, con síntomas tales como regurgitación y vómitos, los cuales son un factor coadyuvante a la corrosión dental.

1.3.3.4 Uso de drogas

Metanfetamina, cocaína, marihuana y éxtasis, son drogas que promueven el desgaste y la erosión tanto en forma directa por el uso de la droga, como indirectamente por los hábitos asociados con el uso de las drogas.

Krutchkoff y colaboradores en 1990, refieren una forma de erosión del esmalte dental relacionada con el uso oral de la cocaína. Las superficies oclusales y vestibulares de los dientes afectados presentaron destrucción sin aspereza y con aspecto vidrioso. Los pacientes en el interrogatorio aseguraron el uso de la droga. que llegó a la consulta con dolor en la encía y erosión dental.

Señalan que la saliva actúa de manera determinante potenciando el pH de la cocaína, transformándola en un ácido capaz de producir lesiones en la encía y superficies dentarias. (33) En pacientes que consumen marihuana se observa desgaste incisal/oclusal debido al bruxismo y compresión dental que producen dolor miofacial y articular; así como, hipertrofia bilateral de los músculos maseteros. En este tipo de pacientes es frecuente observar afecciones a nivel cervical de los dientes por cepillado compulsivo, xerostomía como efecto secundario en el caso de los pacientes que consumen cocaína, cannabis, anfetaminas y depresores del SNC. Existen manifestaciones propias a la sustancia o droga activa y otros productos del perfil adictivo general que manifiestan este grupo de pacientes. Dentro de éstos últimos están, la tendencia a desarrollo de lesiones cariosas, enfermedad periodontal, abscesos pulpoperiapicales y periodontales, gingivitis ulceronecrosante aguda (GUNA) y otras estomatitis infecciosas; las primeras por el elevado consumo de carbohidratos y, en general, por su actitud negligente ante las prioridades de prevención e higiene oral. (34)

2. Objetivo general.

Determinar la prevalencia de erosión y otras lesiones en órganos dentarios relacionadas con adicciones en estudiantes de nuevo ingreso de la Universidad Veracruzana Campus Mocambo.

2.1. Objetivos específicos.

Conocer el O.D presenta mayor incidencia de erosión dental en estudiantes de nuevo ingreso.

Establecer el grado de erosión que presentan los estudiantes con problemas de alcoholismo y/o drogadicción.

Determinar la relación entre la erosión dental y los años de consumo de alcohol y drogas clasificando por intervalos: 1-3 años de consumo, 3-5 años de consumo y 5-10 años de consumo.

3. Metodología.

El presente es un estudio prospectivo, descriptivo y observacional

Los participantes del estudio fueron alumnos de nuevo ingreso de la Universidad Veracruzana, pertenecientes a algunas facultades del Campus Mocambo, que aceptaron ser sujetos de estudio en esta investigación, bajo la condición de anonimato.

Esta investigación se realizó al interior de las instalaciones de la facultad de odontología campus Mocambo, ubicada en juan pablo ll s/n colonia costa verde. C.P 94294, boca del río, Veracruz. Siendo los alumnos de nuevo ingreso de las facultades de odontología, ciencias de la comunicación y pedagogía los participantes en dicho estudio.

La facultad de odontología cuenta con 155 alumnos de nuevo ingreso, la facultad de ciencias de la comunicación cuenta con 211 alumnos de nuevo ingreso y la facultad de pedagogía cuenta con 150 alumnos de nuevo ingreso.

Se realizó la primera revisión de cavidad oral a los participantes en el estudio, el día 21 de noviembre del 2018 en facultad de odontología campus Mocambo, ubicada en juan pablo ll s/n colonia costa verde. C.P 94294, boca del río, Veracruz; con el objetivo de realizar una investigación y determinar la incidencia

de erosión dental en alumnos de nuevo ingreso de la facultad de odontología del campus Mocambo. Para realizar el estudio se contó con la asistencia de algunos de los estudiantes de odontología, pertenecientes a los tres grupos de la Experiencia Clínica de odontopediatría, para realizar el llenado de un odontograma específico y la lectura de las tiras reactivas para medir el pH salival, durante una jornada de las 16:00 a las 18:00 hrs durante tres días.

Se designó la tarea a cada uno de los integrantes; quiénes se colocaron las barreras de protección y se procedió a llamar, uno a uno, a los participantes del estudio. Como primer paso se aplicó un cuestionario (anexo 1); constituido por nueve preguntas cerradas, mismo en el que también otorgan su consentimiento informado, para ser sometidos al estudio mediante su firma, ya que la participación y colaboración se llevó a cabo de manera voluntaria y bajo total anonimato de las personas involucradas. Acto seguido, se procedió a una inspección intraoral en la que se marcó en una odontograma el grado de erosión localizada, de acuerdo al índice de erosión dental de Lussi y se proporcionaron las tiras reactivas para medir el pH.

Durante ese proceso se procedió a tomar fotografías a los alumnos mientras realizaban dicho procedimiento, como evidencia de trabajo. La medición del pH salival se llevó a cabo mediante el empleo de tiras reactivas, para lo cual se pidió a los pacientes introducir la tira reactiva en su boca durante al menos 10 segundos; posteriormente se dejó transcurrir un intervalo de cinco minutos e inmediatamente después se procedió a realizar la comparación de las tiras empleadas con la escala de pH del fabricante, registrando el resultado al final del cuestionario.

El procedimiento detallado anteriormente se repitió el día 21, 22 y 23 de noviembre del año 2018

4. Resultados.

El tamaño de la muestra fue de 100 participantes de los cuales 72% no presentó erosión y el 28% si presentó erosión.

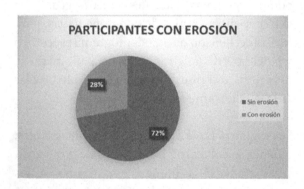

Gráfica 1. Porcentaje de participantes con erosión.

De los 100 participantes, 72 consumen bebidas alcohólicas, 21 consumen alcohol y drogas.

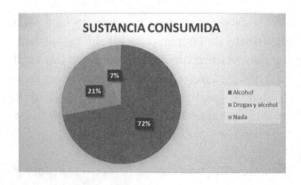

Gráfica 2. Porcentaje de participantes de acuerdo al tipo de consumo.

De 28 hombres el 15% presenta erosión dental y el otro 85% no presenta erosión dental.

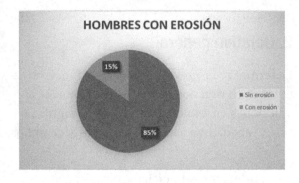

Gráfica 3. Porcentaje de hombres con erosión dental.

De 72 mujeres el 33% presenta erosión dental y el otro 67% no presenta erosión dental.

Gráfica 4. Porcentaje de mujeres con erosión dental.

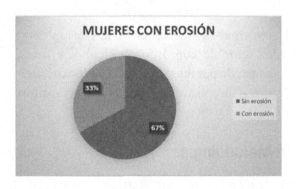

Gráfica 4. Porcentaje de mujeres con erosión dental.

El O.D. 12 fue el de mayor incidencia en el sexo masculino de los 28 participantes.

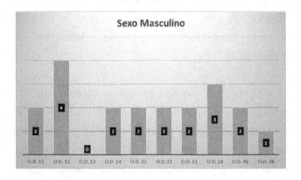

Gráfica 5. O.D. de mayor incidencia en el sexo masculino.

El O.D. 11 fue el de mayor incidencia en el sexo femenino, seguido del O.D 21 localizados en las 72 participantes.

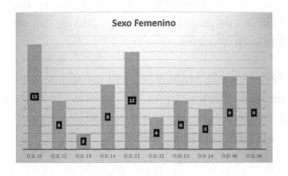

Gráfica 6. O.D de mayor incidencia en el sexo femenino.

De los pacientes revisados 28 pacientes del sexo masculino se realizó una tabla de acuerdo con la edad los pacientes, años de consumo de alcohol y años de consumo de drogas.

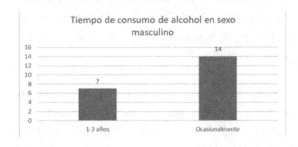

Grafica 7. Tiempo de consumo de alcohol en sexo masculino

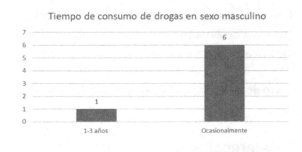

Grafica 8. Tiempo de consumo de drogas en sexo masculino

De las 72 pacientes del sexo femenino se encontraron 45 mujeres que han consumido alcohol ocasionalmente, mientras que 5 llevan más de 1 año consumiéndolo.

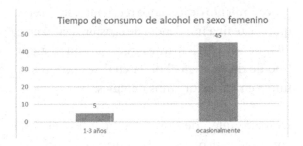

Grafica 9. Tiempo de consumo de alcohol en sexo femenino

Y 13 mujeres han consumido drogas ocasionalmente, mientras que 1 lleva más de 1 año consumiendo.

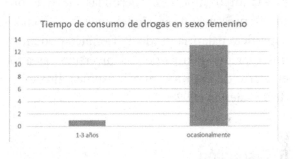

Grafica 10. Tiempo de consumo de drogas en sexo femenino

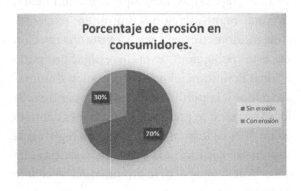

Grafica 11. Porcentaje de erosión en consumidores.

En esta grafica se muestra el total de alumnos que consumen algún tipo de sustancia que representa el 92% de la población de los cuales el 30% presenta algún tipo de erosión

4.1. Analisis de los resultados.

En el presente estudio, derivado del procesamiento de los datos recabados, se observó que existe una incidencia de erosión dental en el 30% de los participantes que consumen algún tipo de droga o alcohol, la cual se encontró en uno o en varios órganos dentales.

Destacó que, de los participantes, el 72% consumen alcohol, y 21% utiliza algún tipo de droga. Las erosiones dentarias fueron más frecuentes en mujeres que en hombres, en quienes las erosiones dentales se encontraron con mayor prevalencia en el O.D 11 y O.D 21 en la superficie palatina grado 1; mientras que 65 en los hombres la superficie palatina de las piezas antero superiores fueron las que tuvieron mayor presencia de erosiones en el O.D 12 en la superficie palatina grado 1. También podemos observar que dentro de la Universidad es alto el índice de alumnos que consumen alcohol y drogas siendo el 92%

5. Discusión.

Se analizó a un grupo de estudiantes de edades de 17 hasta 21 años. Dado que la erosión dental es una manifestación común en pacientes consumidores de dieta ácida, existe una relación en esta población. Esta investigación pudo evaluar la sintomatología encontrando síntomas asociados a la pérdida de esmalte y dentina. Se logró registrar la presencia de erosiones dentales en un 30% de la población, así como registrar la sintomatología asociada a erosión, al ser ésta una complicación que ocurre producto del constante reflujo ácido.

La incidencia de erosiones dentales en los alumnos de la Universidad Veracruzana Campus Mocambo es baja; encontrando que específicamente el sexo femenino, es el sector poblacional en el que la incidencia es mayor, así como parámetros más altos en los alumnos

que mencionan consumir alcohol o algún tipo de droga. Es importante mencionar que las características clínicas de los alumnos sugieren que las erosiones se manifiestan en la cara palatina de piezas anteriores, tanto en mujeres como en hombres.

Según los resultados el presente estudio encontró múltiples asociaciones de factores de origen intrínseco que deben ser tomados en cuenta para futuras investigaciones.

6. Conclusiones.

Derivado de la presente investigación, se puede establecer que la presencia de erosión dental fue alta al encontrarse en un 30% de la población consumidora de alcohol y drogas diversas. El O.D. 12 fue el de mayor incidencia en los pacientes del sexo masculino, en la cara lingual grado 1; el O.D. 11 y 21 fueron los de mayor incidencia en el sexo femenino, en la cara palatina, grado 1.

Por los resultados arrojados por la investigación, se hace patente que existe una asociación significativa entre el grado de erosión dental y la sintomatología en el 75 % de los pacientes, tales como: boca seca, eructos ácidos y acidez estomacal, así como sensibilidad dental. Adicionalmente se puede establecer que el 92% de la población consume alcohol mientras que el 21% consume drogas y alcohol, un dato significativamente alto.

Texto de esta sección (si no se usa se debe borrar)

7. Referencias.

1. Global status report on alcohol and health 2014. OMS; 2014

2. Johansson AK, Göran Koch K, Sven Poulsen P. Erosión Dental. In Odontopediatría. p. 141- 144.

3. Gigena PC, Bella MI, Cornejo LS. Salud Bucal y Hábitos de consumo de sustancias psicoactivas en adolescentes y jóvenes drogodependientes en recuperación. Odontoestomatología. 2012 Noviembre; 14

4. Mc Cay CM WL. Erosion of molar teethby acid beverages

5. Encuesta Nacional del Consumo de Drogas en estudiantes. México: Secretaria de Salud; 2015.

6. Johansson AK, Göran Koch K, Sven Poulsen P. Erosión Dental. In Odontopediatría. p. 141- 144.

7. Mc Cay CM WL. Erosion of molar teethby acid beverages.

8. Araujo MV, Dermen, Connors G, Ciancio S. Oral and dental health among inpatients in treatment for alcohol use disorders: a pilot study. J Int Acad Periodontol. 2004 Octubre; 6(4): p. 125-130.

9. Ehlen L, Marshall T, Qian F, Wefel J, Warren. Acidic beverages increase the risk of in vitro tooth erosion. Nutr Res. 2008; 28: p. 299-303.

10. Piekarz, Ranjitkar S, Hunt D, McIntyre J. An in vitro assessment of the role of tooth mousse in preventing wine erosion. Aust Dent J. 2008; 53: p. 22-25.

11. Shipley S, Taylor KT, Will DM. Identificando causas de erosión dental. IntraMed. 2005 Diciembre

12. Gómez de Ferraris ME, Campos Muñoz A. Histología, Embriología e Ingeniería Tisular Bucodental. 3rd ed.: Panamericana.

13. Sueldo Parraguirre, G. (2018). Vista de Erosión o corrosión dental: factores etiológicos y diagnóstico. [online] Revistas.ucu.edu.uy. Available at: http://revistas.ucu.edu.uy/index.

php/actasodontologicas/article/view/1056/1045 [Accessed 28 Oct. 2018].

14. Instituto de Física. [Internet]. Uan.edu.mx. 2018 [cited 28 November 2018]. Available from: http://www.uan.edu.mx/d/a/publicaciones/ revista_tame/numero_3/Tam133-06.pdf

15. Histología, embriología e ingeniería tisular bucodental [Internet]. Bibliotecas.unr.edu.ar. 2018 cited 28 October 2018]. Available from: http://bibliotecas.unr.edu.ar/muestra/medica_ panamericana/9786077743019.pdf

16. Histología, embriología e ingeniería tisular bucodental [Internet]. Bibliotecas.unr.edu.ar. 2018

17. Barrancos Mooney. Operatoria Dental Integración Clínica. 4th ed.: Panamericana.

18. J Walsh L. Aspectos Clínicos de la biología salival para el clínico dental. Minim Interv Dent. 2008; 1(1).

19. Gómez de Ferraris E. Histología y Embriología Bucodental. 3rd ed.: Panamericana; 2009.

20. Erosión Dental caso clínico. [Online]. Available from: http://www.redoe.com/ver. php?id=156.

21. Urla X. J, Intefriano C. A. Esmalte [Internet]. Apoyo.usac.gt. 2018 [citado 19 Octubre 2018]. Disponible en: http://www.apoyo.usac.gt/ Esmalte.pdf

22.[Online].; 2012. Available from: http:// embriologiainfo.blogspot.mx/2012/04/el- esmalte- dental.html.

23.Caridad C. El pH, Flujo Salival y Capacidad Buffer en Relación a la Formación. ODOUS CIENTIFICA. 2008 Enero; 9(1).

24.Caridad. El pH, Flujo Salival y Capacidad Buffer en Relación a la Formación. ODOUS CIENTIFICA. 2008 Junio; 9(1).

25.Loyo Molina Kenny, Balda Zavarce Rebeca, González Blanco Olga, Solórzano Peláez Ana Lorena, González A Marjorie. Actividad Cariogenica y su Relación con el Flujo Salival y la Capacidad Amortiguadora de la Saliva. Acta odontol. venez [Internet]. 1999 Dic [citado 2018 Oct 11]; 37(3): 10-26.Disponibleen:http://www.scielo.org.ve/scielo.php?script=sci_arttex&pid=S000163651999000300003&lng=es.

27. Aleva Natanael Átilas, Costa Armond Monica, Fernandes Robson Morais, Ribero Adair, Generoso Rodrigo. Hiposalivación inducida por drogas antihipertensivas. Acta odontol. venez [Internet]. 2009 Mar [citado 2018 Oct 11]; 47(1): 122-130. Disponibleen:http://www.scielo.org.ve/scielo.php?script=sci_arttext&pid=S000163652009000100015&lng=es.

28. Buzalaf Marília Afonso Rabelo, Hannas Angélicas Reis, Kato Melissa Thiemi. Saliva and dental erosion. J. Appl. Oral Sci. [Internet]. 2012 Oct [cited 2018 Oct 11]; 20(5): 493-502. Available from: http://www.scielo.br/scielo.php?script=sci_arttext&pid=S1678-77572012000500001&lng=en. http://dx.doi.org/10.1590/S1678-77572012000500001

[cited 28 October 2018]. Available from: http://bibliotecas.unr.edu.ar/muestra/medica_panamericana/9786077743019.pdf

Zaragoza Meneses M. La saliva auxiliar de diagnostico [Internet]. Zaragoza.unam.mx. 2018

[cited 28 October 2018]. Available from: https://www.zaragoza.unam.mx/portal/wcontent/Portal2015/publicaciones/libros/Saliva.pdf

29.Latorre C, Pallenzona M, Armas A, Guiza E. Desgaste dental y factores de riesgo

asociados [Internet]. Dialnet. 2018 [cited 28 October 2018]. Available from: https://dialnet.unirioja.es/servlet/articulo?codigo=3705823

30. Diagnóstico y epidemiología de erosión dental. [Online]. Available from: http://revistas.uis.edu.co/index.php/revistasaluduis/article/view/2403/3203.

32. Fajardo Santacruz Maria Claudia, Mafla Chamorro Ana Cristina. Diagnóstico y epidemiología de erosión dental. Rev. Univ. Ind. Santander. Salud [Internet]. 2011 Aug [cited 2018 Oct 15]; 43(2): 179-189. Available from: http://www.scielo.org.co/scielo.php?script=sci_arttext&pid=S0121- 08072011000200009&lng=en.

33. Solórzano Navarro Eduvigis, Dávila Barrios

34. Bermeo Macanchí MB Tesis [Internet]. 2014-07 [citado el 15 de Octubre de 2018].
Recuperado a partir de: http://repositorio.ug.edu.ec/handle/redug/5618

35.Arias Dioses LP Tesis [Internet]. 2014-07 [citado el 15 de Octubre de 2018]. Recuperado a partir de: http://repositorio.ug.edu.ec/handle/redug/5433

36.http://repositorio.sangregorio.edu.ec/handle/123456789/184 lunes 15 de octubre de 2018 12:49 pm

37.A. and Becker, M. (2018). Efecto in vitro sobre el esmalte dental de cinco tipos de bebidas carbonatadas y jugos disponibles comercialmente en el Paraguay. [online] Revistascientificas.una.py. Available at: http://revistascientificas.una.py/index.php/RIIC/article/view/39/19 [Accessed 16 Oct. 2018].

38.Galarraga Criollo M. EVALUACIÓN DEL PH Y FLUJO SALIVAL DURANTE EL PERÍODO GESTACIONAL EN MUJERES DEL AREA GINECO – OBSTÉTRICO DEL HOSPITAL SAN FRANCISCO, QUITO - ECUADOR

[Licenciatura]. UNIVERSIDAD CENTRAL DEL ECUADOR; 2016.

39.Sus dientes bajo el efecto de las drogas [Internet]. Es.deltadentalins.com. 2018 [citado 16Octubre 2018]. Disponible en: https://es.deltadentalins.com/oral_health/drugs.htm

40.La adicción y la salud [Internet]. Drugabuse. gov. 2018 [citado 16 Octubre 2018]. Disponible en: https://www.drugabuse.gov/es/publicaciones/serie-de-reportes/las-drogas-el-cerebro-y-el-comportamiento-la-ciencia-de-la-adiccion/la-adiccion-y-la-salud

Propóleo en Salud Oral: una actualización de la literatura

Alcalá Armendáriz, Leslye Paola1; Sanchez Najera, Rosa Isela2; Quintanilla Rodriguez,3; Elizondo Elizondo, Jose3; Torres Capetillo, Evelyn Guadalupe4; Capetillo-Hernandez, Guadalupe Rosalia4; Solís Soto, Juan Manuel2

1 Alumno de posgrado. UNIVERSIDAD AUTÓNOMA DE NUEVO LEÓN. Facultad de Odontología. Maestría en Odontología Avanzada. leslyealcalarmn.@uanl.mx

2 Cuerpo Académico UANL-CA-173. UNIVERSIDAD AUTÓNOMA DE NUEVO LEÓN. Facultad de Odontología. rosa.sancheznj@uanl.edu.mx; juan.solisst@uanl.edu.mx

3 Cuerpo Académico UANL-CA-363. UNIVERSIDAD AUTÓNOMA DE NUEVO LEÓN. Facultad de Odontología. lizeth.quintanillardr@uanl.edu.mx; jose.elizondoel@uanl.edu.mx

4 Cuerpo Académico UV-CA-288. UNIVERSIDAD VERACRUZANA. Facultad de Odontología. evtorres@uv.mx; gcapetilloh@hotmail.com

Autor de correspondencia: Solis Soto Juan Manuel juan.solis@uanl.edu.mx

Abstract

Introduction: The oral health sector is looking for new organic components directed towards the natural environment as an adjuvant against pathogens in the oral cavity. Objective: To analyze the literature on the effectiveness of propolis and its dental, antimicrobial, antifungal, regenerative and anti-inflammatory uses. Methodology: The search for data was carried out in the Pubmed database. The terms Propolis dental use, antimicrobial, antifungal, antifungal, anti-inflammatory and regenerative were used. Results: The successful use of propolis as a dental rinse and toothpaste prevented the adherence of biofilm on the dental surface, even better than Chlorhexidine, and eliminates the most common bacteria in the mouth such as Streptococcus mutans and fungal pathogens such as Candida albicans. It supports tissue healing, and is effective as regenerative and anti-inflammatory. Conclusion: The clinical results and its extensive and wide variety of properties of its use in dentistry and medical fields, based on its biological properties, make it an elemental component with great activity against pathogens and alterations in the oral cavity, however there is a great need in its research for its adequate use in dentistry and medical area.

Key words: Propolis, Propolis dental use, antimicrobial, antifungal, anti-inflammatory and regenerative.

Resumen

Introducción: El sector de la salud oral busca nuevos componentes orgánicos dirigidas hacia el ámbito natural como adyuvante ante patógenos en cavidad bucal. Objetivo: Analizar la literatura, sobre la efectividad del propóleo y sus usos odontológico, antimicrobiano, antifúngico, regenerativo y antinflamatorio. Metodología: La búsqueda de datos se realizó en la base de datos Pubmed. Se emplearon lo términos Propóleo uso odontológico, antimicrobiano, antifúngicas, antinflamatorio y regenerativo. Resultados: El éxito en el uso del propóleo como enjuague y pasta dental evito la adherencia del biofilm en la superficie dental, incluso mejor que la Clorhexidina, y elimina las bacterias más comunes en boca como Streptococus mutans y patógenos fúngicos como Candida albicans. Su composición flavonoide mostro ser la respuesta en el éxito. Apoya en la cicatrización de tejidos, y es efectivo como regenerativo y antiiflamatorio. Conclusión: Los resultados clínicos y su extensa y amplia variedad de propiedades de su uso en la odontología y campos médicos, basados en sus propiedades biológicas lo convierte en un componente elemental con gran actividad ante patógenos y alteraciones en la cavidad bucal, sin embargo hay una gran necesidad en su investigación para su uso adecuado en odontología y área médica.

Palabras claves: Propóleo, Propóleo antimicrobiano, antifúngico, anti-inflamatorio y regenerativo

Introducción

El sector de la salud oral busca nuevos componentes organicos dirigidas hacia el ámbito natural como adyuvante ante patógenos en cavidad bucal1. El propóleo es un producto resinoso que es recolectado de las plantas por las abejas para cubrir agujeros y grietas en sus colmenas2. Sus componentes incluyen resina (50-70%), cera (30-50%), aminoácidos, minerales, vitaminas A, B y E, fenoles y compuestos aromáticos3. El propóleo ha sido utilizado terapéuticamente por los seres humanos durante siglos, incluyendo el tratamiento de la caries dental y las infecciones bucales4. Después de realizar un análisis de la literatura acerca del uso y la aplicación del agente propóleo como ingrediente principal contra los problemas de la higiene oral y sus causas no hay una revisión adecuada acerca de ciertos aspectos relevantes del compuesto orgánico, por lo tanto, el objetivo es evaluar la literatura acerca del propóleo y sus uso odontológico, antimicrobiano, antifúngico, regenerativo y antinflamatorio.

Metodología

Revisión de Artículos sobre el tema publicados a través de PubMed, con énfasis en los últimos 5 años. La búsqueda se realizó mediante Operadores lógicos booleanos AND, OR y NOT, con las palabras claves palabras: propolis dental use, antimicrobial, antifungal, anti-inflammatory and regenerative. Las palabras se utilizaron individualmente así como cada uno de ellos relacionados entre sí en artículos.

Resultados

1.Propóleo uso odontológico

1.1 Pasta o geles dentales

La efectividad del uso del propóleo etnolico en gel desmostro una disminución del biofilm en la superficie dental5,6. Sus propiedades en pastas mostro un indice alto como antimicrobiano ante S. mutans, S. mitis, S. salivarius, L. acidophilus, E. coli y S. aureus7.

1.2 Enjuages

El propóleo verde de Brasil como sustrato en enjuague en el uso de pacientes con placa total mostro una disminucion en el índice de crecimiento de organismos fúngicos en paladar u otra área de la mucosa 8. El propóleo chileno, contra cultivos de S. mutans con biofilm mostro un imapcto en el indice de estas bacterias9. Propóleo rojo brasileño contra la clorhexidina en enjuagues ante Streptococcus sp. y Lactobacillus con resultados superiores con el aditivo del propóleo10. El estudio comparativo de enjuagues comerciales como clorhexidina y Listerine contra el propóleo hacia S. mutans, E. faecalis y L. acidophilus mostro ser de gran relevancia el uso de propoleo como aditivo11.

El uso de propóleo en pasta o geles dentales mostro su la disminucion contra la producción de biofilm en la superficie dentales. En los estudios comparativos de los enjuagues comerciales como Clorhexidina y el Listerine hubo un gran debate en los autores ya que ambos mostraron ser igual de eficaces en cuestión de las bacterias excepto que el listerine mostro un indice bajo cuestión del patógeno Cándida albicans en contra parte del aditivo con propoleo.

2. Antimicrobiano

2.1 En protocolos quirúrgicos

Se mostro un efecto antimicrobiano contra la perimplantitis en el recubrimiento de implantes con la sustancia de propóleo12. El propóleo etanolico comercial español13-15. Su potencial antimicrobiano del propóleo contra C. albicans, S. mutans y S. sobrinus Streptococcus sanguinis como colutorio post-quirurgico en cirugias de terceras molares mostro su bajo indice de citotoxicidad y las actividades antimicrobianas más altas contras estas bacterias.

2.2 Anti-cariogenico

Barniz a base de propóleos contra el biofilm cariogénico dental16. Las actividades antimicrobianas de las soluciones de propóleo contra bacterias cariogénicas orales (Streptococcus mutans, Streptococcus mitis, Streptococcus sanguis, Lactobacillus acidophilus) y periodontopáticas (Actinomyces odontolyticus, Eikenella corredens, Fusobacterium nucleatum)17. Los resultados indicaron que el propóleo y los aceites esenciales de plantas parecen ser una fuente prometedora de agentes antimicrobianos que pueden prevenir la caries dental y otras enfermedades infecciosas orales.

El propóleo mostro ser un agente útil para disminuir la acumulación de placa dental. Además, una dieta rica en polifenoles previene las bacterias cariogénicas y reduce la acumulación de placa dental18,19.

Su composición flavonoide componente del propóleo le da la capacidad antimicrobiana con las bacterias orales, sin embrago esto aun no es fundamento ya que requiere de más investigación para su uso en protocolos terapéuticos. El propóleo es un importante producto antimicrobiano de las abejas contra las bacterias orales y hongos.

3.Regenerativo

3.1 Regeneración post-cirugía

El uso del propóleo para mantener la cicatrización después de una reimplantación dental mostro una estabilidad de tejidos20. El propóleo como enjuague después de una cirugía dental para el proceso de cicatrización, ambos estudios encontró que el propóleo tenía una mayor viabilidad de las células periodontales en cuanto a la cicatrización y la curación21.

3.2 Regeneración en tratamiento de conductos

Los efectos combinados del agregado de trióxido mineral (MTA) y el propóleo sobre la eficacia clínica del propóleo como medicamento para pulpotomía en molares primarios humanos en cuanto a su regeneración obtuvo una tasa de éxito clínicamente aceptable comparable al MTA como único compuesto22,23.

3.3 Regeneración en tejidos mucosos

El uso potencial de los no tejidos de polímeros biodegradables que liberan propóleos como apósitos para la cicatrización de heridas24. Las propiedades regenerativas observadas de los productos apícolas se basan en actividades antimicrobianas, antioxidantes, inmunomoduladores y antiinflamatorias combinadas dejando en claro como los compuesto de la miel que es el caso del propóleo es una base para el proceso de cicatrización25.

Los efectos del propóleo y la jalea real en diferentes enfermedades orales, la cicatrización de heridas y el envejecimiento26,27.

Se observa los beneficios de la cicatrización con respecto a su composición y como su contacto con el factor de regeneración. Pero los mecanismos exactos de acción del propóleo y la jalea real sobre las enfermedades y actividades antes mencionadas no se han dilucidado por completo, y se justifica una mayor investigación para explicar sus contribuciones exactas.

4.Antiflamatorio

El propóleo orgánico del sur de Brasil, como compuesto bioactivo con gran potencial de aplicación en la industria farmacéutica28. Los productos apícolas sobre las enfermedades inflamatorias y autoinmunes muestran su gran efecto contra la inflamación, los biomarcadores de estrés oxidativo y el proceso de inflamación en pacientes con Artritis29,30. Pomada a base de propóleo verde como agente terapéutico para el tratamiento posquirúrgico de la linfadenitis caseosa demostró su gran ayuda aditiva31.

La evidencia actual sobre los efectos protectores del esqueleto del propóleo en cuanto la prevención de la pérdida ósea por periodontitis implantaría dental y diabetes en animales32. Los efectos antinflamatorios del propóleo albanés en el tejido pulpar inflamado después de la pulpotomía en lechones33.

Enjuague bucal sin alcohol que contiene 5,0% de propóleo verde brasileño para el control de la placa y la gingivitis34. No hubo efectos secundarios importantes en los tejidos blandos y duros de la boca, el uso de dentífricos que contengan principios activos como el propóleo verde brasileño mostro un índice bajo en el proceso de gingivitis35.

El propóleo posee una amplia gama de actividades, que incluyen propiedades antibacterianas, antifúngicas, anti protozoarias, hepatoprotectoras, antioxidantes, antiinflamatorias, antivirales, anticancerígenas, etc. En la actualidad, podría utilizarse más ampliamente como materia prima inicial para fabricar extractos como ingredientes farmacéuticos activos.

5. Antifúngico

5.1 Hongos orales

La actividad antifúngica contra Candida spp oral. aislados de extractos de propóleo verde y rojo36. Los efectos propóleo obtenido del norte de México en Chihuhua, contra C. albicans, Candida tropicalis y Candida dubliniensis en lesiones de estomatitis protésica. Se observó inhibición del crecimiento en todos los aislados de Candida incubados con todos los extractos de propóleo verde y rojo y el extracto de norte de Chihuahua37.

Efecto antifúngico del propóleo como agente irrigante endodóntico con una mezcla de doxiciclina, ácido cítrico y una mezcla detergente (MTAD), clorhexidina al 2% (CHX) e hipoclorito de sodio al 3%. (NaOCl) contra Candida albicans en presencia y ausencia de barrillo dentinario, concluyendo que el riego con propóleos puede producir conductos radiculares libres de C. albicans, incluso en presencia del barrillo dentinario38.

5.2 Hongos en piel

La clasificación fue superior al 95% al usar el sensor nasal mostro resultados que pueden contribuir a la identificación de nuevas moléculas antifúngicas y a la rápida selección de muestras de propóleos antifúngicos eficaces para el tratamiento39. Los principales hongos que causan enfermedades de la piel, así como los efectos de los compuestos naturales, particularmente el propóleo, concluyendo como un antimicrobiano altamente efectivo lo que sugiere que podría ser utilizado como tratamiento alternativo de la piel contra microorganismos patógenos40.

Se analiza la gran actividad antifúngica del propóleo en su actividad contra los patógenos oportunistas. Sin embargo, los trabajos futuros deben centrarse en investigar el contenido de metabolitos secundarios del extracto de propóleo sus implicaciones en los mecanismos de acción involucrados en el efecto antifúngico de este producto natural, con el objetivo de desarrollar un mejor tratamiento humano y veterinario de la micosis

Conclusión

Su extensa y amplia variedad de propiedades como necesidad de ensayos clínicos en humanos para obtener el mejor beneficio de este ingrediente natural hay una gran necesidad para esbozar los algoritmos de su uso en la odontología y campos médicos basados en sus propiedades biológicas. El propóleo también inhibe el proceso de replicación de los patógenos. Además de alterar los procesos metabólicos de los patógenos y los componentes. Con respecto al huésped, el propóleo funciona como un inmunomodulador. Regula al alza la inmunidad innata y modula las vías de señalización inflamatorias.

Referencias

1. Ali AM, Kunugi H. Propolis, Bee Honey, and Their Components Protect against Coronavirus Disease 2019 (COVID-19): A Review of In Silico, In Vitro, and Clinical Studies. Molecules. 2021 Feb 25;26(5):1232

2. Zulhendri F, Chandrasekaran K, Kowacz M, Ravalia M, Kripal K, Fearnley J, Perera CO. Antiviral, Antibacterial, Antifungal, and Antiparasitic Properties of Propolis: A Review. Foods. 2021 Jun 11;10(6):1360.

3. Elnakady YA, Rushdi AI, Franke R, Abutaha N, Ebaid H, Baabbad M, Omar MO, Al Ghamdi AA. Characteristics, chemical compositions and biological activities of propolis from Al-Bahah, Saudi Arabia. Sci Rep. 2017 Feb 6;7:41453.

4. Millones Gómez PA, Tay Chu Jon LY, Maurtua Torres DJ, Bacilio Amaranto RE, Collantes Díaz IE, Minchón Medina CA, Calla Choque JS. Antibacterial, antibiofilm, and cytotoxic activities and chemical compositions of Peruvian propolis in an in vitro oral biofilm. F1000Res. 2021 Oct 27;10:1093.

5. Abbasi AJ, Mohammadi F, Bayat M, Gema SM, Ghadirian H, Seifi H, Bayat H, Bahrami N. Applications of Propolis in Dentistry: A Review. Ethiop J Health Sci. 2018 Jul;28(4):505-512.

6. Wiatrak K, Morawiec T, Rój R, Kownacki P, Nitecka-Buchta A, Niedzielski D, Wychowański P, Machorowska-Pieniążek A, Cholewka A, Baldi D, Mertas A. Evaluation of Effectiveness of a Toothpaste Containing Tea Tree Oil and Ethanolic Extract of Propolis on the Improvement of Oral Health in Patients Using Removable Partial Dentures. Molecules. 2021 Jul 3;26(13):4071

7. Yazdanian M, Motallaei MN, Tahmasebi E, Tebyaniyan H, Alam M, Abbasi K, Seifalian A, Ranjbar R, Yazdanian A, Hosseini HM, Moghaddam MM. Chemical Characterization and Cytotoxic/Antibacterial Effects of Nine Iranian Propolis Extracts on Human Fibroblast Cells and Oral Bacteria. Biomed Res Int. 2022 Apr 6;2022:6574997.

8. Corrêa JL, Veiga FF, Jarros IC, Costa MI, Castilho PF, de Oliveira KMP, Rosseto HC, Bruschi ML, Svidzinski TIE, Negri M. Propolis extract has bioactivity on the wall and cell membrane of Candida albicans. J Ethnopharmacol. 2020 Jun 28;256:112791

9. Veloz, Jorge Jesús et al. "Evaluation of Alternative Methods to Assess the Biological Properties of Propolis on Metabolic Activity and Biofilm Formation in Streptococcus mutans." Evidence-based complementary and alternative medicine: eCAM vol. 2019 1524195. 18 Aug. 2019

10. Martinotti S, Pellavio G, Laforenza U, Ranzato E. Propolis Induces AQP3 Expression: A Possible Way of Action in Wound Healing. Molecules. 2019 Apr 19;24(8):1544.

11. Nazeri R, Ghaiour M, Abbasi S. Evaluation of Antibacterial Effect of Propolis and its Application in Mouthwash Production. Front Dent. 2019 Jan-Feb;16(1):1-12.

12. Son JS, Hwang EJ, Kwon LS, Ahn YG, Moon BK, Kim J, Kim DH, Kim SG, Lee SY. Antibacterial Activity of Propolis-Embedded Zeolite Nanocomposites for Implant Application. Materials (Basel). 2021 Mar 3;14(5):1193.

13. Stähli A, Schröter H, Bullitta S, Serralutzu F, Dore A, Nietzsche S, Milia E, Sculean A, Eick S. In Vitro Activity of Propolis on Oral Microorganisms and Biofilms. Antibiotics (Basel). 2021 Aug 26;10(9):1045

14. Navarro-Pérez ML, Vadillo-Rodríguez V, Fernández-Babiano I, Pérez-Giraldo C, Fernández-Calderón MC. Antimicrobial activity of a novel Spanish propolis against planktonic and sessile oral Streptococcus spp. Sci Rep. 2021 Dec 13;11(1):

15. Afrasiabi S, Pourhajibagher M, Chiniforush N, Bahador A. Propolis nanoparticle enhances the potency of antimicrobial photodynamic therapy against Streptococcus mutans in a synergistic manner. Sci Rep. 2020 Sep 23;10(1):15560.

16. Franca JR, De Luca MP, Ribeiro TG, Castilho RO, Moreira AN, Santos VR, Faraco AA. Propolis--based chitosan varnish: drug delivery, controlled release and antimicrobial activity against oral pathogen bacteria. BMC Complement Altern Med. 2014 Dec 12;14:478.

17. Tambur Z, Miljković-Selimović B, Opačić D, Vuković B, Malešević A, Ivančajić L, Aleksić E. Inhibitory effects of propolis and essential oils on oral bacteria. J Infect Dev Ctries. 2021 Jul 31;15(7):1027-1031.

18. Ali AM, Kunugi H. Propolis, Bee Honey, and Their Components Protect against Coronavirus Disease 2019 (COVID-19): A Review of In Silico, In Vitro, and Clinical Studies. Molecules. 2021 Feb 25;26(5):1232

19. Kurek-Górecka A, Walczyńska-Dragon K, Felitti R, Baron S, Olczyk P. Propolis and Diet Rich in Polyphenols as Cariostatic Agents Reducing Accumulation of Dental Plaque. Molecules. 2022 Jan 2;27(1):271

20. Misurya R, Sharma S, Syed Ismail PM, Gupta N, Rajan R, Kaur R, Babaji P. An in vitro evaluation of efficacy of ViaSpan, aloe vera, gatorade solution, and propolis storage media for maintaining the periodontal ligament cell viability. Ann Afr Med. 2022 Jan-Mar;21(1):34-38.

21. Lisbona-González MJ, Muñoz-Soto E, Lisbona-González C, Vallecillo-Rivas M, Diaz-Castro J, Moreno-Fernandez J. Effect of Propolis Paste and Mouthwash Formulation on Healing after Teeth Extraction in Periodontal Disease. Plants (Basel). 2021 Aug 4;10(8):1603.

22. Kim JH, Kim SY, Woo SM, Jeong HN, Jung JY, Kim SM, Lim HS. Combination of mineral trioxide aggregate and propolis promotes odontoblastic differentiation of human dental pulp stem cells through ERK signaling pathway. Food Sci Biotechnol. 2019 May 21;28(6):1801-1809.

23. RojaRamya KS, Chandrasekhar R, Uloopi KS, Vinay C. Treatment Outcomes of Pulpotomy with Propolis in Comparison with MTA in Human Primary Molars: A 24-month Follow-up Randomized Controlled Trial. Int J Clin Pediatr Dent. 2022;15(Suppl 1):S3-S7.

24. Stojko M, Wolny D, Włodarczyk J. Nonwoven Releasing Propolis as a Potential New Wound Healing Method-A Review. Molecules. 2021 Sep 21;26(18):5701.

25. Peršurić Ž, Pavelić SK. Bioactives from Bee Products and Accompanying Extracellular Vesicles as Novel Bioactive Components for Wound Healing. Molecules. 2021 Jun 21;26(12):3770

26. Pasupuleti VR, Sammugam L, Ramesh N, Gan SH. Honey, Propolis, and Royal Jelly: A Comprehensive Review of Their Biological Actions and Health Benefits. Oxid Med Cell Longev. 2017;2017:1259510.

27. Anand S, Deighton M, Livanos G, Morrison PD, Pang ECK, Mantri N. Antimicrobial Activity

of Agastache Honey and Characterization of Its Bioactive Compounds in Comparison With Important Commercial Honeys. Front Microbiol. 2019 Feb 25;10:263.

28. Tiveron AP, Rosalen PL, Franchin M, Lacerda RC, Bueno-Silva B, Benso B, Denny C, Ikegaki M, Alencar SM. Chemical Characterization and Antioxidant, Antimicrobial, and Anti-Inflammatory Activities of South Brazilian Organic Propolis. PLoS One. 2016 Nov 1;11(11):e0165588.

29. Nattagh-Eshtivani E, Pahlavani N, Ranjbar G, Gholizadeh Navashenaq J, Salehi-Sahlabadi A, Mahmudiono T, Nader Shalaby M, Jokar M, Nematy M, Barghchi H, Havakhah S, Maddahi M, Rashidmayvan M, Khosravi M. Does propolis have any effect on rheumatoid arthritis? A review study. Food Sci Nutr. 2022 Mar 10;10(4):1003-1020.

30. El-Seedi HR, Eid N, Abd El-Wahed AA, Rateb ME, Afifi HS, Algethami AF, Zhao C, Al Naggar Y, Alsharif SM, Tahir HE, Xu B, Wang K, Khalifa SAM. Honey Bee Products: Preclinical and Clinical Studies of Their Anti-inflammatory and Immunomodulatory Properties. Front Nutr. 2022 Jan 3;8:761267.

31. Zulhendri F, Chandrasekaran K, Kowacz M, Ravalia M, Kripal K, Fearnley J, Perera CO. Antiviral, Antibacterial, Antifungal, and Antiparasitic Properties of Propolis: A Review. Foods. 2021 Jun 11;10(6):1360.

32. Ekeuku SO, Chin KY. Application of Propolis in Protecting Skeletal and Periodontal Health-A Systematic Review. Molecules. 2021 May 25;26(11):3156.

33. Meto A, Meto A, Bimbari B, Shytaj K, Özcan M. Anti-Inflammatory and Regenerative Effects of Albanian Propolis in Experimental Vital Amputations. Eur J Prosthodont Restor Dent. 2016 Sep;24(3):145-151.

34. Pereira EM, da Silva JL, Silva FF, De Luca MP, Ferreira EF, Lorentz TC, Santos VR. Clinical Evidence of the Efficacy of a Mouthwash Containing Propolis for the Control of Plaque and Gingivitis: A Phase II Study. Evid Based Complement Alternat Med. 2011;2011:750249.

35. Kłósek M, Sędek Ł, Lewandowska H, Czuba ZP. The effect of ethanolic extract of Brazilian green propolis and artepillin C on aFGF-1, Eselectin, and CD40L secreted by human gingival fibroblasts. Cent Eur J Immunol. 2021;46(4):438-445.

36. Sokolonski AR, Fonseca MS, Machado BAS, Deegan KR, Araújo RPC, Umsza-Guez MA, Meyer R, Portela RW. Activity of antifungal drugs and Brazilian red and green propolis extracted with different methodologies against oral isolates of Candida spp. BMC Complement Med Ther. 2021 Nov 24;21(1):286.

37. Rivera-Yañez CR, Ruiz-Hurtado PA, Reyes-Reali J, Mendoza-Ramos MI, Vargas-Díaz ME, Hernández-Sánchez KM, Pozo-Molina G, Méndez-Catalá CF, García-Romo GS, Pedroza-González A, Méndez-Cruz AR, Nieto-Yañez O, Rivera-Yañez N. Antifungal Activity of Mexican Propolis on Clinical Isolates of Candida Species. Molecules. 2022 Sep 1;27(17):5651.

38. Awawdeh L, Jamleh A, Al Beitawi M. The Antifungal Effect of Propolis Endodontic Irrigant with Three Other Irrigation Solutions in Presence and Absence of Smear Layer: An In Vitro Study. Iran Endod J. 2018 Spring;13(2):234-239.

39. Papp Z, Bouchelaghem S, Szekeres A, Meszéna R, Gyöngyi Z, Papp G. The Scent of Antifungal Propolis. Sensors (Basel). 2021 Mar 27;21(7):2334.

40. Cerqueira P, Cunha A, Almeida-Aguiar C. Potential of propolis antifungal activity for clinical applications. J Appl Microbiol. 2022 Sep;133(3):1207-1228.

Análisis epidemiológico de los métodos de disposición de cenizas postcremación

Edmundo Denis-Rodríguez, D en CF (1); Alan Canella-Danini, M en MF (1); Patricia Beatriz Denis-Rodríguez, D en CF (1); Guadalupe Melo-Santiesteban, D en CF (1); Javier Huesca Méndez M en C (1); Octavio Carvajal Zarrabal. D en C (1); Nayali Alejandra López Balderas (1); Carlos Alberto Jimenez Baltazar, D en C (1); Noé López Amador, D en C (1); Javier Iván Baltazar Reyes, D en C (1)

(1) Instituto de Medicina Forense, Universidad Veracruzana, Veracruz, México.

Autor de correspondencia Edmundo Denis Rodriguez eddenis@uv.mx

Abstract

Introduction. The legally accepted methods in Mexico for the final disposition of a deceased body are burial and cremation; the frequency of cremation has increased in recent years, leading to a new debate on the current methods of final disposal of ashes.

Material and methods. It was a descriptive and cross-sectional study that included a sample consisting of 463 individuals who died in the period 2000-2019; a survey type instrument was used to assess sociodemographic factors related to the method of final disposal of the body and, in case of cremation, of the ashes; descriptive and inferential statistical analysis was performed using SSPS software.

Results: 463 individuals were included, 51% of the male sex, with an age predominance of 65 years or more. 67% of the sample chose burial as the final postmortem disposal method; we found a statistically significant relationship between the selected method, the age of the individual at death and the professed religion; of those who selected cremation, 41.7% kept the ashes at home and 39.86% selected a niche in a funeral agency or religious temple; 8.49% preferred to deposit the ashes in the environment. No statistically significant differences were observed between the ash disposal method and the sociodemographic variables analyzed.

Discussion. Most of the sample chose to keep the ashes either at home or in special niches; however, almost a tenth chose to spread them in the environment, an event that could have toxicological implications if it shows a growing trend.

Keywords. Cremation, burial, ashes.

Resumen

Introducción. En la actualidad, los métodos legalmente aceptados en México para la disposición final de un cuerpo fallecido son la inhumación y la cremación; la frecuencia de la cremación ha aumentado en los últimos años, originando un nuevo debate sobre los métodos actuales de disposición final de las cenizas.

Material y Métodos. Estudio descriptivo y transversal que incluyó una muestra conformada por 463 individuos fallecidos en el periodo entre 2000 y 2019; se utilizó un instrumento tipo encuesta para valorar aspectos sociodemográficos relacionados al método de disposición final del cuerpo y, en caso de cremación, de las cenizas; análisis estadístico descriptivo e inferencial.

Resultados: Se incluyeron 463 individuos, 51% del sexo masculino, con un predominio de edad de 65 años o más. 67% de la muestra eligió la inhumación como método de disposición final postmortem; encontramos una relación estadísticamente significativa entre el método seleccionado, la edad del individuo al morir y la religión profesada; de aquellos que seleccionaron la cremación, 41.7% conservaron las cenizas en su domicilio y 39.86% seleccionaron un nicho en una agencia funeraria o templo religioso; 8.49% prefirieron depositar las cenizas en el medio ambiente. No se observaron diferencias estadísticamente significativas entre el método de disposición de las cenizas y las variables sociodemográficas analizadas.

Discusión. La mayor parte de la muestra seleccionó conservar las cenizas ya sea en su domicilio o en nichos especiales; sin embargo, casi una décima parte escogió esparcirlas en el medio ambiente, evento que pudiera tener implicaciones toxicológicas a mediano plazo.

Palabras Clave. Cremación, Inhumación, cenizas.

INTRODUCCIÓN

Una vez que un individuo fallece, el cuerpo debe ser dispuesto de alguna manera legalmente permitida. En México y en la mayor parte de los países del mundo, los métodos legalmente aceptados para la disposición final de un cuerpo fallecido son la inhumación y la cremación (1). La inhumación se define como el depósito de un cadáver ya sea debajo de la tierra o en una tumba o nicho mortuorio. La inhumación fue el método más usado en el siglo pasado, debido a que se trataba de una alternativa que representaba diversas ventajas para la población: se adecuaba a la ideología religiosa preponderante en Latinoamérica, se contaban con amplios espacios en los panteones de la mayor parte de las ciudades y, finalmente, se trataba de una opción económicamente accesible.

Por otro lado, la cremación o incineración es definida como aquel procedimiento en el que el cuerpo humano fallecido es expuesto a altas temperaturas, entre 800 y 1200°C como un medio de disposición final; los términos "cremación" e "incineración" han sido usados en forma indistinta, aunque cremación hace alusión más directa al proceso realizado en un cuerpo humano fallecido en tanto incineración puede aplicarse a otro tipo de elementos, como desechos industriales, sustancias biológicas, etc (2).

La frecuencia de la cremación como método de disposición final ha aumentado en casi todos los países occidentales, especialmente en los pertenecientes al primer mundo (3) Sin embargo, su aceptación no ha sido universal debido a cuestiones ideológicas y/o técnicas; uno de los motivos va de la mano con la ideología religiosa preponderante en nuestro medio, en el que la incineración es vista como una alternativa que no permitiría la transcendencia del alma y el paso adecuado al más allá; por otro lado, en la mayor parte de las poblaciones de menos de 5000 habitantes no se cuenta con agencias funerarias que ofrezcan el servicio de cremación; un elemento adicional es que para poder realizar la cremación se requiere de un personal altamente calificado y contar con los elementos técnicos y económicos para la adquisición y el mantenimiento del horno crematorio. A pesar de ello, se ha aceptado que la cremación puede ofrecer algunas ventajas por encima de la cremación, como la limitada necesidad de contar con espacios en panteones, la potencial reducción en el impacto ambiental, la posibilidad de reutilización y reciclaje energético y la posible reducción de los costos funerarios para los familiares del fallecido. (4-7)

Se han publicado algunos estudios que señalan que las cenizas pudieran tener un potencial toxicológico si son depositadas en la naturaleza, tendencia que ha ido en aumento en años recientes; la composición de las cenizas no siempre es la misma en todos los procesos de cremación, dado que depende del tipo de incinerador y de los parámetros usados, como el tiempo total de combustión, la temperatura, el tipo de combustible utilizado, etc.

Aunque los hornos crematorios modernos tienen sistemas de control de emisiones, cualquier proceso de incineración se pueden generar sustancias potencialmente contaminantes, como por ejemplo los óxidos de nitrógeno, el monóxido y dióxido de carbono, el dióxido de azufre, el cloruro de hidrógeno, compuestos orgánicos diversos y derivados de la combustión de metales y plásticos. Las sustancias tóxicas emitidas al ambiente pueden ser rápidamente eliminadas sin tener la posibilidad de causar efectos adversos; sin embargo, existen sustancias, denominadas Contaminantes Persistentes, los cuales tienen la capacidad de depositarse en diversos tejidos del cuerpo y, por lo tanto, tener un potencial de toxicidad considerable. En el caso de la cremación humana, los contaminantes persistentes son el mercurio, las dioxinas y otros elementos (derivados del nitrógeno, del azufre, metales, etc).

El estudio de la toxicidad de los hornos crematorios humanos no siempre es sencillo, dado que existe cierta tendencia a extrapolar los hallazgos realizados en hornos industriales a lo que sucedería en hornos crematorios. Sin embargo, aunque existen ciertas diferencias (relacionadas con la sustancia que está siendo incinerada), muchos de los residuos industriales también pueden encontrarse en los crematorios humanos.

Se acepta que las cenizas tienen concentraciones variables de dibenzofuranos, dibenzodioxinas, metales pesados, compuestos orgánicos diversos y, en algunos casos, microorganismos patógenos que pudieran haber resistido el proceso de cremación (como por ejemplo algunos virus y bacterias). Aunque los contienen en pequeñas cantidades, en las cenizas también se han encontrado restos de cromo, titanio, manganeso, bario, hierro, cobre, zinc, estaño, estroncio y plomo. (8-12). En el caso de los cadáveres que fueron expuestos a fuentes de elementos radioactivos por razones laborales o médicas, ha sido comprobado que el proceso de cremación no altera las propiedades químicas de estos compuestos, entre las que se incluyen su vida media, su posibilidad de emisión de partículas y rayos ionizantes y la eventual toxicidad asociada, especialmente para quienes manipulan las cenizas diariamente o están expuestos a ellas por prolongados periodos de tiempo (13).

Aunque aún es materia de estudio, las cenizas pueden contener ciertas cantidades de emisores de rayos gamma, como los usados en el tratamiento de condiciones de hipertiroidismo benignas y malignas, como el Yodo131 y el Yodo123. También pueden encontrarse restos de otros elementos radioactivos, según sea el caso, como por ejemplo Calcio47, Carbono14, Cesio137, Cromo51, Cobre61, Yodo129, Fósforo32, Selenio75, Estroncio85, Tecnecio99, Tritio3, Uranio234 y Xenon133 (14).

El volumen aproximado de cenizas obtenidas de un proceso de cremación promedio es de 2.5 a 3 kg; dichas cenizas son colocadas en urnas especiales para ser entregadas a los familiares del fallecido; después de eso, la familia tiene la libertad legal de decidir qué hacer con las cenizas en casi todos los países del mundo (15); todavía no se ha establecido una legislación adecuada en este sentido; hasta donde sabemos no se han realizado estudios acerca de lo que la familia decide realizar con las cenizas; se sabe que una parte de la población decide conservarlas en su domicilio o en nichos especiales en iglesias o templos; sin embargo, en fecha reciente ha surgido la tendencia del uso de urnas biodegradables para su colocación en panteones ecológicos, así como la dispersión de las cenizas en el medio ambiente, como en ríos, lagos, mares o terrenos especiales (16-19).

En una encuesta realizada en el 2006 por la Asociación de Crematorios de Norteamérica (CANA) se observó que la tercera parte de los familiares optan por enterrar las cenizas, otra tercera parte decide conservarlas en su domicilio o nichos especiales y el porcentaje restante prefiere dispersar las cenizas en el medio ambiente. Cada una de las formas en las que la familia dispone de las cenizas de su ser querido puede tener aspectos positivos y negativos, algunos relacionados con el proceso tanatológico y superación del duelo (20-21) y, por otro lado, con el potencial toxicológico que pudiera representar (22); de ahí la importancia de conocer el comportamiento epidemiológico de los métodos de disposición de las cenizas en nuestro medio.

Un amplio grupo de la población escoge conservar las cenizas. Algunos de ellos en su domicilio, dentro de su urna original. Otros prefieren repartirlas entre varios familiares y cada quien conservar una parte de las cenizas. En algunos casos colocan las cenizas en sitios centrales y visibles de sus domicilios, habitualmente rodeadas por fotografías u objetos personales del fallecido y, dependiendo de sus costumbres e ideologías, el uso de veladores, adornos florales o cualquier tipo de objeto ornamental; en otros casos, prefieren conservarlos en lugares ocultos a la vista de cualquier persona que entre al domicilio. A final de cuentas, la decisión de conservar las cenizas en el domicilio obedece al deseo de sus familiares de conservar al menos una parte del fallecido en el lugar donde vivió sus últimos años y, en los casos en los que se coloca en sitios visibles, honrar su recuerdo a través de un ritual que vaya de la mano con sus creencias.

La conservación de las cenizas en el domicilio no suele acompañarse de efectos tóxicos, a menos que los familiares entren en contacto constante con las cenizas, cuando sean mantenidas en recipientes abiertos o, cuando en forma indirecta, entren en contacto con objetos personales de alguno de los familiares. Desde el punto de vista tanatológico, algunos autores consideran que la conservación de las cenizas en un domicilio pudiera dificultar el avance de los deudos en el proceso del duelo, aferrándose al recuerdo de su familiar y convirtiendo a la urna como un objeto de adoración que no permita al familiar continuar con su vida. Otros sugieren que la conservación de las cenizas puede ser una forma de reconfortar el dolor por la pérdida y, con ello, darle solidez y fortaleza a la familia para poder recuperar sus actividades diarias sin el sentimiento de pérdida que acompaña a cualquier fallecimiento. En algunos casos, las cenizas son conservadas en el interior de su urna y posteriormente son enterradas en el jardín de su domicilio, en caso de que esto sea factible. No es una práctica común, pero es una variante que puede llegar a observarse.

Se da el caso que los familiares no deciden llevarse las cenizas a su domicilio, sino que prefieren dejarlas en algún sitio especialmente diseñado para ellos. Muchas agencias funerarias cuentan con espacios especiales en donde se colocan nichos de pequeño tamaño, suficiente para la introducción de la urna, la cual posteriormente se cubre con un vidrio grabado o con una placa de cemento, mármol o algún material metálico, con el fin de conservar las cenizas en dicho sitio, por tiempo indefinido. En otros casos, especialmente en quienes profesan la religión católica, se prefiere la colocación de la urna con las cenizas en nichos especiales construidos en alguna sección de la parroquia o en sus jardines o patios exteriores; es evidente, que los familiares que optan por esta costumbre consideran que la colocación de las cenizas en el interior o exterior inmediato de un templo religioso concede ciertos favores o tratos especiales para el fallecido. Desde el punto de vista tanatológico, algunos autores consideran que este sistema de disposición final facilita el proceso del duelo, pues los familiares no ven las cenizas de diario, como sucede en un domicilio y, además, tienen el sentimiento reconfortante de que su ser querido se encuentra en un sitio especial en donde, de acuerdo a sus creencias, está protegido o en un mejor lugar.

Finalmente, existe una tendencia creciente a que los familiares prefieran esparcir las cenizas del fallecido en algún lugar del ambiente que tenga un significado especial para ellos. Puede ser en el mar, en un lago, en un río, en un bosque o alguna zona especial, en un parque que tenga significado para ellos o incluso, esparcirlas por vía aérea hacia el ambiente. La elección de la forma de esparcido depende mucho de varios factores: la actividad a la que el fallecido se dedicaba, los gustos y costumbres del fallecido, los gustos y costumbres de la familia así como la voluntad premortem del fallecido a ese respecto; en este último sentido, es cada vez más común que los individuos, especialmente de edad avanzada o que tengan una enfermedad terminal, compartan verbalmente o por escrito su voluntad a los familiares en relación al método de disposición final del cuerpo, incluyendo si prefieren que sus cenizas sean esparcidas en algún sitio del ambiente.

Existen pocos casos en el mundo en los que se hayan elaborado leyes que intenten controlar la decisión de los familiares en torno a la disposición de las cenizas; el caos más claro es el de la Agencia de Protección al Ambiente de Estados Unidos, quien prohíbe el esparcido de cenizas en ríos, lagos y el suelo, permitiendo únicamente su dispersión en el mar a una distancia no menor de 4 km de la orilla (23-24); hasta donde sabemos, en toda Latinoamérica no existen reglas establecidas al respecto.

Por tal motivo, decidimos realizar el presente estudio con el objetivo de conocer el comportamiento epidemiológico de los métodos de disposición final de las cenizas postcremación; con ello, de manera secundaria, queremos establecer un marco que permita el establecimiento de legislaciones pertinentes en ese sentido.

MATERIAL Y MÉTODOS

Se trata de un estudio descriptivo, transversal y cuantitativo realizado en la ciudad de Veracruz, México, la cual supera los 4 millones de habitantes; el universo de estudio fue conformado por 463 individuos fallecidos en el periodo comprendido entre 2000 y 2019; la información del estudio fue obtenida por medio de un instrumento tipo encuesta aplicado a 463 individuos familiares de los fallecidos, quienes voluntariamente proporcionaron los datos recabados.

El instrumento se trató de un cuestionario constituido por dos secciones: la primera de ellas incluyó algunos aspectos sociodemográficos del fallecido así como el método de disposición final del cadáver; en aquellos que eligieron la cremación se obtuvo información adicional sobre las circunstancias en torno al método en

que se dispusieron las cenizas; la información se vació en una base de datos para su posterior análisis estadístico por medio de Chi cuadrada, usando el programa SSPS en su versión más reciente.

RESULTADOS

Se incluyó un total de 463 individuos fallecidos, de los cuales 59% fueron hombres y 41% mujeres; las edades de los individuos finados se manifestaron de la siguiente forma: el 42.98% (199 individuos) correspondió a personas que formaban parte de la tercera edad (65 años en adelante), el 32.39% (150 individuos) fueron los denominados como Adultos Jóvenes (40-64 años de edad), el 19.43% (90 individuos) fueron personas de 18-39 años y el restante 5.18% (24 individuos) perteneció a los menores de edad. El año de fallecimiento comprendió el intervalo de 2000 a 2018, aunque casi la mitad de la muestra se encuentra entre 2016 y 2018 (gráfica 1)

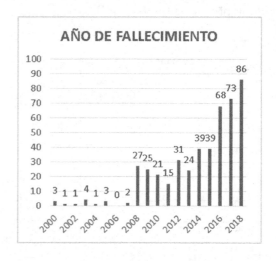

Gráfico 1. Año de Fallecimiento de los casos reportados en el estudio.

De los casos reportados en el estudio, 391 personas eran católicas (85%), 36 eran pentecostales (8%), 22 no profesaban alguna religión (5%) y el restante de los casos eran Testigos de Jehová, mormones, Evangélicos y budistas (2%). Con base en la Clasificación Internacional Uniforme de Ocupaciones (CIUO), el grupo con mayor cantidad de individuos fue el de Ocupaciones Elementales (Ama de casa, cocinero, intendencia, vendedor ambulante, recolector de desechos, etc.) con el 33.47% (155 personas); posterior a éste, se encuentran Profesionistas con 17.06% (79 personas), Empleados con 15.33% (71 personas), el 13.17% pertenecía al grupo de individuos que no tenía ocupación (61 personas), el 6.91% (32 personas) eran Pescadores o Campesinos, el 6.26% (29 personas) se dedicaban al Comercio o Ventas, el 5.83% (27 personas) eran Estudiantes, el 1.51% (7 personas) eran Artesanos, 0.43% (2 personas) eran Militares y el grupo de Directivos no contó con casos reportados (0%).

El 67% de la muestra (n = 310) eligieron la inhumación como método de disposición final de las cenizas en tanto que el 33% restante seleccionaron la cremación. No se encontraron diferencias en relación al sexo y el año de fallecimiento, pero se encontró diferencia en relación a la edad del individuo al fallecer y la religión profesada (tablas 1 y 2).

Religión	Rito Funerario		TOTAL
	Cremados	No Cremados (Inhumados)	
Católica	125	266	391
Pentecostal	9	27	36
Testigo de Jehová	8	1	9
Budista	0	3	3
Mormones	1	0	1
Evangélicos	0	1	1
Sin Religión	10	12	22
TOTAL	153	310	463

Tabla 1. Relación entre los Métodos de Disposición Final y las edades de los individuos finados. X2calculado= 13.42 X2tabla= 7.81.

EDAD	Rito Funerario		TOTAL
	Cremados	No Cremados (Inhumados)	
Menores de edad (1-17 años)	8	16	24
18-39 años	32	58	90
Adulto joven (40-64 años)	59	91	150
Tercera edad (65 años - ...)	54	145	199
TOTAL	153	310	463

Tabla 2. Relación entre los Métodos de Disposición Final y las religiones de los individuos fallecidos. X2calculado= 19.47 X2tabla= 12.59

Incluyendo únicamente a los individuos que fueron cremados (n=153), se analizaron los métodos de disposición de las cenizas. 41.7% de la muestra optó por conservarlas en su domicilio, 24.18% escogieron conservarlas en agencias funerarias, 15.68% las dispusieron en nichos en templos o iglesias y sólo el 8.49% prefirió depositar las cenizas en el medio ambiente (gráfica 2).

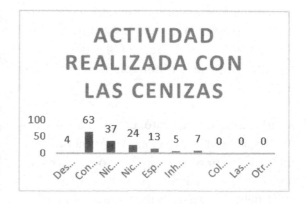

Gráfica 2. Actividad realizada con las cenizas postcremación en los últimos años.

Finalmente, en el 43.7% de los casos la elección del método de disposición de las cenizas fue basada en la voluntad de la familia y en 27.45% fue voluntad del fallecido (gráfica 3).

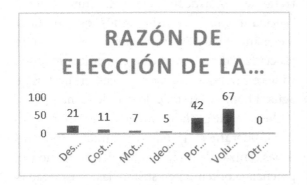

Gráfica 3. Motivos de elección de la actividad realizada con las cenizas postcremación.

Cabe hacer mención que el 87% de la muestra manifestó desconocer si en México existe alguna legislación relacionada a la disposición de cenizas postcremación; por otro lado, 88% de la muestra manifestó desconocer si las cenizas en el ambiente pudieran tener potencial toxicológico a mediano plazo.

DISCUSIÓN

Hasta le fecha no se tiene una información precisa sobre la frecuencia con la que la población selecciona la cremación como método de disposición final del cuerpo; la Asociación Necrológica Mexicana sostiene que alrededor del 50% de los servicios funerarios son cremaciones, aunque dicho porcentaje se encuentra a la alza en ciudades de más de 5 millones de habitantes, como la Ciudad de México, Monterrey y Guadalajara (1).

Se piensa que la tendencia a recurrir a la cremación como método de disposición final de un cadáver pudiera estar relacionada con la falta de espacios disponibles en los panteones, el elevado costo de los trámites de inhumación y la reciente aprobación de la cremación por parte de las agrupaciones religiosas predominantes en nuestro medio (13); el uso de cremación supone la necesidad de contar con un análisis epidemiológico de los factores sociodemográficos relacionados con la disposición final de las cenizas.

Una cremación promedio representa alrededor de 2-3 kilogramos de cenizas, las cuales pueden ser conservadas en el domicilio del fallecido o de su familia, en nichos especiales en agencias funerarias o templos religiosos, ser vertidas en el medio ambiente o ser convertidas en otros elementos, como la creación de diamantes a partir de las cenizas. (12).

Incluimos una muestra conformada por 463 individuos fallecidos entre los años 2000 y 2019, con un predominio de edad de 65 o más años. De dicha muestra, dos terceras partes (67%) escogieron la inhumación como método de disposición final; la ciudad donde fue realizado el estudio se encuentra entre las 6 más pobladas del país, con características demográficas similares; sin embargo, el porcentaje de cremación es menor al reportado en previos registros (1). Encontramos una relación estadísticamente significativa entre el método escogido, la edad del fallecido y la religión profesada por el fallecido y/o su familia. A mayor edad, mayor tendencia a la inhumación; el porcentaje de cremación fue considerablemente mayor en individuos Testigos de Jehová, aunque por el tamaño de la población no puede establecerse un vínculo inequívoco.

Pretendimos conocer el comportamiento epidemiológico de la selección de los métodos de disposición final de cenizas postcremación; hasta donde sabemos, no se ha realizado un estudio similar en ninguna parte del mundo; en México no se ha creado una legislación al respecto, motivo por el cual los familiares tienen libertad completa para seleccionar lo que harán con las cenizas; se sabe que algunas personas prefieren conservarlas en el domicilio, otras en nichos especiales y otras más vertirlas en el medio ambiente (lagos, ríos, océanos, bosques, etc) (15). En el presente estudio, 41.7% prefirieron conservarlas en su domicilio y 39.86% en un nicho especial, ya sea en una agencia funeraria o un templo religioso. Aunque dicha decisión puede tener implicaciones en el proceso del duelo, se acepta que carece de potencial toxicológico en ambos casos.

En años reciente se ha sugerido que las cenizas postcremación pudieran tener cantidades suficientes de dioxinas, furanos y metales pesados como para considerar un eventual potencial toxicológico (14,21); en nuestro estudio el 8.49% de los fallecidos o sus familiares seleccionaron el medio ambiente como método de disposición final de las cenizas; desconocemos la prevalencia en otras partes del mundo pues, hasta donde sabemos, no se han realizado estudios al respecto. Tomando en cuenta el volumen individual de cenizas por cadáver, cabe suponer que un aumento importante en dicho porcentaje podría considerarse un factor de riesgo toxicológico.

La información obtenida en el presente estudio constituye, hasta donde sabemos, la primera referencia epidemiológica de los métodos de disposición final de cenizas; se trata de un aspecto de gran importancia, tomando en cuenta que en todo el mundo existe una tendencia a la alza en la selección de la cremación como método de disposición final de un cuerpo; los panteones de las grandes ciudades se encuentran llenos y, por consiguiente, los servicios funerarios son complicados y de costo elevado; aunque en poblaciones pequeñas, la inhumación sigue siendo el método preferido, en ciudades grandes la cremación es el principal método seleccionado;

Se cuenta con estadísticas que permiten saber el porcentaje de cremaciones e inhumaciones en una población determinada, pero hasta donde sabemos, no se ha caracterizado y descrito el método que la población escoge para la disposición final de las cenizas. Se trata de un aspecto de suma importancia, especialmente si consideramos que pudiera haber una tendencia creciente en el vertido de las cenizas directamente en el medio ambiente, ya sea enterrándolas o vaciándolas en cuerpos de agua. El potencial toxicológico de dicha opción pudiera ser de grandes dimensiones, sobre todo si consideramos el amplio volumen promedio de las cenizas de un individuo determinado y el potencial contenido en sustancias consideradas como dañinas.

El presente estudio tiene algunos sesgos; en primer lugar, se trata de un estudio retrospectivo que pretende incluir el comportamiento epidemiológico en los últimos 20 años; sin embargo, la mayor parte de los individuos incluidos, fallecieron en los últimos 5 años, lo cual dificultó el hallazgo de tendencias inequívocas. Por otro lado, se trató de una población perteneciente a una región geográfica específica, que aunque comparte características epidemiológicas con las principales urbes del país, no permite extrapolar sus hallazgos a otras poblaciones de Latinoamérica, que pudieran tener variaciones geográficas, sociales y culturales.

De lo anterior se desprende que la realización de estudios similares en otro tipo de población resulta de sumo interés para el establecimiento de programas preventivos y el surgimiento de una nueva legislación que regule la forma en que se disponen las cenizas de los seres queridos.

REFERENCIAS

1. Lugones M, Ramirez M, Rios Juan (2015). La cremación. Rev Cub Med Gen Int, 31(1): 14-19.

2. Dunlop JM (2004). Cremation of body parts and fetuses. J Obstret Gynaecol. 24(4):341-2.

3. Roberts P (2011). What now? Cremation without tradition. Omega (Westport). 62(1):1-30.

4. Barelink EJ, Sholts SB, Milligan CF (2015). A Case of Contested Cremains Analyzed Through Metric and Chemical Comparison. J Forensic Sci. 60(4):1068-73.

5. Absolonova K, Dobisikova M, Beran M (2012). The temperatura of cremation and its effect on the microstructure of the human rib compact bone. Anthropol Anz. 69(4):439-60.

6. May SE (2011). The effects of body mas son cremation weight. Forensic Sci. 56(1):3-9.

7. Huddleston CA (2008) Ashes to ashes: whan families choose cremation.J Christ Nurs. 2008 Jul-Sep; 25(3):138-41.

8. Santarsiero A, Settimo G, Cappiello G, Viviano G, Dell'Andrea E, and Gentilini L. Urban crematoria pollution related to the management of the deceased. Microchem J 2005;79(1-2):307-17.

9. Von Wurmb N, Ringleb A, Gebuhr M (2005). Genetic analysis of modern and historical burned human remains. Anthropol Anz. 2005 Mar; 63(1):1-12.

10. Cobo MI, Hoyos AE, Aristizabal B (2004). Dioxinas y furanos en cenizas de incineración. Rev Fac Ingenieria, 32: 26-38.

11. Gale CP, Mulley GP (2002). Pacemaker explotions in crematoria: problems and posible solutions. R Soc Med. 95(7):353-5.

12. Glass AP, Samuel LF (2011). A comparison of attitudes about cremation among Black and White middle-aged and older adults. J Gerontol Soc Work. 54(4):372-89.

13. Floret N, Mauny F, Challier B, Arveux P, Cahn JY and Viel JF. Dioxin emissions from a solid waste incinerator and risk of non-Hodgkin lymphoma. Epidemiology 2003; 14(4):392-98.

14. Christensen AM (2002). Experiments in the combustibility of the human body. J Forensic Sci. 47(3):466-70.

15. Hallam, E. Articulating bones: An epilogue. Journal of Material Culture, 2010, 15, 465–492.

16. Davies D, Mates L. Encyclopedia of cremation. Alderschot, England: Ashgate, 2005.

17. Porro A, Falconi B, Cristini C (2012). Modernity in medicine and hygiene at the end of the 19th century: the example of cremation. J Public Health Res. 1(1):51-8.

18. Prendergast D, Hockey J, Kellaher L. Blowing in the wind? Identity, materiality, and the destination of human ashes. Journal of the Royal Anthropological Institute, 2006, 12(1), 881–898.

19. Robinson J (2009). Information on practical procedures following death. Nurs Stand 23(19):43-7.

20. Maddrell A. Living with the deceased: Absence, presence and absence-presence. Cultural Geographies, 2013, 20, 501–522.

21. Hadders H (2013). Cremation in Norway: regulation, changes and challenges. Mortality (Abingdon). 18(2):195-213.

22. Ramos M, Ávila ME, Chiapas M. La cremación: un capítulo en la salud pública de México. Gac Med Mex, 2002, 138(6): 581-586.

23. Proctor I, Winstanley A (2013). Completing cremation forms: a practical guide. Br J Hosp Med (Lond). 74(7):C114-7.

24. Dimond B. Health and safety considerations following the death of a patient. Br J Nurs, 2004, 13(11): 673-6.

Evaluación de propiedades mecánicas de dos cementos para bandas de ortodoncia

Torres-Capetillo, Evelyn Guadalupe1; Capetillo-Hernández, Guadalupe Rosalía2; Tiburcio-Morteo, Leticia3; Ochoa-Martínez, Rosa Elena4; Meza-Leano, Icela Yatziri5; García González Leandro6; Laura Roesch Ramos7; Mora Sánchez Aura Leonora8

1 Dra. en C. Jurídicas, administrativas y de la educación, Mtra. En C. Odontológicas con especialidad en Ortodoncia; UV-CA-288 Educación y Epidemiología Oral Universidad Veracruzana Facultad de Odontología Región Veracruz, México evtorres@uv.mx; 2Dra. en Salud Mental Comunitaria UV-CA-288 Educación y Epidemiología Oral Universidad Veracruzana Facultad de Odontología Región Veracruz, México gcapetillo@uv.mx; 3 Dra. en Educación UV-CA-288 Educación y Epidemiología Oral Universidad Veracruzana, Facultad de Odontología Región Veracruz, México ltiburcio@uv.mx; 4 Dra. en Educación, Mtra. en Odontopediatría UV-CA-288 Educación y Epidemiología Oral Universidad Veracruzana Facultad de Odontología Región Veracruz, México roochoa@uv.mx; 5 Licenciada en Cirujano Dentista Facultad de Odontología, Región Veracruz de la Universidad Veracruzana, Veracruz, México; 7Investigador del Centro de Investigación de Micro y nanotecnología UV leagarcia@uv.mx; 7 y 8 Dra en C. Jurídicas, administrativas y de la educación UV-CA- UV-CA-449 lroesch@uv.mx, aumora@uv.mx

Autor de correspondencia: Torres-Capetillo, Evelyn Guadalupe. evtorres@uv.mx

Abstract

Introduction: The microhardness of a luting material is related to its tensile strength, which influences the de-cementation of the orthodontic band.2,4 Objective: To evaluate in vitro the surface microhardness of two resinous cements for orthodontic bands. Methodology: Ten bodies were made for each cement: Optiband Ultrablue (ORMCO) and Cross Link (TP Orthodontics). They were polymerized with visible light with the Ortholux lamp, 3m for 12 seconds, kept in artificial saliva at room temperature for 48 hours and subjected to the Micro-hardness Vickers (VMH) test, applying 200g-f for 10 seconds. Results: For Optiband Ultrablue resinous cement (ORMCO) the average surface micro-hardness value was 56.2 VMH, while for Cross Link resin cement (TP Orthodontics) the value was 48.78 VMH. The Optiband Ultrablue (ORMCO) resinous cement presented better clinical performance since the microhardness values found were higher. Conclusion: the resinous cement Optiband Ultrablue (ORMCO) showed a better clinical behavior since the microhardness values found were higher.

Keywords: microhardness, hardness test, resin cement, orthodontic bands, resinous cement.

Resumen

Introducción: La microdureza de un material de cementación está relacionada con su resistencia a la tracción, que influye en la descementación de la banda de ortodoncia 2,4. Objetivo: Evaluar in vitro la microdureza superficial de dos cementos resinosos para bandas de ortodoncia. Materiales y métodos. Se confeccionaron diez cuerpos por cada cemento: Optiband Ultrablue (ORMCO) y Cross Link (TP Orthodontics). Fueron polimerizados con luz visible con la lámpara Ortholux, 3m durante 12 segundos, conservándose en saliva artificial a temperatura ambiente por 48 horas y sometidos al ensayo de Microdureza Vickers (VMH), aplicando 200g-f durante 10 segundos. Resultados. Para el cemento resinoso Optiband Ultrablue (ORMCO) el valor promedio de microdureza superficial fue 56.2 VMH, mientras que para el cemento resinoso Cross Link (TP Orthodontics) el valor fue 48.78 VMH. Conclusión. El cemento resinoso Optiband Ultrablue (ORMCO) presentó un mejor comportamiento clínico ya que los valores de microdureza encontrados fueron más altos.

Palabras clave: microdureza, prueba de dureza, cemento resinoso, bandas de ortodoncia, cemento resinoso.

Introducción.

Las bandas de ortodoncia se fijan en su lugar mediante una combinación de retención mecánica y química, como resultado de la estrecha adaptación de la banda al diente y cualquier adhesión proporcionada por el cemento a la banda. (1)(2). La utilización de cementos resinosos ha ido creciendo junto con el aumento del uso de la cerámica y resinas compuestas para la restauración de los dientes.

Se han realizado diversos estudios acerca de las propiedades de los materiales odontológicos, principalmente a materiales resinosos cuyas propiedades mecánicas, así como su comportamiento clínico dependen de la estructura del material en cuanto a la composición de su matriz, tipo de relleno, el agente de unión entre ambos, grado de conversión y tipo de polimerización. De estas propiedades, la dureza de un material se define como la resistencia a la deformación plástica o la resistencia a la indentación y es una forma indirecta de medir las propiedades mecánicas relevantes, además del grado de conversión. (1)(3)(4).

La microdureza de un material de cementación está relacionada con su resistencia a la tracción, que influye en la descementación de las restauraciones protésicas, pero aún no está muy clara la relación de estos fracasos con las propiedades mecánicas de los materiales. Por otro lado, se ha encontrado una correlación alta entre la microdureza y el grado de conversión de los materiales resinosos. (4)(5)(6) Se podría decir entonces que a mayor valor de microdureza de un cemento resinoso, el comportamiento clínico del material es mejor. Esto se traduciría en una mejor compatibilidad biológica con el complejo dentinopulpar.

La influencia de esta propiedad mecánica en el comportamiento clínico de los cementos resinosos aún no está muy clara, por esa razón, el objetivo de este estudio fue comparar la microdureza de dos cementos resinosos de uso odontológico teniendo en cuenta que existe correlación entre esta propiedad mecánica y el comportamiento clínico del material.

Antecedentes generales.

Los materiales dentales son, en la mayoría de los casos, compuestos resultantes de la unión de varios átomos, que tienen características diferentes y que se tratara de aprovechar en su aplicación en la práctica clínica y en el laboratorio dental; para ello, es indispensable conocer su naturaleza, mecánica y comportamiento en las diferentes condiciones a las cuales van a estar expuestos. De la misma manera es importante conocer el manejo y las variantes en la manipulación y aplicación de dichos materiales, dentro de los lineamientos clínicos e indicaciones de los fabricantes, y bajo las normas de control de calidad establecidas. (24)

Las propiedades físicas hacen referencia al estudio del comportamiento del material ante la aplicación de agentes físicos. Dentro de las propiedades físicas encontramos a las propiedades físicas propiamente dichas, a las físico-mecánicas, físico-térmicas, físico-eléctricas y físico-ópticas.

De estas propiedades la dureza es un término difícil de definir. En la mayoría de las disciplinas, el concepto de dureza que se acepta normalmente es el de resistencia a la indentación. La mayoría de las pruebas de dureza se basan en este precepto. (24)

La indentación producida en la superficie de un material a partir de una fuerza con punta afilada o por una partícula abrasiva es consecuencia de la interacción de numerosas propiedades. Entre estas propiedades relacionadas con la dureza de un material se encuentran la resistencia a la compresión, el límite proporcional y la ductilidad.(24

La dureza de un material les proporciona a los dentistas información valiosa. De tal forma que las pruebas de dureza están incluidas en numerosas especificaciones sobre materiales dentales de la American Dental Association (ADA). Existen distintos tipos de pruebas de dureza superficial. La mayoría se basan en la capacidad de la superficie de un material de resistir la penetración de una punta de diamante o de una bola de acero bajo una carga determinada. (24)

En la escala de Vickers se emplea una pirámide de base cuadrada sometida a una carga especifica en la superficie pulida de un material. La carga se divide por el área de la superficie proyectada de la indentación y el cociente se denomina número de dureza de Vickers (abreviado DV). Por lo tanto, para una carga dada, cuanto menor sea la indentación, mayor será el número y más duro será el material. Se mide la longitud de las diagonales de la indentación y se hace una media. La prueba de Vickers se utiliza en las especificaciones de la ADA sobre las aleaciones dentales de oro. Esta prueba es adecuada para determinar la dureza de los materiales dentales; por tanto, también se ha empleado para calcular la dureza de la estructura dental. La elección de la prueba dependerá del material a estudiar (24)

Antecedentes particulares.

Las bandas de ortodoncia son una cinta metálica que va a cubrir los molares, premolares y molares por sus cuatro caras. Sirve para anclaje de los arcos de la aplicación de fuerzas empleadas en la corrección de mal posiciones dentarias. Dentro de sus características están que son elaborada de acero cromo, cromo cobalto, oro, son resistentes, no se oxidan, son fáciles de adaptar, no interfieren en la oclusión, posen retención por adaptación reforzado (cementos), su margen gingival y oclusal debe adaptarse perfectamente al diente, el margen gingival debe festonearse para una máxima retención sin lastimar la encía.

24. Su propósito es proporcionar estabilidad y punto de apoyo en la biomecánica ortodóncica y como auxiliar en la retención de los medios de anclaje.

25. Las bandas de ortodoncia están indicadas: previo a la colocación de aparatología ortodóncica, requerimientos de auxiliares de anclaje ortodóncico intraoral y requerimientos de auxiliares de anclaje ortodóncico extraoral.

En la actualidad existen cementos resinosos que presentan un espesor de película adecuado para permitir una buena adaptación del retenedor de la prótesis o de la restauración indirecta al diente preparado y además presentan un menor porcentaje volumétrico de partículas que se incorporan a la resina aglutinante con el propósito de adecuar la viscosidad del material a las condiciones específicas deseables para las funciones de cemento resinoso.

Los cementos de resina son un grupo de materiales virtualmente insolubles en los fluidos orales, pero hay una gran variación de propiedades entre los diferentes productos. Estas se asocian a las diferentes composiciones, la concentración del diluyente y el contenido del relleno.

Una propiedad de estos cementos es que son casi insolubles. Su gran resistencia a tensiones es lo que los hace muy útiles cuando se desea la unión micromecánica de coronas cerámicas acondicionadas por ácido. También son requeridos para las carillas de porcelanas, coronas completas de metal, restauraciones indirectas de composites o cerámica. En la actualidad estos cementos están disponibles en diferentes presentaciones: autopolimerizables, fotopolimerizables y de polimerización dual.

Antecedentes específicos.

Se han realizado diversas investigaciones sobre la dureza en los cementos resinosos, es así que, en el 2010, Erazo y col. compararon la microdureza superficial Vickers del cemento auto-adhesivo autograbador Rely XTM Unicem (3M ESPE) y el cemento dual RelyXTM ARC (3M ESPE). Su muestra consistió en diez cuerpos de prueba, cinco para cada cemento, elaborados en moldes de acero inoxidable según la normas ISO 4049 con dimensiones de 5mm de diámetro x 3mm de altura. Las muestras fueron polimerizadas y sometidas a la prueba de microdureza superficial Vickers utilizando el microdurómetro INDENTEC ZHV. Se concluyó según el análisis estadístico que no existen diferencias estadísticamente significativas entre los tipos de cemento evaluados. (7)

Por otro lado, en el mismo año, Mendes y col. evaluaron el grado de conversión (GC) y microdureza Vickers (VMH) de del cemento resinoso autoadhesivo autograbante RelyXTM Unicem. La muestra se distribuyó en cuatro grupos diferenciándose en la distancia y tiempo de curado, la interposición de un disco de cerámica y utilización sólo del modo químico del curado del cemento. El GC y VMH se midieron inmediatamente después el tiempo de irradiación y después de 24 horas. La polimerización dual mostró mayor GC y VMH que la polimerización química. La presencia de un disco de cerámica no afectó el GC, pero redujo la VMH. Al aumento de la exposición a la luz, el GC se mantuvo casi constante, mientras que la VMH se elevó, lo que indica que la VMH es muy dependiente de la energía incidente. Este estudio concluyó que factores como la densidad de energía, tamaño y distribución de partículas de relleno inorgánico y la baja eficacia del curado químico contribuyó a los bajos valores de la GC y VMH. (8).

Tres años después Grau y col. Realizaron un estudio con el objetivo evaluar la influencia del almacenamiento en la dureza Vickers de tres cementos resinosos de polimerización dual. Las muestras fueron confeccionadas utilizando matrices metálicas de 2 mm x 5 mm donde fue insertado el cemento resinoso polimerizado durante 60 segundos y posteriormente almacenado durante 24 horas en medio seco o en agua destilada. La dureza Vickers fue estudiada en el microdurometro digital HMV-2 (Shimadzu) con una carga de 50g/f durante 30 segundos. Los datos de dureza obtenidos (HV) fueron sometidos a análisis estadísticos mediante el test ANOVA para dos factores. La media de dureza Vickers para cada grupo fue: EnForce(seco) 56.70; EnForce (agua) 53.97; Rely X ARC (seco) 47.07; Rely X ARC (água) 43.76; Fill Magic Dual Cement (seco) 39.60; FillMagic Dual Cement (agua) 29.60. Los cementos utilizados, el medio de almacenamiento y la interacción de los factores fueron estadísticamente significantes ($p < 0.0001$). Fue concluido que el almacenamiento en agua destilada disminuye los valores de dureza Vickers de los tres cementos resinosos estudiados. (9).

Un año después se realizó un estudio invitro para evaluar la microdureza de 4 cementos resinosos de uso odontológico Se confeccionaron seis cuerpos de prueba para cada cemento evaluado: RelyXTM ARC (3M ESPE) = G1, Multilink (IVOCLAR VIVADENT) = G2, MaxCem EliteTM (KERR CORPORATION) = G3 y RelyXTM U200 (3M ESPE) = G4, los que fueron almacenados durante 48 horas a temperatura ambiente y sometidos al ensayo de Microdureza Vickers (VMH) con 200 g-f durante 10 segundos. Llegando a la conclusión que el cemento resinoso autoadhesivo dual RelyXTM U200 presentaría un mejor comportamiento clínico ya que los valores de microdureza encontrados fueron los más altos, encontrando diferencias estadísticamente significativas con Multilink y MaxCem EliteTM. (10)

Justificación.

La microdureza de un material de cementación está íntimamente relacionada con su resistencia a la tracción, que influye en la descementación de la restauración y en este caso de la banda de ortodoncia.

Se ha encontrado una correlación alta entre la microdureza y el grado de conversión de los materiales resinosos. Se podría decir entonces que a mayor valor de microdureza de un cemento resinoso, el comportamiento clínico del material es mejor.

Estudios han demostrado que cemento resinoso obtiene mejores propiedades mecánicas, específicamente a través de la dureza que como se sabe, es una manera sencilla y fiel de evaluar el grado de conversión, solubilidad, y resistencia al desgaste de un material resinoso y por consecuencia su durabilidad a través del tiempo, dándonos como resultado un mejor o peor comportamiento clínico.

Por lo tanto, de encontrarse diferencias significativas entre la microdureza superficial de los 2 cementos resinosos para bandas de ortodoncia a evaluar, podremos determinar se podría determinar qué material tendrá mejores propiedades mecánicas que podrían influir en el comportamiento clínico y nos ayudará a tener una adecuada elección. Además, tiene importancia teórica pues puede ser considerada como un antecedente para futuras investigaciones ya que los resultados encontrados son factibles de correlacionar con nuevas variables como por ejemplo el grado de conversión y contenido inorgánico que no se han tenido en cuenta para el presente estudios.

Objetivos.

Objetivo general

Evaluar in vitro la microdureza superficial de dos cementos para bandas de ortodoncia.

Objetivos específicos

- Determinar el valor especifico de microdureza de los cementos Optiband Ultrablue (ORMCO) y el cemento Cross Link (TP Orthodontics).

- Establecer cuál de los dos cementos resinosos para bandas de ortodoncia posee un mayor valor de microdureza superficial y por ende un mejor comportamiento clínico.

Metodología.

El siguiente estudio es de tipo experimental en la cual se evaluó in vitro la microdureza superficial de los cementos resinosos Optiband Ultrablue (ORMCO) y el cemento Cross Link (TP Orthodontics).

Materiales y métodos

Para este estudio experimental, ensayo de laboratorio in vitro, se contó con un grupo de estudio conformado por 5 cuerpos de prueba por cemento (siendo en total dos cementos: C1: Optiband Ultrablue (ORMCO) y C2: Cross Link (TP Orthodontics).

Se realizó el análisis con la estadística descriptiva que incluyó medidas de tendencia central (media y mediana) y de dispersión (desviación estándar, mínimo, máximo, rango y varianza) para la variable diagonal 1, diagonal 2 y microdureza en cada grupo de estudio, luego se evaluó si hay distribución normal o no. Se utilizará la prueba T de Student.

Resultados.

Para el cemento Optiband Ultrablue (Ormco) el valor promedio de microdureza fue de 56.2 VMH. Mientras que el valor promedio de microdureza para el cemento Cross Link (TP orthodontics) fue de 48.78 VMH.

Discusión.

Los cementos para bandas de ortodoncia Optiband Ultrablue (Ormco) y Cross Link (TP orthodontics) no han sido parte de estudios comparativos. En este estudio, todos los cuerpos de prueba fueron preparados de manera estandarizada. Las medidas de las muestras variaron por algunos milímetros, en comparación con otros estudios 7,9,10. El almacenaje de éstos, previo al ensayo de microdureza se realizó a 24° C (temperatura ambiente), a diferencia de otras investigaciones que lo realizaron en medio seco o en agua destilada9,12 y de otro estudio que lo realizaron a 37°C (temperatura corporal)8 sin embargo, existen algunos estudios que coinciden con este criterio.10 El cemento con mayor valor de dureza de la presente investigación fue el Optiband Ultrablue (Ormco) con 56.2 VMH, comparado con otros estudios de cementos resinosos, el cemento con más proximidad a su valor fue el RelyxU200 que obtuvo un valor de microdureza superficial de 50.58VMH10, a pesar de no ser un cemento para bandas de ortodoncia, la metodología de la investigación fue exactamente la misma.10

Grau y col.9 utilizaron en su estudio un tamaño muestral y una metodología similar al de la presente investigación, con la diferencia del almacenamiento de las muestras de los cementos estudiados, el EnForce obtuvo un valor máximo de microdureza de 56.70VMH, siendo mayor que la del cemento Optiband Ultrablue.

Conclusiones.

El cemento resinoso Optiband Ultrablue (Ormco) tuvo un valor promedio de microdureza de 56.2 VMH. En conclusión, éste presentaría un mejor comportamiento clínico comparado con el cemento Cross Link (TP orthodontics) por presentar mayores valores de microdureza superficial, lo cual se traduce a mayor valor de grado de conversión y por lo tanto una mejor biocompatibilidad y sellado marginal.

Marca de cemento	n	X (VMH)	DE	Min	Max	Rango	S²	p
Optiband Ultrablue (Ormco)	10	56.2	4.1	52.6	66.6	14	16.82	>0.05
Cross Link (TP orthodontics)	10	48.78	8.09	37.4	66.6	29.2	65.47	

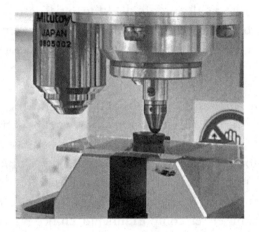

Fig. 1 Indentación en una muestra del cemento Cross Link (TP Orthodontics)

Referencias.

1. Hodges SJ, Gilthorpe MS, Hunt NP. The effect of micro-etching on the retention of orthodontic molar bands: a clinical trial. Eur J Orthod 2001; 23(1): 91-97.

2. Clark JR, Ireland AJ, Sherriff M. An in vivo and ex vivo study to evaluate the use of a glass polyphosphonate cement in orthodontic banding. Eur J Orthod 2003; 25(3): 319-323.

3. Nuñez C. Ensayo de compresión, ensayo de flexión, ensayo de dureza. En: Nuñez C, Roca A, Jorba J. Comportamiento mecánico de los materiales. Volumen 2: Ensayos mecánicos. Ensayos no destructivos. Barcelona:

Publicacions edicions de la Universitat de Barcelona; 2011:43-57.

4. Neves A, Discacciati J, Oréfice R, Jansen W. Correlação entre grau de conversão, microdureza e conteúdo inorgánico em compósitos. Pesqui Odontol Bras. 2002; 16(4): 349-54.

5. Dutra J, Lamego N, Poskus LT, Antunes JG, Moreira E. A critical analysis of the degree of conversion of resin-based luting cements. J Appl Oral Sci. 2010;18(5):442-6.

6. Hofmann N, Papsthart G, Hugo B, Klaiber B. Comparison of photoactivation versus chemical or dual-curing of resin-based luting cements regarding flexural strength, modulus and Surface hardness. J Oral Rehabil.2014;28:1022–8.

7. Erazo L, Vinasco F, Ruan J. Comparación de la microdureza superficial Vickers del cemento autoadhesivo de autograbado RelyX Unicem y el cemento dual Relyx ARC. Revista Colombiana de Investigación en Odontología. 2010; 1(3): 1-10.

8. Mendes L, Matos I, Miranda M, Benzi M. Dual-Curing, Self-Adhesive Resin Cement: Influence of the Polymerization Modes on the Degree of Conversion and Microhardness. Materials. Research. 2010; 13(2): 171-6.

9. Grau P, Laufer J; Portero P, Gomes O, Influencia del almacenamiento en la dureza de cementos resinosos de polimerización dual. Revista de Operatoria Dental y Biomateriales. 2013; 1: 47-51.

10. López A, Castilla M, Correa, A. Evaluación de la microdureza superficial de cementos resinosos de uso odontológico estudio in vitro. Revista Científica Odontologica, 2014; 2(1).

11. Alkhudhairy F, AlKheraif A, Naseem M, Khan R, Vohra F. Pak J Med Sci, 2018; 34(2):253-259.

12. Ozkanoglu S, G Akin EG. Niger J Clin Pract. 2020;23(3):322-328.

Efectividad de la Morinda Citrifolia Linn en la cavidad bucal

Tiburcio-Morteo, Leticia1 Autor1; Capetillo-Hernández, Guadalupe R2,
Ochoa-Martínez, Rosa E3, Torres-Capetillo, Evelyn G.4, Mata-Tovar, Carlos
de J5, Rivera-Naranjo, Alma G6, Ledesma Velázquez Ma. del Pilar

1 – CA Educación, Salud y Epidemiología Oral UV.CA 288.(México) y ltiburcio@uv.mx 2 – CA Educación, Salud y Epidemiología Oral UV.CA 288.(México) gcapetillo@uv.mx 3 – CA Educación, Salud y Epidemiología Oral UV.CA 288.(México) roochoa@uv.mx 4 – CA Educación, Salud y Epidemiología Oral UV.CA 288.(México) evetorres@uv.mx 5 – CA Educación, Salud y Epidemiología Oral UV.CA 288.(México) camata@uv.mx 6 – CA Educación, Salud y Epidemiología Oral UV.CA 288.(México) almrivera@uv.mx 7 - UV-CA-288 Educación, salud y epidemiologia oral HYPERLINK "mailto:maledesma@uv.mx" maledesma@uv.mx

Autor de contacto: Capetillo-Hernández, Guadalupe R. gcapetillo@uv.mx

Abstract

Introduction: Morinda Citrifolia Linn (noni) has antifungal effects against Candida albicans (Herrera E. 2017); as well as other health benefits in general. (Manee Salee, 2020) Objective: To determine the effectiveness of Morinda citrifolia Linn extract in the oral cavity through previously published scientific articles. Methodology: Non-experimental, systematic, descriptive study of a population of 72 articles, the sample consisted of 27 articles from PUBMED and GOOGLE ACADEMICO from (2017 - 2022). Results: In such a way that of 27 selected articles that studied the relationship of the efficacy of Morinda Citrifolia 37% (n=10) have investigated it for the effects of systemic diseases. There are other authors who mention that it has positive effects to be used in dentistry, representing 63% (17). However, authors such as Vijayapandy Pandy (2017) comment that more trials are needed to obtain a significant result. Conclusions: Although studies have been carried out on Morinda citrifolia in various diseases, there is still discussion of its efficacy in the face of certain antibacterial, inflammatory, antioxidant effects, among others; however, most of the reviewed literatures agree that great benefits were obtained. There are few validated studies

Keywords: Morinda citrifolia, oral cavity, extract, noni

Resumen

Introducción: La Morinda Citrifolia Linn (noni) tiene efectos antifúngicos contra Candida albicans (Herrera E. 2017); así como otros beneficios a la Salud en general. (Manee Salee, 2020) Objetivo: Determinar la efectividad del extracto de Morinda citrifolia Linn en la cavidad bucal a través de artículos científicos previamente publicados. Metodología: Estudio No experimental, sistemático, descriptivo de una población de 72 artículos, la muestra estuvo constituida por 27 artículos de

PUBMED y GOOGLE ACADEMICO del (2017 – 2022).Resultados: De tal forma que de 27 artículos seleccionados que estudiaron la relación de la eficacia de la Morinda Citrifolia 37 % (n=10) la han investigado para efectos de enfermedades sistémicas. Existe otros autores que mencionan que tiene efectos positivos para utilizarse en la odontología representando un 63% (17) No obstante autores como Vijayapandy Pandy (2017) comentan que, se necesitan más ensayos para obtener un resultado significativo. Conclusiones: Si bien se han realizado estudios sobre Morinda citrifolia en diversas enfermedades aún existe discusión de su eficacia ante ciertos efectos antibacterianos, inflamatorios, antioxidantes entre otros, sin embargo, la mayoría de las literaturas revisadas, coinciden que se obtienen grandes Beneficios. Existen pocos estudios validados

Palabras clave: Morinda citrifolia, cavidad bucal, extracto, noni

1. Introducción.

Según la Comisión Nacional para los Conocimientos y Usos de la Biodiversidad (CONABIO, 2015), existen alrededor de 4000 especies que tienen propiedades medicinales catalogadas en el país (15% del total de la flora del país), es decir, 1 de cada 7 especie tiene propiedades medicinales. El objetivo de este estudio fue determinar los efectos de Morinda en la cavidad bucal mediante la revisión de informes científicos publicados anteriormente. La importancia de la disciplina ahora se ha prestado más atención a la resistencia a los medicamentos como los antibióticos, por lo que se ha prestado más atención a la importancia de la medicina herbaria, que radica en el hecho de que el conocimiento de las prácticas de la medicina tradicional juega un papel importante en la selección de especies. Se considera una fuente de hierbas medicinales de amplia aplicación, y la interacción entre la antropometría y la etnografía es la base para el desarrollo de extensas investigaciones sobre las plantas medicinales en particular y la medicina en general. (Douglas et al. Sharon 2015)

1.1. Importancia Médica y / o Económica.

A partir de la antigüedad, las plantas se han usado como medicina o remedios "hereditarios" para toda clase de dolencias, y nadie sabe exactamente dónde se usaron por primera ocasión las plantas medicinales. Seguramente la averiguación de una cura se dio al mismo tiempo en cada una de las civilizaciones, como consecuencia del quiero de curación de las personas, o por magia religiosa, o como consecuencia de alguna preparación que producirá resultados que le darán más grande felicidad temporal. La mayor parte de las veces, los descubrimientos son solo el resultado de descubrir nuevos alimentos. Las plantas medicinales se van a convertir en un recurso fundamental, junto con la ingesta de alimentos o el ejercicio (INAH, 2015).

Las plantas medicinales fueron usadas por distintas civilizaciones a partir de la era prehispánica. En la actualidad, la medicina clásica es practicada por cada una de las etnias de México, siendo las plantas medicinales la primordial fuente de procedimiento.

De las 30,000 especies de plantas registradas en México, se considera que por lo menos el 50% se usan para saciar varias necesidades humanas y las plantas medicinales representan una enorme proporción (Ávila-Uribe 2016)

1.2. Antecedentes generales.

Herbolaria

La RAE define la herboristería como "la ciencia de la botánica aplicada a la medicina" (Real Academia De España 2020) que puede entenderse como el razonamiento de las plantas desde el fragmento de su estructura bioquímica y de sus células, así como del aspecto servible de cada una de esto al procedimiento de la patología y la patología.

En la antigüedad, la planta se empleaba primordialmente para intentar el dolor, debido a que deidades mejores como dioses u otras criaturas míticas la representaban como un dios del castigo; Se implica que los chamanes alivian el dolor por medio de grietas o vibraciones y luego de dichos métodos usan plantas medicinales especiales (Martínez AL. 2015). Sin embargo, los sacerdotes y doctores de Egipto y Mesopotamia además conocían las características analgésicas del cáñamo y la mandrágora como parte de su entendimiento de las hierbas (Martínez AL. 2015).

En la actualidad, los herbolarios colaboran con distintas disciplinas científicas para probar las características y toxicidad de las plantas para asegurar su estabilidad para usos medicinales, cosméticos y medicinales.

1.2.1. Herbolaria en México.

La fitoterapia en México es una sección clásica de la nación y los conocimientos adquiridos se han compartido de generación en generación (Lauría Baca L. 2016). Xochimilca Martín de la Cruz de la India y traducida por Juan Badiano, Historia general de las cosas novedosas españolas de Fray Bernardino de Sahagún y al final Historia de la Ópera natural de la nueva España do redacta Francisco Hernández (Martínez AL). 2015) Todos dichos trabajos reflejan el razonamiento de las plantas y hierbas locales, así como sus características y usos.

En la actualidad, en los componentes socioeconómicos que tiene la utilización de la fitoterapia en el territorio está la complejidad de ingreso a los servicios de salud, en especial en la sociedad indígena, y la percepción negativa de los efectos de la fitoterapia en el territorio. Efectos secundarios, así como prescribir insuficiente. Vivencias positivas en cuanto al uso y accesibilidad de plantas medicinales debido a su localización geográfica (Cahuich-Campos D 2018)

1.3. Antecedentes particulares.

Morinda citrifolia, usualmente popular como noni, crece naturalmente a partir del sudeste asiático hasta Australia y se cultiva en Polinesia, India, el Caribe, México, América Central y América del Sur. (Ulloa J. 2012) Morinda citrifolia Especie Linn, integrado el género Morinda (Rubiaceae).

Morinda citrifolia es un arbusto o árbol diminuto de 310 m de elevación con muchas hojas ovales anchas (517 centímetros de extenso y 1040 centímetros de ancho). Sus fragantes flores están dispuestas sobre una cabeza esférica y tienen un cáliz truncado y un túbulo blanco, corola. Los frutos de noni (310 centímetros de extenso y 36 centímetros de ancho) son ovalados, cambian de verde a amarillo a casi blanco en la cosecha, y la dermis está cubierta de pequeñas protuberancias, todas las cuales tiene semillas. Las frutas maduras poseen un profundo olor rancio semejante al ácido butírico.

La pulpa es jugosa y amarga, de color amarillo opaco o blanco y pegajoso, con numerosos agujeros triangulares de color marrón rojizo que contienen cuatro semillas. (Ulloa J. 2012)

1.3.1. Composición química.

Hablamos de 160 vehículos químicos vegetales en la fábrica, por lo cual los compuestos primordiales son compuestos fenólicos, ácidos orgánicos y álcalis. Entre los compuestos más fenólicos se hallan los antracinones, víveres, ácidos de asprobus y helicópteros; Los primordiales ácidos orgánicos son caproiic y capril, en lo que los alcaloides primordiales se informan como xronina. No obstante, la estructura química cambia mucho según la porción de la planta que se encuentre analizando. La estructura física y química completa de la fruta de Noni todavía no está disponible, y únicamente se dispone de información parcial sobre el jugo de Noni.

La fruta está formada primordialmente de materia seca soluble, fibra y proteína, y un 90% de agua. El contenido proteico del fruto es del 11,3% de la materia seca del jugo y los primordiales aminoácidos son el ácido aspártico, el ácido glutámico y la isoleucina.

El contenido en minerales es del 8,4% de materia seca y los más relevantes son potasio, azufre, calcio y fósforo, así como trazas de selenio. No obstante, entre los compuestos fenólicos con características funcionales concretas en el jugo de noni, se resaltan los próximos: damnacanthal, escopoletin, morindone, alizarin, acubin, nor-damnacanthal y rubiadine. Se han reconocido cerca de 51 compuestos aromáticos, integrados ácidos orgánicos, alcoholes, ésteres, cetonas y lactonas, en la fruta madura de noni. (Farine et al., 1996) dicho por (Ulloa J. 2012)

1.4. Antecedentes específicos.

-Shinyang Zhou (2022) realizó un estudio sobre el extracto del fruto de Morinda citrifolia Linn (noni) como agente de remodelación ósea en el tratamiento de defectos periodontales in vivo, usando terapia regenerativa periodontal para veinte pacientes al azar, estos sujetos se dividieron y distribuyeron equitativamente al grupo experimental. y para el grupo experimental. En el grupo control, al grupo control se le realizó esterilización con tapa abierta, mientras que al grupo experimental se le aplicó el extracto con esterilización con tapa abierta. Por lo tanto, demuestra que el uso del extracto de Morinda citrifolia Linn (fruto de Noni) es relativamente efectivo en términos de unión y relleno óseo, y tiene ciertos efectos antiinflamatorios.

-Syafiq Zikri Salleh (2022) Caracterización conveniente del extracto de Morinda Citrifolia Linn (noni) sobre el metabolismo energético en ratones obesos. En este estudio, se evaluó el entorno del extracto de Morinda Citrifolia Linn (noni) utilizando la actividad de la proteína quinasa activada por AMP (AMPK) y una dieta alta en grasas para obesos. ratones. Los resultados del estudio mostraron que MCL exhibió actividad de reposo al mejorar la actividad de AMPK usando la línea de células de músculo esquelético L6. Curiosamente, la resolución obtenida mostró una menor tasa de ganancia de peso observada en ratones tratados con una dosis media de MCL

-Los ratones alimentados con la dosis más alta de 200 mg/kg de peso corporal de MCL exhibieron tiempos de natación más prolongados que las ratas alimentadas con té verde y cafeína. De manera similar, las ratas que tomaron las dosis más altas tenían niveles más bajos de glucosa y lactato, lo que indica que el metabolismo energético fue más eficiente en estas ratas. También descubrió que la actividad de lactato deshidrogenasa y la creatinina quinasa, dos marcadores de daño muscular, era menor en los ratones alimentados con la dosis más alta de MCL.

-De esta manera concluyeron que el extracto de hora de Morinda citrifolia Linn es un ingrediente con un alto potencial para poder usarse en alimentos y/o bebidas como ayuda ergogénica en personas obesas y no obesas.

-Song Young-Min (2021) En su artículo titulado Efecto de Morinda citrifolia Linn (noni) sobre la viabilidad celular y la diferenciación osteogénica de células madre derivadas de periodontal mostradas por secuenciación de ARN y PCR cuantitativa, demostraron que los cambios de Morinda citrifolia Linn (noni) no estimularon significativamente morfogénesis. Hubo un valor significativamente mayor para la viabilidad celular, siendo el valor más alto 100 ng/ml en comparación con el control ($P < 0,05$). Observaron valores significativamente más altos de actividad de fosfatasa alcalina en los grupos de 10 y 100 ng/ml en comparación con el grupo de 0 ng/ml en el día 7 ($P < 0,05$). La tinción con rojo de alizarina muestra los depósitos de calcio en cada grupo.

-Sabu Bendito Shin (2021) realizo un estudio sobre el extracto del fruto de Morinda citrifolia Linn (fruto de Noni) como material de regeneración ósea en el tratamiento de defectos periodontales in vivo, utilizando aleatoriamente 20 pacientes asignados a terapia periodontal. grupos de control, la decapitación se realizó en el grupo control, mientras que, en el grupo experimental, la localización del extracto se realizó con decapitación. Por lo tanto, el uso del extracto de Morinda citrifolia Linn (noni) demuestra ser relativamente eficaz en términos de unión y relleno óseo y tiene ciertos efectos antiinflamatorios.

-El desbridamiento con colgajo abierto solo se realizó en el grupo de control, mientras que la colocación del extracto junto con el desbridamiento con colgajo abierto se realizó en el grupo experimental. Los parámetros clínicos evaluados fueron el índice gingival, la profundidad de sondaje y el nivel de inserción relativo, y la cantidad de relleno óseo se evaluó mediante tomografía computarizada de haz cónico (CBCT) al inicio del estudio y en un intervalo de 6 meses. Como resultado partir de los valores de los parámetros clínicos, hubo una reducción media en la bolsa de sondaje y una ganancia en el nivel de inserción y un aumento del 27,7 % en el relleno óseo en el grupo experimental en comparación con el grupo de control del análisis CBCT.

- Se concluyó que se encontró que el uso del extracto de la fruta de M. citrifolia en el defecto intraóseo fue eficaz en términos del nivel relativo de inserción y la cantidad de relleno óseo, y mostró cierto efecto antiinflamatorio.

- Vijayapandi Pandy (2021) El extracto de la fruta de Morinda citrifolia Linn reduce el comportamiento de búsqueda de heroína en ratas, un modelo de estudio de drogas que consiste en sesiones de inducción de 10 minutos durante tres días en los que se condiciona a las ratas a aumentar gradualmente las dosis de heroína con clorhidrato, esto durante cinco días consecutivos, dosis utilizada en ordenar Siguiente, primer día 5 mg/kg, segundo día 10 mg/kg, tercer día 20 mg/kg, cuarto día 40 mg/kg, quinto día 40 mg/kg. Se gestiona de principio a fin; No se inyectaron drogas durante los siguientes cinco días y se administró una dosis inicial de heroína de 5 g/kg el día 13 para restaurar la capacidad de búsqueda de drogas en las ratas. Este estudio demuestra que Morinda citrifolia Linn atenúa la virulencia de la heroína al probar diferentes episodios de autoadministración de drogas en una muestra de seguimiento de rata modificada.

-Altamirano Fernández Luis Ángel (2021). El objetivo de este trabajo de investigación fue determinar el efecto inhibitorio in vitro del extracto etanólico de Morinda citrifolia Linn sobre cepas de Staphylococcus aureus.

-Se utilizó la técnica de disco de difusión para determinar el efecto inhibitorio del extracto. La concentración inhibitoria mínima se determinó mediante la técnica de dilución en caldo.

-La Morinda Citrifolia Linn fue eficaz contra Staphylococcus aureus, con un diámetro de areola inhibitoria promedio de 16,22 mm.

-Se encontró que el efecto inhibitorio in vitro del extracto etanólico de Morinda citrifolia Linn es proporcional a la concentración del extracto, la cual puede diferir en cada cepa evaluada.

- Haziz Sina (2021) El objetivo de este trabajo fue investigar la fitoquímica del jugo del fruto de Morinda citrifolia linn por un lado y por otro lado evaluar su actividad antirradical y antibacteriana. La investigación fitoquímica se realizó mediante pruebas de tinción en tubo del extracto de dos tipos de jugo de frutos de M. citrifolia. La actividad antioxidante de estos jugos se evaluó mediante la reducción del método de radicales DPPH. En cuanto a la actividad antibacteriana, se probó en el crecimiento in vitro de 10 cepas bacterianas de referencia utilizando el método de difusión en pozo. Fitoquímica cualitativa de Morinda citrifolia Linn. Los jugos de frutas revelaron la presencia de grandes grupos de metabolitos secundarios que incluyen polifenoles, compuestos reductores, mucílagos y terpernoides. La actividad antioxidante de los jugos de frutas de M. citrifolia depende de la dosis y es mayor que la del ácido ascórbico. La actividad antimicrobiana, por otro lado, reveló que los jugos de frutas inhiben la actividad inhibidora del crecimiento de Staphylococcus aureus, Pseudomonas aeruginosa, Proteus mirabilis, S. epidermidis, Proteus vulgaris,

Streptococcus oralis, Enterococcus faecalis y Escherichia coli. Esta diferencia observada es significativa para cada jugo de las cepas (p < 0,001). Estos resultados respaldan el uso de M. citrifolia en la medicina tradicional y son el punto de partida para el desarrollo de un nuevo fármaco para combatir tanto las afecciones dietéticas como las crónicas asociadas al estrés oxidativo.

-Batista Jalles Arrunda (2020) En su estudio nos mostró que un polisacárido derivado de Morinda Citrifolia Linn redujo los marcadores inflamatorios durante la colitis experimental, cuando realizó un tratamiento que redujo significativamente la lesión indicada en el tracto intestinal por el ácido acético, ya que Morinda Citrifolia Linn disminuyó el desenlace. Además, otras actividades de MPO y niveles de GSH MDA, las citoquinas proinflamatorias NO3/NO2 y COX-2 se redujeron a niveles macroscópicos y microscópicos y el peso del colon húmedo.

-El estudio concluyó que los polisacáridos de Morinda Citrifolia Linn exhiben una respuesta antiinflamatoria contra el daño intestinal, reducen la infiltración de células inflamatorias, el estrés oxidativo, la actividad inflamatoria de las citoquinas COX-2 y la expresión de iNOS en el colon inflamado.

-Por lo tanto, se concluye que la Morinda Citrifolia Linn muestra potencial terapéutico contra los trastornos inflamatorios.

- Inada Aline Carla (2020) En su estudio titulado "Efectos terapéuticos del extracto de jugo de Morinda Citrifolia Linn sobre el metabolismo de la glucosa y los lípidos en ratas suizas con alto contenido de fructosa y grasa"

-El objetivo de este estudio fue evaluar los efectos terapéuticos de dos dosis diferentes (250 y 500 mg/kg) de extracto acuoso del fruto de Morinda citrifolia Linn en ratones alimentados previamente con una dieta rica en grasas/fructosa. La ingesta de alimentos, el peso corporal, la bioquímica sanguínea, la prueba de tolerancia a la glucosa oral (OGTT), el inmunoensayo enzimático (ELIZA), así como el análisis histológico de la grasa del epidídimo en el hígado, el páncreas y los tejidos se utilizan para determinar los parámetros bioquímicos e histológicos.

- La composición química de los extractos se determinó mediante espectrometría de masas paralelas (UFLC-DAD-MS) con detección de matriz de diodos ultrarrápida y PCR cuantitativa en tiempo real (gRT-PCR) para evaluar la expresión génica de los presentes. En el metabolismo de lípidos y glucosa, como receptor proxy-activo (PPR-y). -A (PPAR-a), ácido graso cistasa (FAS), glucosa-6-fosfatasa (G6P), proteína de unión a esteroles-1c (SREBP-1C).

-Se ha demostrado que dosis más altas de EM (500 MG/KG) mejoran la tolerancia a la glucosa; sin embargo, ninguna dosis afectó a otros parámetros metabólicos e histológicos. Esto sugiere que el efecto hipoglucemiante puede estar relacionado con la expresión de genes implicados en la formación de lipogenes de novo.

-Hai Trieu Ly (2020) Este estudio identificó los fitoconstituyentes y evaluó las actividades antioxidantes, antiinflamatorias y cicatrizantes del extracto de hoja de Morinda citrifolia (Noni). Los resultados mostraron que las hojas de Noni contenían flavonoides, alcaloides, taninos, triterpenos, saponinas y cumarinas. Los flavonoides totales del extracto de hoja de Noni (NLE) fue de 2.649 mg RU g- 1 de masa seca. NLE fue activo contra Escherichia coli, Pseudomonas aeruginosa y Staphylococcus aureus, y demostró actividades antioxidantes y antiinflamatorias con IC 50 de 133.99 y 70.21 µg mL - 1, respectivamente. NLE también tuvo efectos de cicatrización de heridas en ratones a través dela reducción del área de la herida y la regeneración histológica después de 11 d de tratamiento. El extracto de hoja de noni causó una irritación cutánea insignificante en la piel de conejo

-Archna Agnihotri (2020) "Morinda citrifolia Linn y Triphala como irrigantes herbales endodónticos: una revisión de alcance la revisión de la literatura" se realizó utilizando bases de datos indexadas (PubMed, Google Scholar, Cochrane) electrónicamente para publicaciones en revistas revisadas por pares para artículos relevantes que evalúan la eficacia de A. indica, Triphala, M. citrifolia como irrigante endodóntico del año 1985-marzo 2020.

-Como resultado se identificó un total de 58 estudios para la revisión del texto completo después de la eliminación de duplicados y la selección de títulos y resúmenes. Se incluyeron y procesaron un total de 32 estudios para la extracción de datos.

-Se puede concluir que varios estudios in vitro/in vivo que utilizan estos irrigantes a base de hierbas han documentado resultados prometedores y tienen el potencial de reemplazar los irrigantes endodónticos químicos en la práctica habitual, pero se necesitan más ensayos preclínicos y clínicos para corroborar estos resultados antes de que puedan recomendarse de manera concluyente como soluciones de irrigación intracanal.

- Min Sae Kyung (2020) en su artículo denominado "Los efectos de Morinda citrifolia (Noni) sobre la viabilidad celular y la osteogénesis de los esferoides de células madre" se realizó un análisis de la morfología celular y cambios en la viabilidad celular. Realizamos ensayos de actividad de fosfatasa alcalina usando un kit y ensayos de mineralización usando un tinte de antraquinona para evaluar la osteogénesis de esferoides de células madre con la adición de extracto de Noni.

-Dando como resultados que las células aplicadas formaron bien esferoides, y la adición de Noni en concentraciones de 10, 100 y 200 ng/mL no produjo cambios morfológicos significativos. Los valores cuantitativos de viabilidad celular en el Día 3 mostraron que los valores de absorbancia a 450 nm fueron 0,314 ± 0,013, 0,318 ± 0,008, 0,304 ± 0,000 y 0,300 ± 0,011 para Noni en concentraciones de 0, 10, 100 y 200 ng/mL, respectivamente. Los resultados de la actividad de la fosfatasa alcalina con valores de absorbancia a 405 nm fueron 0,189 ± 0,019, 0,174 ± 0,023, 0,192 ± 0,014 y 0,210 ± 0,062 para Noni a concentraciones de 0, 10, 100 y 200 ng/mL, respectivamente, en el día 4. hubo valores significativamente más altos de tinción con Alizarin Red S para Noni en los grupos de 10, 100 y 200 ng/mL, con el valor más alto a 100 ng/mL en comparación con el control sin carga en el día 14. En conclusión, con base en estos hallazgos, donde se concluyó que el extracto de Noni podría aplicarse para mejorar la diferenciación osteogénica de los esferoides de células madre.

-Fei Yang (2020) Un extracto de frutos de noni (Morinda citrifolia) ha mostrado una potente actividad inhibitoria sobre la β-glucuronidasa bacteriana intestinal, lo que podría ayudar a reducir la diarrea inducida por irinotecán. En este estudio, se obtuvieron cuatro inhibidores de la β-glucuronidasa bacteriana después del aislamiento guiado por ensayo bioactivo, incluidos dos sesquineolignanos, (7 S, 8 S, 7' R, 8' R)-isoamericanol B (1) y americanol B (2), y dos dineolignanos, moricitrinas A (3) y B (4). Los compuestos 2 - 4 son nuevos y la configuración absoluta del compuesto 1se determinó por primera vez. Sus estructuras químicas se dilucidaron a través de espectros HRESIMS y NMR, y sus configuraciones absolutas se establecieron mediante la comparación de los espectros de dicroísmo circular electrónico calculados y experimentales. Estos compuestos mostraron una potente inhibición frente a la β-glucuronidasa bacteriana intestinal con valores de CI50 en el intervalo de 0,62 a 6,91 μM. La inhibición presentó especificidad para la β-glucuronidasa, ya que todos los compuestos mostraron efectos débiles o nulos sobre las enzimas digestivas como la α-amilasa, la α-glucosidasa y la lipasa, lo que sugiere que sus efectos secundarios gastrointestinales podrían minimizarse. Estos inhibidores específicos como compuestos dietéticos naturales pueden desarrollarse como candidatos prometedores para aliviar la diarrea inducida por irinotecán.

-De La Cruz-Sánchez Natividad Giovana (2019) En un artículo titulado "Actividad antibacteriana de la semilla de Morinda citrifolia Linn contra Staphylococcus aureus resistente a la meticilina", presentó un estudio respaldado de extractos de semillas de Morinda citrifolia Linn (noni) contra cuatro aislamientos clínicos de Staphylococcus aureus resistente a la meticilina (MRS) y Staphylococcus aureus 29213 para Se empaparon semillas de Morinda citrifolia Linn con solventes de polaridad creciente (n-hexano, diclorometano y metanol), los resultados mostraron que el extracto metanólico tuvo la mayor actividad contra todas las bacterias (MIC = 16 mg/ml Por lo tanto, se puede concluir que el extracto metanólico y los compuestos específicos Las sustancias aisladas muestran una importante actividad antibacteriana contra MRS, lo que confirma su uso en la medicina tradicional.

-Dyah Aninta Kustiarini (2019) Morinda citrifolia Linn, conocida como noni, originaria de Indonesia, exhibe varias actividades farmacológicas, incluidas propiedades antiinflamatorias. Sin embargo, aún no se ha confirmado la validez del jugo de la fruta de noni como tratamiento para la artritis reumatoide (AR), un trastorno autoinmune. Por lo tanto, el propósito principal de esta investigación fue evaluar la eficacia del jugo de fruta de noni (INFJ) hecho en Indonesia utilizando ratones

SKG como modelo animal de AR, que muestra las características similares a las de los pacientes humanos con AR. Además, la seguridad de INFJ se examinó mediante experimentos de dosis repetidas en ratones. INFJ se mezcló con agua al 50% y se administró a ratones SKG sensibilizados con manano, de libre acceso durante 4 semanas.

-Se midieron las puntuaciones de artritis de las articulaciones de las patas delanteras y traseras y las articulaciones se examinaron histopatológicamente. Las toxicidades subagudas y subcrónicas de INFJ se evaluaron utilizando ratones BALB/c. Las puntuaciones artríticas fueron significativamente más bajas a partir de los 7 días posteriores a la sensibilización en el grupo INFJ que en el grupo de control. Los exámenes histopatológicos de las articulaciones revelaron una inhibición de la gravedad de la AR. En ambos estudios de toxicidad, INFJ no mostró ninguna toxicidad. INFJ exhibió actividad antiartrítica en exámenes artríticos e histopatológicos de las articulaciones en ratones SKG.

-El presente estudio fue el primer informe donde el jugo de noni puede ser efectivo contra la AR. La dosis de jugo de noni que mostró eficacia contra la AR se confirmó segura a partir de estudios de dosis repetidas en ratones. Los exámenes histopatológicos de las articulaciones revelaron la inhibición de la gravedad de la AR. En ambos estudios de toxicidad, INFJ no mostró ninguna toxicidad. INFJ exhibió actividad antiartrítica en exámenes artríticos e histopatológicos de las articulaciones en ratones SKG.

-Yo Han Hong (2019) "El extracto de agua de noni de Morinda citrifolia mejora las respuestas inmunitarias innatas y adaptativas en ratones sanos, ex vivo e in vitro" Aunque Morinda citrifolia (noni) se ha utilizado durante mucho tiempo en la medicina tradicional para las enfermedades humanas, su mecanismo molecular y celular de capacidad inmunoestimuladora para mejorar la salud humana en condiciones normales de salud no está completamente dilucidado.

-Este estudio tuvo como objetivo investigar la actividad inmunoestimuladora in vitro e in vivo del extracto de agua del fruto de Morinda citrifolia tratado con enzimas (Mc-eWE). Los estudios in vitro revelaron que Mc-eWE estimulaba las células al inducir la producción de óxido nítrico (NO) y la expresión de citocinas inflamatorias, como la interleucina (IL)-1β, IL-6, IL-12, factor de necrosis tumoral alfa (TNF -α) e interferón-gamma (IFN-γ). La actividad inmunoestimuladora estuvo mediada por la activación de NF-κB y AP-1.

-Los estudios ex vivo mostraron que Mc-eWE estimuló los esplenocitos aislados de ratones al inducir la producción de NO y la expresión de citoquinas inmunoestimuladoras y al regular a la baja la expresión de la citoquina inmunosupresora IL-10 sin citotoxicidad. In vivo demostró que Mc-eWE inducía inmunoestimulación mediante la modulación de poblaciones de células inmunitarias esplénicas, especialmente mediante el aumento de la población de IFN-γ+ células NK. Mc-eWE mejoró la expresión de genes inflamatorios y citocinas inmunoestimuladoras e inhibió la expresión de IL-10 en esplenocitos y sueros de ratón. En conjunto, estos resultados sugieren que Mc-eWE desempeña un papel inmunoestimulador al activar las respuestas inmunitarias innatas y adaptativa.

-Wan Nur Farahin Wan Osman (2019) "Suplemento de extracto de hoja de Morinda citrifolia Linn (Noni) rico en epicatequina y escopoletina, mitigó la osteoartritis a través de vías antiinflamatorias, antioxidantes y antiproteasas" Las hojas de noni de Morinda citrifolia Linn, ricas en escopoletina (cumarina) y epicatequina (flavonoide) no son tóxicas (a diferencia de las frutas) y se consumen como vegetales.

- Los efectos antiartrosis del extracto de hoja de MC contra la degradación e inflamación del cartílago articular se investigaron mediante cultivos de explantes de cartílago y estudios preclínicos en animales. La artrosis se indujo mediante inyección intraarticular de yodoacetato monosódico en la rodilla derecha. El extracto, escopoletina y epicatequina, suprimió la liberación de glicosaminoglicano y óxido nítrico del explante de cartílago en presencia de interleucina-1β. Después de 28 días, el tratamiento con extracto redujo los niveles séricos in vivo y las expresiones de ARNm de tejidos articulares para biomarcadores de degradación del cartílago articular, agrecanasa y colagenasa.

- El extracto incrementó los niveles del marcador de formación ósea PINP, además de mejorar la estructura del cartílago articular y la celularidad de los condrocitos. El extracto mejoró la formación/reparación ósea, la estructura, la fuerza y la integridad del hueso subcondral, así como la síntesis del cartílago al suprimir la inflamación, la producción de óxido nítrico, el catabolismo articular por proteasas y el estrés oxidativo.

-Las hojas de Morinda citrifolia Linn (Noni) ricas en escopoletina (cumarina) y epicatequina (flavonoide) pueden usarse como vegetales, ingredientes de alimentos funcionales o suplementos dietéticos para suprimir la progresión de la osteoartritis contra la degradación e inflamación del cartílago articular. El extracto, escopoletina o epicatequina, glicosaminoglicano suprimido y liberación de óxido nítrico del cartílago. El extracto de hoja de Morinda citrifolia suprimió la inflamación.

-Singh Monika (2019) Se inocularon cuatro aislados clínicos y una muestra estándar ATCC (29212) de E. feacalis y una muestra ATCC (90028) de C. albicans en 5 ml de agua con peptona cada uno y se incubaron a 37 °C durante 3 a 4 horas para lograr la turbidez correspondiente a 0,5 UFC estándar de McFarland. Seguimos el método de Kirby-Bauer de disco y difusión en pozo para obtener las zonas de inhibición.

-Como resultado a la comparación general de los reactivos reveló una diferencia significativa entre las zonas de inhibición. La concentración estándar de hipoclorito de sodio al 5 %, clorhexidina al 2 %, propóleo al 10 % y jugo de Morinda citrifolia al 100 % ilustró la zona de inhibición máxima para ambos organismos de prueba.

-En conclusión, los cuatro reactivos tuvieron un efecto antimicrobiano sobre los microorganismos probados. El hipoclorito de sodio y la clorhexidina fueron más efectivos que el jugo de propóleo y Morinda citrifolia y hubo una mayor eficacia antimicrobiana con concentraciones crecientes.

- Salee Maee (2019) en su artículo efecto del extracto del té verde mediante la fermentación mediada por bacterias de ácido lácticode Morinda citrifolia Linn (noni) jugo de fruta. Promueve la utilización del jugo de noni como promotor de la salud, concluyen que se puede usar en la producción de bebidas vegetales.

-Sosa S. G. (2018) Su trabajo demuestra la estructura química y los efectos antiinflamatorios de un polisacárido extraído de Morinda citrifolia Linn (Noni) que extraen y evalúan la respuesta antiinflamatoria de un polisacárido de Morinda citrifolia Linn (noni) en la biología tisular de los procesos inflamatorios.

-Las pruebas mostraron que la muestra indicó heteropolisacáridos compuestos principalmente por homogalacturonan y ramnogalacturonan, que se probaron en modelos inflamatorios, reduciendo significativamente el edema y otros mediadores inflamatorios. Los polisacáridos pueden inhibir la migración de leucocitos al sitio de la inflamación y así reducir la evidencia de una respuesta inflamatoria. Por lo tanto, se concluye que el polisacárido extraído de Morinda citrifolia linn tiene potencial antiinflamatorio ya que revierte factores inflamatorios como el edema, la migración de leucocitos y la respuesta inflamatoria. Los polisacáridos extraídos de las plantas son de efectos muy positivos en la farmacoterapia. En su estudio concluye que reduce los edemas en los modelos biológicos de procesos inflamatorios. Utilizando el polisacárido a una dosis de 10 mg /kg.

-Almeida-Souza Fernando (2018) En su artículo titulado "Actividad in vitro de Morinda citrifolia Linn. alcaloides, terpenoides, esteroides, saponinas, cumarinas, fenoles, antocianinas y chalconas. El jugo de Morinda citrifolia Linn mostró una actividad dependiente de la dosis y un IC de 50 0.1 mcg/mL contra amastigotes axénicos.

-Se observó ausencia de endotoxinas a las concentraciones ensayadas, mientras que no se identificaron efectos mientras que no se identificaron efectos citotóxicos. El jugo de noni estimula el peróxido de hidrógeno en los macrófagos peritoneales BALB/c pero no en los macrófagos infectados con L. amazonium. Zumo de frutas M. citrifolia mostró actividad contra la propagación fatal de L. amazonium y macrófagos inducida por peróxido de hidrógeno, lo que confirma la posibilidad de futuras investigaciones sobre nuevos enfoques para el tratamiento de la leishmaniasis, enfermedad parasitaria producida por un mosquito.

-Daniel Kleber Bronzo (2018) Desde las civilizaciones más lejanas, el desarrollo de la medicina ha estado asociado al uso de los recursos vegetales y minerales como fuente de tratamiento y cura para la más amplia variedad de enfermedades. La eficacia de las llamadas "plantas medicinales" ha suscitado gran interés por parte de biólogos, botánicos, farmacólogos, químicos y otros científicos sobre este tema, debido a la versatilidad de sus posibilidades y aplicaciones. Dado el amplio campo de investigación a explorar, este trabajo tiene como objetivo investigar el potencial de citotoxicidad in vitro de las fracciones de Morinda citrifolia y Calotropis procera aplicadas a líneas celulares de bloqueo. En cuanto al procedimiento sistemático, se utilizó una técnica de análisis fitoquímico para obtener extractos de algodón de seda (C. alto) y noni (M. citrifolia).

-Luego de la extracción, ambos extractos fueron sometidos a MTT para evaluar su actividad antitumoral in vitro. En este proceso se utilizan diferentes células cancerosas: PC-3 (próstata), HCT-116 (colon) y SNB-19 (astrocitoma).

-Las células tumorales estudiadas fueron donadas por el Instituto Nacional del Cáncer (EE. UU.) y las muestras se analizaron a concentraciones individuales de 50 µg/ml para extracto y 25 µg/ml para fracciones. Los resultados obtenidos fueron muy alentadores y los materiales analizados mostraron una capacidad citotóxica positiva frente a todas las cepas tumorales probadas.

-Ekta Choudhary (2018) en su estudio "Explorando el papel del jugo de Morinda citrifolia y Triphala en el riego del conducto radicular: un estudio ex vivo" nos muestra una investigación en la que propone utilizar jugo de Morinda citrifolia Linn como irritante radicular como una nueva alternativa segura al uso del hipoclorito de sodio (NaOCL).

-En dicho estudio se utilizaron 84 dientes permanentes humanos, extraídos de una sola raíz. Se eliminaron los restos gruesos y la sangre de los dientes extraídos y las superficies se desinfectaron con NaOCl al 5 % y H_2O_2 al 6 %, seguido de enjuague y almacenamiento en solución salina normal hasta su uso posterior.

-Dando como resultado 1resume la media de CFU/mL de E. faecalis y C. albicans en diferentes intervalos de tiempo (S 0, S 1 y S 2) después del uso de diferentes irrigantes endodónticos del conducto radicular. Hubo una disminución en los recuentos microbianos de E. faecalis y C. albicans en los seis grupos en el tiempo S1. Después de la disminución inicial en los recuentos microbianos en S 1, solo CHX pudo demostrar una mayor disminución en los recuentos microbianos de ambos microorganismos en S 2 mientras que otros irrigantes mostraron recuentos aumentados en comparación con S 1, demostrando así la propiedad de sustantividad de CHX. Se encontró que la disminución en los recuentos microbianos era estadísticamente significativa ($P < 0,001$) en las comparaciones entre grupos e intragrupos.

-Olivera Trujillo LA. (2018) En su trabajo de investigación titulado Efecto cicatrizante del extracto hidroalcohólico al 70% de los frutos de morinda citrifolia (noni) a diferentes concentraciones en incisiones periodontales inducidas en ratas albinas de raza holtzman, Concluyó que el extracto de morinda citrifolia a la concentración del 5% tiene un efecto cicatrizante reduciendo la incisión de la encía al séptimo día de tratamiento.

-Vijayapandi Pandy (2018) Extracto metanólico de Morinda citrifolia Linn. La fruta verde atenúa las preferencias de lugar condicionadas inducidas por la metanfetamina en ratones.

-El objetivo principal de este estudio fue determinar la dosis apropiada de metanfetamina para inducir una preferencia de lugar condicionada de manera exitosa en ratones, como resultado de este objetivo después de la prueba de preacondicionamiento

-El siguiente objetivo fue examinar el efecto de un extracto metanólico de Morinda citrifolia fruta inmadura contra la preferencia de lugar condicionada inducida por Metanfetamina en ratones.

- Para responder al primer objetivo, después de la prueba de preacondicionamiento, se administró una inyección intraperitoneal de una dosis fija de metanfetamina (0,5 o 1 o 2 mg/kg, ip) o solución salina (10 ml/kg, ip) en días alternos durante el Período de acondicionamiento de 10 días seguido de una prueba de acondicionamiento posterior realizada en un estado libre de metanfetamina.

-El primer experimento reveló que 0,5 mg/kg de Meth podría ser una dosis baja fija adecuada para inducir CPP en ratones. Mientras tanto, en otros experimentos, el efecto de MMC y bupropión (BUPR) contra la expresión, Se investigó la extinción y el restablecimiento de la CPP inducida por metanfetamina (0,5 mg/kg) en ratones, respectivamente. En un conjunto separado de estudios en cada fase, se administró por vía oral MMC (1, 3 y 5 g/kg, po) o BUPR (20 mg/kg, po) 60 min antes de la prueba de postcondicionamiento o prueba de extinción de CPP o pruebas de reincorporación en ratones. Se realizaron ensayos de extinción en estado libre de metanfetamina para debilitar el CPP durante los próximos 5 días. La prueba de restablecimiento se realizó mediante una única inyección de cebado de dosis baja de Meth (0,1 mg/kg, ip).

- El estudio, sin embargo, no logró establecer una extinción exitosa y el restablecimiento de Meth-CPP en ratones. Se justifican más estudios que utilicen otras dosis de Meth para un establecimiento exitoso de todas las fases de Meth CPP en ratones.

- Takashi tanikawa (2018) Las hojas de Morinda citrifolia Linn (noni) se han utilizado en la medicina popular polinesia para el tratamiento del dolor y la inflamación, y su jugo es muy popular en todo el mundo como complemento alimenticio funcional. Este estudio tuvo como objetivo demostrar que el extracto de semilla de Morinda citrifolia ejerce efectos antiinflamatorios en las células RAW264 estimuladas por lipopolisacárido.

- Para confirmar el efecto inhibitorio del extracto de semilla de Morinda citrifolia Linn, se evaluó la producción de óxido nítrico (NO) y citocinas inflamatorias. El extracto de semilla de Morinda citrifolia Linn mostró una inhibición significativa de la producción de NO, sin efecto sobre la viabilidad celular, y fue más activo que el aceite de semilla de Morinda citrifolia Linn, el extracto de hoja y el extracto de fruta. Se descubrió que el extracto de semilla de Morinda citrifolia Linn reduce la expresión de la NO sintasa inducible y el factor de necrosis tumoral alfa de las citoquinas proinflamatorias. Estos resultados sugieren que el efecto antiinflamatorio del extracto de semilla de Morinda citrifolia Linn está relacionado con una reducción en la expresión de mediadores inflamatorios y respaldan su potencial uso terapéutico.

-Herrera E. (2017) En su artículo nombrado, Impacto Inhibitorio del Extracto de Morinda Citrifolia Linn (Noni) y Jengibre Ante Cándida Albicans y Streptococcus Mutans. Análisis In Vitro, enseñó que el extracto hidroetanólico de Morinda Citrifolia Linn (Noni) ante la cepa de Streptococus mutans obtuvo halos de 10mm para la concentración de (0.62%) y 10.21 para la concentración de (2.5%) aunque tuvo más grande efectividad sobre la cepa cándida albicans, teniendo halos de inhibición de 11 mm para la concentración de (0.62%) y 15 para la concentración de (2.5%). Concluyendo que la Morinda Citrifolia Linn (Noni) es eficaz para las dos bacterias.

-Vijayapandy Pandy (2017) "La fracción de acetato de etilo de un extracto metanólico del fruto inmaduro de noni (Morinda citrifolia Linn.) exhibe un efecto bifásico sobre el sistema dopaminérgico en ratones"

-En estudios ex vivo anteriores, informamos el efecto bifásico de un extracto metanólico de la fruta inmadura de Morinda citrifolia Linn sobre la contractilidad inducida por dopamina en preparaciones aisladas de conductos deferentes de rata. El presente estudio in vivo fue diseñado y realizado para explorar más a fondo nuestros hallazgos ex vivo anteriores.

- Este estudio examinó el efecto de la fracción de acetato de etilo de un extracto metanólico de Morinda citrifolia Linn inmadura. fruta (EA-MMC; 5-100 mg/kg) en el sistema dopaminérgico utilizando modelos de ratón de tiempo de escalada inducido por apomorfina y comportamiento de escalada, estereotipia inducida por metanfetamina (olfatear, morder, roer y lamer) e inducida por haloperidol catalepsia mediante la prueba de la barra. Tratamiento agudo con EA-MMC a dosis baja (25 mg/kg) atenuó significativamente el tiempo de escalada inducido por apomorfina y el comportamiento de escalada en ratones.

-De manera similar, EA-MMC (5 y 10 mg/kg) inhibió significativamente el comportamiento estereotipado inducido por metanfetamina en ratones. Estos resultados demostraron que el efecto antidopaminérgico de EA-MMC se observó a dosis relativamente más bajas (<25 mg/kg). Por otro lado, EA-MMC mostró actividad agonista dopaminérgica a una dosis alta (3000 mg/kg), que fue evidente por el alivio del haloperidol (una dopamina D2 bloqueador) catalepsia inducida en ratones. Por tanto, se concluye que EA-MMC podría tener un efecto bifásico sobre el sistema dopaminérgico, es decir, un efecto antagónico a dosis más bajas (<25 mg/kg) y un efecto agonista a dosis más altas (>1.000 mg/kg, correos). Sin embargo, se necesitan más ensayos de unión del receptor al ligando para confirmar los efectos bifásicos de la fruta de Morinda citrifolia en el sistema dopaminérgico.

-Narasingam M. (2017) En su artículo denominado Actividades ansiolíticas y antidepresivas de un extracto metanólico de Morinda citrifolia Linn. (noni) fruta en ratones: participación de los sistemas benzodiazepina-GABA A ergic, serotoninérgico y adrenérgico

-Menciona en su estudio un resultado positivo, muy efectivo de la Morinda citrifolia Linn, lo que sugiere utilizar esta como alternativa para tratamientos de ansiedad y depresión.

1.5. Justificación.

De las 30,000 especies de plantas registradas en México, se estima que al menos el 50% se utilizan para satisfacer ciertas necesidades humanas y las plantas medicinales constituyen una gran proporción (Ávila-Uribe 2016). Veracruz es un ejemplo de una asombrosa diversidad de plantas. Con la información obtenida, será posible obtener alternativas utilizando esta planta en lugar de usar drogas sintéticas, las cuales, además de ser costosas, tienen efectos secundarios nocivos para el consumidor y, por lo tanto, pueden alargar la vida. El interés en él creció. Usa productos naturales. Por lo tanto, la Organización Mundial de la Salud (OMS) reconoce la necesidad de integrar los recursos y técnicas de la medicina tradicional en la salud pública.

El propósito de este análisis es poder ayudar a resolver los inconvenientes de salud bucal poblacional rural, así como minimizar el elevado precio y la complejidad de conseguir medicamentos derivados de los insumos químicos.

Los resultados conseguidos van a ser difundidos por medio de publicaciones y presentaciones científicas, en beneficio de la sociedad en conjunto.

2. Objetivos.

Determinar la efectividad del extracto de Morinda citrifolia Linn en la cavidad bucal a través de artículos científicos previamente publicados

2.1. Objetivos Específicos.

-Identificar la efectividad del extracto de Morinda citrifolia Linn que se puede utilizar en odontología a través de artículos científicos previamente publicados

-Establecer los beneficios hacia la Salud en general de Morinda citrifolia Linn a través de artículos científicos previamente publicados

3. Metodología.

Se ha realizado una búsqueda bibliográfica, introduciendo las palabras claves, en las siguientes bases de datos: PudMed y Google

Descriptores utilizados: Se registraron los artículos que cumplieron con los criterios de inclusión, es decir, aquellos de los últimos 5 años (2017-2022).

Palabras clave: Morinda Citrifolia, Efecto en cavidad bucal, Efecto en enfermedades sistémicas

Diseño del estudio: No experimental, sistemático, descriptivo.

4. Resultados.

De 72 artículos consultados se eligieron 37 de los cuales 27 cumplían con los criterios de inclusión dentro de estos es que fueran del 2017 a la fecha y mencionaran estudios relacionados con palabras claves.

De tal forma que de una muestra de 27 artículos los resultados son el siguiente:

Mientras de que 27 artículos encontrados que estudiaron la relación de la eficacia de la Morinda Citrifolia 37 % (n=10) la han investigado para efectos de enfermedades sistémicas. Existe otros autores que mencionan que tiene efectos positivos para utilizarse en la odontología representando un 63% (17)

No obstante autores como Vijayapandy Pandy (2017) comentan que, se necesitan más ensayos para obtener un resultado significativo

5. Discusión.

Si bien existen autores que consideran que existe un beneficio positivo otros mencionan que se requieren más estudios. Sobre todo, se observa muy poca aplicación clínica.

Autores como Zhou S, Huang G. invitan a realizar más estudios que favorezcan problemas de la cavidad bucal o bien como Manee Salee que nos permite reflexionar sobre cómo podría mejorar la Salud en general

6. Conclusiones.

Si bien se han realizado estudios sobre Morinda citrifolia Linn en diversas enfermedades aún existe discusión de su eficacia ante ciertos efectos antibacterianos, inflamatorios, antioxidantes entre otros, sin embargo, la mayoría de las literaturas revisadas, coinciden que se obtienen grandes Beneficios. Existen pocos estudios validados.

7. Referencias.

1. Herrera E. Efecto Inhibitorio del Extracto de Noni y Jengibre Frente a Cándida Albicans y

Streptococcus Mutans. Estudio In Vitro [Tesis]. Quito: Universidad Central del Ecuador Facultad de Odontología Carrera de Odontología; 2017

2. Douglas Sharon. Plantas medicinales de los Andes y la Amazonia. La Flora mágica y medicinal del Norte del Perú. Centro William L.Brown – Jardin Botánico de Missouri: Rainer W. Bussmann –. 2015

3. Ávila-Uribe Margarita Micaela, García-Zárate Silvia Nancy, Sepúlveda-Barrera Alicia Susana, Godínez-Rodríguez Mario Alberto. Plantas medicinales en dos poblados del municipio de San Martín de las Pirámides, Estado de México. Polibotánica [revista en la Internet]. 2016 Ago [citado 2020 Oct 15]; (42): 215-245. Disponible en: http://www.scielo.org.mx/scielo.php?script=sci_arttext&pid=S1405-27682016000200215&lng=es. https://doi.org/10.18387/polibotanica.42.11

4. Instituto Nacional de Antropología e Historia (2015). Historia de México: Instituto Nacional de Antropología e Historia, Recuperado de: http://www.inah.gob.mx/home

Lauría Baca L, Cantú Álvarez C. Biología 2. In: Biología 2 [Internet]. -: Grupo Editorial Patria; 2016 [cited 2020 Sep 20]. p. 142–53. Available from: https://elibro.net/es/ereader/bibliotecauv/40437?as_all=biologia&as_all_op=unaccent__icontains&as_title_type=&as_title_type_op=in&prev=as

Martínez AL. Herbolaria Mexicana para el tratamiento del dolor. Ciencia [Internet]. 2015 [cited 2020 Sep 21];66:61–7. Available from: https://www.amc.edu.mx/revistaciencia/images/revista/66_3/PDF/Herbolaria.pdf

Cahuich-Campos D, Huicochea Gómez L, Leidy Sievert L, Brown De Factores Socio-Ambientales Determinantes del uso de Herbolaria durante el Climaterio en Campeche, México. Socio-Environmental Factors Determ Use Herb Med Dur Climacteric Campeche, Mex [Internet]. 2018 [cited 2020 Sep 21];16(2):98–113. Available from: https://dialnet.unirioja.es/servlet/articulo?codigo=6536863&info=resumen&idioma=SPA

Zhou S, Huang G. Extraction, derivatization, and antioxidant activity of Morinda citrifolia polysaccharide. Chem Biol Drug Des. 2022 Apr;99(4):603-608. doi: 10.1111/cbdd.14023. Epub 2022 Feb 13. PMID: 35092172.

Sabu, B. S., Chandrashekar, K. T., Mishra, R., Tripathi, V. D., Khatri, H., & Deo, A. (2021). Evaluation of Morinda citrifolia (noni) fruit extract as a bone regenerative material in the treatment of periodontal intrabony osseous defects: Clinical and cone-beam computed tomography assessment. Journal of Indian Society of Periodontology, 25(2), 144–149. https://doi.org/10.4103/jisp.jisp_58_20

Salleh SZ, Hamid AA, Jaafar AH, Abdul Majid ND, Saari N, Halim HH, Ismail A, Abdul Razis AF, Ramli NS, Pak Dek MS. Ergogenic property of Morinda citrifolia L. leaf extract affects energy metabolism in obese Sprague Dawley rats. J Food Biochem. 2022 Jan;46(1): e14027. doi: 10.1111/jfbc.14027. Epub 2021 Dec 16. PMID: 34914111.

Yang, F., Zhu, W., Sun, S., Ai, Q., Edirisuriya, P., & Zhou, K. (2020). Isolation and Structural Characterization of Specific Bacterial β-Glucuronidase Inhibitors from Noni (Morinda citrifolia) Fruits. Journal of natural products, 83(4), 825–833. https://doi.org/10.1021/acs.jnatprod.9b00279

Singh, M., Singh, S., Salgar, A. R., Prathibha, N., Chandrahari, N., & Swapna, L. A. (2019). An in Vitro Comparative Evaluation of Antimicrobial Efficacy of Propolis, Morinda Citrifolia Juice, Sodium Hypochlorite and Chlorhexidine on Enterococcus faecalis and Candida albicans.

The journal of contemporary dental practice, 20(1), 445.Yoshitomi H.,

Pandy V, Wai YC, Amira Roslan NF, Sajat A, Abdulla Jallb AH, Vijeepallam K. Methanolic extract of Morinda citrifolia Linn. unripe fruit attenuates methamphetamine-induced conditioned place preferences in mice. Biomed Pharmacother. 2018 Nov; 107:368-373. doi: 10.1016/j.biopha.2018.08.008. Epub 2018 Aug 9. PMID: 30099340.

Pandy V, Narasingam M, Vijeepallam K, Mohan S, Mani V, Mohamed Z. The ethyl acetate fraction of a methanolic extract of unripe noni (Morinda citrifolia Linn.) fruit exhibits a biphasic effect on the dopaminergic system in mice. Exp Anim. 2017 Aug 5;66(3):283-291. doi: 10.1538/expanim.16-0105. Epub 2017 Apr 26. PMID: 28450692; PMCID: PMC5543249.

Batista JA, Magalhães DA, Sousa SG, Ferreira JDS, Pereira CMC, Lima JVDN, de Albuquerque IF, Bezerra NLSD, de Brito TV, Monteiro CEDS, Franco AX, Di Lenardo D, Oliveira LA, Feitosa JPA, de Paula RCM, Barros FCN, Freitas ALP, de Oliveira JS, Vasconcelos DFP, Soares PMG, Barbosa ALDR. Polysaccharides derived from Morinda citrifolia Linn reduce inflammatory markers during experimental colitis. J Ethnopharmacol. 2020 Feb 10; 248:112303. doi: 10.1016/j.jep.2019.112303. Epub 2019 Oct 12. PMID: 31614204.

Inada AC, Figueiredo PS, Santos-Eichler RAD, Freitas KC, Hiane PA, Castro AP, Guimarães RCA Morinda citrifolia Linn. (Noni) y su potencial en la disfunción metabólica relacionada con la obesidad. Nutrientes. 2017;9:540. doi: 10.3390/nu9060540.

Hai Trieu Ly, Minh Trang Pham Nguyen, Thi Kim Oanh Nguyen, Thi Phuong Quynh Bui, Xu Ke & Van Minh Le (2020) Análisis fitoquímico y actividad de curación de heridas del extracto de hoja de noni (Morinda citrifolia), Journal of Herbs, Spices & Plantas Medicinales, 26:4, 379-393, DOI: 10.1080/10496475.2020.1748159

Wan Osman, W. N., Che Ahmad Tantowi, N. A., Lau, S. F., & Mohamed, S. (2019). Epicatechin and scopoletin rich Morinda citrifolia (Noni) leaf extract supplementation, mitigated Osteoarthritis via anti-inflammatory, anti-oxidative, and anti-protease pathways. Journal of food biochemistry, 43(3), e12755. https://doi.org/10.1111/jfbc.12755

Tanikawa, T., Kitamura, M., Hayashi, Y., Tomida, N., Uwaya, A., Isami, F., & Inoue, Y. (2021). Anti-Inflammatory Effects of Morinda citrifolia Extract against Lipopolysaccharide-Induced Inflammation in RAW264 Cells. Medicines (Basel, Switzerland), 8(8), 43. https://doi.org/10.3390/medicines8080043

Almeida-Souza F, de Oliveira AER, Abreu-Silva AL, da Silva Calabrese K. In vitro activity of Morinda citrifolia Linn. fruit juice against the axenic amastigote form of Leishmania amazonensis and its hydrogen peroxide induction capacity in BALB/c peritoneal macrophages. BMC Res Notes. 2018 Jul 18;11(1):492. doi: 10.1186/s13104-018-3555-7. PMID: 30021621; PMCID: PMC6052708.

Manee SAELEEBhagavathi Sundaram SIVAMARUTHISasithorn SIRILUNJakkapan SIRITHUNYALUGSartjin PEERAJANChaiyavat CHAIYASUT. The influence of pasteurization and starter culture on methanol content and bio-profile of fermented Morinda citrifolia Linn. (Noni)fruit juice. Rev. Cielo. Brasil Food Sci. Technol 40 (3) • July-Sept 2020 • https://doi.org/10.1590/fst.15319

Choudhary, E., Indushekar, K. R., Saraf, B. G., Sheoran, N., Sardana, D., & Shekhar, A. (2018). Exploring the role of Morinda citrifolia and Triphala juice in root canal irrigation: An ex vivo study. Journal of conservative dentistry:

JCD, 21(4), 443–449. https://doi.org/10.4103/JCD.JCD_58_18

Olivera trujillo, A. E. Efecto cicatrizante del extracto hidroalcohólico al 70% de los frutos de Morinda citrifolia (noni) a diferentes concentraciones en incisiones periodontales inducidas en ratas albinas de raza holtzman, Universidad Andina del Cusco. lima, 2018

Min SK, Oh J, Park JB. The Effects of Morinda citrifolia (Noni) on the Cellular Viability and Osteogenesis of Stem Cell Spheroids. Medicina (Kaunas). 2020 Aug 5;56(8):389. doi: 10.3390/medicina56080389. PMID: 32764294; PMCID: PMC7466226.

Yang F, Zhu W, Sun S, Ai Q, Edirisuriya P, Zhou K. Isolation and Structural Characterization of Specific Bacterial β-Glucuronidase Inhibitors from Noni (Morinda citrifolia) Fruits. J Nat Prod. 2020 Apr 24;83(4):825-833. doi: 10.1021/acs.jnatprod.9b00279. Epub 2020 Feb 21. PMID: 32083868.

Bronzo, Daniel Kleber. studo do potencial citotóxico da morinda citrifolia e da calotropis procera frente as linhagens tumorais HCT-116, PC-3 E SNB-19 Tesis Universidade Federal Rural do Semi-Árido. Brasil.

Eficacia De La Aromaterapia Como Control De Ansiedad En Clínicas De La Facultad De Odontología (UATx)

Itayetzi Hernández Chávez 1; Aurora Lucero Reyes1, Elvia Ortiz Ortiz1, María del Rosario Lechuga Rojas, Patricia Limón Huitrón1, María de los Ángeles Carrasco Ruíz1*

1Universidad Autónoma de Tlaxcala; Facultad de Odontología, Av. Ribereña S/N, Centro, 90000 Tlaxcala de Xicohténcatl.

Autor de correspondencia: Aurora Lucero Reyes auroraluceroreyes@gmail.com

Abstract

Introduction: During the dental consultation, some patients feel anxiety that sometimes makes dental treatment difficult, aromatherapy has been proposed as a tool that could reduce anxiety levels. Objective: To evaluate the efficacy of the use of lavender essential oil as an aid to reduce stress and anxiety within the dental clinic. Material and methods: We use a sample of 30 healthy patients from 20 to 60 years old who attended the surgery clinic was used. Upon admission, we waited for a rest period of 10, we measured vital signs, we placed a drop of lavender essential oil in the palms. hands for 1 minute, and we proceed to take vital signs again. The data was analyzed in the statistical program Graph Pad 7.0. Results: The results showed a higher level of anxiety in men compared to women, a similar respiratory rate between the 2 takes before the use of essential oil and the measure after it, in men (ANOVA; P= 0.3706) and women (ANOVA; P=0.4556), the systolic pressure is similar between men (ANOVA; P=0.3017) and women (Kruskal-Wallis; P=0.2705) and diastolic in men (ANOVA; P=0.3509) and women (Kruskal-Wallis; P=0.5117), the pulse showed similar results in men (Kruskal-Wallis; P=0.4230) and women (ANOVA; P=0.9368) Conclusion: There is no effect of using the oil to reduce vital signs related to anxiety.

Keywords: aromatherapy, anxiety, dental clinic

Resumen

Introducción: Durante la consulta odontológica algunos pacientes tienen sensación de ansiedad que en ocasiones dificulta el tratamiento dental, la aromaterapia, se ha propuesto como una herramienta que podría disminuir los niveles de ansiedad. Objetivo: Comprobar el efecto del uso de aceite esencial de lavanda como auxiliar para disminuir el estrés y ansiedad dentro de la clínica odontológica. Material y métodos: Se utilizó una muestra de 30 pacientes sanos de 20 a 60 años que acudieron a la clínica de operatoria, al ingresar esperamos un periodo de reposo de 10, medimos signos vitales, colocamos una gota del aceite esencial de lavanda en las palmas de las manos durante 1 minuto, y procedemos a tomar nuevamente signos vitales. Los datos se analizaron en el programa estadístico Graph Pad 7.0. Resultados: Los resultados mostraron mayor nivel de ansiedad en hombres con respecto a las mujeres, una frecuencia respiratoria similar entre las 2 tomas previo al uso de aceite esencial y la toma posterior a ello, en hombres (ANOVA; P= 0.3706) y mujeres (ANOVA; P=0.4556), la presión sistólica tuvo un comportamiento similar entre hombres (ANOVA; P=0.3017) y mujeres (Kruskal- Wallis; P=0.2705) y diastólica en hombres (ANOVA; P=0.3509) y mujeres (Kruskal- Wallis; P=0.5117), el pulso mostró resultados similares en hombres (Kruskal- Wallis; P=0.4230) y mujeres (ANOVA; P=0.9368). Conclusión: No existe efecto del uso del aceite para disminuir signos vitales relacionados a ansiedad.

Palabras clave: Aromaterapia, ansiedad, clínica odontológica

INTRODUCCIÓN

La ansiedad se define como un estado emocional que se relaciona con cambios psicofisiológicos en el que se manifiestan sentimientos como miedo; muchas veces no existe un motivo para que este sentimiento se presente, lo cual aumenta la angustia manifestada [1]. El origen de la ansiedad en odontología, en la mayoría de los casos es porque el paciente tiene miedo al dolor, esto relacionándolo también por la influencia de otras personas, las cuales despiertan estos temores al contar sus malas experiencias personales, aunque también existen fobias como lo es la fobia a la sangre; otra problemática puede ser por experiencias negativas o traumáticas las cuales comienzan en la etapa de la infancia [2]. Es importante saber que el control de la ansiedad dentro de la consulta odontológica mejora las condiciones del tratamiento, para el paciente y el profesional. Se han propuesto alternativas para disminuir ansiedad tales como la musicoterapia, aromaterapia y fitoterapia [2,3,4]. La aromaterapia induce resultados afectivos en el paciente, beneficios psicológicos y fisiológicos, disminución de la presión arterial, la frecuencia cardiaca y respiratoria, obteniendo así la cooperación del paciente [5]. Existe una extensa variedad de aceites esenciales, los cuales se obtienen por medio de las hojas, troncos, flores, frutos y raíces de las plantas y todos estos cumplen con diferentes propiedades biológicas, como puede ser anticancerígenos, antidepresivos, antivirales, antiinflamatorios, anticonvulsivos y relajantes [6]. El objetivo de esta investigación fue: comprobar el efecto del uso de aceite esencial de lavanda como auxiliar para disminuir el estrés y ansiedad dentro de la clínica odontológica.

MATERIALES MÉTODOS

Población y muestra

Se realizó un estudio cuantitativo mediante la recolección de valores de signos vitales de 30 pacientes sanos de 20 a 60 años de edad que acudieron a la clínica de operatoria dental de la Facultad de Odontología de la Universidad Autónoma de Tlaxcala. Previo a la toma de muestras se realizó el procedimiento para la firma de consentimiento informado.

Toma de signo vitales

Al ingresar el paciente a la clínica, se esperó un periodo de reposo mínimo de 10 minutos desde su llegada; posterior a esto, se procedió a tomar signos vitales. Dentro de esos 10 minutos de reposo el paciente debió llenar el consentimiento informado y el test de ansiedad de Corah. Al término del llenado del test se tomó la presión arterial, frecuencia respiratoria y pulso. Posterior a esto se aplicó la aromaterapia con esencia de lavanda. Se colocó una gota de la esencia en las palmas de las manos de los pacientes durante 1 minuto para que pudiera ser percibida. Pasando este tiempo se tomaron nuevamente los signos vitales del paciente para observar si existían cambios en los valores de presión arterial, frecuencia respiratoria y pulso. Para los resultados se consideraron 3 tomas de signos vitales, la primera toma, que fue 10 minutos después de reposar, la segunda después de aplicar el aceite de lavanda y la tercera y última que fue al finalizar el tratamiento. Para poder tomar la presión arterial se hizo uso de un baumanometro y estetoscopio, las 3 tomas se realizaron por la misma persona.

Análisis estadístico

El análisis estadístico para comparar los resultados del test de Corah se realizó usando prueba de Fisher, para el análisis de las tomas de signos vitales se realizó un Análisis de Varianza para una muestra (ANOVA) o Kruskal- Wallis, dependiendo de la normalidad de datos (Shapiro-Wilk), para determinar diferencias entre grupos se consideró $P \leq 0.05$. En todos los casos se usó el programa de análisis estadístico Prism 7.0 para Windows (GraphPad).

RESULTADOS

Prueba de ansiedad

Lo resultados al analizar el test de ansiedad de Corah, mostraron un porcentaje mayor de mujeres con ansiedad moderada vs ansiedad leve (Fisher's test; P=0.0071; figura 1). En los hombres se mostró un patrón similar (Fisher's test; P<0.0001; figura 1). Cuando comparamos los resultados entre sexos se mostró menor nivel de ansiedad en mujeres vs hombres (Fisher's test; P=0.0033; P=0.0078; figura 1).

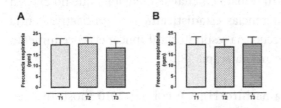

Figura 1. Escala de ansiedad de Corah. Los datos muestran el porcentaje de individuos con niveles de ansiedad, leve, moderada y severa; el análisis se realizó usando una prueba de Fisher. Los datos muestran la medida de 18 individuos del sexo femenino y 12 individuos del sexo masculino. Las diferencias estadísticamente significativas comparando entre sexos se representan: *P≤0.05, ** P≤0.01, *** P≤0.001. La comparación entre niveles de ansiedad del mismo sexo se representa: &P≤0.05, &&P≤0.01, &&& P≤0.001, &&&& P≤0.0001.

Frecuencia respiratoria

Los resultados mostraron una frecuencia respiratoria similar en los 3 momentos de toma de signos vitales (reposo, después usar el aceite y posterior al tratamiento) en hombres (ANOVA; P= 0.3706: figura 2A) y mujeres (ANOVA; P=0.4556; figura 2B).

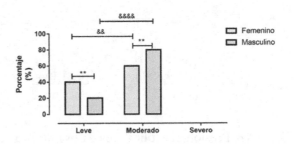

Figura 2. Frecuencia respiratoria. Los datos muestran la media ± error estándar; análisis de varianza (ANOVA). A resultados del sexo masculino y B resultados sexo femenino. Toma de muestra una, dos y tres (T1, T2 y T3). Los datos muestran la medida de 18 individuos del sexo femenino y 12 individuos del sexo masculino *P≤0.05, ** P≤0.01, *** P≤0.001.

Presión arterial

La presión sistólica tuvo un comportamiento similar entre las 3 tomas de signos vitales (reposo, después usar el aceite y posterior al tratamiento) en hombres (ANOVA; P=0.3017: figura 3A) y mujeres (Kruskal- Wallis; P=0.2705 figura 3B).

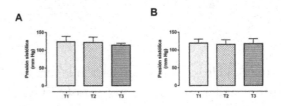

Figura 3. Presión sistólica. Los datos muestran la media ± error estándar; análisis de varianza (ANOVA). A resultados del sexo masculino y B resultados sexo femenino. Toma de muestra una, dos y tres (T1, T2 y T3). Los datos muestran la medida de 18 individuos del sexo femenino y 12 individuos del sexo masculino

La presión diastólica fue similar en el sexo masculino (ANOVA; P=0.3509; figura 4A) y mujeres (Kruskal- Wallis; P=0.5117; figura 4B.

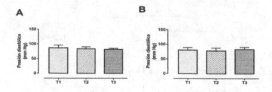

Figura 4. Presión diastólica. Los datos muestran la media ± error estándar; análisis de varianza (ANOVA). A resultados del sexo masculino y B resultados sexo femenino. Toma de muestra una, dos y tres (T1, T2 y T3). Los datos muestran la medida de 18 individuos del sexo femenino y 12 individuos del sexo masculino *P≤0.05, ** P≤0.01, *** P≤0.001.

Pulso

Los resultados del pulso mostraron resultados similares en las 3 tomas en hombres (Kruskal-Wallis; P=0.4230; figura 5A) y mujeres (ANOVA; P=0.9368 figura 5B).

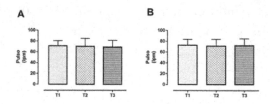

Figura 5. Pulso. Los datos muestran la media ± error estándar; análisis de varianza (ANOVA). A resultados del sexo masculino y B resultados sexo femenino. Toma de muestra una, dos y tres (T1, T2 y T3). Los datos muestran la medida de 18 individuos del sexo femenino y 12 individuos del sexo masculino *P≤0.05, ** P≤0.01, *** P≤0.001.

DISCUSIÓN

Los resultados mostraron que la aromaterapia usando aceite de lavanda no fue efectiva para disminuir signos vitales relacionados con niveles de ansiedad. Se ha demostrado que la aromaterapia a base de aceite esencial de satureja brevicalyx

tiene un efecto para disminuir los niveles de estrés y ansiedad [3]. Así mismo se ha mencionado que la aromaterapia con Lavandula angustifolia es una terapia complementaria alternativa efectiva, pues logra efectos positivos en los signos vitales, tales como; disminuir la presión arterial, la frecuencia cardiaca, además de disminuir el estrés, la ansiedad, la fatiga, el insomnio, el dolor, entre otros efectos, en pacientes hospitalizados [7]. Sin embargo, nuestros resultados no mostraron efecto del uso de aceite esencial de lavanda para modificar signos vitales previo a la consulta odontológica, igual que como se demostró en otro trabajo en cual se menciona que no existen diferencias estadísticamente significativas en la frecuencia respiratoria al aplicar el procedimiento de aromaterapia [8].

Tamashiro Higa y col. en 2010 mostraron en su estudio que los pacientes que han llevado 4 años de tratamientos alternativos para el control del dolor y la ansiedad como la aromaterapia, han incidido en una mejor colaboración y disposición por parte de los pacientes, quienes refirieron menor dolor que aquéllos atendidos en los 6 primeros años del estudio en los que no se incluía aromaterapia. Esto da pauta a que a pesar de que no se observaron diferencias estadísticamente significativas inmediatas con el uso de aromaterapia, se puede considerar su uso a largo plazo y medir las variaciones a lo largo del tiempo [9].

Se ha demostrado que hoy en día debido a todos los efectos secundarios que pueden ocasionar los ansiolíticos, existe una extensa variedad de tratamientos alternativos como, como el uso de aromaterapia que ayuda a disminuir el nivel de estrés y ansiedad [3]. Es posible que nosotros no observamos diferencias posteriores al uso de aceite de lavanda, porque los niveles de ansiedad en los pacientes fueron moderados, por ende, los signos vitales no se modificaron inicialmente. Es necesario realizar el estudio en personas que asisten a la Facultad previo a una cirugía, procedimientos más invasivos o bien pacientes que acuden con historia de dolor dental, ya que en ese grupo de personas en general se presentan mayores niveles de ansiedad. De acuerdo a nuestros resultados los niveles de ansiedad eran de leve a moderado por tal razón no había modificación inicial en sus signos vitales y no fue posible comprobar el efecto de la aromaterapia usando aceite esencial de lavanda.

CONCLUSIÓN

El uso de aceite esencial de lavanda previo a la consulta odontológica y posterior a ella, no mostró cambios al medir signos vitales como presión arterial, frecuencia cardiaca y pulso, sin embargo, la ansiedad de los pacientes era de leve a moderada. Los resultados hacen necesario buscar un grupo de personas con ansiedad elevada para evaluar nuevamente el efecto, realizar la evaluación tras el uso prolongado de la aromaterapia y compararlo con un grupo control o bien evaluar el efecto en tratamientos más invasivos o en pacientes con historia de dolor previo.

REFERENCIAS

1.Ríos Erazo M., Herrera Ronda A., Rojas Alcayaga G. Ansiedad dental: evaluación y tratamiento. Av Odontoestomatol [Internet]. 2014 Feb [citado 2022 Mar 03]; 30(1): 39-46.

2.Livia O, Manrique E. Niveles de ansiedad, cogniciones dentales negativas y

capacidad de control en la atención odontológica. Revista de Psiquiatría y salud mental Hermilio Valdizan 2001; 2(1).

3.Soto Vazquez MR., Alvarado García PA. Aromaterapia a base de aceite esencial de satureja brevicalyx "inka muña" y meditación mindfulness en el tratamiento de la ansiedad. Medicina Naturista. 2016; 10(1):47-52.

4.Quiroz Torres J, Melgar Hermoza R. Manejo de conducta no convencional en niños: Hipnosis, musicoterapia, distracción audiovisual y aromaterapia: Revisión sistemática. Revista Estomatológica Herediana [Internet]. 18jun.2014 [citado 3mar.2022];22(2):129.

5.Avello M., Pastene E., Fernández P., Vargas P., Rioseco M., Libante, P., Castillo C., Monsalve C., Guíñez B., Inzunza P., Efectos de la Aromaterapia en el Servicio Medicina del Hospital las Higueras, Talcahuano Chile. Revista BLACPMA. 2006; 5(4):84.

6.Tisserand R. El arte de la aromaterapia. Primera edición. España. Área editorial del grupo planeta; 2016. https://www.planetadelibros. com/libros_contenido_extra/32/31606_

7.Da porto C, Decorti D, Kikic I. Flavour compounds of Lavandula angustifolia L. to use in food manufacturing: comparison of three different extraction methods. Rev food chemistry. 2009; 112(4):1072-8. Doi: 10.1016/j. foodchem.2008.07.015

8.Gnatta JR, Piason PP, Lopes Cde L, Rogenski NM, Silva MJ. Aderência ao tratamento por estatinas e fatores associados em usuárias do Sistema Único de Saúde [Aromatherapy with ylang ylang for anxiety and self-esteem: a pilot study]. Rev Esc Enferm USP. 2014;48(3):492-499. doi:10.1590/s0080-623420140000300015

9.Tamashiro Higa Tetsuji, Arias Inclán Patricia G. Alternativa en el manejo del paciente quirúrgico en 1,570 casos de terceros molares retenidos (Tratamiento efectivo utilizado para este estudio a lo largo de 10 años). Rev. Odont. Mex [revista en la Internet]. 2010 [citado 2022 Mar 09]; 14(1): 38-43. Disponible en: http://www.scielo.org. mx/scielo.php?script=sci_arttext&pid=S1870-199X2010000100038&lng=es.

Evaluación De La Aplicación Del Aloe Vera Durante El Proceso De Cicatrizacion En Extracciones Dentales

Maria del Rosario1 Laffont Villa, Jessica Ximena de la Cruz Mendoza2, Luis Renan Rodríguez Perez3, Norma Idalia Orozco Orozco4, Fabiola Ortiz Cruz5, Ana Alicia Simg Alor6.

1Alumno de la Licenciatura de Cirujano Dentista de la Facultad de Odontología, Campus Minatitlán, Minatitlán, Veracruz. 2 Alumno de la Licenciatura de Cirujano Dentista de la Facultad de Odontología, Campus Minatitlán, Minatitlán, Veracruz.3 Catedrático de Tiempo Completo, Facultad de Odontología, Campus Minatitlán, Minatitlán, Veracruz, luisrodriguez@uv.mx. 4 Catedrático de Tiempo Completo, Facultad de Odontología, Campus Minatitlán, Minatitlán, Veracruz, norozco@uv.mx. 5 Catedrático de Tiempo Completo, Facultad de Odontología, Campus Minatitlán, Minatitlán, Veracruz, faortiz@uv.mx. 6 Catedrático de Tiempo Completo, Facultad de Odontología, Campus Minatitlán, Minatitlán, Veracruz, asimg@uv.mx.

Autor de correspondencia: Fabiola Ortiz Cruz faortiz@uv.mx.

Abstract

The research on the application of Aloe vera in the dental area is aimed at the prevention and treatment of diseases of infectious, inflammatory and healing nature, highlighting its beneficial effect in periodontal disease, as well as in the prevention of gingivitis. The present investigation evaluates the healing effect of the aqueous extract of the leaves of Aloe vera (Aloe) in the dental extraction. The Aloe Vera, previously treated and dried, was pulverized manually. With this powder a 1% aqueous solution was prepared, where 1% Na benzoate, 1% K sorbate and 1.14% citric acid were added; It was packed in a glass jar and sterilized. It was kept under refrigeration to be used in patients who underwent dental extraction, applying in the alveolus. Results: the measurement of the alveolus three days after the application of aloe vera decreased considerably, as well as, better healing was observed, decreased pain and edema.

Keywords: Aloe Vera, Gingivitis, Periodontitis, Cicatrization, Dental Extraction

Resumen

Las investigaciones sobre la aplicación del Aloe vera en el área odontológica están dirigidas a la prevención y el tratamiento de patologías de carácter infeccioso, inflamatorio y cicatrizante principalmente, resaltando su efecto beneficioso en la enfermedad periodontal, así como en la prevención de la gingivitis. La presente investigación evalúa el efecto cicatrizante del extracto acuoso de las hojas de Aloe vera (Sábila) en la extracción dental. El Aloe vera, previamente tratado y seco, se pulverizó manualmente. Con este polvo se preparó una solución acuosa al 1%, donde se adicionó benzoato de Na al 1%, sorbato de K al 1% y ácido cítrico al 1,14%; se envasó en un frasco de vidrio y se esterilizó. Se mantuvo bajo refrigeración para ser utilizado en pacientes a los cuales se les realizó extracción dental, aplicando en el alvéolo. Resultados: la medida del alveolo a los tres días de ser aplicado el aloe vera disminuyó considerablemente, así como también, se observó una mejor cicatrización, disminución del dolor y el edema

Palabras Clave: Aloe vera, Gingivitis, Periodontitis, Cicatrización, Extracción dental

Introducción.

Los productos naturales se han utilizado durante varios años en la medicina popular. Durante la última década los medicamentos a base de plantas, tanto en la profilaxis y el tratamiento de diversas enfermedades volvieron a ser una forma popular de la terapia en todo el mundo1.

Muchos de los efectos secundarios asociados con el régimen convencional de fármacos se han evitado mediante el uso de hierbas medicinales y por lo tanto son más seguros de usar1.

Las dificultades en el proceso de cicatrización pueden generar procesos infecciosos graves que conllevan a dolor y perdida de la función en cualquier paciente2.

El Aloe vera es una planta medicinal con tejido mucilaginoso en el centro de la hoja. Ha sido tradicionalmente utilizado para el tratamiento de tracto digestivo trastornos, quemaduras solares, y heridas. Los activos compuestos incluyen aloesina, aloína, aloeride, naftoquinones, methylchromones. flavonoides, saponinas, esteroles, etcétera Varios in vitro y en estudios in vivo informaron de las acciones farmacológica del gel de Aloe vera, antinflamatoria, antibacteriano, antiulceroso, y antioxidante. Considerando el beneficio de los efectos, junto con la facilidad de disponibilidad, bajo costo, y sin conocido efecto adverso3.

Es beneficioso en muchas condiciones orales. Debido a sus cualidades anti-bacterianas, es eficaz en la lucha de las bacterias y prevenir el mal aliento, gingivitis, estomatitis y la periodontitis. Lesiones bucales agudas se mejoran mediante la aplicación directa de Aloe vera gel de lesiones herpéticas víricas, úlceras aftosas y grietas que se producen en la esquina de la boca. También promueve el crecimiento celular y actúa como un agente desintoxicante4.

SP Mangaiyarkarasi, T. Manigandan, M. Elumalai, Priyanka K. Cholano y Roopam

Pal Kaur, en 2015, mencionaron que el Aloe vera tiene varias propiedades tales como inmunomodulador, antiviral y antiinflamatoria en la naturaleza, puede desempeñar un papel importante en odontología en el tratamiento de liquen plano, fibrosis submucosa oral, estomatitis aftosa recurrente, osteítis alveolar, periodontitis, etc.5.

Hemalatha, R. y Gemimaa Hemagaran (2015) evaluaron la efectividad de la miel y el Aloe vera en la cicatrización de heridas postextracción, obteniendo como resultado que el grupo de Aloe vera mostró mayor potencial de cicatrización al cabo de los 7 días de aplicación por encima del grupo al que aplicaron la miel. Concluyendo que el Aloe vera es una alternativa segura y viable para promover la cicatrización1 (3)

Casignia Vascones, M.A. (2015) evaluó la actividad cicatrizante de los extractos de Acíbar de Sábila (Aloe barbadensis) y Matico (Eupatorium glutinosum) en ratones (Mus musculus). Las tinturas de Acíbar de Sábila y Matico se elaboraron por maceración con alcohol al 40%, se preparó 3 mezclas de las tinturas en diferentes proporciones, 70:30, 30:70 y 50:50. Mediante la inducción de heridas en el dorso de 24 ratones divididos en 8 grupos de investigación se evaluó la actividad cicatrizante siendo los tratamientos a investigar: G1 (Control +) = Tratado con Eterol, G2 (Control +) = Tratado con Crema Lamoderm, G4 = Tratado con extracto de Acíbar, G5 = Tratado con extracto de Matico, G6, G7 y G8 (Dosificaciones) = Tratados con la mezcla de los extractos anteriores, administrados de manera tópica hasta que la cicatrización se completó. Se llegó a la conclusión de que todos los extractos poseen actividad cicatrizante efectiva y que son estadísticamente diferentes, reduciendo el tiempo de cicatrización, de estos el extracto del grupo G6 (70%Tintura de Acíbar y 30%Tintura de Matico) terminó la cicatrización en un periodo de 8,33 días debido a la presencia de compuestos antraquinónicos en el Acíbar y flavonoides en el Matico que al combinarse presentan sinergia6.

Alarcón, Ma. E., realizó una investigación de tipo explicativa-exploratoria con el propósito de determinar el efecto de una solución de Aloe vera al 1%, aplicado intraalveolar, en el post quirúrgico de cirugía de cordales inferiores a 48. La muestra de Aloe vera fue preparada en el Departamento de Microbiología de la Facultad de Ciencias de la Salud de la Universidad de Carabobo (U.C). El diseño experimental permitió contrastar los resultados del lado experimental con el lado control; obteniendo una significativa disminución en la magnitud y duración del dolor y el edema, en la presencia de osteítis alveolar, aftas, abscesos tardíos, así como en el tiempo de cicatrización; sustentado con pruebas estadísticas. De acuerdo a estos resultados, pudiera concluirse en el contexto de esta investigación, que la aplicación intraalveolar de Aloe vera acorta el periodo de recuperación del paciente y minimiza los signos y síntomas del postquirúrgico de cirugía de cordales inferiores7.

Lanas Teran, G.A., Cañizares Vallejo, A.R., (2015) realizaron una investigación cuyo objetivo fué investigar la eficacia del gel casero de Aloe vera más propóleo al 5%, al ser aplicado durante la cicatrización por segunda intensión en 30 cobayos adultos machos, aprovechando las propiedades curativas de dichos componentes, tales como efectos antiinflamatorios, analgésicos y cicatrizantes., para lo cual se los dividió en dos grupos de 15 cobayos cada uno, a un grupo se le colocó el gel, mientras que al otro grupo no se le coloco en la herida, estando en contacto únicamente con la saliva propia del animal, los resultados fueron satisfactorios ya que los cobayos a los que se les aplicó el gel de aloe vera más propóleo cicatrizaron de mejor manera que los cobayos que no fueron sometidos al gel. De acuerdo a los resultados obtenidos se determinó que el gel casero de aloe vera más propóleo al 5%

mejora en un 25% la cicatrización por segunda intención2.

El Aloe vera tiene amplios usos en la industria alimentaria, farmacéutica y cosmética; así mismo, la parte que más se usa de esta planta es el gel, debido a sus propiedades funcionales, antioxidantes y terapéuticas2.

La cicatrización siempre ha sido un padecimiento importante postquirúrgico y postraumático, mucho más la cicatrización por segunda intención que por su evolución genera más molestias al paciente por lo que la aplicación del gel casero de aloe podría ayudar reduciendo el tiempo de evolución de la cicatrización por segunda intención.

Objetivos.

Determinar el efecto cicatrizante del extracto acuoso de las hojas de Aloe vera (Sábila) sobre la extracción dental, en base a la reducción del dolor post extracción, disminución del tiempo de recuperación del paciente, acortamiento del tiempo de cicatrización en los alvéolos evaluando clínicamente la inflamación del proceso.

Metodología.

La presente investigación se realizó en 15 Pacientes que acudieron a la Facultad de Odontología en la Universidad Veracruzana campus Minatitlán, Se seleccionaron sin distinción de sexo, ni edad, sistémicamente sanos, no fumadores.

Las hojas utilizadas en esta investigación proceden del mercado popular de la Ciudad de Minatitlán. Fueron inmediatamente trasladadas bajo refrigeración.

Las hojas fueron sumergidas en agua filtrada mezclada con plata ionizada al 0.082% por 15 minutos, (Fig. 1), luego se enjuagaron con agua filtrada y se filetearon. (Fig. 2)

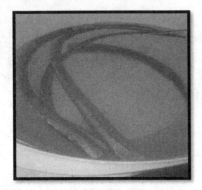

Fig. 1

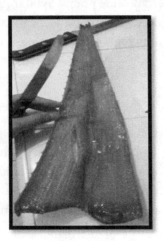

Fig. 2

Se escurrieron y se colocaron en una estufa de secado a 65°C hasta lograr su deshidratación por 3 días. (Figs. 3, 4 y 5)

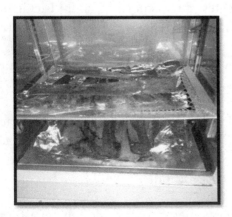

Fig. 3

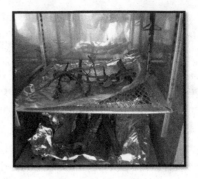

Fig. 4

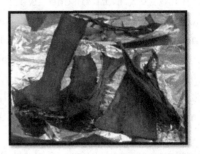

Fig. 5

Las hojas secas del Aloe Vera fueron colocadas en un mortero de cerámica y se pulverizaron manualmente. (Fig. 6).

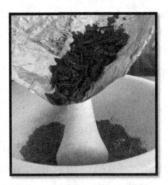

Fig. 6

Con este polvo se preparó una solución acuosa al 1% de Aloe vera, donde se adicionó benzoato de Na al 1%, sorbato de K al 1% y ácido cítrico al 1,14% (Fig.7); se envasó en un frasco de vidrio y se esterilizo en un esterilizador eléctrico de vapor. Se mantuvo bajo refrigeración para posteriormente, ser utilizado en los pacientes (Fig. 8, 9 y 10).

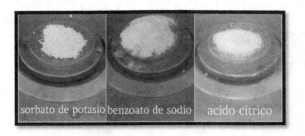

Fig. 7

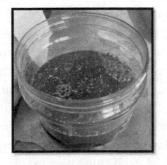

Fig. 8

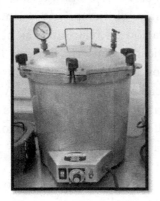

Fig. 9

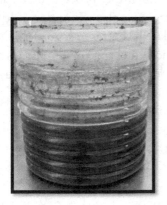

Fig. 10

Las extracciones se realizaron por método convencional y bloqueo anestésico de acuerdo con las técnicas requeridas. Finalizada la extracción y realizada la hemostasia, se aplicó en el alvéolo 0,2 ml de la solución de Aloe vera al 1% con jeringa de insulina, colocando inmediatamente un apósito de gasa estéril sobre el alvéolo, que el paciente debe mantener mordiendo por media hora. Los controles postextracción fueron a los 3, 7 y 15 días posteriores. Se evalúa la cicatrización, midiendo el alveolo con un vernier.

Resultados

La medida del alveolo a los tres días de la extracción y de ser aplicada la solución de Aloe Vera (de color azul) disminuye considerablemente en comparación con los sitios donde no se aplicó la solución (Gráfica 1).

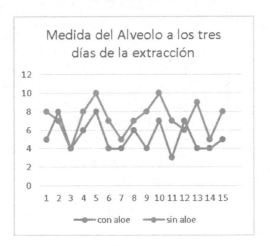

Gráfica 1

A los 7 días de la extracción el tamaño del alveolo al que se le aplicó Aloe vera disminuyó más que el alveolo sin aplicación de Aloe vera. (Gráfica 2)

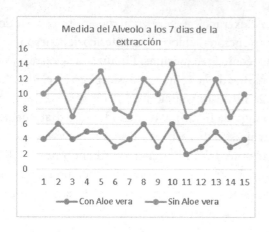

Gráfica 2

A los 15 días se observa un cambio muy notable en cuanto a la cicatrización del alveolo. (Gráfica 3)

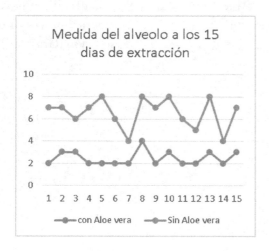

Gráfica 3

Discusión

La fitoterapia es una práctica médica ancestral que utiliza preparados a base de plantas en el tratamiento y prevención de enfermedades. Tal es así que, en estas últimas décadas, el interés por los fármacos naturales y los avances en la medicina alternativa ha promovido el uso de diversas plantas como el Aloe vera. En este sentido, la Organización Mundial de la Salud (OMS) que vela por la calidad, seguridad y eficacia de los productos naturales, recomiendan convalidar científicamente la utilización de estos8.

Es bastante conocido que el gel de Aloe vera mejora la cicatrización de heridas en forma dosis-dependiente y ´ reduce el edema y dolor. En la cicatrización de heridas, la angiogénesis es un proceso esencial; la curación de heridas se retrasa o no tiene éxito, por lo tanto, es de suponer que el gel de sábila puede contener un componente angiogénico pues mejora la cicatrización de heridas9. En el presente estudio, el Aloe al 2% se aplicó intraalveolar, por lo que hubo contacto directo con la sangre y esto ayudo a mejorar el tiempo de cicatrización postextracción.

Lanas Terán y Cañizares Vallejo, afirman que gracias a las propiedades de los elementos que conforman el gel de aloe vera más propóleo, se produce una proliferación celular satisfactoria ya que esto contribuye durante la cicatrización disminuyendo el tiempo de estimado total de cicatrización en relación a las heridas que no son aplicadas con gel2. En este trabajo de investigación se aplicó el Aloe vera puro, que como se mencionó anteriormente el Acemanano es una de las principales propiedades que actúa en la proliferación de células al momento de cicatrizar la herida.

En esta investigación las extracciones dentales se realizaron sin complicación alguna. La aplicación del Aloe vera, mejoró significativamente el proceso de cicatrización. Sin embargo, Nápoles, González, I de J., evaluó la efectividad del extracto acuoso de Aloe de uso farmacéutico en el tratamiento de las alveolitis, concluyendo que el extracto acuoso de aloe es un medicamento natural, efectivo en el tratamiento de las alveolitis; principalmente en las alveolitis húmedas y en aquellas que se presentaron en el maxilar. No hubo aparición de reacciones adversas10.

José, Villalobos, O., Salazar, V. y Ramírez de Sánchez G., realizaron un estudio sobre el efecto de un enjuague bucal compuesto de Aloe vera en la placa bacteriana e inflamación gingival, el enjuague bucal fue elaborado con gel de áloe vera (sábila) al 50% de concentración. Los resultados indicaron una significativa disminución de los valores de los índices (IP, IG) en el grupo experimental a los 15 y 30 días de uso del enjuague elaborado con áloe vera con relación al grupo control tratado con un placebo, concluyendo que, en el contexto de esta investigación, el gel de áloe vera utilizado en la composición del enjuague bucal experimental a un 50% de concentración disminuye la cantidad de placa y la inflamación gingival. En la presente investigación la concentración de la solución de Aloe aplicada a los pacientes fue de menor porcentaje11

Conclusiones.

En base a los resultados obtenidos se concluye que la solución de Aloe vera tiene un efecto positivo en el proceso de cicatrización ya que los pacientes no presentaron dolor, edema, ni complicaciones post extracción.

Los estudios de las propiedades medicinales de áloe vera, han comprobado que reduce inflamaciones en la boca, garganta y encía. Sus efectos beneficiosos se han verificado, igualmente, en el tratamiento de quemaduras, ulceras por radiación, picaduras de insectos, mordeduras de animales, desarreglos digestivos, estreñimiento, asma, alteraciones en la menstruación, hematomas y acné en la piel11

La ausencia de infección es una condición indispensable para la cicatrización, por tanto, la acción antibacteriana de esta planta facilita este proceso.

Durante el estudio ningún paciente resultó con alguna infección o alguna reacción alérgica al aloe, los pacientes atendidos siguieron las instrucciones correctamente, lo que contribuyó a los buenos resultados obtenidos

Referencias.

1. Hemalatha R, Gemimaa H, Effectiviness of honey and aloe vera on post extraction healing. IOSR- JDMS [Internet]. 2015 [citado 8 de marzo 2018]; 14(5): 123 – 128.

Disponible en:
http://www.iosrjournals.org/iosr-jdms/papers/Vol14-issue5/Version-4/W01454123128.pdf

2. Lanas Teran G. A, Cañizares Vallejo A. R, Eficacia del gel casero de Aloe vera más propóleo al 5% al ser aplicado en la cicatrización por segunda intención en cobayos adultos machos y analizado mediante microscopio óptico [Tesis de grado]. Ecuador. Universidad central del Ecuador, Facultad de Odontología. 2015.

Disponible en:
http://www.dspace.uce.edu.ec/handle/25000/10199

3. Kumar Yeturu S, Archaya S, Sreenvias Urala A, Chakravarthy Pentapaty K, Effect of aloe vera, chlorine dioxide, and chlorhexidine mouth rinses on plaque and gingivitis: A randomized controlled trial. Elsevier [Internet]. 2015 [citado 10 de marzo de 2018]; 6(1): 55- 59.

Disponible en:
https://www.sciencedirect.com/science/article/pii/S2212426815000913

4. Reza Fallahi H., Hamadzade H., Mohseni Nezhad A, Zandian D, y Taghizadeh M, Effect of Aloe vera mouthwash on postoperative complications after impacted third molar surgery: A randomized, double blind clinical trial. Elsevier [Internet]. 2015 [Citado 13 de marzo de 2018]; 28 (5): 392- 396.

Disponible en:
https://www.sciencedirect.com/science/article/pii/S2212555816300503

5. - Mangaiyarkarasi SP., Manigandan T., Elumalai M., Cholan PK., y Kaur RP. benefits

of aloe vera in dentistry. PMC [Internet]. 2015 [citado 5 de marzo 2018]; 7(1) 1– 11.

Disponible en: https://www.ncbi.nlm.nih.gov/pmc/articles/PMC4439686/

6. Casiginia Vázquez M. A. Comparación del efecto cicatrizante de las tinturas elaboradas a base de matico (Eupaturium glutinosum) y Acíbar de sábila (Aloe Barbadensis) aplicado en ratones (Mus musuculus). [Tesis de Grado]. Ecuador. Escuela superior politécnica de Chimborazo, facultado de ciencias. 2015

Disponible en: http://dspace.espoch.edu.ec/handle/123456789/3998

7. Alarcón Ma. E. Efecto del aloe vera en el postquirúrgico de cordales inferiores. Acta odontológica Venezolana [Internet]. 53 (1), 2015, [consultado 3 de marzo 2018]; 1(2).

Disponible en: https://www.actaodontologica.com/ediciones/2015/1/art-2/

8. Alarcón Galleguillos M., Fernández Da Silva R., Aplicación terapéutica del Aloe vera L. en Odontología. Scielo [Internet]. 2013. [citado 15 marzo 2018]; 17(3), 1- 10.

Disponible en: www.scielo.org.ve/scielo.php?script=sci_arttext&pid=S1316-71382013000300007

9. Domínguez Fernández, R.N. et. al. El gel de Aloe vera: estructura, composición química, procesamiento, actividad biológica e importancia en la industria farmacéutica y alimentaria. Rev. Mex. De Ingría. 2012; Vol. 11, No. 1:23-43

Disponible en: http://www.scielo.org.mx/pdf/rmiq/v11n1/v11n1a3.pdf

10. Napoles Gonzalez I. de J., Cuan Corrales M., Sospedra Blanco M. de C., Arias Herrera S.R., Rivero Perez O. Efectividad del extracto acuoso de Aloe en el tratamiento de las alveolitis bucales. Revista electrónica. Dr. Zoilo E. Marinello Vidaurreta [Revista en internet]. 2015 [citado 18 de marzo 2018]; 40(10).

Disponible en: http://revzoilomarinello.sld.cu/index.php/zmv/article/view/337

11. José Villalobos, O., Salazar V., Ramírez de Sánchez, G. Efecto de un enjuague bucal compuesto de Aloe vera en la placa bacteriana e inflamación gingival. Acta Odontológica Venezolana, 2001; Vol. 39, No. 2.

Disponible en: https://www.actaodontologica.com/ediciones/2001/2/efecto_enjuague_bucal.asp

Plantas medicinales y fitomoléculas en odontología

Pazos-Guarneros, Diana del Carmen1; Juárez-Diaz, Ismael1; Jerezano-Domínguez, Alberto Vinicio2, Flores Tochihuitl, Julia2, Sámano-Valencia, Carolina3, Castillo-Silva, Brenda4

1Laboratorio de Fisiología (FE-BUAP, Puebla, México) dianadelcpg@yahoo.com, juarez74@yahoo.com., 2Laboratorio Multidisciplinario, alberto.jerezano@correo.buap.mx, 3Laboratorio de Materiales (Departamento de Rehabilitación de Posgrado, FE-BUAP, Puebla, México), carolina.samano@correo.buap.mx, 4Departamento de Endodoncia, FE-BUAP, Puebla, México, becs345@hotmail.com

Autor de correspondencia: Pazos-Guarneros, Diana del Carmen dianadelcpg@yahoo.com

Abstract

This chapter describes the potential pharmacological properties of medicinal plants and phytomolecules, in terms of its effects on a variety of odontology practice -including the endodontic, orthodontic, rehabilitee, periodontics practice- and generated knowledge about MTH practice affects odontology process, as well as recent research into the cellular and molecular mechanisms of phytomolecules, which should aid in the rational development of commercial products and therapies based in the phyto-odontherapy. Several classes of medicinal plants are effective in the symptomatic treatment of bucodental disorders. Medicinal plants are used to treat the symptoms and signs of inflammations activities, synthesis of prostaglandins and thromboxane, trough of inhibition of PLA2, LOX, COX, iNOS, cytokynes, with potential antipyretic, analgesic, anti-inflammatory, antiplatelet aggregation and others. Medicinal plants are used in the odontology practice, existing and emerging phytopharmacotherapies for commercial product based in metabolites derived from medicinal plants.

Keywords: "Phyto molecules, Medicinal plants, metabolites, buccal, caries,".

Resumen

Este capítulo describe el uso común en la práctica odontológica, las propiedades farmacognósicas de las planta medicinales y el potencial de las fitomoléculas en padecimientos orales, así como la innovación de materiales dentales con fitomoléculas o extractos de plantas medicinales, incluidas en las prácticas de endodoncia, periodoncia y rehabilitación de la salud bucodental, a través de la búsqueda metodológica en base de datos como Science finder, Scopus, Pubmed, entre otros, con las palabras claves dental y metabolitos. La medicina tradicional herbolaria está generando nuevas investigaciones en el área odontológica a través de la búsqueda de conocimiento científico acerca de los mecanismos celulares y moleculares de las fitomoléculas y el desarrollo de nuevas fitoodontoterapias. Varias clases de plantas medicinales son efectivas en el tratamiento sintomático de padecimientos bucodentals. Las plantas medicinales son usadas en tratamientos de estos síntomas y signos a través de actividades antiinflamatorias, en la síntesis de prostaglandinas y tromboxanos por medio de su actividad inhibitoria en enzimas claves como la COX, LOX, iNOS, PLA2, citocinas proinflamatorias, mostrando el potencial antipirético, analgésico y antinflamatorio entre otras. Las plantas medicinales y sus componentes activos, fitomoléculas, merecen un enfoque especial, debido a que están emergiendo en la práctica odontológica en forma de productos comerciales.

Palabras clave: "Fitomoléculas, plantas medicinales, periodoncia, caries, materiales dentales".

1. Introducción.

La innovación en materiales y productos odontológicos toma relevancia en el éxito de la clínica y la salud bucal. Diferentes materiales y productos han sido desarrollados, modificados y empleados en diferentes enfermedades odontológicas, aunque el éxito de los tratamientos es limitado debido a las características de los materiales empleados, por lo que el uso de compuestos de origen orgánico, en particular las de origen vegetal, incorporadas a los materiales y productos dentales puede sobrellevar estas limitaciones en diferentes aplicaciones del área de la salud incluyendo la odontología. La Medicina Tradicional Herbolaria (MTH) es una práctica ancestral del ser humano aún presente en nuestros días utilizada para el cuidado de la salud, debido a su fácil disponibilidad en mercados a costos bajos o de forma silvestre. Existen fitofarmacoterapias y una amplia gama de productos comerciales a base de derivados de metabolitos de plantas medicinales que va en aumento, con la finalidad de tratar diferentes desordenes, tales como, diabetes mellitus, obesidad, hipertensión, artritis reumatoide, heridas, etc. Bebidas, enjuagues, infusiones, aplicaciones tópicas, cataplasmas y muchas otras aplicaciones han demostrado una gran eficacia en padecimientos bucodentales por lo que, recientemente, investigadores en el área de la odontología están dirigiendo sus esfuerzos para aplicarla en la salud bucodental. Varias clases de plantas medicinales son efectivas en el conocimiento empírico para el tratamiento de desórdenes bucodentales y el mantenimiento de la salud bucal. Los medicamentos son usados en el tratamiento de actividades inflamatorias, síntesis de prostaglandinas y tromboxanos, con potencial actividad antipirética, analgésica, antiinflamatoria, agregación plaquetaria y actividad osteodiferenciante, entre otras de interés odontológico.

Por siglos, el reino plantae ha sido fuente primordial de moléculas orgánicas para la medicina. Las plantas pueden ser tomadas en forma de té, tinturas, píldoras, cremas, etc., todas ellas con derivados extraídos de los componentes botánicos tales como, hojas, raíces, tallo o flores de las plantas. Entre algunos fármacos basados en productos naturales descubierto de las plantas medicinales a inicios del siglo XIX se encuentra agente analgésico e inductor de sueño opium, morphium (morfina), del cual siguieron muchos productos naturales bioactivos, de origen alcaloide principalmente como la quinina, cafeína, nicotina, codeína, atropina, colchicina, cocaína y capsaicina; compuestos fenólicos y derivados como antocianinas, cumarinas, flavonoides, lignanos, ácidos fenólicos, feniletanoides, fenilpropanoides, quinonas, quinolinas, fenoles simples, estilbenoides, taninos, santonas, entre otros, todos ellos derivados del metabolismo secundario de las plantas medicinales y que obedecen a estímulos del medio externo que rodean e inciden en la planta, tales como, cantidad lumínica, agua, minerales en los tipos de suelos, microorganismos e insectos, por mencionar algunos. Entre los compuestos que se sintetizan en la planta medicinal para defensa se encuentran ácidos grasos, organosulfurados, esteroides, terpenoides y ácido salicílico, este último, el primer compuesto natural producido por síntesis química en 1853.

1.1. Importancia Médica y / o Económica.

Existe una gran diversidad de metabolitos secundarios de diferentes especies que muestran actividad terapéutica en el manejo de padecimientos bucodentales, desde la inflamación, sangrado, caries, así como la incorporación de compuestos orgánicos en dentífricos, enjuagues bucales y materiales dentales para la ortodoncia y rehabilitación oral, tales como geles, hidrogeles, implantes, membranas, resinas, ionómeros, etc. (Fig 1)

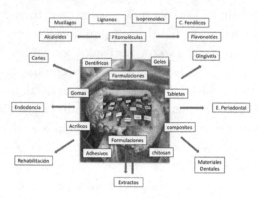

Fig. 1. Plantas Medicinales, metabolitos secundarios, formulaciones en padecimientos bucodentales.

1.1.1. Plantas medicinales mexicanas en el cuidado de las salud bucodental.

En México la biodiversidad de las plantas medicinales es amplia y reconocida por el mundo. Las autoridades mexicanas recientemente muestran interés en la búsqueda y registro de las plantas medicinales en la Farmacopea Herbolaria de los Estados Unidos Mexicanos (FHEUM), en donde se muestran algunas familias de plantas, nombres científicos y comúnes, la parte usada de la planta, la forma de prepararlo y el síntoma que atienden, por ejemplo el Chilcuague (Heliosis longipes, familia Asteareacea), de la cual se prepara una infusión de la raiz para el dolor de dientes, (1) algunos estudios se estan desarrollando en la obtención del conocimiento empírico, como la infusión de las hojas de Rumex obtusifolius (lengua de vaca), que se emplea como enjuague bucal para la movilidad dental. (2) Aunque no existe un registro del empleo de las plantas medicinales y sus estudios farmacológicos, fitoquímicos y toxicológico en el cuidado de la salud oral o en el tratamiento de enfermedades bucodentales,(3) se pretende crear conciencia y generar más conocimientos acerca de estos estudios en el quehacer del estomatólogo.

1.2. Antecedentes generales.

Los metabolitos secundarios son moléculas orgánicas de bajo peso molecular biosintetizadas de precursores comunes a través de vías metabólicas para la protección de la planta (Fig 2). Una vez sintetizados estos compuestos orgánicos son transportados a diferentes lugares extracelulares e intracelulares de la planta, como en las raíces, tallo, hojas, frutos y flores. Muchas de estos metabolitos se encuentran en la pared celular y en el citoplasma, en asociación con proteínas celulares y en sistemas endomembranosos como cloroplastos, vacuolas y núcleo; en las partes aéreas como hojas y frutos los podemos encontrar en su forma aglicona o libre, es decir sin unión a proteínas o carbohidratos. Muchos compuestos regulan una variedad de funciones en las plantas, incluyendo protección o atracción de insectos, filtro de luz ultravioleta, neutralización de radicales o actividad moduladora enzimática.

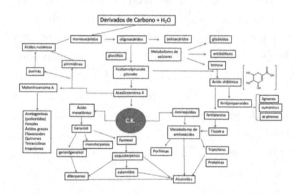

Fig. 2. Metabolismo secundario de plantas.

Historia de los productos naturales. El registro del conocimiento empírico de las aplicaciones médicas de las plantas datan de 2600 - 2900 a.c. en Mesopotamia y Egipto, seguido por la medicina tradicional China y la India. Durante todo este tiempo las plantas medicinales solo eran aplicadas bajo principios empíricos básicos, sin el conocimiento de un mecanismo o de sus actividades famacéuticas o el conocimiento de las estrucuras quimicas de los principios activos. Hasta el siglo XVIII Anton von Storck, investigó plantas medcinales como colchicina; Willian Withering, quien investigó las bases de las proporciones de las plantas medicinales en el tratamiento del edema. En el siguiente siglo se realizaron diferentes estudios sobre plantas inductoras del sueño y la relajación como el opio, (opium) donde se empezaron aislar sustancias como la morfina, uno de los primeros metabolitos secundarios de tipo alcaloideo (moléculas que contienen nitrógeno). A partir de aquí en el siglo XIX, se publicó la extracción y aislamiento, cristalización, caracterización y propiedades farmacológicas en diferentes estudios, de muchos productos naturales de origen vegetal o metabolitos secundarios sobre todo alcaloides, tales como la quinina, cafeína, nicotina, codeína, atropina, colchicina, cocaína, capsaicina, entre otros, sustancias que eran posibles aislar de sus fuentes naturales (plantas medicinales) bajo métodos sencillos de cristalización con rendimientos moderados. Muchos de los compuestos aislados (fitomoléculas) empezaron a posicionarse como primera alternativa en el tratamiento de muchas enfermedades o en el control de síntomas como el dolor, de tal forma que fue necesario su síntesis química para bajar los costos de producción, tales como la morfina o el ácido salicílico, este último, el primer producto natural en producirse por síntesis química en 1853. (4) En la actualidad, el uso terapéutico de extractos y productos naturales parcialmente purificados de diferentes partes de la planta; hojas, frutos, raices, tallo y flores, ha tomado auge en el reemplazo de compuestos puros, gracias al concepto de la terapéutica combinatoria ante las resistencias microbianas principalmente, probablemente por sinergia de mecanismos de los múltiples componentes en los extractos de diferentes polaridades.

"Prevalencia en la práctica odontológica." Desde la declaración de Alma-Ata en 1978, la Organización Mundial de la Salud (WHO por sus siglas en ingles), ha expresado la necesidad de apreciar el uso de las plantas medicinales en los sistemas públicos de salud; existen algunos estudios indicando que casi el 80% de la población mundial usa la plantas meidicinales como primera alternativa en el cuidado de la salud. (5)

En muchos países, se ha incrementado la prevalencia del uso de la medicina alternativa y complementaria de las plantas medicinales. Esta práctica también se ha incorporado en el área de la odontología a diferentes niveles. Recientemente muchos grupos de investigacion estan dirigiendo sus esfuerzos a evaluar especies vegetales en la odontología, agentes naturales que son accesibles económicamente y que proveen una alternativa efectiva en el tratamiento de enfermedades orales. (6) Aunque muchos estudios han tratado de investigar el creciente interés en los productos herbolarios, los cuales se presentan en diferentes presentaciones de enjuagues bucales, dentífricos, geles, enjuagues, tabletas, gomas, adhesivos, etc., los mecanismos moleculares y celulares son desconocidos, así como la efectividad de estos tratamientos herbolarios en comparación con los tradicionales también son desconocidos, los que existen en el mercado, como enjuagues bucales a base de clorhexidina también presentan algunas dudas para los investigadores.

1.3. Antecedentes específicos.

En la cavidad oral humana se encuentran cientos de especies diferentes de microorganismos, incluyendo bacterias, virus y hongos. Muchos de estos microorganismos estan presentes en la biopelícula oral como residentes inofensivos, pero con un potencial para causar daño en los tejidos duros y blandos de la cavidad oral humana, originando multiples padecimientos bucodentales. Casi el 80% de las infecciones bacterianas que suceden en el cuerpo humano son asociadas con la biopelícula, por lo que la actividad antimicrobiana de las fitomoléculas toma especial interes para la odontología. La resistencia bacteriana a fármacos comerciales tales como, macrólidos, cefalosporinas, clindamicina y penicilinas entre otros, a través del desarrollo de diferentes mecanismos para evadir las acciones bactericidas y bacteriostáticas de estos antimicrobianos lo realizan por inactivación enzimatica, modificación de los receptores, con acceso limitado al sitio de acción modificando la permeabilidad de la pared o la membrana, expulsión del fármaco, entre otros mecanismos. Los microrganismos en la cavidad oral estan desarrollando muchos de estos mecanismos para disminuir la eficacia clínica de fármacos de gold-standard, como la chlorhexidina. Sin embargo, el uso de las plantas medicinales o las fitomoléculas sigue siendo controversial.

Plantas Medicinales en odontología.- Una gran cantidad de plantas medicinales son empleadas por la población el el tratamientos de algunos padecimientos bucodentales más relevantes como caries, gingivitis, enfermedad periodontal, dolor orofacial, tratamientos endodonticos y materiales dentales. En la tabla 1 se muestran algunas familias de plantas medicinales más empleadas o socorridas en el tratamiento de padecimientos bucodentales, así como la forma de preparación más empleada.

Tabla 1. Algunas familias de Plantas Medicinales más usadas en padecimientos bucodentales. (2,6–8)

Padecimiento bucodental	Familias de plantas medicinales	Preparación
Caries	Mirtaceae, Vitaceae, Poligonaceae y Combretaceae	Pastas dentales
Dolor orofacial	Equisetaceae, Fabaceae, Mirtaceae, Sapindaceae y Vitaceae	Adhesivos dentales, geles de quitosano y poliestirenos
Endodoncia	Astereaceae, Lamiaceas, Lauraceae, Euphorbiaceae, Fabaceae, Mirtaceae, Sapotaceae y Xanthorrohoeaceae	
Gingivitis	Asteraceae, Asphodelaceae, Lamiaceae, Lytraceae, Magnoliaceae, Meliaceae, salvadoraceae, Theaceae y Verbenaceae	Dentífrico, enjuagues bucales, tes, geles, polvos, gomas, grageas, píldoras, parches transmucosos
Enfermedad periodontal	Anarcardiaceae, Araliaceae, Berberidaceae, Cactaceae, Compositae, Crassulaceae, Fagaceae, Ebenaceae, Gentianaceae, amiaceae, Lauraceae, Lytracea, Melaceae, Mirataceae, Poaceae, Salvadoraceae, slanaceaes, Xanthorrohoeaceae, Zingiberaceae y Zygophyllaceae	Cápsulas, tabletas, píldoras, líquidos orales, bebidas y enjuagues bucales, polvo tópico, gránulos, pastas dentales y guardas.

Debido a la amplia gama de plantas medicinales que se emplean en el tratamiento de enfermedades bucodentales, algunos extractos de plantas medicinales y fitomoléculas han sido incorporados en los materiales dentales, para innovar las propiedades de estos e incidir en la salud del paciente. Algunos ejemplos se presentan en la tabla 2.

Tabla 2. Materiales que han sido modificados con derivados de Plantas Medicinales.

Materiales dentales	Familia	Fitomoléculas
Acrílico, adhesivos, cepillos dentalesm poliestireno, composites, reinas, geneles de quitosano, ácido poliláctico	Fabaceae, Mirtaceae y Vitaceae	Mentol, Curcumina y proantocianidinas

1.4. Justificación.

Debido a lo anterior, el potencial farmacológico de las plantas medicinales o fitomoléculas y el creciente interés en la incorporación a la práctica clínica, incluyendo endodoncia, ortodoncia, rehabiltación, periodoncia, debe considerarse en el repensar y adquirir del conocimiento del profesional de la salud bucodental, y crecer proporcionalmente al desarrollo de productos comerciales a base de productos herbolarios y la fitoodontoterapia.

2. Objetivos.

A través del análisis de la información presente en la literatura científica, mostrar un nuevo enfoque de la fitoodontoterapia y la importancia del conocimientos de los mecanismos de acción de las fitomoléculas presentes en las plantas medicinales empleadas en el tratamientos de padecimientos bucodentales.

3. Metodología.

Se llevó a cabo un análisis de la base de datos electrónicos, incluyendo PubMed, Scopus, ScienDirect y Cochrane library donde se buscaron tratamientos odontológicos con derivados o metabolitos de plantas medicinales. Se usaron las siguientes palabras claves: dental and metabolites (en el título), natural product/ phytomolecules/ caries/ periodontics/ endondontics/ dental materials/ extract en todos los campos. La búsqueda se centró en artículos, reviews en inglés y español del 2000 al 2019 de acuerdo a la relevancia de los estudios en el área de la odontología. Mas de 29068 artículos arrojo la busqueda filtrando a los años 2000 a la actualidad 15 895, eliminando duplicados a menos de 10139 artículos, tratando de retirar aquellos estudios que estén duplicados en el nivel preclínico en investigaciones 9464 y con el criterio de tratamiento enenfermedades orales se redujo a poco más de 970 artículos, la mayoria de revisión y libre acceso que fueron analizados con otros criterios como extractos, metabolito, preparación y forma farmacéutica reduciendo considerablemente el número de artículos a poco menos de 200.

4. Resultados y Discusión.

Fitomoléculas en odontología

Debido a las propiedades antiinflamatorias, antisépticas, antioxidantes, antimicrobianas, antifúngicas, antibacteriales, antivirales y analgésicas de las fitomoléculas presentes en las plantas medicinales, los investigadores están centrando cada vez más sus esfuerzos en innovar los materiales dentales o incorporar las fitomoléculas en el tratamiento de diferentes desordenes bucodentales.

Fitomoléculas en el tratamiento de la caries

La caries dental, es el término empleado para la enfermedad crónica más distribuida en todo el mundo y afecta a la mayor del tiempo de vida de las personas. Es una enfermedad infecciosa y de prevalencia crónica en la cavidad oral, y a pesar del avance de la ciencia y tecnología en la práctica dental, sigue progresando principalmente a diferentes factores secundarios que comprometen la integridad anatómica del esmalte dental. Bacterias cariogénicas, como Streptococcus mutans (S. mutans), S. sobrinus y Lactobacillus acidophilus son los más relacionados con la caries dental, debido a su capacidad de adherencia a la superficie del esmalte. Estas bacterias sintetizan una matriz polimérica insoluble que sirve para favorecer la colonización por bacterias sobre la superficie del diente. Entonces, con la lesión cariosa se presentan los productos orgánicos ácido-básicos, contribuyen al proceso de desmineralización de la superficie del diente proporcionalmente a la colonización bacteriana y la actividad sostenida de estas, con una disminución significativa del pH.

Se han reportado estudios de enjuagues bucales a base de plantas medicinales con la inhibición del crecimiento bacteriano de S. mutans usando el extracto metanólico de Scutellariae radix. Este estudio clínico reporta que existe una clara diferencia significativa entre el 0.005% clorhexidina enjuague y el 10% con enjuague a base de Scutellarie radix. (7)S. Akhalwaya y colaboradores, muestran un conteo detallado de 120 plantas medicinales del sur de África con propiedades antimicrobianas, usadas en el tratamiento de infecciones orales, en donde semillas de Englerophytum magalismonatanum muestran una notable actividad contra Streptococcus spp. (MIC 0.83 mg/mL con S. mutans y MIC 0.67 mg/mL contra S. sanguis). (9) Hojas de Spirostachys africana tiene una gran propiedad antiadherente contra la formación de biopelícula por parte S. mutans a las 24 y 48 h, con una reducción de la biopelícula en un 97.56% y 86.58%, respectivamente. (10) Sin embargo, 13 plantas medicinales mostraron toxicidad considerable a concentraciones de 1 mg/mL.

Recientemente, Song y colaboradores, evaluaron la actividad in vitro de una fracción de la raíz de Polygonum cuspidatum sobre la viabilidad, en la suspensión y formación de la biopelícula de Streptococcus mutans KCTC 3298 y Streptococcus sobrinus KCTC 3288. Polygonum cuspidatum (Polygonaceae) tradicionalmente ha sido empleada en la medicina asiatica para el control de enfermedades orales. Antraquinonas, terpenoides, y compuestos fenólicos posiblemente pueden afectar la viabilidad bacteriana en suspensiones y en biopelículas. (10) Interesantemente, extractos metanólicos de hojas de Cleistocalyx operculatus muestran actividad anticaries contra Streptococcus mutans en términos de inhibición de la producción de ácidos, por la actividad inhibitoria en dos enzimas claves responsables de la acidogenicidad de S. mutans, PTS y F-ATPase, sistema acoplado a fosfotransferasas en S. mutans GS-5 con una concentración inhibitoria IC50 de 98.0 y 51.0 µg/mL, respectivamente a cada enzima por parte del extracto metanólico de las hojas de C. operculatus.(11)

Algunas plantas que son usadas en la medicina tradicional sudanesa como detergentes o enjuagues bucales, fueron investigadas por Mohieldin y colaboradores, en donde realizaron extractos alcohólicos de 25 especies de plantas y las evaluaron. Los extractos metanólicos de diferentes componentes botánicos de Terminalia brownii (tallo), T. laxiflora (corteza), A. seyal (tallo), Persicaria glabra (hojas) and Tamarix nilotica (semillas) muestran buena actividad contra S. sobrinus y glucosiltransferasa (MIC ≤ 1 µg/ml, IC50 values <50 µg/ml). (11) Los compuestos de Dilactona del ácido flavogalónico, Tercebulina, ácido gálico y ácido elagico (Fig 3) fueron fitomoléculas aisladas del extracto metanólico de la corteza de T. laxiflora. (12)

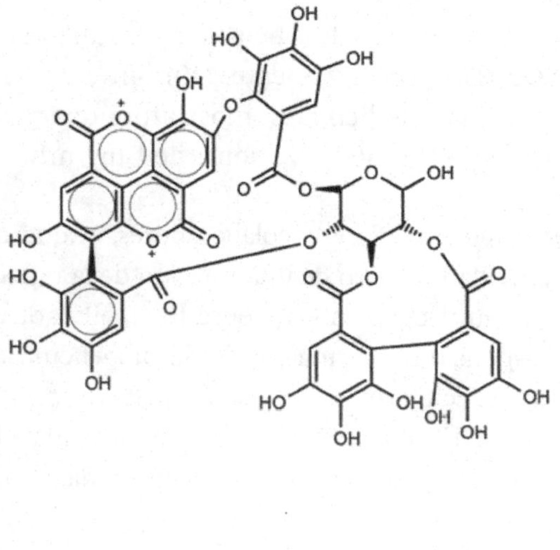

Tercebulina.

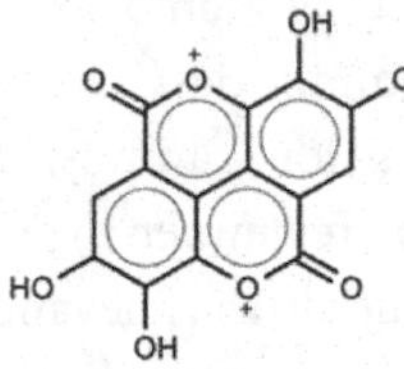

Ácido elágico 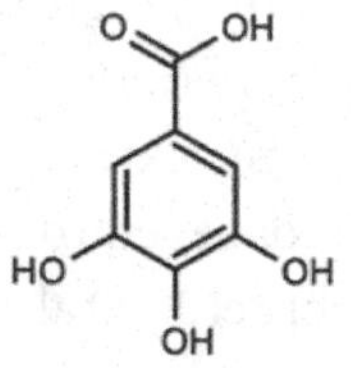   Ácido gálico.

Figura 3. Fitomoléculas en el tratamiento endodóntico

El éxito de tratamiento del canal de la raíz depende de la eliminación de la microbiota, lodillo dentinario y sustancias irritantes del sistema del canal de la raíz. Las soluciones irrigantes son parte fundamental durante la preparación del canal de la raíz ya que deben limpiar, lubricar el conducto y tener un efecto antimicrobiano sin dañar a los tejidos periapicales. Por lo que la selección de un irrigante ideal depende principalmente de la acción sobre los microorganismos y los tejidos periapicales sin efectos no deseados. El hipoclorito de sodio es el irrigante más popular y gold standar, sin embargo, este casi no remueve el lodillo dentinario, además presenta efectos tóxicos sobre los tejidos periapicales y mal sabor, por lo que se busca nuevos irrigantes que cumplan con requisitos de menor irritación y toxicidad al sistema de tejidos de intraconductos y además que sean bacetericidas contra E. Faecalis, entre otros microorganismos.

Las hojas de Ocimum sanctum tienen varias fitomoléculas como nimbidina, nimbina, nimbolida, gedunina, (figura 4) azadiractina, mahmoodina, margolona y ciclictrisulfida, los cuales son responsables de la actividad antibacteriana de esta planta medicinal. Estos metabolitos causan una máxima reducción en la adherencia de E. faecalis a la dentina y puede ser usada como agente antibacterial en la destrucción de la biopelícula de este microorganismo.(13,14)

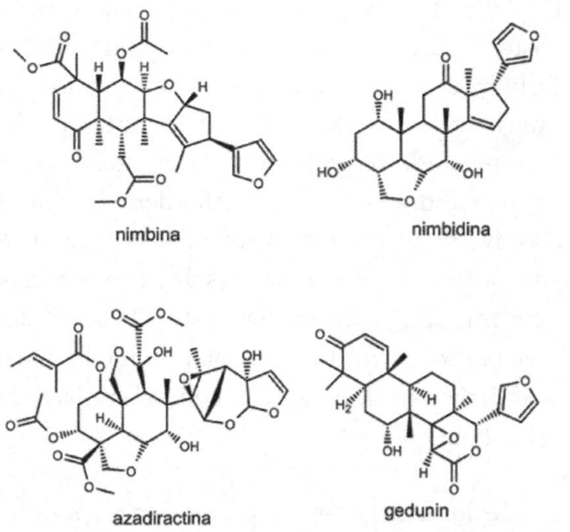

nimbina

nimbidina

azadiractina

gedunin

Figura 4. Estructuras de fitomoleculas con actividad antimicrbiana contra E. faecalis

La planta medicinal Cinnamomum zeylanicum pertenece a la familia Lauraceae; es muy accesible debido a que es cultivada en muchas regiones. Los compuestos activos de C. zeylanicum son el cinamaldehído (65–80%) y aceites volátiles (90%). Los terpenos y eugenol constituyen los principales aceites volátiles. Gupta y colaboradores, evaluaron la eficacia antimicrobiana de Cinnamomum zeylanicum contra Enterococcus faecalis en una suspensión planctónica y formación de biopelícula, obteniendo una superior actividad antimicrobiana en comparación de O. sanctum. Se han propuesto varios mecanismos para describir la actividad antimicrobiana del p-cinamaldehído: destrucción de la superficie celular de bacteria, inhibición de la actividad de la enzima ácido descarboxilasa, y disminución de los niveles de glutation celular. Los terpenos actúan principalmente a través de la disrupción de los componentes lipofílicos de las membranas celulares.(13)

Fitomoléculas en el tratamiento de gingivitis

Mentol (Figura 5) es un monoterpeno el cual se encuentra en diferentes tipos de plantas de menta, también en varias plantas de la familia Lamiaceae. Este compuesto es ampliamente usado en la industria alimentaria como un agente saborizante natural, y como parte principal en varios productos del cuidad oral como los dentífricos, gomas de mascar y enjuagues bucales. Esta última forma muestra una leve efectividad en la reducción de índice de placa, índice gingival y en el índice de sangrado del surco. (8)

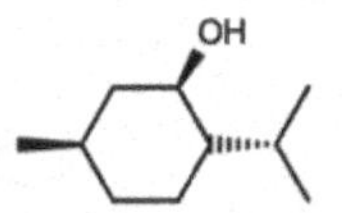

Figura 5. Mentol

Curcuminoides (curcumina (figura 6), metoxicurcumina y bisdimetoxicurcumina) son fitomoléculas que presentan gran actividad en el tratamiento de la gingivitis, reduciendo eficientemente algunos índices como placa y sangrado y los niveles de IL1-β y CCL28 en el fluido gingivocrevicular en una preparación de gel, y comparando con geles de ciclohexidrina y combinaciones de ciclohexidrina y metronidazoles.(13)

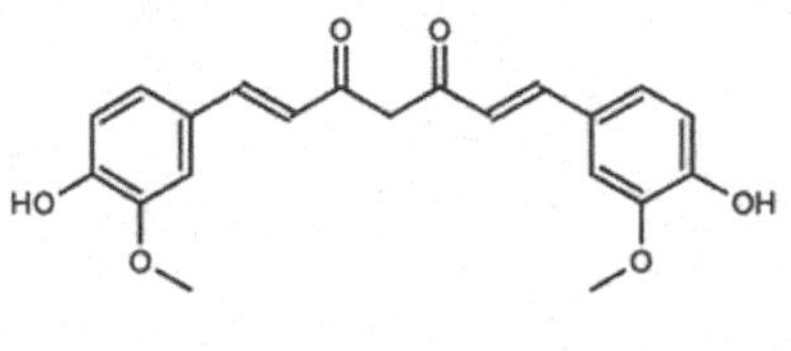

Figura 6. Curcumina.

Diferentes enjuagues bucales a base de extractos del tallo de Magnolia officinales L, con magnolol y honokiol (Figura 7); Matricaria chamomilla L, con numerosas fitomoléculas constituyentes como apigenina, bisabolol y éteres cíclicos, umbeliferona y chamazuleno (figura 7), han mostrado eficiente reducción en índices de placa y sangrado.

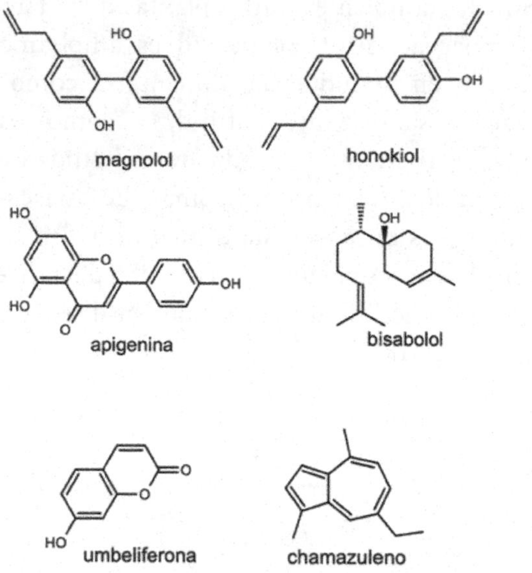

Figura 7. Fitomoléculas de Magnollia officinallis y Matricaria chamomilla

Las plantas medicinales de Ocimum spp, contiene en sus hojas aceites volátiles como el eugenol y el metileugenol, carvacrol y sesquiterpenos, cariofileno (Figura 8). En extractos de semillas se han encontrado compuestos fenólicos como cirsimaritina, cirsilineol, isotimusina, ácido rosmarínico y apigenina, los cuales son antioxidantes muy activos, también reduciendo índices periodontales. (14,15)

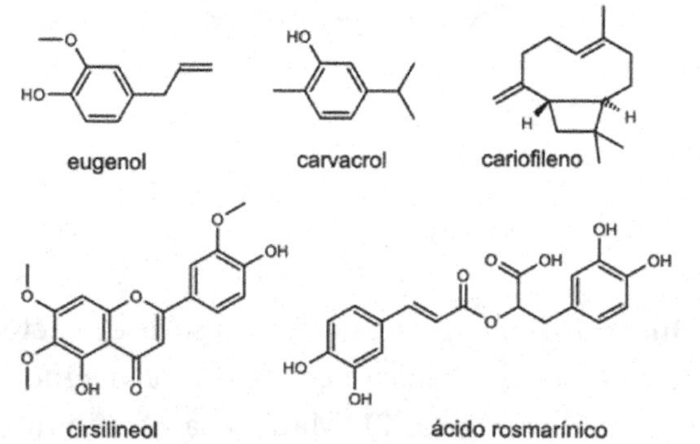

Figura 8. Fitomoléculas presentes en Ocimum spp.

Fitomoléculas en materiales dentales

Los metabolitos secundarios son moléculas de origen natural que tienen características como

estabilidad, muy pocos efectos adversos, bajos costos y una gran variedad de aplicaciones. Debido a esto, la búsqueda y evaluación de nuevos agentes derivados de plantas se ha incrementado recientemente. Algunos de estos se usan ahora en los materiales dentales con el objetivo de mejorar sus propiedades y tratar de encontrar nuevas alternativas de incorporación de compuestos de origen natural, como los metabolitos secundarios de plantas medicinales en el desarrollo de materiales contra la resistencia microbiana.

Desde los extractos de plantas incorporadas a materiales dentales, por ejemplo, algunas fitomoléculas como la proantocianidina (Figura 9) presente en extractos de semilla de uva, ensayadas por Cecchin y colaboradores, han sido incorporadas en endopostes para el tratamiento de la raíz con buenos resultados a los doces meses en la preservación de la unión con la dentina. (16)

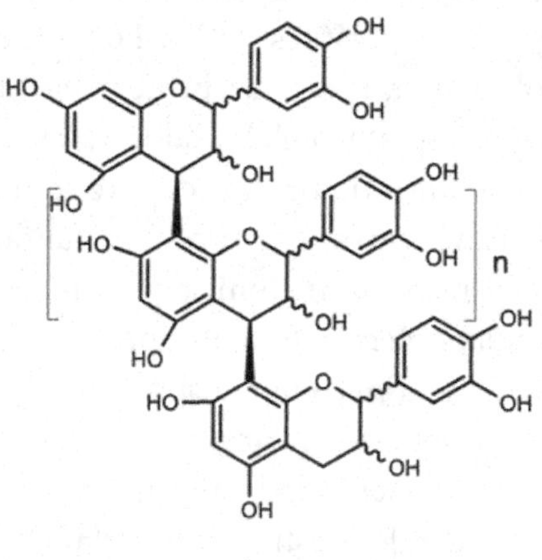

Figura 9. Estructura general de proantocianidina.

Los investigadores mencionan la capacidad de las proantocianidinas de inhibir la matriz recombinante de las metaloproteínas y actividad de la cisteína catepsina, estas enzimas relacionadas con el deterioro de hidrolítico de los componentes de las resinas. Otros autores mencionan que las protoantocianidinas pueden modificar la matriz orgánica de la dentina por entrecruzamientos con colágeno resultando en el aumento de la fuerza de unión mecánica de la interfaz resina-dentina.(17) Extractos enriquecido con proantocianidinas median la estabilización de dentina biomodificadas, lo que genera una actividad protectora contra la degradación de colágeno y reforzamiento de la interfaz con la matriz de la dentina. (18) De la misma forma Protoantocianidinas generan una bioestabilidad por medio de uniones intercruzadas de tipo fibrilar con el colágeno. (19)

Fitomoléculas en osteodiferenciación

Los fitoestrógenos como el resveratrol, genisteína y daidzeina (Figura 10) son metabolitos secundarios de plantas medicinales presentes en diferentes extractos, por ejemplo, de la raíz del ginseng. Estas fitomoléculas son capaces de influir en la diferenciación de células madre mesenquimales. (20) El resveratrol tiene estudios murinos de aumentar la diferenciación osteogénica a concentraciones de 50 micromolar, incrementando la expresión de fosfatasa alcalina (ALPL) y disminuyendo marcadores adipogénicos (PPAR, FABP4) en comparación con células no diferenciadas. Extractos de E. aversen tiene efectos inductores sobre osteoblastos humanos, al mismo tiempo que se observa una actividad antibacteriana contra S. aureus, lo cual tiene potencial en la estrategia de regeneración ósea. (21)

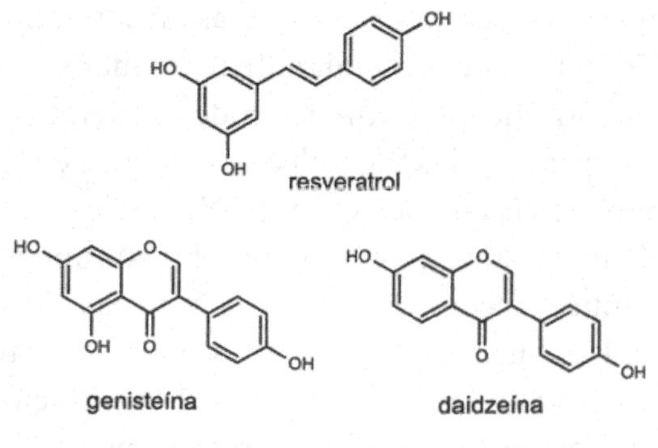

Figura 10. Estructura de fitoestrógenos.

Kaempferol (figura 11) es un flavonoide derivado del rizoma de la planta de gengibre que induce diferenciación osteogénica dosis dependiente (0.2- 5.0 micromoles) en osteoblastos murinos. (22) Xantohumol (figura 11), es un flavonoide que muestra actividad dosis dependiente (10 ng/ml–1 ng/ml) en la estimulación de la expresión del gen marcador osteogénico (Runx2, ALPL, BGLAP) así como también la actividad de ALPL en líneas celulares mesenquimales y preosteoblásticas. (23) Cumestrol (figura 11) presente en varias leguminosas, también aumenta la proliferación y diferenciación osteogénica en modelos murinos, sin embargo, el tratamiento de MSCs con esta fitomolécula, aumenta la formación de OPG, lo cual incrementa la unión OPG/RANKL inhibiendo la diferenciación osteoclástica y además promueve la formación de hueso por parte de osteoclastos. (24)

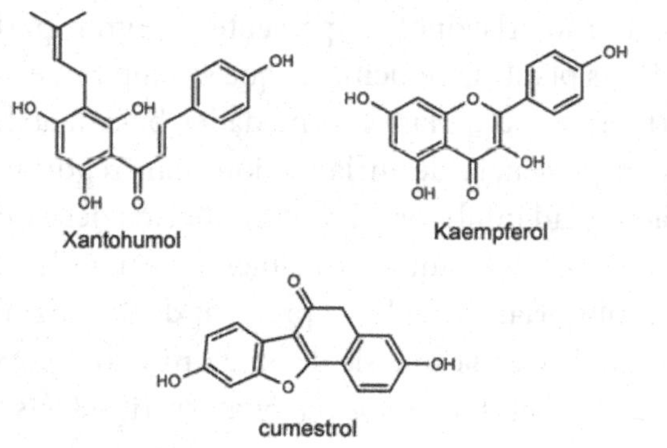

Figura 11. Fitomoléculas antiinflamatorias.

Varios mecanismos de acción (Esquema 1) han sido propuestos en la literatura para explicar la actividad de muchas fitomoléculas. Entre las más importantes encontramos la actividad antiinflamatoria que podemos clasificar por las siguientes categorias: inhibición de las lipooxigenasas (LOX), inhibición de la enzima de óxido nítrico inducible (iNOS), inhibición de la ciclooxigenasas (COX), inhibición de la fosfolipasa del Ácido Araquidónico (PLA2), inhibición de las citocinas pro-inflamatorias, modulación del gen de la expresión de la pro-inflamación, (25) por mencionar algunos, ya que estas moléculas están muy presentes en los desordenes de las padecimientos bucales.

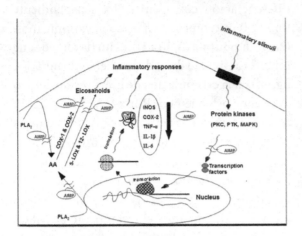

Esquema 1. Propuesta mecanística de la actividad antiinflamatoria de plantas medicinales (AIMP). Tomado de Nworu y Akah (25)

Inhibición de la iNOS. Algunas fitomoléculas como los flavonoides presentes en gran parte de las plantas medicinales que se emplean en el tratamiento de las enfermedades bucodentales con presencia de inflamación, han reportado actividad inhibitoria en la producción del óxido nítrico (NO), muy probablemente regulando inhibitoriamente la expresión de la enzima inducible en la síntesis de óxido nítrico (iNOS). Las flavonas y aminoflavonas sustituidas son algunas de estas fitomoléculas que presentan actividad reguladora disminuyendo la producción de NO, tales como apigenina, osoxilina A, quercetina, bilobetina y finkgetina. Nworu y colreportan la inhibición de la procucción de NO inducible por parte del extracto de Spondias monbin en un model in virio al estimular macrofagos con LPS. Por otro lado, Artemisinin, un sesquiterpeno usado en el tratamiento de la malaria a demostrado la inhibición de la síntesis de NO en células astrocutina T67 estimuladas con citocinas. Estos estudios sugieren que lactonas de sesquiterpenos derivadas de Ambrosia psolostachya, ácido ursolico y triterpenos derivados de Prunella vulgaris, Bigelovin, 2,3-dihicroaromaticina y

ergolide aislados de especies de Inulina, presenta actividad inhibitoria en la enzima oxido nitrico sintetasa. (25) Estudios sobre xtractos de L. persicum han demostrado actividad inhibitora en la producción NO en macrófagos.(26)

Inhibición de la COX. Los polifenoles tienen la propiedad de inhibir la síntesis de prostaglandinas. Existen dos formas isoméricas conocidas comunmente de la ciclooxigenasa (COX-1 y COX-2). La inhibición de estas enzimas ha sido reportado como el blanco de varios extractos y compuestos derivados de plantas medicinales en sus actividad antiinflamtoria. Harpafophytum procumbens es un ejemplo de planta medicinal usado en África que ha demostrado su actividad inhibitoria de la COX. Efectos antiinflamtorios de siete lignanos y una dihidrochalcona aislados de hojas de Pleutodhyrium cinereum y Ocotea macrophylla poseen inhibición potente contra COX-2 y LOX-5. Extractos de acetato de etilo de tallos de Macrococculus pomiferus, asi como la forma S del ácido coriolic, 1-monolinato de glicerol de extractos de semillas de Hernandia ovigera y 2,3,5-trimetoxibenzaldehído aislado de extractos de semillas de Caucus carota, tienen actividad inhibitoria sobre COX-2. (26,27)

Inhibición de la PLA2

El ácido araquidónico es el precursor eicosanoico anclado a los lípidos de membrana que es liberado por la fosfolipasa A2, seguido de la síntesis de prostaglandinas, tromboxanos y leucotrienos. La inhibición de la enzima de fosfolipasa por las fitomoléculas bloquea por lo tanto las vías de la COX y LOX en la cascada del ácido araquidónico en el tratamiento de muchas condiciones inflamatorias de la cavidad bucal. La primer fitomolécula que se investigó repetidamente en la inhibición de la fosfolipasa A2 fue la quercetina. Dicho metabolito de muchas plantas medicinales inhibe la actividad antiinflamatoria de los neutrófilos humanos. Por otra parte, flavononas como hesperetina y naringenina muestran una menor inhibición en comparación con flavonoles como kaemferol, quercetina y miricetina que tiene un efecto inhibidor considerable contra PLA2. En muchos otros estudios, fitoconstituyentes de plantas medicinales, como Trichilia catigua, Baccharis uncinella, Aloe vera, Ginkgo biloba, Cochinchina momordica, presentan actividad inhibitoria o regulatoria de la PLA2. (25)

Inhibición de lipooxigenasa (LOX)

El grupo de las enzimas lipooxigenasa (5, 8, 12 y 15 LOX) juegan un papel importante en varios pádecimientos bucodentales. La enzima isomérica 5-LOX es clave en la síntesis de leucotrienos a partir del ácido araquidónico. Los leucotrienos biológicamente activos son mediadores de muchas reacciones pro-inflamtorias y alérgicas, por lo que, la acitividad de la fitomoléculas en la inhibición de la síntesis de leucotrienos por 5-LOX se conoce como una de los posibles mecanismos en los que pueden actuar las plantas medicinales en condiciones de inflamación bucodental. Algunos ejemplos a plantas medicinales con reportes de inhibición de la 5-lipooxigenasa son los extractos metanolicos de semillas de Longifolia nees, extractos metanólicos de partes erias de Gomphrena parennis L, extractos etanólicos de la raíz de Vitis amurensis Rupr, extractos metanólicos de Pistacia terbinthus L, extractos etanolicos de la fruta de Toxicodendron radicans L, extractos n-hexánico de Xylopia frutescens Aubl, extrando etanolico de holas de Ilex aquifolium L, extratos de éter de hojas de Phyllanthis emblica, extracto metanolico de Cassia fistula L, raíz de Salvia aethipis L, extractos clorofórmicos de del bulbo de Allium cepa L y Allium sativum L. Por otro lado, algunos compuestos aislados de Cannabis saliva L, como el cannipreno han demostrado actividad inhibitoria contra 5-lipooxigenasa.(25)

Inhibición de citocinas proinflamatorias

Se conocen muchos tipos deferentes de citocinas proinflamatorias que regulan directa o indirectamente las reacciones inflamatorias e inducir la síntesis celular de moléculas de adhesión u otras citocinas por parte de otro tipos de células presentes en la cavidad bucal. Algunas investigaciones reportan la actividad inhibitoria de extractos de plantas medicinales ricos en flavonoides en las producción de citocinas proinflamatorias. Plantas medicinales como Curcuma longa, Polygala tenuifolia, Smilax glabra y Uncaria tomentosa han demostrado tener efecto en la expresión de IL-1, mientras que Allium sativum en la expresión IL-1alfa. Por otro lado, Ampelopsis brevipeduculata, Harpagophytum procumbens, Ludwigia octovalvis, Pinus maritima, Rhus semialata y Tabernaemontana divaricata presentan actividad inbitoria en la producción de interleucina IL-1beta. Algunas plantas medicinales que presenta actividad inhibitoria en ensayos in vitro contra IL-6 son Allium sativum, Astragalus membranaceus, Coptis spp y Harpafaophytum procumbens. En la actividad inhibitoria contra TNF algunas plantas que presentan esta actividad son Acanthopanax senticosus, Acer nikoense, Allium sativum, ampelopsis, Curcuma longa, Harpagophytum procumbens, Perilla frutescens, Polygala tenuifolia, Rosa daurica, Scutellaria baicalensis, Sinomenium acatum, Smilax glabra Tinospora cordifolia, Uncaria tomentosa y Whithania somnifera. Mientras que Coriolus versicolor, Curcuma longa (Curcumina) y Paenia suffruticosa tienen actividad inhiboria sobra IL-8. Por ultimo, Allium sativum es una planta medicinal que inhibe la expresion in vitro de IL-12.(25) Algunas plantas medicinales con actividad anti-inflamatoria se han estudiado en la inhibición de la expresion de varias citocinas, lo que las hace atractivas para estudios de enfermedades relacionadas con la producción de tormentas inflamtorias severas.

Modulación de la expresión del gen proinflamatorio

Varias protein-cinasas participan en la señal de transducción, como la protein-cinasa C y la proteincinasa mitógeno activada que regulan la actividad celular. Los compuestos presentes en las plantas medicinales pueden actuar a través de la inhibición de estas enzimas, en la capacidad de enlazamiento al ADN por parte de los factores de transcripción tales como el factor Kappa B nuclear o la regulación del activador proteína-1, de este modo pueden controlar la proporción de la expresión de genes. Algunas metabolitos secundarios de tipo flavonoides como la quercetina y wogonina inhiben la actividad de enzimas relacionadas con la transducción de señales de protein cinasas (JNK/SAPK, MAPKs, iNOS, ERK entre otras).(25)

5. Conclusiones.

Las fitomoléculas son los compuestos metabólicos secundarios presentes en los componentes botánicos de las plantas medicinales empleadas tradicionalmente en el tratamiento de diferentes padecimientos bucodentales. El potencial farmacológico que demuestran en multiples estudios han redirigido nuestra atención para tratar de entender los mecanismos celulares y moleculares de estas sustancias puras, en extractos o en combinaciones, con la finalidad de entender la creciente fitoodontoterapia o innovar materiales dentales. De la medicina tradicional herbolaria se han obtenido una gran cantidad de sustancias que se han posicionado como fármacos de referencia en el tratamiento de multiples enfermedades. Existe un aumento en el uso odontológico de estas fitomoléculas en diferentes preparaciones; geles, enjuagues bucales, dentífricos, tabletas, gomas, adhesivos, selladores, etc., que están siendo estudiadas y han generando nuevo conocimiento, que podría beneficiar en la práctica profesional del odontólogo.

6. Referencias.

1. Schifter Aceves L. Las Farmacopeas Mexicanas en la construcción de la identidad nacional. Revista Mexicana de Ciencias Farmacéuticas [Internet]. 2014 [cited 2023 Apr 17];45(2):43–54. Available from: https://www.scielo.org.mx/pdf/rmcf/v45n2/v45n2a6.pdf

2. Alberto V J, Diana del C P. Some Traditional Medicinal Plants of North Region from Puebla, Mexico: Uses and Potential Pharmacological Activity of Rumex spp. Nat Prod Chem Res. 2016;04(04).

3. Alonso-Castro AJ, Zapata-Morales JR, Ruiz-Padilla AJ, Solorio-Alvarado CR, Rangel-Velázquez JE, Cruz-Jiménez G, et al. Use of medicinal plants by health professionals in Mexico. J Ethnopharmacol [Internet]. 2016 Dec 24 [cited 2023 Apr 17];198:81–6. Available from: https://europepmc.org/article/med/28025163

4. Atanasov AG, Waltenberger B, Pferschy-Wenzig EM, Linder T, Wawrosch C, Uhrin P, et al. Discovery and resupply of pharmacologically active plant-derived natural products: A review. Biotechnol Adv [Internet]. 2015 [cited 2023 Apr 17];33(8):1582–614. Available from: https://pubmed.ncbi.nlm.nih.gov/26281720/

5. da Rosa C, Câmara SG, Béria JU. [Representations and use intention of phytotherapy in primary health care]. Cien Saude Colet [Internet]. 2011 [cited 2023 Apr 17];16(1):311–8. Available from: https://pubmed.ncbi.nlm.nih.gov/21180838/

6. de Paula JS, de Resende AM, Mialhe FL. Factors associated with the use of herbal medicines for oral problems by patients attending the clinics of the School of Dentistry, Federal University of Juiz de Fora, Brazil. Braz J Oral Sci [Internet]. 2012 [cited 2023 Apr 17];11(4):445–50. Available from: https://www.researchgate.net/publication/262666630_Factors_associated_

with_the_use_of_herbal_medicines_for_oral_problems_by_patients_attending_the_clinics_of_the_School_of_Dentistry_Federal_University_of_Juiz_de_Fora_Brazil

7. Kim YR, Nam SH. Caries prevention effect of Scutellaria radix mouthwash. Biomedical Research [Internet]. [cited 2023 Apr 17];28(13). Available from: https://www.alliedacademies.org/articles/caries-prevention-effect-of-scutellaria-radix-mouthwash-7879.html

8. Ali NA, Abbas MJ, Al-Bayaty FH. Evaluation of potential effect of menthol solution on oral hygiene status of dental students in a university in Iraq. Tropical Journal of Pharmaceutical Research. 2015;14(4):687–92.

9. Akhalwaya S, van Vuuren S, Patel M. An in vitro investigation of indigenous South African medicinal plants used to treat oral infections. J Ethnopharmacol [Internet]. 2018 Jan 10 [cited 2023 Apr 17];210:359–71. Available from: https://pubmed.ncbi.nlm.nih.gov/28888760/

10. Song JH, Yang TC, Chang KW, Han SK, Yi HK, Jeon JG. In vitro effects of a fraction separated from Polygonum cuspidatum root on the viability, in suspension and biofilms, and biofilm formation of mutans streptococci. J Ethnopharmacol [Internet]. 2007 Jul 25 [cited 2023 Apr 17];112(3):419–25. Available from: https://pubmed.ncbi.nlm.nih.gov/17543483/

11. Nguyen PTM, Schultze N, Boger C, Alresley Z, Bolhuis A, Lindequist U. Anticaries and antimicrobial activities of methanolic extract from leaves of Cleistocalyx operculatus L. Asian Pac J Trop Biomed. 2017 Jan 1;7(1):43–8.

12. Mohieldin EAM, Muddathir AM, Yamauchi K, Mitsunaga T. Anti-caries activity of selected Sudanese medicinal plants with emphasis on Terminalia laxiflora. Revista Brasileira de Farmacognosia. 2017 Sep 1;27(5):611–8.

13. Gupta A, Duhan J, Tewari S, Sangwan P, Yadav A, Singh G, et al. Comparative evaluation of antimicrobial efficacy of Syzygium aromaticum, Ocimum sanctum and Cinnamomum zeylanicum plant extracts against Enterococcus faecalis: a preliminary study. Int Endod J [Internet]. 2013 Aug [cited 2023 Apr 17];46(8):775–83. Available from: https://pubmed.ncbi.nlm.nih.gov/23506110/

14. Prisinda D, Setiawan AS, Fitriadi F. Antibacterial potential of Ocimum sanctum oils in relation to Enterococcus faecalis ATCC 29212. Dent J [Internet]. 2018 Sep 30 [cited 2023 Apr 17];51(3):104–7. Available from: https://e-journal.unair.ac.id/MKG/article/view/9791

15. Waghmare PF, Chaudhari AU, Karhadkar VM, Jamkhande AS. Comparative evaluation of turmeric and chlorhexidine gluconate mouthwash in prevention of plaque formation and gingivitis: a clinical and microbiological study. J Contemp Dent Pract [Internet]. 2011 [cited 2023 Apr 17];12(4):221–4. Available from: https://pubmed.ncbi.nlm.nih.gov/22186854/

16. Cecchin D, Pin LC, Farina AP, Souza M, Vidal CDMP, Bello YD, et al. Bond Strength between Fiber Posts and Root Dentin Treated with Natural Cross-linkers. J Endod [Internet]. 2015 Oct 1 [cited 2023 Apr 17];41(10):1667–71. Available from: https://pubmed.ncbi.nlm.nih.gov/26259647/

17. Phansalkar RS, Nam JW, Chen SN, McAlpine JB, Napolitano JG, Leme A, et al. A galloylated dimeric proanthocyanidin from grape seed exhibits dentin biomodification potential. Fitoterapia [Internet]. 2015 [cited 2023 Apr 17];101:169. Available from: /pmc/articles/PMC4346468/

18. Leme-Kraus AA, Phansalkar RS, dos Reis MC, Aydin B, Sousa ABS, Alania Y, et al. Dimeric Proanthocyanidins on the Stability of Dentin and Adhesive Biointerfaces. https://

doi.org/101177/0022034519892959 [Internet]. 2019 Dec 11 [cited 2023 Apr 17];99(2):175–81. Available from: https://journals.sagepub.com/doi/abs/10.1177/0022034519892959

19. Vidal CMP, Leme AA, Aguiar TR, Phansalkar R, Nam JW, Bisson J, et al. Mimicking the hierarchical functions of dentin collagen cross-links with plant derived phenols and phenolic acids. Langmuir. 2014 Dec 16;30(49):14887–93.

20. Нашар M, Nashar M. Phytoestrogens: Health benefits and possible adverse effect. Varna Medical Forum [Internet]. 2015 Sep 4 [cited 2023 Apr 17];4(2):20–30. Available from: https://journals.mu-varna.bg/index.php/vmf/article/view/1280

21. Bessa Pereira C, Gomes PS, Costa-Rodrigues J, Almeida Palmas R, Vieira L, Ferraz MP, et al. Equisetum arvense hydromethanolic extracts in bone tissue regeneration: in vitro osteoblastic modulation and antibacterial activity. Cell Prolif [Internet]. 2012 Aug [cited 2023 Apr 17];45(4):386. Available from: /pmc/articles/PMC6496694/

22. Trivedi R, Kumar S, Kumar A, Siddiqui JA, Swarnkar G, Gupta V, et al. Kaempferol has osteogenic effect in ovariectomized adult Sprague-Dawley rats. Mol Cell Endocrinol [Internet]. 2008 Jul 16 [cited 2023 Apr 17];289(1–2):85–93. Available from: https://pubmed.ncbi.nlm.nih.gov/18400372/

23. Jeong HM, Han EH, Jin YH, Choi YH, Lee KY, Jeong HG. Xanthohumol from the hop plant stimulates osteoblast differentiation by RUNX2 activation. Biochem Biophys Res Commun [Internet]. 2011 May 27 [cited 2023 Apr 17];409(1):82–9. Available from: https://pubmed.ncbi.nlm.nih.gov/21565172/

24. Wu XT, Wang B, Wei JN. Coumestrol promotes proliferation and osteoblastic differentiation in rat bone marrow stromal cells. J Biomed Mater Res B Appl Biomater [Internet]. 2009 [cited 2023 Apr 17];90(2):621–8. Available from: https://pubmed.ncbi.nlm.nih.gov/19165772/

25. Nworu CS, Akah PA. Anti-inflammatory medicinal plants and the molecular mechanisms underlying their activities. African Journal of Traditional, Complementary and Alternative Medicines [Internet]. 2015 Nov 5 [cited 2023 Apr 16];12(5):52–61. Available from: https://www.ajol.info/index.php/ajtcam/article/view/125233

26. Nworu CS, Akah PA, Okoye FBC, Esimone CO. Inhibition of pro-inflammatory cytokines and inducible nitric oxide by extract of Emilia sonchifolia L. aerial parts. Immunopharmacol Immunotoxicol. 2012 Dec;34(6):925–31.

27. Oguntibeju OO. Medicinal plants with anti-inflammatory activities from selected countries and regions of Africa. J Inflamm Res [Internet]. 2018 [cited 2023 Apr 17];11:307. Available from: /pmc/articles/PMC6086115/

Printed in the United States
by Baker & Taylor Publisher Services